Psychotherapie: Praxis

Die Reihe Psychotherapie: Praxis unterstützt Sie in Ihrer täglichen Arbeit – praxisorientiert, gut lesbar, mit klarem Konzept und auf dem neuesten wissenschaftlichen Stand.

Reinhard J. Boerner

Temperament

Theorie, Forschung, Klinik

Mit 14 Abbildungen und 50 Tabellen

Springer

Reinhard J. Boerner
Quakenbrück, Niedersachsen

ISBN 978-3-642-39504-8 ISBN 978-3-642-39505-5 (eBook)
DOI 10.1007/978-3-642-39505-5

Die Deutsche Nationalbibliothek verzeichnet diese Publikation in der Deutschen Nationalbibliografie; detaillierte bibliografische Daten sind im Internet über http://dnb.d-nb.de abrufbar.

Springer

Umschlaggestaltung: deblik, Berlin
Fotonachweis Umschlag: © IslandLeigh / thinkstockphotos.de

Gedruckt auf säurefreiem und chlorfrei gebleichtem Papier

Springer ist Teil der Fachverlagsgruppe Springer Science+Business Media
(www.springer.com)

Geleitwort

Herr Universitätsdozent Dr. med. Dr. scient. pth. Dipl.-Psych. Reinhard J. Boerner legt mit seinem Buch »*Temperament – Theorie Forschung Klinik*« auf höchst beeindruckende Weise die Summe seiner über Jahre sich erstreckenden, intensiven Auseinandersetzung mit dem in der klinischen und wissenschaftlichen Kommunität oft nur randständig beachteten Temperamentskonzept vor. Er weist überzeugend nach, dass eine solche Marginalisierung im zeitgenössischen psychiatrischen und psychologischen Denken nicht nur schwerlich durch wissenschaftliche Argumente zu begründen ist, sondern im Gegenteil einen bedauerlichen Erkenntnisverlust darstellt, den es zu revidieren gilt.

Reinhard J. Boerners Zugang zum Temperament ist zunächst historisch geleitet, was angesichts der bis in die Antike zurückweisenden Aussagen und Überlegungen zum Grundthema nicht überrascht. Für einen allzu gestrengen wissenschaftsgeschichtlichen Standpunkt mag seine Darstellung gerade der frühen Vorläuferkonzepte von Temperament durch die Philosophen und Ärzte der Antike, des Mittelalters und der beginnenden Neuzeit vielleicht als etwas verkürzt erscheinen. So nimmt er bewusst nicht jedes Detail der gesellschaftshistorischen und soziokulturellen Rahmenbedingungen in diesen frühen Positionen auf. Er betont daher nicht so sehr eventuelle Diskontinuitäten in den Bedeutungskontexten des jeweils verwendeten Temperamentsbegriffs, sondern hebt vielmehr eine evolutionäre Kontinuität in der historischen Entwicklung des wissenschaftlichen Verständnisses von Temperament hervor. Grundlegend festzuhalten ist, dass Reinhard J. Boerners historische Rückschau vor allem durch einen breit informierten klinischen Blick aus der Gegenwart motiviert ist. Und diese für psychiatrische, psychosomatische, psychotherapeutische und psychologische Fragestellungen gleichermaßen offene und kompetent vorbereitete Haltung erweist sich gerade für eine synoptische Analyse der multiplen Entwicklungsstränge des Temperamentskonzeptes während des 20. Jahrhunderts, die den Hauptteil seiner vielschichtig angelegten Arbeit ausmacht, als ein großer Vorteil.

Reinhard J. Boerner beachtet in seiner Abhandlung ein formales Gliederungsprinzip konsequent. In stimmiger historischer Abfolge stellt er einzelne Wissenschaftler als prominente Vertreter von Psychiatrie, Psychologie, Psychobiologie und Psychotherapie in ihren Aussagen zum Temperamentskonzept vor. Er charakterisiert ihre theoretischen und methodischen Positionen im jeweiligen wissenschaftshistorischen Kontext, skizziert prägnant hieraus resultierende empirische Forschungsergebnisse und strebt anschließend eine kritische Einordnung in eine übergeordnete wissenschaftliche Perspektive eines modernen Temperamentskonzepts an. In seine Analyse bindet er auch im Westen kaum rezipierte oder gar unbekannt gebliebene Positionen von russischen, polnischen und japanischen Autoren ein. Er entdeckt noch entlegenste, selbst im Zeitalter des Internets nur schwer zugängliche Publikationen und macht sie für sein Thema fruchtbar. Gerade hier erweisen sich seine Ausführungen als eine echte Fundgrube auch für den Spezialisten. Es gelingt ihm, die zahlreichen interdisziplinären Stränge in der Entwicklung des Temperamentskonzeptes transparent zu bündeln und als ein herausforderndes internationales Wissenschaftsprojekt nachzuzeichnen. Hierbei verliert er nie den Faden der übergeordneten konzeptuellen Argumentation aus dem Auge und lässt stets die klinische Relevanz seines Themas klar hervortreten. »Temperament« wird als ein zentrales, interdisziplinär angelegtes Forschungskonstrukt ausgewiesen, das gerade vor dem Hintergrund aktueller psychologischer, psychotherapeutischer und psychiatrischer Diskussionen auch ein weitreichendes innovatives Potenzial für eine biopsychosoziale Behandlungspraxis von psychischen und psychosomatischen Störungen besitzt.

Reinhard J. Boerners Buch ist zugleich gelehrsam, klar und spannend geschrieben. Ich kann dem Buch nur zahlreiche interessierte Leser wünschen. Ihm selbst aber, dem langjährigen Freund und Kollegen aus vergangenen gemeinsamen Jahren an der Münchener Universitätsklinik für Psychiatrie in der Nussbaumstraße möchte ich zu seinem Werk herzlich gratulieren, ihm für seine weitere Tätigkeit als Ärztlicher Koordinator und Chefarzt einer vorbildlichen Klinik für Psychiatrie und Psychotherapie in Quakenbrück und für seine akademische Lehrtätigkeit an der Sigmund Freud PrivatUniversität in Wien meine besten Wünsche übermitteln.

Hans-Peter Kapfhammer
Graz, 29. September 2014
Klinik für Psychiatrie und Psychotherapeutische Medizin
Medizinische Universität Graz

Vorwort

Extraversion und Introversion sind »*stets ein mehr oder weniger bewußtes Ideal, geheiligt durch Gewohnheit und historische Tradition, gegründet auf dem Felsboden des angeborenen Temperamentes« (Jung 1925, S. 566).*

Bei der Auswahl des Cover-Fotos für das vorliegende Buch bin ich auf dieses Zitat von C. G. Jung gestoßen. Es weist bereits auf den grundlegenden Stellenwert des Temperaments für psychische Prozesse hin und macht zugleich auf dessen wesentliche Merkmale, die biologische Basis wie auch Beständigkeit, aufmerksam.

Mit dem Temperament verbindet sich eine eindrucksvolle von der Antike bis heute reichende Geschichte von Theoriebildung und Forschung. Allerdings ist das Temperament aus dem heutigen Mainstream wissenschaftlicher Forschung in Psychologie, Psychiatrie und Psychotherapie weitgehend verschwunden.

Mein Interesse an der Temperamentsforschung geht auf ein Symposium zum DSM-V beim Kongress der American Psychiatric Association (APA) in San Diego 2007 zurück. In einem der dortigen Vorträge wurde das Temperament thematisiert, allerdings nur unter Bezug auf US-amerikanische Autoren, ohne auf andere zeitgenössische wie auch historische Temperamentstheorien einzugehen. Diese Darstellung war für mich auch in Anbetracht meines damaligen Wissensstands über das Temperament unbefriedigend und weckte meine wissenschaftliche Neugier.

Es bedurfte eines jahrelangen Forschungsprozesses, um mir das tatsächlich vorhandene umfassende, fundierte, allerdings zum Teil vergessene, nicht beachtete oder schwer zugängliche Wissen über das Temperament zu erschließen.

Diese »Wissensfragmente« ließen sich schließlich zu einem geschlossenen Mosaik eines theoretisch kohärenten wie auch empirisch fundierten Temperamentsbegriffs zusammenfügen. Dies war allerdings nur mit einem aufwändigen interdisziplinären wie auch historisch ausgerichteten Forschungsansatz zu erreichen. Erst hierdurch war es mir möglich, das Temperament als eine anthropologische Kategorie sowohl zum Verständnis der menschlichen Psyche wie auch für die »Seelenheilkunde« *(Kronfeld 1930)* zu begreifen.

Das Temperament stellt sich aus meiner Sicht als eine faszinierende Thematik dar, da es durch die Beteiligung unterschiedlicher Wissenschaftsdisziplinen notwendig ist, immer wieder über die Grenzen des eigenen Wissenshorizontes hinauszugehen. Dieser Erkenntnisprozess steht hierbei in einem wohltuenden Kontrast zur Organisation heutiger Wissenschaften und des immer mehr auf partikulare Gebiete begrenzten Wissens. Zudem ermöglicht das Wissen über das Temperament wertvolle Einsichten für ein vertieftes Verständnis des Menschen bzw. unserer Patienten.

Ich hoffe, dass sich der Leser in ähnlicher Weise durch die Lektüre des Buches von der Bedeutung des Temperament überzeugen und dazu inspirieren lässt, sich selbst weiter mit dieser Thematik zu befassen.

Dieses Buch stellt eine vollständig überarbeitete und erweiterte Fassung meiner an der Sigmund-Freud-PrivatUniversität Wien-Paris-Berlin (SFU) angenommenen Habilitationsschrift dar, die den zwischenzeitlich gewonnenen Erkenntnissen in einem schier unerschöpflichen Themengebiet Rechnung trägt.

Ohne die Anregungen und die Unterstützung durch eine Reihe von Kollegen und früheren beruflichen Vorgesetzten wäre dieses Buch vermutlich nicht zustande gekommen.

Herr Prof. Dr. Hanns Hippius, ehemaliger Direktor der Psychiatrischen Universitätsklinik München (LMU), an der ich insgesamt 16 Jahre tätig war, hat mich in meinen ersten prägenden Berufsjahren auf den grundlegenden Stellenwert der prämorbiden Persönlichkeit bzw. des Temperaments für die Diagnose und Therapie psychischer Störungen hingewiesen und mich bis zuletzt darin bestärkt, das Temperamentsthema wissenschaftlich zu bearbeiten und eine Monografie hierzu vorzulegen.

Herr Prof. Dr. Dr. Bernd Rieken, Sigmund-Freud-PrivatUniversität (SFU) Wien, ermutigte mich überhaupt, das Temperament als eigenes Forschungsthema aufzugreifen und bis zur Habilitationsschrift weiterzuentwickeln. Ich danke ihm für seine langjährige wohlwollende persönliche wie fachliche Begleitung bis zum Abschluss des Habilitationsverfahrens.

Herr Prof. Dr. med. Dipl.-Psych. Detlef von Zerssen, ehemaliger Leiter für Psychiatrie des Max-Planck-Instituts für Psychiatrie (MPI) in München, hat mir in dankenswerter Weise in persönlichen Gesprächen wie Briefen wertvolle Einblicke in seine Forschung ermöglicht und freundlicherweise das seiner Forschung gewidmete Kapitel kritisch kommentiert.

Herr Prof. Dr. Dr. Dipl.-Psych. Hans-Peter Kapfhammer, Universitätsklinik Graz, sowie Prof. em. Dr. Dr. Dr. Hinderk M. Emrich, Medizinische Hochschule Hannover, haben mich beide als Gutachter meiner Habilitationsschrift mit ihrem außerordentlich breiten Wissensspektrum, das von der Neurobiologie bis hin zur Psychoanalyse reicht, nachhaltig zu diesem Buchprojekt ermutigt. Hierfür möchte ich beiden sehr herzlich danken.

Mein persönlicher Dank gilt nicht zuletzt den Mitarbeitern in meinem Sekretariat des Christlichen Krankenhauses Quakenbrück für ihren unermüdlichen Einsatz und ihr wohlwollendes Interesse, das mir die schriftliche Umsetzung dieses Buches bis zur Verlagsreife ermöglicht hat.

In Liebe und Dankbarkeit widme ich dieses Buch meiner verstorbenen Mutter Elisabeth Boerner sowie meiner Großmutter Margarethe Gräfer. Beide standen mir immer zur Seite, gaben mir Halt, Kraft und Mut, mich auch schwierigen Aufgaben und Zielen zu stellen.

Reinhard J. Boerner
Quakenbrück/Wien, Oktober 2014

Der Autor

Univ.-Doz. Dr. med. Dr. scient. pth. Dipl.-Psych. Reinhard J. Boerner studierte Medizin, Psychologie, Sozialwissenschaften und Germanistik an den Universitäten Marburg/Lahn und Hamburg. Er ist Facharzt für Psychiatrie und Psychotherapie und Supervisor für Verhaltenstherapie. Von 1988 bis 2004 war er an der Psychiatrischen Universitätsklinik München (LMU) tätig. Seit 2004 ist er Chefarzt der Klinik für Psychiatrie und Psychotherapie im Christlichen Krankenhaus Quakenbrück GmbH.

Nach seiner Promotion in Psychotherapiewissenschaft an der Sigmund Freud PrivatUniversität Wien/Paris/Berlin habilitierte er dort zum Thema Temperament und ist als Dozent für Psychosomatik und Geschichte der Psychotherapiewissenschaft tätig.

Zusätzlich zu seiner Expertise auf dem Gebiet der Angststörungen publiziert er u. a. zu verschiedenen psychischen Störungen und befasst sich insbesondere mit geisteswissenschaftlichen und medizinhistorischen Themen in Psychiatrie, Psychologie und Psychotherapie. Seit 2012 ist er Vorstandsmitglied der Deutschen Gesellschaft für Geschichte der Nervenheilkunde (DGGN).

Inhaltsverzeichnis

Serviceteil

Einführung

Reinhard J. Boerner

R. J. Boerner, *Temperament*, Psychotherapie: Praxis,
DOI 10.1007/978-3-642-39505-5_1, © Springer-Verlag Berlin Heidelberg 2015

Mit dem Temperament haben sich in der Vergangenheit wie Gegenwart unterschiedliche wissenschaftliche Disziplinen befasst, so die Medizin, Psychologie, Psychiatrie und Psychotherapie, die Sozial- und Kulturwissenschaften sowie die Philosophie.

Bis heute wird mit dem Temperament die antike Temperamentenlehre des Hippokrates (460–377 v. Chr.) sowie Galenos von Pergamon (130–200 n. Chr.) verbunden. Die von beiden angenommene Vierteilung des Temperaments in Melancholiker, Phlegmatiker, Sanguiniker und Choleriker hat nahezu zwei Jahrtausende überdauert und sich auch in der heutigen Umgangssprache erhalten *(Strelau et al. 1990, S. 210)*. Sie gilt weiterhin als ein wichtiger theoretischer Bezugspunkt für aktuell gültige bzw. immer wieder zitierte Temperamentstheorien *(Jung 1921; Pawlow 1927; S. 351–352; 1935 a; Strelau 1983; 1998; 2008; Ruch 1992, S. 1262, 1269; Eysenck u. Eysenck 1985, S. 50; Goth u. Schmeck, S. 36; Strelau u. Angleitner 1994; Cloninger et al. 1993;* ▶ *Abschn. 7.3)*.

Der Begriff Temperament leitet sich aus dem lateinischen »Temperamentum« (= das richtige Verhältnis gemischter Stoffe) ab *(Koch 1960)*. Bereits diese etymologische Ableitung verweist auf die dem Temperament zugrunde liegende Physis bzw. Konstitution, unter der heute die neurobiologische Basis verstanden wird. Diese gewissermaßen erste psychosomatische Hypothese eines Zusammenhangs von psychischen Merkmalen und einer biologischen Grundlage wurde in der antiken Säfte- bzw. Humorallehre systematisiert, die im Grundsatz bis ins 18. Jahrhundert hinein in der Medizin gültig war. Durchgehend wurden hierbei unter dem Temperament typische, angeborene, biologisch fundierte, stabile psychische Merkmale des Menschen verstanden.

Mit der Temperamentenlehre verbindet sich nicht nur ein Gültigkeitsanspruch im Sinne einer allgemeinpsychologischen Typologie. Bereits Hippokrates und Galenos beschrieben Übergänge der »natürlichen« Temperamente zu bestimmten psychischen Störungen und brachten diese in Verbindung mit spezifischen Veränderungen der »Säftekonstellation« (Humoralpathologie). Unter allen Temperamenten wurde hierbei insbesondere der Melancholie ein herausragender Stellenwert zugesprochen.

Über zweieinhalbtausend Jahre lassen sich zudem Empfehlungen zur medizinischen Therapie, auch solche zu einer frühen Form der Psychotherapie, »überschießender« oder mit psychischen Störungen assoziierter Temperamente nachweisen *(Burton 1621/1651/2006; Tellenbach 1961; Klibansky et al. 1992)*.

Während die Bedeutung des Temperaments in Psychologie, Psychiatrie und Psychotherapie bis in die zweite Hälfte des 20. Jahrhunderts unstrittig war, verlor sich danach mit Ausnahme der Entwicklungspsychologie und einigen – eher weniger beachteten – Teilbereichen der Erwachsenenpsychologie wie -psychiatrie das wissenschaftliche Interesse. So ist das Temperament seit über drei Jahrzehnten allenfalls nur noch ein Randthema in den gängigen deutsch- und englischsprachigen Lehrbüchern, der Temperamentsbegriff findet sich zumeist nicht einmal im Sachwortverzeichnis: Dies betrifft sowohl die Psychologie *(Amelang et al. 2006)*, die Psychiatrie *(Berger 2008; Möller 2006; Möller et al. 2011; Sadock et al. 2009)* wie auch die Psychotherapie *(Ermann 2007; Hautzinger 2010; Margraf u. Schneider 2009; Senf u. Broda 2007; Thomae u. Kächle 2006; Beutel et al. 2010; Strauß et al. 2007)*. So wurde beispielsweise in der »Differentiellen Psychologie und Persönlichkeitsforschung« *(Amelang u. Bartussek 1981/2001)* den Temperamentstheorien Pawlows und Strelaus noch ein eigenes Kapitel gewidmet *(dto., S. 395–408)*, die in der Neuauflage *(Amelang et al. 2006)* entfielen. Selbst das Kapitel zu Eysenck wird in der letzten Auflage deutlich verkürzt *(dto., S. 262–272, von in der vorherigen Ausgabe S. 327–363)*.

Nimmt man diesen Sachverhalt zum Ausgangspunkt, ist das Temperamentsthema allenfalls von historischem Interesse. Es stellt sich jedoch die Frage, ob diese Bewertung berechtigt ist. Ein genauer Blick auf die gegenwärtige wissenschaftliche Literatur zeigt, dass zum Temperament – zumindest in Teilbereichen der Wissenschaft – eine floride wissenschaftliche Forschung existiert. So ist das Temperament ein wichtiges Teilgebiet in der Entwicklungspsychologie *(Oerter u. Montada 2008; Zentner u. Shiner 2012 a)*.

Auf der Grundlage einer empirisch-naturwissenschaftlichen Psychologie haben sich prominente Psychologen wie *Strelau (1998; 2008), Eysenck (1953/1970; Eysenck u. Eysenck 1985)* und *Zuckerman (1994; 2012)* jahrzehntelang mit dem Temperament befasst und eine beeindruckende empirische Forschung vorgelegt. Auch in der US-amerikanischen Psychiatrie behauptet sich das Temperament als Forschungsgegenstand *(Akiskal 2002; Cloninger 2004)*.

Diese widersprüchliche Sachlage macht es notwendig zu klären, ob und inwieweit dem Temperament in der heutigen Forschung, Klinik und Praxis von Psychologie, Psychiatrie und Psychotherapie ein Stellenwert zukommt bzw. welche Gründe für die Vernachlässigung des Temperaments als Forschungsgebiet verantwortlich gemacht werden können. Hieraus resultieren vier Fragestellungen, die in diesem Buch beantwortet werden sollen (s. Übersicht »Thematische Fragestellungen des Buches«).

Thematische Fragestellungen des Buches

- Welche geschichtliche Entwicklung liegt der heutigen Temperamentsforschung in Psychologie, Psychiatrie und Psychotherapie zugrunde und lässt sich hieraus eine Kontinuität von Temperamentsdefinition und -forschung erkennen?
- Welche theoretischen Merkmale, welche Methodik sowie empirische Evidenz weisen die wichtigsten psychologischen und psychiatrischen Temperamentstheorien auf?
- Lässt sich trotz der Unterschiede der Temperamentstheorien hinsichtlich ihrer historischen Einbettung, theoretischen sowie methodischen Ausrichtung eine kohärente Temperamentsdefinition herausarbeiten und ist es zudem möglich, aus diesen Definitionsmerkmalen eine integrative Temperamentstheorie abzuleiten?
- Welcher Stellenwert kommt dem Temperament für die Ätiologie, Pathogenese, Diagnostik und Therapie psychischer Störungen zu?

Durch einen *intra- und interdisziplinären Ansatz* werden die verschiedenen Temperamentstheorien innerhalb und zwischen den Fachdisziplinen miteinander in Beziehung gesetzt. Hierdurch sollen ihre wechselseitigen Bezüge, Gemeinsamkeiten wie Unterschiede herausgearbeitet werden.

Die *Verbindung einer historischen mit einer zeitgenössischen Perspektive* erlaubt, eine mögliche Kontinuität der Temperamentsforschung erkennbar zu machen. Bei den historischen Temperamentstheorien werden deren zentrale theoretische Kernaussagen mit ihrem Bezug auf die heutige Temperamentsforschung kenntlich gemacht, wobei die Zielsetzung jedoch nicht in einer exakten, ideengeschichtlichen Aufarbeitung besteht. Des Weiteren wird bei den meisten Temperamentsforschern eine biografische Skizze vorangestellt, hierdurch soll einerseits der zum Verständnis der Temperamentstheorien nicht unwichtige zeit- und ideengeschichtliche Kontext deutlich gemacht, andererseits die wissenschaftliche Leistung dieser Forscher gewürdigt werden, von denen sich einige ihr Leben lang ausschließlich mit dem Temperament befasst haben. Um dem Leser eine möglichst unverfälschte Kenntnis der z. T. schwer zugänglichen Originaltexte zu ermöglichen, wird Wert darauf gelegt, die Darstellung mit zahlreichen Originalzitaten zu untermauern.

Für die einzelnen Temperamentstheorien erfolgt jeweils eine *Differenzierung in einen theoretischen und empirischen Teil.* Durch dieses Vorgehen soll eine differenzierte Beurteilung von Theorie und Empirie ermöglicht werden.

Aufgrund der Komplexität der Temperamentsforschung in den einzelnen Fachdisziplinen und der geradezu unüberschaubaren Literatur wird mit diesem Buch *kein Anspruch auf Vollständigkeit* verbunden. Dies gilt zum einen für die diskutierten Temperamentstheorien, insbesondere aber für die zugehörige empirische Forschung. So war es unmöglich, alle empirischen Studien zu berücksichtigen, hierbei musste eine Auswahl der wichtigsten Studien vorgenommen werden, um die Übersichtlichkeit der Darstellung zu gewährleisten.

Grundlage dieses Buchs stellen nahezu ausschließlich die Temperamentstheorien des Erwachsenenalters dar. Hinsichtlich der Temperamentsforschung des Kindes- und Jugendalters wird auf die vorliegende umfangreiche Literatur verwiesen. Um dennoch die Verbindung beider Forschungsbereiche deutlich zu machen, wurden die entwicklungspsychologischen Temperamentstheorien in einem eigenen Kapitel zumindest in den Grundzügen skizziert, damit einzelne Übergänge zu den Theorien des Erwachsenenalters erkennbar werden.

Im Folgenden soll der Inhalt des Buches in den Grundzügen skizziert werden.

► Kap. 2 widmet sich den Temperamentstheorien von der Antike bis zur Mitte des 19. Jahrhunderts. Grundlegend und nahezu über zwei Jahrtausende im Kern unbestritten ist die Temperamentstheorie von Hippokrates und Galenos. Es schließt sich die Darstellung der Temperamentenlehre im Mittelalter sowie der Renaissance an *(Burton 1621/1651/2006; Klibansky et al. 1992)*. In der Barockzeit vollzog sich eine erste Abwendung von der antiken Temperamentslehre *(Stahl 1723; von Haller 1753)*. Auch in der aufkommenden Psychiatrie des beginnenden 19. Jahrhunderts sowie in der Romantischen Medizin bleibt das Temperament ein zentraler Gegenstand der wissenschaftlichen Diskurse *(Carus 1853/1858)*. Kant widmete dem Temperament ein eigenes Kapitel in seiner Anthropologie *(Kant 1757–1777/1968; 1798)*, seine Temperamentsauffassung wurde bis in die Gegenwart hinein immer wieder zitiert *(Eysenck 1953/1970, S. 18; Eysenck u. Eysenck 1985, S. 45)*.

Auch innerhalb der Psychoanalyse wurde bzw. wird die Bedeutung des Temperaments diskutiert (► Kap. 3). Besonderen Einfluss auf die heutige Temperamentsforschung kommt hierbei Jungs Monografie »Psychologische Typen« *(Jung 1921)* zu, dieser lässt sich bis in die heutige Psychoanalyse *(Kernberg u. Levy 2011)* nachvollziehen.

► Kap. 4 ist den psychologischen Temperamentstheorien gewidmet. Beginnend mit den frühen Beiträgen *(Wundt sowie Heymans u. Wiersma)* liegt der Schwerpunkt der Darstellung auf der experimentalpsychologisch fundierten osteuropäischen *(Pawlow; Teplov u. Nebylitsyn, Rusalov u. Strelau)* sowie der britischen Temperamentsforschung *(Eysenck u. Gray)*. Beide »Schulen« prägen entscheidend die heutige empirische Temperamentsforschung.

In den USA konnten *Guilford, Mehrabian* sowie *Zuckerman* eigenständige theoretische wie empirische Beiträge in die Temperamentsforschung einbringen. In der heutigen Persönlichkeitsforschung nimmt das »Big-Five«-Modell wichtige Temperamentsdimensionen auf. Es schließt sich ein Exkurs zu entwicklungspsychologischen Temperamentstheorien an, deren wichtigste Richtungen skizziert werden *(Thomas u. Chess, Buss u. Plomin, Rotbarth u. Derryberry, Kagan sowie Goldsmith u. Campos)*.

In ► Kap. 5 erfolgt eine nicht nur historische Spurensuche nach den wichtigsten theoretischen Beiträgen sowie der empirischen Forschung zu Körperbau und Temperament *(Kretschmer, Conrad, von Zerssen, Sheldon u. Eysenck)*. Es wird diskutiert, inwieweit diese Thematik auch heute von wissenschaftlichem Wert ist.

Die psychiatrische Temperamentsforschung wird in ► Kap. 6 vorgestellt. Beginnend mit den einflussreichen Vorläufertheorien *(Gross, Kraepelin, Ewald)* stellt das Typus-melancholicus-Konzept eine internationale Kerntheorie dar, zu der eine profunde Forschung von Japan *(Shimoda 1932; 1941)* über Deutschland *(Tellenbach 1961)* bis nach Italien *(Stanghellini u. Bertelli 2000; 2005; Stanghellini et al. 2006)* vorliegt. Hinsichtlich des Zusammenhangs von prämorbider Persönlichkeit und psychischen Störungen konnte von Zerssen mit dem Einsatz empirischer Forschungsmethoden wesentliche Erkenntnisse auch für die Temperamentsforschung beitragen. Unabhängig von kontinentaleuropäischen Theorien wurden von den US-Amerikanern Akiskal und Cloninger eigenständige Temperamentstheorien konzipiert, die auch die heutige psychiatrische Temperamentsforschung beeinflussen.

In einer Synopsis (► Kap. 7) erfolgt auf der Grundlage eines Vergleichs bisheriger Temperamentsdefinitionen eine theorieübergreifende Definition des Temperamentsbegriffs. Die international führenden Temperamentstheorien werden noch einmal hinsichtlich ihrer theoretischen und empirischen Qualität miteinander verglichen. Unter theoretischen wie empirischen Gesichtspunkten werden schließlich die Grundzüge einer integrativen Temperamentstheorie erarbeitet, die entsprechende Konzepte aus der Entwicklungspsychologie berücksichtigt.

Die klinische Relevanz des Temperaments für Psychologie, Psychiatrie und Psychotherapie wird in ▶ Kap. 8 diskutiert. Nach einem historischen Überblick werden die theoretischen Annahmen sowie die umfassende empirische Forschung zu Temperament und seelischer Gesundheit, Stress, Burnout, körperlichen Erkrankungen und psychischen Störungen dargestellt. Hierbei werden signifikante, empirisch gesicherte Zusammenhänge gezeigt.

Das Temperament erweist sich zugleich als ein wichtiger Parameter für die Diagnostik psychischer Störungen sowie für eine realistische Therapieziel-Bestimmung. Die Dysfunktionalität bzw. Störungsrelevanz von Temperamentsdimensionen wird anhand unterschiedlicher theoretischer Kriterien definiert. In der Therapie psychischer Störungen kommt dem Temperament in mehrfacher Hinsicht eine Bedeutung zu. Hierzu gehört der Einfluss des Temperaments auf die Regulation der Therapeut-Patient-Beziehung, die Beeinflussung dysfunktionaler bzw. störungsrelevanter Temperamentsdimensionen durch psychotherapeutische Interventionen (Psychoedukation, Counseling, Entspannungsverfahren) oder Psychopharmakotherapie (Mood Stabilizer, Antidepressiva). Dies gilt auch für verschiedene psychotherapeutische Richtungen (kognitive Verhaltenstherapie, Schema-Therapie, Gesprächstherapie, analytische Psychotherapie und Psychoanalyse). Am Beispiel des ängstlichen Temperaments werden in einem hierarchischen Stufenmodell die komplexen Zusammenhänge von Temperament und anderen Einflussfaktoren für die Entstehung von Angst und Angststörungen zusammengefasst.

Der unmittelbare klinische Nutzen aus der Berücksichtigung des Temperaments für Diagnose und Therapie psychischer Störungen wird in zwei Kasuistiken deutlich.

Den Abschluss stellen Überlegungen für zukünftige Forschungsfelder bzw. -themen einer auf das Temperament fokussierten Psychotherapieforschung dar.

In ▶ Kap. 9 erfolgt schließlich eine zusammenfassende Erörterung der Hauptthesen dieses Buchs mit ihren Implikationen für Theorie, Forschung und Klinik in Psychologie, Psychiatrie und Psychotherapie.

Frühe Temperamentstheorien

Reinhard J. Boerner

R. J. Boerner, *Temperament*, Psychotherapie: Praxis,
DOI 10.1007/978-3-642-39505-5_2, © Springer-Verlag Berlin Heidelberg 2015

2.1 Temperamentstheorien der Antike, des Mittelalters und der Renaissance

Die antike Temperamentenlehre, die bis in die Neuzeit hinein erhebliche Bedeutung sowohl für die Medizin wie für die Humanwissenschaften besaß, bildet bis heute einen wichtigen theoretischen Bezugspunkt der Temperamentsforschung. Auf sie berufen sich Philosophen wie *Kant (1798)*, Physiologen *(Pawlow 1927; 1935)*, Psychologen *(Eysenck 1953/1970; Strelau 1998; Wundt 1893; Eysenck u. Eysenck 1985)*, Psychiater *(Cloninger 2004; Kraepelin 1913, Kretschmer 1921, Tellenbach 1961, Akiskal et al. 2000)* sowie Psychoanalytiker *(Jung 1921)*.

Der griechische Arzt Hippokrates (ca. 460–375 v. Chr.) sowie der römische Arzt Galenos von Pergamon (130–200 n. Chr.) gelten als Begründer der Temperamentslehre.

Die Nachhaltigkeit des hippokratischen Temperamentsbegriffs ist wesentlich auf die Systematik seines medizinischen Denkens zurückzuführen, die im Grundsatz bis heute in der Medizin Gültigkeit beansprucht *(Eckart 2009, S. 30)*.

Die Medizin basiert danach auf schriftlich überlieferten und dokumentierten ärztlichen Erfahrungen, der genauen, differenzierten Beobachtung des Kranken am Krankenbett, der Erarbeitung einer medizinischen Prognose auf der Basis von Vorberichten und -befunden sowie gezielten therapeutischen Maßnahmen (diätetisch, medikamentös, chirurgisch).

Auf Galenos geht der Begriff Temperament (»Temperamentum«) als Übersetzung des griechischen Wortes »krasis« (Mischung) zurück. Temperament ist abgeleitet von »tempero«. Dies bedeutet *»ich mäßige, ich halte das rechte Maß, ich bringe in das richtige Maßverhältnis« (Kirchner u. Michaelis 1907, S. 622; Blase-Reeb 1909, S. 832)*.

Es ist hierbei umstritten, welche Teile der Temperaments- und der Humorallehre von Hippokrates selbst und welche von Galenos stammen. Während bei Hippokrates die Ausführungen zum Temperamentsbegriff spärlich sind *(Hippokrates nach Kapferer 1934)*, hat Galenos ausführlich zu diesem Stellung genommen *(Galenos nach Fichtner 1985)*, sodass die Temperamentenlehre zuweilen Galenos in Gänze zugesprochen wird.

Von Platon und Aristoteles stammen ergänzende Beiträge zum Temperamentsbegriff (s. u.).

Gegenstand der hippokratischen Temperamentstypologie waren die aus Alltags- wie klinischen Beobachtungen an Patienten abgeleiteten Ideen eines systematischen Zusammenhangs von Persönlichkeitsmerkmalen sowie ihnen zugrunde liegenden körperlichen Ursachen *(Eckart 2009)*.

Hippokrates formulierte seine Grundideen zur Temperamentslehre entsprechend seinem ganzheitlichen medizinischen Denken. Diese spärlichen und im Text verstreuten Ausführungen zu den Temperamenten wurden aus einer systematischen Beobachtung psychischer Zustände abgeleitet. Seine Temperamentslehre und ihre Verknüpfung mit spezifischen körperlichen Ursachen stellt hierbei einen ersten psychosomatischen Denkansatz in der Medizin dar *(Kapfhammer 2011 b)*.

Hippokrates definierte vier Temperamente, wobei er jedem einen Körpersaft zuordnete. Durch die Differenzierung in Sanguiniker, Phlegmatiker, Choleriker und Melancholiker und ihre Verbindung mit Körpersäften, Jahreszeiten und Elementen ergab sich das klassische Viererschema der antiken Temperaments- und Humorallehre (■ Tab. 2.1), das im Verlauf der Jahrhunderte wiederholt modifiziert wurde.

Eine detaillierte Beschreibung der einzelnen Temperamente ist in den hippokratischen Schriften nur ansatzweise zu finden, so in folgenden Schilderungen: *»Woher es kommt, daß einige Menschen gleichsam immer lachen, andere wieder traurig sind, diese Ursache rührt nach unserer Meinung aus den Grundstoffen her, die, welche nämlich reinen Blutes haben, lachen immer, sind blühend vom Aussehen am Körper und von heller Farbe. Die aber gelbe Galle habe, die pflegen träge, gleichmüthig, scheu und schwach zu sein. Die Schleimigen sind träge und kalt« (Hippokrates nach Upmann 1847, S. 369)*. *»Man wird finden, daß die Körperform und die Gemütsart der Menschen im allgemeinen mit Eigenart des Landes übereinstimmen« (Hippokrates nach Kapferer 1934)*. Damit wird deutlich, dass Hippokrates einen engen Bezug seiner Temperamentslehre sowohl zur Konstitution wie auch zu soziokulturellen und Umweltfaktoren (z. B. Klima) annimmt, eine Idee, die beispielsweise von *Kretschmer (1921)* aufgegriffen wurde.

Tab. 2.1 Antike Humorallehre/-pathologie nach Hippokrates und Galenos

Typen	Temperament	Körpersaft	Jahreszeiten	Elemente
Der leichtblütige Sanguiniker	Sorglos, augenblicks-bezogen	Blut	Frühling	Warm-feucht
Der warmblütige Choleriker	Leicht erregbar, aufbrausend	Gelbe Galle	Sommer	Warm-trocken
Der schwerblütige Melancholiker	Besorgt, pessimistisch	Schwarze Galle	Herbst	Kalt-trocken
Der kaltblütige Phlegmatiker	Langsam, untätig	Schleim (Phlegma)	Winter	Kalt-feucht

Hippokrates formulierte für seine Temperamentstypologie eine erste ätiologische bzw. ätiopathogenetische Auffassung, die im Ansatz schon vor ihm entwickelt worden war.

Im 6. Jahrhundert v. Chr. nahm der Philosoph und Arzt Alkmaion an, dass sich Gesundheit bei einer harmonischen Kräftekonstellation einstellt und Krankheiten demgegenüber auf einer gestörten Kräfteverteilung basieren. Empedokles aus Agrigent (ca. 492–432 v. Chr.) entwickelte diese Idee weiter und differenzierte zwischen einer Harmonie (Synkrasie) und einer Disharmonie (Dyskrasie) der Kräfte, die zu Krankheiten führe.

Während in der griechischen Philosophie lange die Annahme vorherrschte, dass die Welt aus einem Stoff bestehe, wurde diese durch die aristotelische Idee der vier Grundstoffe (Luft, Feuer, Wasser und Erde) abgelöst.

Hippokrates übernahm diesen Gedanken der Vierteilung und machte ihn mit zur Grundlage seiner medizinischen Theorie. Er nahm vier Säfte im Körper an (Blut, gelbe Galle, schwarze Galle, Schleim), deren Verhältnis zueinander über Gesundheit und Krankheit entscheidet. Diesen ordnete er vier Elemente (warm, feucht, kalt und trocken) zu, wobei diese Idee vermutlich von seinem Schwiegersohn Polybos stammt.

In seiner humoralpathologischen Konzeption macht er für die Entstehung von Krankheiten die ungesunde Mischung der Elemente bzw. Körpersäfte verantwortlich. *»Denn vielfältig ist, was im Körper (an Stoffen) steckt, die die Krankheiten verursachen, wenn sie sich gegenseitig naturwidrig erhitzen oder abkühlen, austrocknen oder feucht machen« (Hippokrates nach Kapferer 1934).* Hierbei betont Hippokrates die Abhängigkeit der Körpersäfte von Umweltbedingungen und jahreszeitlichen Einflüssen. *»Alle diese (Säfte) enthält also der Körper des Menschen zu jeder Zeit, aber infolge des Einflusses der Jahreszeit werden sie bald verhältnismäßig stärker, bald schwächer (wirksam), ein jeder nach der Reihe und nach seiner Natur […]. Während des Jahres herrscht bald der Winter am meisten vor, bald der Frühling, bald der Sommer, bald der Herbst. So herrscht auch im Herbst bald der Schleim am meisten vor, bald das Blut, bald die Galle, zunächst die gelbe, dann die sog. schwarze Galle« (Hippokrates nach Kapferer 1934).*

Für die Therapie dieser Krankheiten wird das Ziel eines Ausgleichs der den Krankheiten zugrunde liegenden gestörten Mischungsverhältnisse der Körpersäfte und Elemente formuliert. Die antike Diätetik war neben chirurgischen Eingriffen somit auf ein Gleichmaß der Elemente (Licht/Luft, Speise/Trank, Arbeit/Ruhe, Schlafen/Wachen, Ausscheidung/Absonderungen) sowie der seelischen Kräfte und »Gemütszustände« ausgerichtet.

Galenos entwickelte die Temperamentslehre des Hippokrates weiter. So postulierte er acht Temperamente auf der Basis der Mischung von je zwei Körpersäften und benannte ein neuntes, »ideales« Temperament (Eukraton), das durch möglichst wenig gelbe Galle und sehr viel Blut charakterisiert sein sollte *(Kirchner u. Michäelis 1907)*. Diese »Mischungsidee« stellte einen Bruch mit der reinen Typologie von Hippokrates dar, die im Verlauf der weiteren kulturgeschichtlichen Rezeption durchaus kritisch bewertet wurde. So lehnte beispielsweise *Kant (1798)* diese Idee kategorisch ab.

Die zentrale Idee, dass sich Krankheiten bzw. psychische Störungen auf der Grundlage »natürlicher« Temperamente entwickeln, wurde ebenfalls bereits in der Antike formuliert.

Unter den vier Temperamenten wurde hierbei insbesondere der Melancholie eine besondere Bedeutung zugesprochen, die sich über das Mittelalter und die Renaissance *(Klibansky et al. 1992)* bis in die jüngste Zeit nachweisen lässt *(Tellenbach 1961)*.

Hippokrates war der Erste, der Melancholie als »natürliches« Temperament von einer Melancholie als psychischer Erkrankung differenzierte. Seiner Auffassung nach entwickelt sich diese auf der Grundlage des melancholischen (»natürlichen«) Temperaments durch Veränderungen der Mischung der Körpersäfte. *»Denn die Melancholiker bekommen, wenn das Blut durch die Galle und den Schleim verdorben ist, diese ihre Krankheit; ihr Geisteszustand wird gestört; manche aber werden auch wahnsinnig« (Hippokrates nach Lüneburg 1897, De Morbis I, S. 30).*

»Wenn Furchtgefühl und Traurigkeit lange anhält, ist das Leiden Melancholie.« (Hippokrates nach Lüneburg 1897, Aphorismi VI, 23 (IV, 568 L). Somit wurde erstmals durch Hippokrates medizingeschichtlich bedeutsam ein kontinuierlicher, gradueller Übergang von psychischer Gesundheit und Störung (Kontinuitätshypothese) angenommen.

Diese Auffassung wurde später von Kraepelin (»Grundzustände«; ▶ Abschn. 6.2), von Tellenbach (Typus melancholicus; ▶ Abschn. 6.4.2) sowie von Akiskal (»depressiver Temperamentstyp«; ▶ Abschn. 6.7) übernommen.

Hippokrates beschreibt des Weiteren spezifische klinische Symptome der Melancholie: *»Benommenheit begleitet sie (scil. die Patientin) fortwährend: Appetitlosigkeit, Depression, Schlaflosigkeit, Anfälle von Zorn, Unbehagen, die Äußerungen am Gemüt, melancholisch« (Hippokrates nach Lüneburg 1897, Epid. III, 17, 2. III, 114 L).*

Platon (428/427–348/347 v. Chr.) entwickelte auf der Grundlage der Hippokratischen Lehre seine eigenen Thesen über die Psyche sowie die Entstehung von psychischen Erkrankungen, die er in seinem Werk »Timaios« zusammenfasste *(Platon nach Susemihl 1940)*.

Als Oberbegriff für seelische Erkrankungen führte er den des »Unverständigen« (Avoia) ein und unterschied die Raserei (Mania) von der Unbelehrbarkeit bzw. Unwissenheit (Amathia) *(Platon nach Susemihl 1940; 86 B)*.

Seelische Erkrankungen entstehen seiner Auffassung nach durch übermäßige Lust oder Schmerzen, die den Menschen aus dem Gleichgewicht (Symmetria) bringen oder eine Dysbalance von Körper und Seele hervorrufen.

Während Platon der Mania große Beachtung schenkte, wird die Melancholie, die im Corpus Hippocraticum ausführlich thematisiert wurde, kaum erwähnt. Wenn sich Platon zur Melancholie äußert, dann nur in einem pathologischen Sinne. So bezeichnet er diese beispielsweise in seiner »Politeia« als »Irrsinn« *(Platon nach Susemihl 1940; 573 C)*.

Melancholie ist für Platon mit Unbelehrbarkeit (Amathia) gleichzusetzen und wird als Gegensatz zur Raserei (Mania) ausschließlich verstanden. Eine frühe Vorwegnahme des späteren Krankheitsbegriffs des »manisch-depressiven Irreseins« *(Kraepelin 1913; Kraepelin u. Lange 1926)*.

Entsprechend der hippokratischen Säftelehre begreift Platon Melancholie als Folge einer gestörten Säftemischung (Dyskrasie). *»[…] wo immer die Säfte der sauren und salzigen Schleime und alle bitteren und gallichten Säfte […] ihren Dunst der Bewegung der Seele beimengen, da erzeugen sie auch allerlei Seelenkrankheiten, darunter Erscheinungen von Trübsinn und Missmut« (Platon nach Susemihl 1940; 87 A).*

Aristoteles (384–322 v. Chr.) differenzierte im Buch XXX, I seiner »Problemata« mit dem Titel »Was Klugheit, Verstand und Weisheit betrifft« Melancholie als »natürliches« Temperament von einer Melancholie als psychischer Erkrankung *(Aristoteles nach Panofsky u. Saxl 1923; Klibansky et al. 1992)*.

Sein spezifischer Beitrag zum Temperamentsbegriff besteht darin, dass er der Melancholie herausragende geistige Fähigkeiten zuordnete *(Tellenbach 1961; Klibansky et al. 1992)*.

»Warum sind alle außergewöhnlichen Männer in Philosophie oder Politik oder Dichtung oder in den Künsten offenbar Melancholiker; und zwar ein Teil von ihnen so, dass sie sogar von krankhaften Erscheinungen, die von der schwarzen Galle ausgehen, ergriffen werden?« (Aristoteles nach Flashar 1962, S. 250).

»In vielen Dingen aber überragen sie die anderen, die einen durch ihre Bildung, die anderen durch künstlerisches Können, andere durch politische Wirksamkeit. Sie (außergwöhnliche Menschen, perittoi) neigen aber, wenn sie sich aus den Augen

verlieren, zu den melancholischen Krankheiten […]. Nicht in Folge von Krankheit, sondern in Folge ihrer Naturanlage« (Aristoteles nach Flashar 1962, S. 253).

Aristoteles beschrieb insoweit zunächst spezifische Depressionsmerkmale. Er behauptete, wie Hippokrates, einen kontinuierlichen Übergang eines »natürlichen« melancholischen Temperaments zu unterschiedlichen Melancholietypen bis zu ihren polar entgegengesetzten manischen Zuständen jeweils auf der Grundlage spezifischer humoralpathologischer Hypothesen.

»Auch die schwarze Galle, die von Natur aus kalt ist […] kann […], wenn sie im Körper das rechte Maß überschreitet, Lähmungen, Erstarrungen, Depressionen oder Angstzustände hervorrufen. Wird sie aber übermäßig erwärmt, so ruft sie Ausgelassenheit, so daß man singt, und Ekstasen hervor« (Aristoteles nach Flashar 1962, S. 252).

»Ist die Übermacht der schwarzen Galle zu uneingeschränkt, so sind die Menschen ‚allzu melancholisch', während sie sich bei einer zu geringen Menge kaum von den vielen unterscheiden. Ist die schwarze Galle von eindeutig kalter Beschaffenheit, so entstehen lethargische Schwächlinge und stumpfsinnige Toren, und ist sie umgekehrt eindeutig warm so erzeugt sie manische, lebhafte, erotische und auch sonst erregbare Menschen« (Klibansky et al. 1992, S. 79).

Somit formulierte Aristoteles die im Zusammenhang mit der heutigen psychiatrischen Temperamentsforschung diskutierte Idee eines affektiven Kontinuums mit einer zugrunde liegenden gemeinsamen neurobiologischen Basis (vgl. Akiskal, ▶ Abschn. 6.7). Zugleich betont Aristoteles die enge Beziehung von Depression und Manie.

Im Mittelalter sowie in der Renaissance bildete die antike Temperamenten- und Humorallehre die Grundlage für eine intensive, lebhafte theoretische Diskussion des Temperamentsbegriffs in so unterschiedlichen Wissenschaftsdisziplinen wie Medizin, Philosophie und Religion. Hierbei kommt der Rezeption der Temperamentenlehre in der arabischen Medizin sowie in der christlichen Theologie und Moralphilosophie eine besondere Bedeutung zu. Unter allen Temperamenten wurde hierbei der Melancholie ein besonderer Stellenwert zugesprochen, detaillierte Ausführungen finden sich bei *Klibansky et al. (1992)*.

Bei der Bewertung des Temperaments in diesen geschichtlichen Perioden werden zwei unterschiedliche Bewertungsaspekte erkennbar. Einerseits lässt sich eine durchgehende auch moralische Abwertung des Temperaments nachweisen, andererseits kommt es zur Renaissance der aristotelischen Idee, die dem Melancholiker besondere geistige Fähigkeiten zuspricht.

So griff beispielsweise der englische Wissenschaftler Alexander Neckam (1157–1217), der die menschliche Geistestätigkeit in drei Funktionen (Vorstellung, Denkvermögen, Gedächtnis) differenzierte, diesen Grundgedanken auf und führte diese besondere intellektuelle Begabung des Melancholikers auf dessen herausragende Gedächtnisleistungen zurück.

Albertus Magnus (ca. 1200–1280), deutscher Universalwissenschaftler und Bischof, unterschied in seinem Werk »Liber de animalibus« *(Stadler 1916–1921)* eine »natürliche« Melancholie (melancholisches Temperament) von einer »melancholia non naturalis«. Während er dem melancholischen Temperament zahlreiche negative Attribute (z. B. schmutzig, misstrauisch, kleptomanisch) zusprach, gehörte für ihn der »begabte« Melancholiker in die Gruppe der an Melancholie Erkrankten.

Albertus Magnus war es auch, der eine spezifische Entsprechung von Temperamenten und Körperbautypen behauptete und eine diesbezügliche Klassifikation entwickelte, die Jahrhunderte später von *Kretschmer (1921)* aufgegriffen wurde, ohne dass dieser jedoch auf die frühe Darstellung von Albertus Magnus Bezug nahm. *»Sanguiniker sind von gutem Fleisch und von gutem Allgemeinzustand. Die Choleriker aber lang und zart, die Phlegmatiker kurz und dick. Und die Melancholiker sind dünn, kurz und schwarz. Die aber, die von der Art der warmen und durch »adustio« beeinflussten Melancholie sind sehr lang und zart und schwarz und haben festes Fleisch« (Alberus Magnus nach Stadler 1916–1921, Bd. II, S. 1305).* Der Sanguiniker wurde somit im Vergleich zu den anderen Temperamenten als positiver Konstitutionstyp gewertet. Diese Hervorhebung unter den Temperamenten entsprach der zeitgenössischen Auffassung und findet sich beispielsweise auch bei Wilhelm von Conches wieder (s. u.).

Im Gegensatz zu Albertus Magnus bewertete der französische Bischof und Scholastiker Wilhelm von Auvergne (1180–1249) die Begabung als Merkmal der »natürlichen« Melancholie und stellte dieser den phlegmatischen Temperamentstyp gegenüber, der als moralisch minderwertig beurteilt wurde *(Klibansky et al. 1992).*

Die herausragenden Fähigkeiten des Melancholikers wurden für von Auvergne dadurch erkennbar, wenn dieser – von weltlichen Aufgaben abgewandt – *»seinen Geist der unmittelbaren Eingebung der göttlichen Gnade erschließe und ihn im Falle besonderer Heiligkeit zur mystisch-prophetischen Schau erhebe« (Klibansky et al. 1992, S. 133).*

Auvergne erkannte die Gefahr, dass sich bei dem begabten Melancholiker durch zu intensive geistige Auseinandersetzung mit spirituellen Fragen eine melancholische Erkrankung ergeben könnte.

Eine deutlich religiöse Prägung des Melancholiebegriffs nahm Hildegard von Bingen (ca. 1098–1179) vor. In ihrem Werk »causae und curae«, das zwischen 1150 und 1160 entstanden ist, führte sie ihr Verständnis der Melancholie detailliert aus *(Hildegard von Bingen nach Kaiser 1903).*

Hierbei differenzierte sie das von ihr unter theologisch-moralischen Aspekten negativ bewertete melancholische Temperament von der Melancholie als Krankheit, zu der sie die Auffassung vertritt, dass diese als eine Folge des »Sündenfalls« und somit als Strafe Gottes zu bewerten sei *(Starobinski 1960). »Als aber Adam sündigte, verwandelte sich die Galle in Bitterkeit und die Melancholie in die Schwärze der Gottlosigkeit« (Hildegard von Bingen nach Kaiser 1903, S. 145).*

Unter allen Temperamentstypen hebt Hildegard von Bingen das sanguinische Temperament positiv heraus, eine Bewertung, die sich im Mittelalter bzw. in der Renaissance nahezu durchgehend nachweisen lässt *(Klibansky et al. 1992).* Demgegenüber fällt ihre Beschreibung des Melancholikers *»durch seine besonders düstere, ja geradezu infernale Beleuchtung« (Klibansky et al. 1992, S. 182)* auf, was für die geistige Strömung ihrer Epoche durchaus als typisch anzusehen ist.

Eine Besonderheit ihrer Darstellung besteht darin, dass diese erstmals einen weiblichen und männlichen Melancholikertypus differenzierte, eine für ihre Zeit einzigartige Auffassung. Den Temperamentstypen ordnete sie eine je spezifische – von ihr moralisch-ethisch bewertete – Form von Sexualität zu. Während sie dem Sanguiniker eine maßvolle, angenehme und heitere Sexualität zuschrieb, wurde der Melancholiker *»als der Typus eines von höllischen Begierden gehetzten Sadisten gegenüber [-gestellt], der in Wahnsinn verfällt, wenn er seine Lust nicht befriedigen kann (Klibansky et al. 1992, S. 183).*

Der französische Philosoph Wilhelm von Conches (ca. 1080/90–1154), nahm zum Temperamentsbegriff in seinem zwischen 1124 und 1130 veröffentlichten Hauptwerk »Philosophia« *(Migne 1844-1855)* Stellung. Auch er interpretiert die antike Temperamentslehre im Kontext einer christlich-theologischen Weltsicht. Für ihn stellen die Temperamente unmittelbare Folgen des Sündenfalls dar.

Wilhelm von Conches ist der Erste, der die Termini eines cholerischen, phlegmatischen sowie sanguinischen Temperaments systematisch verwendet, obwohl diese Bezeichnungen schon früher existierten *(Klibansky et al. 1992).*

Er ordnet hierbei den unterschiedlichen Temperamenten spezifische »Temperierungen« zu. *»Der Mensch ist von Natur warm und feucht und nach den vier Qualitäten harmonisch abgestimmt. Aber da seine ursprüngliche Natur verdorben ist [infolge des Sündenfalls, Anm. d. Verf.], geschieht es, dass bei gewissen Individuen gewisse Qualitäten sich steigern oder abschwächen könnten. Wenn sich nun bei einem Menschen die Wärme steigert und die Feuchtigkeit abschwächt, wird er cholerisch genannt, d. h. warm-trocken. Wenn dagegen die Feuchtigkeit gesteigert ist und die Wärme abgeschwächt, heißt er phlegmatisch. Ist aber die Trockenheit gesteigert und die Wärme abgeschwächt, nennt man ihn melancholisch. Wenn aber die Qualitäten in gleicher Stärke vorhanden sind, heißt er sanguinisch« (Wilhelm von Conches, nach Migne 1844-1855, Bd. CLXXII, col. S. 93).*

Auch er hebt den Sanguiniker als Idealtyp unter den Temperamenten hervor und bezeichnete ihn sogar als »homo sanguineus«. Dessen Sonderstellung erklärte er damit, dass dieser Typus nur bei Menschen, nicht aber bei Tieren vorkomme. Hierbei ist wichtig, darauf hinzuweisen, dass es zu seiner Zeit üblich war, Temperamente und ihre Eigenschaften bestimmten Tieren zuzuordnen, so der Löwe dem cholerischen, das Schwein dem phlegmatischen, Esel und Rind dem melancholischen Typ.

Für Klibansky liegt die besondere Bedeutung der Temperamentslehre von Conches in zwei Aspekten und Zielen seiner Lehre begründet: *»Zum einen die Verschiedenartigkeit und Verschiedenwertigkeit der Menschen auf den Sündenfall zurückzuführen, der die ursprüngliche Vollkommenheit und Einheit zerstört hat, zum anderen aber den dennoch unverlierbaren Adel der Menschennatur zu begründen und fortzuschreiben« (Klibansky et al. 1992, S. 176).*

Zwei führende Vertreter der arabischen Medizin haben sich ausführlich mit dem Temperamentsbegriff, insbesondere der Melancholie, befasst. Ihr Verständnis der Melancholie wurde von der europäischen Melancholie des Mittelalters aufgegriffen.

Constantinus Africanus (1017–1087), ein aus Tunesien stammender Forscher und Laienbruder des Benediktinerordens in Montecassino, fasste in seiner Schrift über die Melancholie *(Opera, Bd. I 1536)* die bestehenden Ideen und theoretischen Konzepte der arabischen Medizin zusammen, erweiterte und systematisierte diese.

Constantinus Africanus betonte im Gegensatz zu den physischen die geistigen (psychischen) Aspekte der Melancholie und stellte ihre Vielgestaltigkeit heraus. *»Einige […] lieben die Einsamkeit und das Dunkel und das Fernsein von Menschen, andere lieben weiträumige, lichte und wiesenreiche Gegenden, frucht- und wasserreiche Gärten. Einige lieben es zu reiten, verschiedenartige Musik zu hören, auch mit weisen oder liebenswürdigen Leuten sich zu unterhalten […]. Einige haben zu viel Schlaf, einige weinen, einige lachen« (Constantinus Africanus 1536, S. 288).*

Diesen verschiedenen Ausdrucksformen der Melancholie ordnete er spezifische körperliche Ursachen zu. Er übernahm die aristotelische Idee (s. o.), dass Melancholiker über besondere Begabungen verfügen, verknüpfte sie aber mit der religiösen Überzeugung, dass diese *»[…] wegen ihrer großen Gottesfürchtigkeit und aus Furcht vor Gottes Strafe oder wegen ihrer großen Sehnsucht zu Gott [zu Melancholikern werden], bis diese Sehnsucht ihre Seele beherrscht und überwältigt« (Constantinus Africanus 1536, S. 283 ff.).*

Die entscheidende Ursache für den Übergang zur Melancholie als Krankheit sah er hierbei in Ermüdung und geistiger Überanstrengung *(Constantinus Africanus 1536, S. 283 ff.).*

Constantinus Africanus entwickelte zudem detaillierte Ideen zur Therapie von Melancholikern. Neben Medikamenten empfahl er das ärztliche Gespräch *(»vernünftige und angenehme Reden«; Constantinus Africanus 1536, S. 291)* sowie u. a. Diät, Spaziergänge am frühen Morgen, Massagen und eine nach Osten gerichtete Wohnung.

Avicenna (980–1037), persischer Arzt, Physiker, Philosoph und Astronom, äußerte sich ausführlich zum Temperamentsbegriff in seiner Schrift »Liber canonis« (1509/1964). Avicenna kommt das Verdienst zu, eine Systematik der melancholischen Erkrankung auf der Grundlage einer klinischen Phänomenologie entwickelt und mit spezifischen somatischen Hypothesen verknüpft zu haben.

Erstmals differenziert er vier melancholische Krankheitstypen: *»Die Melancholie ist entweder natürlich oder ausscheidungsartig und unnatürlich. […] Von der ausscheidungsartigen unnatürlichen Melancholie entsteht eine aus der zu Asche gewordenen Galle […]. Eine andere entsteht aus dem zu Asche gebrannten Phlegma […]. Eine dritte wird aus dem zu Asche gebrannten Blut erzeugt […]. Eine vierte endlich stammt aus der natürlichen Melancholie, wenn diese zu Asche geworden ist« (Avicenna 1555, 1, 4, Kap. I).*

Bedeutsam ist, dass nach Avicenna zumindest ein melancholischer Krankheitstyp auf der Grundlage des melancholischen Temperaments entsteht, eine Idee, die eine Grundannahme der heutigen Typus-melancholicus-Forschung (▶ Abschn. 6.4) vorwegnimmt.

Auf der Basis der Humoralpathologie stellt er einen engen Kausalzusammenhang zwischen klinischen Prägnanztypen der Depression und spezifischen körperlichen Ursachen her. Dies lässt sich ebenfalls als eine Vorwegnahme einer in der heutigen Psychiatrie vertretenen Auffassung einer differenziellen (neurobiologischen) Ätiopathogenese verschiedener Depressionstypen interpretieren *(Möller et al. 2011).*

»Und wir sagen, dass die die Melancholie bewirkende schwarze Galle, wenn sie mit dem Blut gemischt ist, mit Freude und Lachen verbunden auftritt und nicht von heftiger Traurigkeit begleitet wird; ist sie aber mit dem Phlegma gemischt, so ist sie mit Trägheit, geringer Bewegung und Ruhe verknüpft; ist sie mit der gelben Galle gemischt, so sind ihre

Symptome Unruhe, Gewalttätigkeit, Besessenheit, und sie ist ähnlich der Mania. Und wenn sie reine schwarze Galle ist, dann ist die Nachdenklichkeit sehr groß, Unruhe und Besessenheit geringer, außer wenn der Kranke erregt und zum Streit gereizt wird und einen Hass nährt, den er nicht vergessen kann« (Avicenna 1555, III 1,4, Kap. 19, S. 205).

In der Renaissance wird die enge Verknüpfung des Melancholiebegriffs mit christlich-moraltheologischen Auffassungen aufgegeben, stattdessen erfolgt eine Kontextualisierung der Temperamentslehre in das kosmologisch-mathematisch-astrologische Weltbild dieser Zeit.

Der italienische Schriftsteller und Dichter der Frührenaissance Petrarca (1304–1374) betonte zwei Aspekte der Melancholie: Einerseits als »acedia«, andererseits als Möglichkeit, durch Besinnung auf »den rechten Weg und das rechte Verhältnis zu den Menschen wie auch zu Gott zu finden« (Böhme 1984, S. 73). Acedia war ein von der christlichen Lehre geprägter komplexer Begriff für Melancholie (Hersant 2006), u. a. synonym für Müßiggang, Untätigkeit und Faulheit *(Theunissen 1996, S. 25-38)*, die es als Todsünde zu bekämpfen galt *(Schulte 1996, S. 34)*.

Der deutsche Philosoph, Theologe und Mathematiker Nikolaus von Kues (1401–1446) stellte in seinem Frühwerk »De concordantia catholica« *(Posch 1930)*, das er anlässlich des Konsils von Basel im Jahre 1433 verfasst hatte, eine Parallele von Temperamenten und Regierungstätigkeit her. Dies entsprach der zeitgenössischen Idee, Staatswesen in ihrem organischen Aufbau sowie ihrem Funktionszustand mit den Temperamenten zu vergleichen. So wurde der Herrscher als kundiger Arzt gesehen, der auf das richtige Mischungsverhältnis der Temperamente bzw. der Kräfte zu achten hatte. Die negativen Merkmale der Herrschaftsausübung sowie des Zustandes des Staates ließen sich dieser Auffassung nach durch das Vorherrschen bestimmter Temperamente beschreiben.

Zur Charakterisierung negativer Herrschaftsausübung bzw. Zustandsbeschreibungen des Staates bediente sich von Kues aller Temperamente, wobei er der Melancholie die besonders negativen Eigenschaften wie Wucher, Betrug, Täuschung, Diebstahl und Raub zuordnete.

Zu den bedeutendsten Vertretern der Renaissance gehörte der Florentiner Arzt, Philosoph, Dichter und Musiker Marsilio Ficino (1433–1499). In seinem Buch »De triplici vita – De vita libri tres« *(Ficino 1489)* vertrat er – auch auf dem Hintergrund der persönlichen Erfahrung seiner eigenen Melancholie – die These, dass die Melancholie als Quelle von Genialität und Erleuchtung anzusehen sei, wenn man sie nur akzeptiere und die damit erschlossenen Erkenntnismöglichkeiten nutze.

Dem astrologischen Verständnis seiner Zeit entsprechend ordnete Ficino die Melancholie dem Planeten Saturn zu, dem in seiner zweifachen Bedeutung als positive wie negative Kraftquelle Einfluss auf den Menschen und somit auch auf seine Erkrankungen zugesprochen wurde.

Obwohl der Mensch bzw. die Melancholie unter dem (ungünstigen) Einfluss von Saturn stehen, so ist nach Ficinos Auffassung der Mensch jedoch nicht vollkommen von den Gestirnen bzw. Planeten abhängig, sondern als letztlich in seinen Entscheidungen und Handlungen frei anzusehen.

Ficinos Melancholiekonzeption findet ihre bildliche Entsprechung u. a. in Dürers Kupferstich »Melencolia I« (1514), der zeigt, dass Traurigkeit durch kontemplative Besinnung und geistige Verinnerlichung zu neuer Kraft und somit zu neuen Einsichten führt und damit Saturn seine Kraft als Verkörperung des wahren Geistes und Genius entfaltet (Boerner 2015; Schuster 2006). Des Weiteren vertrat Ficino die Auffassung, dass der Melancholie durch gesunde Ernährung und Lebensweise, Körpermassage und viel Musik vorgebeugt werden könne *(Klingenberg 1997)*.

In seinem berühmten Kompendium zur »Anatomie der Melancholie« fasste der englische Theologe und Schriftsteller Robert Burton (1577–1640) u. a. seine Auffassungen zur Melancholie zusammen *(Burton 1621/2006)*.

Dieses enzyklopädische Werk umfasst über 1000 Seiten und zitiert annähernd 1000 Autoren. Nach dem Sozialwissenschaftler *Lepenies (1969/1998)* handelt es sich um eine für die Geistesgeschichte sowie die Sozial- und Kulturwissenschaften auch noch heute wegweisende Schrift, die sich insbesondere durch zwei Denkansätze auszeichnet: »*Eine spezifische Beschreibung der Melancholie und eine als Gegengewicht gegen die herr-*

schende Melancholie entworfene Utopie« (Lepenis 1969/1998, S. 20).

Burton differenziert Melancholie als *»eine Veranlagung oder eine angenommene Gewohnheit« (Burton 1621/2006, S. 82).* Er benennt einen melancholischen Typ, der von ihm als *»trüb, traurig, träge, missgelaunt, eigenbrödlerisch oder in irgendeiner Weise verstimmt und verärgert« (Burton 1621/1651/2006, S. 82)* beschrieben wird.

Von diesem grenzt er die *»eigentliche«* Melancholie als Krankheit ab. Er beschreibt diese – sich einer zeitgenössischen Definition anschließend – als *»eine Art von unfiebrigem Wahnzustand, begleitet in der Regel von Angst und Niedergeschlagenheit ohne ersichtlichen Anlass« (Burton 1621/2006, S. 86).* Die noch einfühlbare Angst bzw. Trauer markiert für ihn den Unterschied zu Geisteskrankheiten bzw. dem Wahnsinn.

Burton beschreibt die Melancholie als *»grundlos […], um sie gegenüber allen gewöhnlichen Leidenswirkungen von Angst und Trauer abzugrenzen« (Burton 1621/2006, S. 87).* Mit dieser Definition nimmt er den noch im 20. Jahrhundert gebräuchlichen Terminus der *»endogenen Depression«* vorweg.

Burton betont den jahreszeitlichen Zyklus *(»von den Jahreszeiten ist der Herbst die melancholistische«)* der *»eigentlichen«* Melancholie sowie ihr Auftreten besonders im höheren Alter, insbesondere aber in der Mitte des Lebens *(Burton 1621/2006, S. 89).*

Verschiedene Ursachen der Melancholie werden von ihm benannt. Er differenziert zunächst *»natürliche«* und *»übernatürliche«* Ursachen *(Burton 1621/2006, S. 92).* Bei den *»übernatürlichen«* vertritt er die Überzeugung, dass die Melancholie als Strafe Gottes zu begreifen ist. Er vertritt die Auffassung, dass es sich bei der Melancholie in erster Linie um eine Hirnkrankheit handle und schließt sich damit der zeitgenössischen Interpretation der Humoralpathologie an.

Als weitere Ursachen benennt er Vererbung, ungeeignete Kost, Verhaltung und Ausscheidung, schlechte Luft, übermäßige Beschäftigung, Ehrgeiz, Eigenliebe oder Rachsucht, Liebe zur Gelehrsamkeit oder übermäßiges Studium etc. *(Burton 1621/2006, S. 105ff.).*

Burton äußert sich auch zu möglichen Therapien, die er ausführlich beschreibt. Hierunter führt er u. a. Aderlass, Diät, Bereinigung der Luft, rechte Übung für Leib und Geist, Heilung von Schlaflosigkeit, Musik, *»tröstliche Betrachtung«* – eine frühe Form psychotherapeutischer Behandlung – sowie Heilkräuter an *(Burton 1621/2006, S. 260ff.).*

Lepenies (1969/1998) sieht die Bedeutung von Burtons Werk vor allem in der von ihm in Analogie bzw. Antithese zum Melancholiebegriff ausgearbeiteten gesellschaftlichen Utopie. Burton verwendet zunächst die Humorallehre bzw. -pathologie, um den Zustand des Staates zu beschreiben, dessen Krankheit er mit der Melancholie gleichsetzt. *»Der Staat war ein kranker Körper, der seine Arznei zu spät erhalten hatte; seine Kräfte nicht richtig gemischt und so sehr war er durch Reinigungen geschwächt, daß nichts als Melancholie übrig blieb« (Burton nach Lepenies 1969/1998, S. 23).*

In ähnlicher Weise wie bereits Nikolaus von Kues (s. o.), verwendet auch Burton den Melancholiebegriff, um den desaströsen Zustand dieses Staates zu beschreiben. *»Unzufriedenheit, allgemeine Übelstände, Beschwerden, Armut, Barbarei, Plagen, Rebellionen, Streitereien« (Burton nach Lepenies 1969/1998, S. 23).*

Auf dieser Basis entwickelt Burton schließlich seine Utopie eines *»[…] effizienten, auf reibungsloses Funktionieren haltenden, monarchischen, bis in die Einzelteile durchgeplanten Staat[es], der der Unordnung der Melancholie die perfektionierte Ordnung entgegen hält, in der für Überraschungen kein Platz mehr bleibt, weil alles längst vorausgesehen ist« (Lepenies 1969/1998, S. 29).*

Burton postuliert somit eine Staatsform, die im Gegensatz zu der mit der Melancholie assoziierten Unordnung und Schwäche dem Renaissancegedanken von mathematischer Ordnung entspricht.

Für Lepenies ist Burtons Utopie keineswegs nur von historischem Interesse. Seiner Ansicht nach ist der Melancholiegedanke auch geeignet, gesellschaftspolitische Entwicklungen in Europa im ausgehenden 20. Jahrhundert zu beschreiben.

2.2 Philosophische Theorien – der Beitrag Kants

Die in der Antike entwickelte, im Mittelalter wie in der Renaissance rezipierte und ergänzte Temperamentenlehre war immer auch Gegenstand der Philosophie (► Abschn. 2.1). Dies verdeutlicht den Stellenwert des Temperaments als grundlegende interdisziplinäre Kategorie über die verschiedenen Zeitepochen hinweg.

Unter den philosophischen Beiträgen zum Temperamentsbegriff ist der von Immanuel Kant (1724–1804) besonders hervorzuheben. Dies ist begründet mit Kants exponierter Stellung in der Philosophie, da er mit seiner »Critik der reinen Vernunft« *(Kant 1781)* einen bis heute markanten Wendepunkt der Philosophie einleitete. Kant befasste sich wiederholt mit dem Temperament und stellte dessen Bedeutung als wichtige Kategorie der Anthropologie heraus, die sich als neues Fach der Philosophie im 18. Jahrhundert etablierte und als deren zentraler Gegenstand die Frage nach der Bestimmung des menschlichen Wesens aufgefasst werden kann.

Für die Entwicklung der Anthropologie waren drei geisteswissenschaftliche Strömungen dieser Zeitepoche wesentlich *(Brandt 2000)*.

Als Erstes wurde die scholastische Metaphysik zunehmend durch die empirische Psychologie abgelöst. Unter empirischer Psychologie wurde hierbei keineswegs eine sich erst in der zweiten Hälfte des 19. Jahrhunderts etablierende eigene Wissenschaft mit einem naturwissenschaftlichen Paradigma verstanden. Vielmehr sollten Erkenntnisse und theoretische Auffassungen zur Beantwortung der anthropologischen Leitfrage durch unmittelbare Anschauung und Beobachtung des Alltagslebens gewonnen werden. Hierzu zählten u. a. Literatur, Reiseberichte, Romane und Theater etc. als Ausdruck der allgemeinen Lebenskultur.

Führende Philosophen des 17. und 18. Jahrhunderts (Locke, Hume, Voltaire und Rousseau) verkörperten diese Idee dadurch, dass sie als freie Schriftsteller außerhalb engster akademischer Zirkel lebten.

Neben dieser empirischen Orientierung war mit der Anthropologie die Absicht verbunden, das mit der Universität verbundene geistige Leben und somit auch die akademische Ausbildung wesentlich stärker auf die zukünftige konkrete Lebenspraxis der bürgerlichen Gesellschaft auszurichten.

Schließlich war für die Beantwortung der anthropologischen Leitfrage der Aufklärungsgedanke von Jean-Jacques Rousseau (1712–1778) maßgeblich, der die menschliche Gattung aus dem Reich der Natur herauslösen wollte und auf ihre Vervollkommnung durch Erkenntnisgewinnung zielte. Kant schloss sich dieser Leitidee nachdrücklich an. Auch für ihn unterlagen die Welt, die Natur und somit auch die Kulturgeschichte einer Gesetzmäßigkeit mit dem inhärenten Ziel der »Moralität« als Endzweck der Geschichte.

Erste Ausführungen Kants zum Temperamentsbegriff finden sich in seinem Aufsatz »Beobachtungen über das Gefühl des Schönen und Erhabenen« aus dem Jahre 1766 *(Kant 1757–1777/1968)*.

Hierin beschreibt Kant die unterschiedlichen Temperamente. Die aristotelische Idee aufgreifend, bewertete er den Melancholiker positiv, da dieser für das Gefühl des Erhabenen, aber auch des Schönen besonders empfänglich sei. Der Melancholiker wurde von Kant als verlässlicher Mensch beschrieben, der seine Empfindungen Grundsätzen unterordnet. *»Gesprächigkeit ist schön, gedankenvolle Verschwiegenheit erhaben« (Kant 1757–1777/1968, S. 221)*.

Auch Kant betont – ganz in der Tradition der antiken Melancholie-Auffassung (► Abschn. 2.1) – die psychische Gefährdung des Melancholikers durch übermäßige intellektuelle Betätigung. *»In der Ausartung dieses Charakters neigt sich die Ernsthaftigkeit zur Schwermut, die Andacht zur Schwärmerei, der Freiheitseifer zum Enthusiasmus« (Kant 1757–1777/1968, S. 221 f.)*.

Somit kann auch nach Kant aus dem melancholischen Temperament die Melancholie als Erkrankung hervorgehen, eine Auffassung, die nahezu durchgehend seit der Antike vertreten und neuzeitlich z. B. von Tellenbach (► Abschn. 6.4.2) aufgegriffen wurde.

Bei der kulturell-moralischen Bewertung der Temperamente schließt sich Kant der im Mittelalter und in der Renaissance vertretenen Auffassung der herausragend positiven Bedeutung des sanguinischen Temperaments an, das er durch Sorglosigkeit, Fröhlichkeit und Gutmütigkeit bestimmt sieht. Demgegenüber bewertet er den Choleriker und Phlegmatiker ausgesprochen negativ.

In seiner »Anthropologie in pragmatischer Hinsicht« *(Kant 1798)* befasst sich Kant ausführlicher mit den Temperamenten. Dieses Spätwerk basiert insbesondere auf seiner letzten Vorlesung im Winter 1795/96, in das seine Ausführungen aus früheren Vorlesungen und Veröffentlichungen an der Universität Königsberg eingeflossen sind.

Seine Ausführungen zum Temperament finden sich auf wenigen Seiten im zweiten Teil mit dem Titel »Die anthropologische Charakteristik. Von der Art, das Innere des Menschen aus dem Äußeren zu erkennen« *(dto.)*.

Kant definiert zunächst den Charakter und weist auf dessen zweifache Bedeutung hin: Zum einen könne ein Mensch diesen oder jenen (physischen) Charakter aufweisen oder überhaupt einen Charakter (einen moralischen oder gar keinen) besitzen. *»Das Erste ist das Unterscheidungszeichen des Menschen als eines sinnlichen oder Naturwesens; das Zweite des Selben als eines vernünftigen, mit Freiheit begabten Wesens« (Kant 1798, S. 285).*

Er unterscheidet im Weiteren zwischen Naturell (Naturanlage), Temperament (Sinnesart) und Charakter. Naturell und Temperament *»zeigen an, was sich aus den Menschen machen läßt; die zweite (moralische), was er aus sich selbst zu machen bereit ist« (Kant 1798, S. 285).*

Bei der Definition des Temperamentsbegriffs differenziert Kant eine physiologische und eine psychologische Seite. Temperament ist für ihn zunächst die körperliche Konstitution *(»der starke und schwache Bau«)* und die *»Komplexion (das flüssige, durch die Lebenskraft gesetzmäßig Bewegliche im Körper, worin die Wärme oder Kälte in Bearbeitung dieser Säfte mitbegriffen ist)« (Kant 1798, S. 286).*

Hiermit greift er einerseits die antike Säftelehre auf, nimmt andererseits aber ausdrücklich auch auf Körperbau und Konstitution Bezug. Kant formuliert somit bereits hier einen zentralen Gedanken zum Zusammenhang von Körperbau, Konstitution und Temperament, wie er z. B. von *Kretschmer (1921)* ausgearbeitet wurde.

Kant begreift die psychologische Seite des Temperaments (Gefühls- und Begehrungsvermögen) als Ausdruck körperlicher Vorgänge. Die Bezeichnung seiner Temperamente erfolgt mit *»von der Blutbeschaffenheit entlehnten Ausdrücken im Sinne einer Analogie des Spiels der Gefühle und Begierden. […]« (Kant 1798, S. 286).*

Kant betont, dass mit dem Temperament auf die somatische Mitverursachung seelischer Prozesse hingewiesen wird. *»Die Temperamente, die wir blos der Seele beilegen, doch wohl insgesamt das Körperliche im Menschen auch zur mitwirkenden Ursache haben mögen« (Kant 1798, S. 286).*

Wenn Kant somit die Auffassung einer mit dem Temperament assoziierten biologischen Basis psychischer Prozesse vertritt, so wendet er sich doch eindeutig gegen eine monokausale Sichtweise (*»mitwirkende Ursache«*; s. o.).

Bei seinen weiteren Ausführungen nimmt er eine Differenzierung der Temperamente in solche des Gefühls und der Tätigkeit vor, die er jeweils mit den Begriffen Erregbarkeit der Lebenskraft bzw. Abspannung derselben (Intensio vs. Remissio) in Verbindung bringt.

Hieraus leitet Kant vier Temperamente ab: Das sanguinische, das melancholische, das cholerische sowie das phlegmatische. Kant hebt hervor, dass er zwar die antiken Begriffe übernommen hat, aber mit einer gewissen Differenzierung, um eine *»angepasste bequemere Deutung [zu] erhalten« (Kant 1798, S. 287).*

Dabei basieren die von Kant benannten Temperamente – ganz im Sinne des anthropologischen Grundgedankens – auf der empirischen Beobachtung mit dem Ziel der Kategorisierung und Unterschiedsbildung, wie sie in der späteren Differenziellen Psychologie *(Stern 1911)* verfolgt wurde: *»Welche Gefühle und Neigungen man bei der Beobachtung des Menschen zusammengestellt, um für ihn den Titel einer besonderen Klasse schicklich anzugeben« (Kant 1798, S. 287).*

Schließlich nimmt Kant eine wegweisende Differenzierung der Temperamente in solche des Gefühls und der Tätigkeit vor.

Seine Temperamentstypen werden im Folgenden deswegen ausführlich zitiert, weil sie in phänomenologisch eindrucksvoller Weise Kants genaue Beobachtungsgabe widerspiegeln und aufgrund seiner zeittypischen Sprache eine zusammenfassende Darstellung nur um den Preis eines Bedeutungsverlustes möglich wäre.

- **A. »Das sanguinische Temperament des Leichtblütigen«**

»Der Sanguinische gibt seine Sinnesart an folgenden Äußerungen zu erkennen. Er ist sorglos und von guter Hoffnung; gibt jedem Dinge – für den Augenblick eine große Wichtigkeit und den folgenden mag er daran nicht weiter denken. Er verspricht ehrlicherweise, aber hält nicht Wort: weil er nicht vorher tief genug nachgedacht hat, ob er es auch zu halten vermögend sein werde. Er ist gutmütig genug, anderen Hilfe zu leisten, ist aber ein schlimmer Schuldner und verlang immer Fristen. Er ist ein guter Gesellschafter, scherzhaft, aufgeräumt, mag keinem Dinge gerne große Wichtigkeit geben (vive la bagatelle!) und hat alle Menschen zu Freunden. Er ist gewöhnlich kein böser Mensch, aber ein schlimm zu bekehrender Sünder, den etwas zwar sehr reuet, der aber diese Reue (die nie ein Gram wird) bald vergisst. Er ermüdet unter Geschäften und ist doch rastlos beschäftigt in dem, was bloß Spiel ist: weil dieses Abwechslung bei sich führt und das Beharren seine Sache nicht ist« (Kant 1798, S. 288-290).

- **B. »Das melancholische Temperament des Schwerblütigen«**

»Der zur Melancholie Gestimmte (nicht der Melancholische; denn das bedeutet einen Zustand, nicht den bloßen Hang zu einem Zustande) gibt allen Dingen, die ihn selbst angehen, eine große Wichtigkeit, findet allerwärts Ursache zu Besorgnissen und richtet seine Aufmerksamkeit zuerst auf die Schwierigkeiten, sowie dagegen der Sanguinische von der Hoffnung des Gelingens anhebt: daher jener auch tief, sowie dieser nur oberflächlich denkt. Er verspricht schwerlich: weil ihm das Worthalten teuer, aber das Vermögen dazu bedenklich ist. Nicht daß dieses alles aus moralischen Ursachen geschähe (denn es ist hier von sinnlichen Triebfedern die Rede), sondern weil ihm das Widerspiel Ungelegenheiten und ihn eben darum besorgt, mißtrauisch, bedenklich, dadurch aber auch für den Frohsinn unempfänglich macht. – Übrigens ist diese Gemütsstimmung, wenn sie habituell ist, doch der des Menschenfreundes, welche mehr ein Erbteil des Sanguinischen ist, wenigstens dem Anreize nach entgegen: weil der, welcher selbst die Freude entbehren muß, sie schwerlich anderen gönnen wird« (Kant 1798, S. 288-290).

- **C. »Das cholerische Temperament des Warmblütigen«**

»Man sagt von ihm: er ist hitzig, brennt schnell auf wie Strohfeuer, läßt sich durch Nachgeben des anderen bald besänftigen, zürnt alsdann, ohne zu hassen, und liebt wohl gar den noch desto mehr, der ihm bald nachgegeben hat. Seine Tätigkeit ist rasch, aber nicht anhaltend. – Er ist geschäftig, aber unterzieht sich selbst ungern den Geschäften, eben darum, weil er es nicht anhaltend ist, und macht also gern den bloßen Befehlshaber, der sie leitet, aber selbst nicht ausführen will. Daher ist seine herrschende Leidenschaft Ehrbegierde; er hat gern mit öffentlichen Geschäften zu tun und will laut gepriesen sein. Er liebt daher den Schein und den Pomp der Formalitäten; nimmt gerne in Schutz und ist dem Scheine nach großmütig, aber nicht aus Liebe, sondern aus Stolz; denn er liebt nur sich selbst. – Er hält auf Ordnung und scheint deshalb klüger, als er ist. Er ist habsüchtig, um nicht filzig zu sein; ist höflich, aber mit Zeremonie, steif und geschroben im Umgange und hat gerne irgendeinen Schmeichler, der das Stichblatt seines Witzes ist, leidet mehr Kränkungen durch den Widerstand anderer gegen seine stolzen Anmaßungen, als je der Geizige durch seine habsüchtigen: weil ein bißchen kaustischen Witzes ihm den Nimbus seiner Wichtigkeit ganz wegbläst, indessen daß der Geizige doch durch den Gewinn dafür schadlos gehalten wird. – Mit einem Wort, das cholerische Temperament ist unter allen am wenigsten glücklich, weil es am meisten den Widerstand gegen sich aufruft« (Kant 1798, S. 288-290).

- **D. »Das phlegmatische Temperament des Kaltblütigen«**

»Phlegma bedeutet Affektlosigkeit, nicht Trägheit (Leblosigkeit) und man darf den Mann, der viel Phlegma hat, darum nicht sofort einen Phlegmatiker oder ihn phlegmatisch nennen und ihn unter diesem Titel in die Klasse der Faulenzer setzen. Phlegma, als Schwäche, ist Hang zur Untätigkeit, sich durch selbst starke Triebfedern zu Geschäften nicht bewegen zu lassen. Die Unempfindlichkeit dafür ist willkürliche Unnützlichkeit, und die Neigungen gehen nur auf Sättigung und Schlaf.

Phlegma, als Stärke, ist dagegen eine Eigenschaft: nicht leicht oder rasch, aber, wenngleich langsam, doch anhaltend bewegt zu werden. – Der, welcher eine gute Dosis von Phlegma in seiner Mischung hat, wird langsam warm, aber er behält die Wärme länger. Er gerät nicht leicht in Zorn, sondern bedenkt sich erst, ob er nicht zürnen solle, wenn andererseits der Cholerische rasend werden mochte, daß er den festen Mann nicht aus seiner Kaltblütigkeit bringen kann.

Mit einer ganz gewöhnlichen Dosis der Vernunft, aber zugleich diesem Phlegma von der Natur ausgestattet, ohne zu glänzen, und doch von Grundsätzen, nicht vom Instinkt ausgehend, hat der Kaltblütige nichts zu bereuen. Sein glückliches Temperament vertritt bei ihm die Stelle der Weisheit, und man nennt ihn selbst im gemeinen Leben oft den Philosophen. Durch dieses ist er anderen überlegen, ohne ihre Eitelkeit zu kränken. Man nennt ihn auch oft durchtrieben; denn alle auf ihn losgeschnellte Ballisten und Katapulten prallen von ihm als einem Wollsack ab. Er ist ein verträglicher Ehemann und weiß sich die Herrschaft über Frau und Verwandte zu verschaffen, indessen, daß er scheint allen zu Willen zu sein, weil er durch seinen unbiegsamen, aber überlegten Willen den ihrigen zu dem seinen umzustimmen versteht: wie Körper, welche mit kleiner Masse und großer Geschwindigkeit den Stoß ausüben, durchbohren, mit weniger Geschwindigkeit aber und größerer Masse das ihnen entgegenstehende Hindernis mit sich fortführen, ohne es zu zertrümmern« (Kant 1798, S. 288-290).

Bei seiner typologischen Beschreibung der Temperamente ging Kant davon aus, dass diese unvereinbar sind und daher keine Mischformen existieren. »*Sie widerstehen sich entweder einander oder sie neutralisieren sich gegenseitig. Sollten aber zwei Zustände sich in einem Menschen abwechseln, so würde es sich lediglich um bloße Launen handeln, aber nicht um ein bestimmtes Temperament« (Kant 1798, S. 291).*

Kant gibt aber durchaus zu erkennen, dass er nicht weiß, *»was aus dem Menschen gemacht werden soll, der sich ein Gemischtes zueignet« (Kant 1798, S. 291).* Damit benennt er ein auch in der heutigen Temperamentsforschung zentrales Problem der Temperamentstypologie, dass »reine« Temperamente nur bei wenigen Menschen nachzuweisen sind. Obwohl Kant eine »Vermischung« der Temperamente aus theoretischen Gründen kategorisch ablehnt, gesteht er immerhin doch zu, dass Mischformen existieren.

Für Kant ist es somit unstrittig, dass es sich bei dem Temperament um eine zentrale anthropologische Kategorie mit Wahrheitswert handelt, die es erlaubt, grundlegende Verhaltensmerkmale des Menschen zu typologisieren und somit auch zu differenzieren.

Kant unterscheidet eindeutig Temperament und Charakter, Letzterer wird als Ergebnis des freien (Gestaltungs-)Willens des Menschen verstanden. Damit führt er eine bis heute nachwirkende Begriffsunterscheidung ein, die sich als Differenzierung von Temperament und Persönlichkeit (Charakter) (► Kap. 1) beispielsweise bei dem Psychologen Strelau (► Abschn. 4.2.2., »Die Theorie von Strelau«) sowie dem Psychiater Cloninger (► Abschn. 6.8) wiederfindet.

Bei der Beschreibung der Temperamente und ihrer biologischen Basis übernimmt Kant im Wesentlichen die antike Typologie und Humorallehre. Allerdings führt er einige Modifikationen ein. Zum einen betont er, dass das Körperliche zur *»mitwirkenden Ursache«* des Temperaments gehört, was nichts anderes bedeutet, als dass die Temperamentsmerkmale nicht ausschließlich biologisch determiniert sind.

Zum anderen macht er deutlich, dass die Temperamentstypologie zunächst lediglich sprachlichen Beschreibungskategorien entspricht, die aus *»der Beobachtung des Menschen zusammengestellt [sind]« (Kant 1798, S. 287).* Kant führt an dieser Stelle ein Begriffsverständnis von Temperament als hypothetisches Konstrukt ein, das in der heutigen akademischen Psychologie im Sinne eines empirischen Persönlichkeits- bzw. Temperamentsbegriffs Gültigkeit beansprucht *(Herrmann 1969/1976).*

Kants phänomenologische Typenbeschreibung der verschiedenen Temperamente ist auch im historischen Vergleich als nachvollziehbar und zeitlos gültig zu werten. Wenn auch mit sprachlichen Nuancen und gewissen vernachlässigbaren Unterschieden finden sich nahezu identische Beschreibungen der Temperamente z. B. bei dem Psychoanalytiker Jung (► Abschn. 3.1), dem Psychologen Eysenck (► Abschn. 4.3.1) wie dem Psychiater Tellenbach (► Abschn. 6.4.2) wieder. Auch bei der bisher noch nicht gelösten theoretischen Frage der Mischung von Temperamenten zeigt Kant seine Selbstkritikfähigkeit und Problemoffenheit.

Kants Ausführungen zum Temperament haben bis heute Nachwirkungen auf die verschiedenen Zweige der Temperamentsforschung. So äußert sich beispielsweise der Philosoph *Roth (2007)* grundsätzlich positiv zur Bedeutung des Temperaments als wissenschaftliche wie anthropologische Kategorie. Seiner Auffassung nach erschweren allerdings inhaltliche Überschneidungen mit dem Persönlichkeitsbegriff der empirischen Psychologie (»Big-Five«-Modell; ▶ Abschn. 4.4) eine genaue Bestimmung des Temperamentsbegriffs. Roth versteht unter Temperament insbesondere die basalen (formalen), genetisch bedingten Merkmale der Persönlichkeit, die sich bereits in einer frühen Entwicklungsphase des Menschen zeigen, *»die der physiologisch-vegetativen und affektiven Grundausrüstung einer Person entsprechen und deshalb hochgradig genetisch bedingt sind, z. B. allgemeines Erregungsniveau, Reaktionsschnelligkeit, Verhalten und Anpassungsfähigkeit gegenüber neuen Situationen und Schnelligkeit der Informationsverarbeitung. Bei komplexeren Merkmalen wie Offenheit oder Verschlossenheit, positiver oder negativer Emotionalität und Sozialisierbarkeit ergibt sich eine unauflösliche Vermischung zwischen genetischen und entwicklungsbedingten Merkmalen und vorgeburtlich oder frühkindlich wirksamen Umwelteinflüssen« (Roth 2007, S. 21–22).*

Auch Eysenck *(Eysenck u. Eysenck 1985;* ▶ *Abschn. 4.3.1)* beruft sich auf Kants Definition des Temperaments und übernimmt dessen Grundidee, nicht aber dessen kategoriales Konzept, in sein Kreismodell mit den Temperamenten Extraversion und Neurotizismus. Darüber hinaus zeigt sich eine deutliche inhaltliche Nähe mit der Temperamentsdefinition aus der Experimentalpsychologie (z. B. Rusalov, ▶ Abschn. 4.2.1, »Die Theorie von Rusalov«; Strelau, ▶ Abschn. 4.2.2) wie aus der psychiatrischen Forschung (z. B. Cloninger, ▶ Abschn. 6.8).

Diese Rezeption der Idee Kants berechtigt zu der Annahme, dass es sich bei dem Temperament – unabhängig von der jeweiligen inhaltlichen Definition – um eine grundsätzliche anthropologische Kategorie handelt.

2.3 Temperamentstheorien im 18. und 19. Jahrhundert

Eine neue Richtung zum Verständnis des Temperaments wurde von dem Mediziner, Chemiker und Metallurgen Georg Ernst Stahl (1659–1734) eingeschlagen. Dieser hatte ab 1694 eine Professur für Medizin an der 1693 neu gegründeten Universität Halle inne und wurde 1716 zum Leibarzt des preußischen Königs Friedrich Wilhelm I. berufen *(Bauer 1991).*

Neben seinem medizinischen Werk begründete Stahl – wie Newton – mit seiner »Phlogeston-Hypothese« eine erste umfassende Theorie der Chemie *(Engelhardt u. Gierer 2000).*

Er kann zudem als einer der Begründer der Psychiatrie sowie Vorläufer einer *»modernen Ganzheitsmedizin« (Steppes 1957, S. 38)* bzw. Psychosomatik *(Bauer 2000)* angesehen werden, da er in seiner animistischen Lehre die bestimmende Rolle der Seele für den Körper sowie für die Entstehung körperlicher wie psychischer Krankheiten betonte *(Eckart 2008, S. 160)*: *»Alle Vorgänge des Lebens und alle Glieder und Organe, die sie bewirken, erhalten ihre Kraft von der Seele« (Eckart 2008, S. 161).*

Seine Temperamentstheorie legte er in einer eigenen Schrift (»Neu-verbesserte Lehre von den Temperamenten«, *Stahl 1723*) dar, die auf seiner Dissertation (»Dissertatio medica, qua Temperamenta physiologico-physiognomico-pathologico-mechanicé enuclantur«, *Stahl 1698*) basierte und in der erstmals eine eindeutige Abkehr von der antiken Säftelehre vorgenommen wird.

Die verschiedenen Temperamente resultieren danach aus dem spezifischen Zusammenwirken von sog. festen und flüssigen Teilen des Körpers. *»Deßwegen auch wir das Temperament nicht eben allein in der Mischung, sondern vornehmlich in der Harmonie und Proportion der Structur suchen. Dannenhero ist nach unserer Meynung das Temperament eine gehörige Verhältniß der festen und flüssigen Theile des Cörpers gegen einander, wodurch in allen beyden die gebührende Bewegung, Reinigung und Erhaltung durch Ab- und Aussonderungen in den flüssigen, und in den festen die gehörige Biegsamkeit erhalten wird. Und eben hiervon leiten wir die verschiedenen Arten der Temperamenten her, deren einige trocken, wie das cholerische, und me-*

lancholische, andere feuchte, als das sanguinische und phlegmatische sind: Welches nicht von dem Unterschiede der Mischung kommt [...]« (Stahl 1723, S. 27-28).

Zu den flüssigen Teilen zählen für ihn neben Blut, Wasser, Lymphe erstmals auch der *»Nervensaft« (Stahl 1723, S. 40)*. Stahl führt den Begriff der »Temperirung« ein: *»Daher nothwendig aus dieser beyderseits wohl übereintreffenden Mischung der flüssigen und festen Theile, und Temperirung derselben, eine gleiche Temperirung des ganzen Körpers insgesamt entsprichen muß« (Stahl 1723, S. 43).*

Stahl übernimmt phänomenologisch die antike Temperamentstypologie und betont hierbei den engen Zusammenhang von Temperament, *»Constitution«* und bestimmten Erkrankungen. *»Ich will noch mehr sagen: Unter dem sehr großen Hauffen derer, die eines porosen Temperaments, floriden Geblütes und vollblütig sind, wird die allergeringste Anzahl Menschen gefunden werden, die, wenn sie zu siechen anfangen, nicht viel eher in diese, als andere Krankheiten fallen sollten. Eben von dieser Constitution kommt es auch her, daß wer ein solches Temperament hat, in jüngeren Jahren, als ein Knabe oder Kind, mehr denn alle andere denen heftigsten Erregungen der tonischen Bewegung, nehmlich convulsionen und der fallenden Sucht unterworfen sind« (Stahl 1723, S. 95).*

Ausführlicher beschreibt Stahl die biologische Grundlage des melancholischen Temperaments und dessen klinische Merkmale (»wahnsinnige Melancholie«): *»Melancholische Leute haben mehr hypochondrische und darauf folgende innerliche Ungelegenheiten von der goldenen Ader, Aufblehungen, Anfüllung und Verhärtungen der Milz und Leber, Abzehrungen und Schwindsuchten, und vermöge der inneren goldenen Ader. Krampff-haffte Colicken zugewarten, vornehmlich wenn ihre Lebens-Art ihren Gemüths-Neigungen gemäß ist, gleichwie sich diese hinwiederum nach ihren Bewegungen richten. Nicht so wohl von Beschaffenheit der Theile, als Absicht der Bewegungen, und von zaghaften, ängstlichen Neigungen rühret es her, daß Melancholici zu Convulsionen und Herzklopffen nicht ungeschickt sind. Auf eben diesen Ursachen beruhet auch ihre argwöhnische, furchtsame, verzagte Gemüths-Verwirrung oder wahnsinnige Melancholie« (Stahl 1723, S. 97).*

Stahl erkennt einen eindeutigen Zusammenhang des prämorbiden Temperaments mit bestimmten psychischen Störungen (»Wahnsuchten«): *»Allwo sehr merckwürdig ist, daß bey einem Patienten sich eben solche Bewegungen in seinen Kranckheiten ereignen, wie seine nicht nur bißher erzehlte, sondern auch angenommene Neigungen beschaffen sind, welches überaus klahr und deutlich bei Fiebern, am allermeisten aber bei Wahnsuchten erhellte, da alles überhaupt, was die Patienten aus wahnsichtiger Einbildung des Gemüthes thun, sich immerdar nach ihren bißher besagten Neigunngen und Bewegungen richtet, es wäre denn, daß ganz was besonderes, etwas äußerliches, angenommenes oder angewohntes solches änderte« (Stahl 1723, S. 98).*

In seinem Entwurf einer *»pathetische[n] Pathologie« (Stahl 1723, S. 97)* konkretisiert er den prägenden Einfluss des prämorbiden Temperaments auf die Symptomatik psychischer Störungen *(»Rasereyen«). »Daher sind der Sanguinischen ihre Rasereyen immer meist lustig, unruhig, voller Begierde, muthwillig, possierlich, frey oder haben eine Absicht auf die Freyheit, sie suchen einigen Zwang abzutreiben, sich zu entblössen, wollen aus dem Bette entlauffen, und entrüsten sich über die, so sie aufhalten. Der Cholerischen ihre sind wütend, gewaltthätig, auf Gewalt, Kampff und Feinseeligkeit, gerichtet. Der Phlegmatischen hingegen dumm, vergesslich, schläffrig und ganz abgeschmakt. Bey Melancholischen sind sie allezeit argwöhnisch, furchtsam, stille, voller Sorge wegen Hinderlist, Nachstellung, Gefängniß und Gewalt: oder zum wenigsten höchstbandsam, ängstlich und beklemmet, daß ihnen alles zu enge ist, wissen in der Welt nicht zu bleiben, ist ihnen das Herz so schwer, als wenn sie was großes gethan hätten« (Stahl 1723, S. 98–99).*

Hiermit formuliert Stahl bereits die in der Psychiatrie des 20. Jahrhunderts nahezu durchgehend nachweisbare ätiopathogenetische Annahme eines engen Zusammenhangs von bestimmten Temperamenten und spezifischen psychischen Störungen (z. B. Kraepelins »Grundzustände«: *Kraepelin 1913; Kraepelin u. Lange 1926*; ▶ Abschn. 6.2).

Im Unterschied zu Kant (▶ Abschn. 2.2) hält Stahl eine »*Vermischung*« bzw. »*Vereinigung*« oder eine »*Verwandlung*« von Temperamenten für möglich *(Stahl 1723, S. 17)*. So könne sich das sanguinische Temperament in ein phlegmatisches, das cholerische in ein melancholisches Temperament wandeln, während er eine Umkehrung für unwahrscheinlich hält *(Stahl 1723, S. 18)*.

Stahl erkennt zudem die Altersabhängigkeit der Temperamente. So sei das sanguinische Temperament typischerweise im Kindesalter zu beobachten, das cholerische im *»Jünglingsalter«*, das melancholische im späteren Erwachsenenalter, das phlegmatische erst im hohen Alter.

Schließlich stellt Stahl Überlegungen zu einer *»Therapie in Ansehung der Temperamente« (Stahl 1723, S. 100ff)* an. Sein Grundgedanke ist, dass überschießende Temperamente durch gezielte Maßnahmen zu beeinflussen seien. So empfiehlt er bei Melancholikern *»nicht allzu jählinge Bewegungen des Leibes«*, bei Phlegmatikern *»öftere, aber sehr gemäßigte Bewegungen«*, bei Sanguinikern und Cholerikern *»mit hitzigen Medicamenten und warm halten sehr müßiglich zu verfahren« (Stahl 1723, S. 101–103)*.

Stahl stellte in seiner Schrift somit wichtige neue Ideen und theoretische Annahmen zu einer zeitgemäßen Temperamentstheorie vor: Hervorzuheben sind insbesondere die erstmalige Abkehr von der tradierten antiken Säftelehre als biologischer Theorie des Temperaments, daneben seine Betonung des engen Zusammenhangs von Temperament und psychischen Störungen, das Auftreten sowie die Wandelbarkeit der Temperamente im Lebenszyklus und schließlich seine Überlegungen zu einer Therapie der Temperamente.

Auch Albrecht von Haller (1708–1777), Lehrstuhlinhaber für Anatomie, Chirurgie und Botanik an der Universität Göttingen, wandte sich von der antiken Humorallehre ab. Von ihm wurden die Begriffe »Irritabilität« sowie »Sensibilität« in die Temperamentsforschung eingeführt. Diese waren zuvor von dem Engländer Glisson (1597–1677) in dessen Schrift »Tractatus de natura substantiae energetica« *(Glisson 1672)* erstmals beschrieben worden. Unter Irritabilität (Reizbarkeit) verstand dieser die natürliche Erregbarkeit der Muskelfasern.

Auf der Grundlage dieser neuen physiologischen Ideen stellte von Haller seine eigene Temperamentstheorie vor *(von Haller 1753)*. Irritabilität definierte er als physiologische Erregungsantwort im Unterschied zu Sensibilität als Empfindungs- und Reizleitungsantwort der Nerven. Unter Temperament verstand er das Ergebnis der Wechselwirkung von Stärke, Reizbarkeit und Empfindlichkeit der Nerven *(Kirchner u. Michaelis 1907, S. 622–625)*. Mit dieser Theorie kann er in gewisser Weise als Wegbereiter der Temperamentsforschung Pawlows (▶ Abschn. 4.2.1) angesehen werden. Auch für von Haller bleibt das Temperament eine wesentliche Kategorie zum Verständnis menschlichen Verhaltens.

Ein bedeutender Philosoph der zweiten Hälfte des 18. Jahrhunderts war Ernst Platner (1744–1818), Professor an der Leipziger Universität *(Naschert u. Stiening 2007)*. Mit seinen Werken beeinflusste er wesentlich die geistige Strömung seiner Zeit. So besuchten bekannte Persönlichkeiten wie Heinroth (s. u.) seine Vorlesungen.

Seine Auffassung vom Temperament legte er in mehreren Werken dar *(Heinz 2007)*, so in seiner »Anthropologie« *(Platner 1772; 1790)* sowie in seinen »Aphorismen« *(Platner 1776; 1800)*.

Platner vertrat die Idee eines zweigeteilten »Seelenorgans« mit der Unterscheidung eines »tierischen« und »geistigen« Seelenorgans *(Platner 1790)*. Für ihn war das Temperament Ausdruck eines *»bestimmten Grad[s] der Sinnlichkeit« (Reichling-Meldegg 1838, S. 249)*.

Aus der quantitativ unterschiedlichen Ausprägung beider »Seelenorgane« ergeben sich für Platner zunächst vier Temperamente: Das »attische« Temperament mit dem Überwiegen des geistigen, das »lydische« mit Überwiegen des tierischen Seelenorgans, das »phrygische« als Ausdruck der gleichen Schwäche sowie das »römische« als Ausdruck der gleichen Stärke beider Seelenorgane *(Heinz 2007, S. 207)*. Unter Berücksichtigung der qualitativen Dimensionen ruhig oder heftig, fein oder grob ergeben sich hieraus schließlich acht Temperamente *(dto., S. 208)*: Aus dem römischen Temperament das männliche und feurige, aus dem attischen das ätherische und melancholische, aus dem lydischen Temperament das sanguinische und bötische sowie aus dem phrygischen das phlegmatische und hektische Temperament.

Schließlich werden die Temperamentseigenschaften noch durch die *»Einstellung zum Wohlleben im Allgemeinen, zu Ruhe und Tätigkeit, zur Geschlechtslust und zu ästhetischen und moralischen Vergnügen« (dto., S. 208)* geprägt. Platner definiert zusätzlich »Nebenzüge« dieser Temperamentscharaktere, wie beispielsweise »*Selbstgleiche Heiterkeit und Fröhlichkeit. Schnelle Vertilgung trauriger Empfindungen, ohne Leichtsinn. Keine Art des Stolzes; schnelle Anmerkung fremden Verdienstes*« *(Platner 1800, S. 502 f).*

Platners Ansichten blieben nicht unwidersprochen. So formulierte *Reichlin-Meldegg (1838, S. 249)*: »*Die Ansicht Paltners ist wohl mehr einer glänzenden Spielerei, als einer ernsten wissenschaftlichen Forschung vergleichbar.*«

Zu Beginn des 19. Jahrhunderts entsteht die Romantische Medizin. Für diese war eine Geistesströmung mit der Suche nach der Ganzheitlichkeit des Menschen sowie der Einheit von Natur und Geist charakteristisch.

Die Psychiatrie begann sich in dieser Zeit als eine eigenständige, von der Philosophie unabhängige wissenschaftliche und klinische Disziplin zu etablieren. Zu dieser epochalen Wende gehörte auch, dass psychische Erkrankungen erstmals als grundsätzlich behandelbar galten und hierzu erste Überlegungen angestellt wurden, die auch Ansätze einer Psychotherapie beinhalteten *(Heinroth 1818; Reil 1803).*

Zu den führenden Vertretern dieser neuen Richtung gehörte zum einen Johann Christian Reil (1759–1813) mit seinem Lehrbuch »Rhapsodien über die Anwendung der psychischen Curmethode auf Geisteszerrüttung« *(Reil 1803)*. Daneben ist Johann Christian August Heinroth (1773–1843) zu nennen, der 1818 den ersten Lehrstuhl für »psychische Therapie« (Psychiatrie) an der Universität Leipzig übernahm. In seinem Hauptwerk »Lehrbuch der Störungen des Seelenlebens oder der Seelenstörung und ihrer Behandlung« *(Heinroth 1818)* stellte er differenzierte Überlegungen zur Diagnostik und Therapie psychischer Störungen vor.

Auch Heinroth befasst sich mit dem Temperament *(Heinroth 1822, S. 131–148)*. In seinen Ausführungen bezieht er sich insbesondere auf *Kant (1798)* sowie *Platner (1772; 1790; s. o.)*. Das Temperament stellt für ihn ein »*Mittelglied zwischen dem physischen und psychischen Leben*« *(Heinroth 1822, S. 131)* dar. Es bewirkt eine »*wesentliche Modification des menschlichen Lebens*« *(dto., S. 131)*. Er definiert das Temperament wie folgt: »*Das Temperament ist demnach gleichsam die Temperatur des Lebens, die sich in der Beschaffenheit der Empfänglichkeit und des Reactionsvermögens zeigt, und theils organisch, theils psychisch begründet ist*« *(dto., S. 133)*. Er definiert vier Grundtemperamente, je nachdem wie ausgeprägt »*Empfänglichkeit*« und »*Reactionsvermögen*« sind, zu deren Bezeichnung er »vorläufig« die aus der Antike tradierte Terminologie übernimmt *(dto., S. 134)*: Das »*cholerische oder warmblütige*« Temperament zeichnet sich durch eine »*reiche Empfänglichkeit und Reactionsvermögen*« aus, das »*sanguinische oder leichtblütige*« Temperament durch eine »*ausgeprägte Empfänglichkeit bei geringem Reactionsvermögen*«. Das »*melancholische oder schwerblütige*« Temperament ist bestimmt durch ein ausgeprägtes »*Reactionsvermögen*« bei geringer »*Empfänglichkeit*«, das »*phlegmatische oder kaltblütige*« durch ein gleich geringes Ausmaß von »*Empfänglichkeit*« und »*Reactionsvermögen*«.

Bereits mit dieser Definition löst sich auch Heinroth von der klassischen antiken Temperamentslehre. Dies zeigt sich auch bei seiner »*organische[n] Begründung der Temperamente*« *(dto., S. 135–136)*. Bei Dominanz des Lymph- und Drüsensystems herrscht nach seiner Auffassung das phlegmatische Temperament vor, bei Dominanz des Venensystems mit der Leber das melancholische Temperament. Das sanguinische Temperament wiederum ist an das Arterien- und Lungensystem gebunden, das »nervöse« cholerische Temperament an die »Nerven«.

Bei der »*psychische[n] Begründung der Temperamente*« *(dto., S. 136–138)* vertritt Heinroth die Auffassung, dass das Leben durch »Triebe« bestimmt wird, die wiederum »*organisch gebunden*« sind *(dto., S. 137)*: Der Trieb nach Ruhe, verankert in der »*lymphatischen Constitution*« begründet für ihn das phlegmatische Temperament, der Genusstrieb das sanguinische, der Trieb nach »*innerer Thätigkeit*« das melancholische und schließlich der Trieb nach »*äußerer Thätigkeit*« das cholerische Temperament.

Hervorzuheben ist, dass Heinroth das Temperament als Teil der menschlichen Konstitution begreift und den Konstitutionsbegriff explizit nennt, der sich bis in jüngste Zeit immer wieder im Zusammenhang mit der Temperamentsforschung nachweisen lässt (► Abschn. 5.1).

Für Heinroth ergibt sich zudem ein enger Zusammenhang von Temperament und »*Physiogno-*

mik« (dto., S. 138), so *»im Umfange und Baue des Körpers, in der Farbe der Haut und des Haars. Im Puls und Athmen, als im Auge und Blick, in der Sprache, in Haltung, Gang und Bewegung überhaupt« (dto., S. 138)*. Die Physiognomie stellt für ihn ein Abbild des Temperaments *(»genaue Verkündiger des Temperaments«, dto., S. 138)* dar, sofern das Temperament *»nicht durch Krankheit, Alter und andere Nebenumstände modificirt ist« (dto., S. 138)*. Heinroth nimmt mit dieser Auffassung wesentliche Motive und Ideen der späteren Forschung zu Körperbau und Temperament vorweg (▶ Abschn. 5.1).

Bei der Beschreibung der einzelnen Temperamente *(dto., S. 138–146)*, bei der er sich stark an *Kant (1798;* ▶ Abschn. 2.2) sowie *Platner (1772; 1790)* orientiert, ordnet er diesen spezifische Körperbaumerkmale zu: So ist das cholerische Temperament durch einen *»kräftigen, gedrängten und doch leichten Bau, nicht plumpen, aber doch festen Knochen« (Heinroth 1822, S. 138)* charakterisiert. Ein *»länglicher Körperbau, oft lange, hagere Gestalt, hoher Kopf, langer Hals, schmale Schultern, glatte Brust« (dto., S. 141)* ist für das melancholische Temperament bestimmend. Das sanguinische Temperament wiederum charakterisiert er wie folgt: *»Mehr kleine als große Nase […], oft langer Hals, schmale Brust, überhaupt zarter Körperbau, oft schlank; dünne Knochen und Muskeln« (dto., S. 143)*. Das phlegmatische Temperament *»zeichnet sich durch schwammigen Körper, weiche Haut […] aus« (dto., S. 145)*.

Sowohl hinsichtlich der prominent beschriebenen Körperbaumerkmale als auch ihrer Zuordnung zu den verschiedenen Temperamenten sind gewisse Übereinstimmungen mit den bekannten Typologien (z. B. Kretschmer, Sheldon; ▶ Kap. 5) nicht zu verleugnen.

Auch in anderer Hinsicht greift Heinroth die bereits im Mittelalter diskutierte Idee der engen Assoziation von Melancholie mit künstlerischen und wissenschaftlichen Neigungen (▶ Abschn. 2.1) auf und stellt fest, dass dieses Temperament vorzugsweise bei herausragenden Persönlichkeiten *(»namhafte Männer«; dto. S. 143)* anzutreffen sei (vgl. Tellenbachs Typus melancholicus; ▶ Abschn. 6.4.2).

Schließlich stellt er die verschiedenen Temperamente in den Kontext einer spezifischen Wissenschafts- und philosophischen Orientierung *(dto., S. 147)*: So sei der Choleriker auf die praktischen Wissenschaften ausgerichtet und neige zum Realismus, der Melancholiker auf die Metaphysik und reine Mathematik mit Neigung zum Idealismus. Der Sanguiniker bevorzuge die »schönen Wissenschaften« (Belletristik), philosophisch vertrete er einen materialistischen Standpunkt, der Phlegmatiker verfolge die *»Real- und Elementar-Wissenschaften«* und vertrete einen philosophischen Skeptizismus.

Insbesondere Heinroths Inbeziehungsetzung von Temperamenten und spezifischen philosophischen Strömungen bzw. Theorierichtungen findet sich in abgewandelter Form 100 Jahre später in der Philosophie von *James (1911)* wieder und werden auch von Jung in dessen Theorie »Psychologischer Typen« (▶ Abschn. 3.1) diskutiert.

Eine weite Verbreitung fand das populärwissenschaftliche Werk »Die Lehre von den Temperamenten – neu dargestellt« *(Dircksen 1804)* des Psychologen und Predigers Harro Wilhelm Dircksen (1770–1859). Dieser bezieht sich ausdrücklich auf Stahls Ideen (s. o.) und widmet ein großes Kapitel der kulturellen und erzieherischen Bedeutung des Temperaments.

Der Arzt Albert Mathias Vering (1773–1829) hat seine Auffassung zum Temperament in seinem Werk »Psychische Heilkunde. Vom Einfluss der Seele auf den Körper« dargelegt *(Vering 1817; 1818; 1821)*. Vering studierte Medizin in Münster und Wien und war in Liesborn bei Münster als frei praktizierender Landarzt tätig. Dort leitete er eine »Privatanstalt für Geisteskranke« *(Vering 1815)*.

Obwohl Vering nicht in erster Linie wissenschaftlich tätig war, stellt nach *Huppmann (1998)* sein heute nahezu vergessenes Werk eine der ersten wegweisenden Publikationen zu einer psychosomatischen Krankheitslehre und -therapie dar, dessen Grundgedanken nicht an Wert verloren haben. Zudem entsprechen Verings Ausführungen durchaus der vorherrschenden Temperamentsauffassung seiner Zeit und sollen daher im Folgenden ausführlicher dargelegt werden.

Verings Ausführungen basieren auf seiner langjährigen klinischen Erfahrung und der daraus resultierenden differenzierten Beobachtung der psychischen Verfassung somatisch Erkrankter einschließlich ihrer »psychischen« Behandlung.

In seinem Vorwort bezieht sich Vering ausdrücklich auf den Psychiater Reil (s. o.) und betont seine Absicht, »*dem angehenden Arzte die Anwendung der psychischen Heilmethode bey den Krankheiten der Seele und des Körpers zu erleichtern*« *(Vering 1817, III; 1818; 1821).*

Ein gesondertes Kapitel widmet er dem »*Einflusse des Temperaments auf die Seele*« *(Vering 1817, S. 171–188).* Die antike Temperamentenlehre übernimmt er, macht aber auf die zwischenzeitlich geänderten Auffassungen zur biologischen Grundlage des Temperaments aufmerksam, so die alchemistische Lehre von Paracelsus. Des Weiteren zitiert er die Ausführungen von *Stahl (1723; s. o.)* sowie *von Haller (1752) (Vering 1817, S. 172).*

Vering gelangt zu folgender Definition des Temperaments: »*Jenes Eigenthümliche in der Organisation des menschlichen Körpers, welches auf die Stärke und Schwäche der Empfindungen, und auf den Ausdruck der verschiedenen Seelengefühle Bezug hat, nenne ich das physische Temperament*« *(Vering 1817, S. 173).*

Temperamente sind für ihn angeboren, ihre wesentlichen Merkmale zeigen sich bereits in den ersten Lebensjahren. Erziehung, Unterricht und Lebensweise, physische und moralische Einflüsse können Temperamente zwar verändern, nicht jedoch ihre Grundstruktur. Temperamentseigenschaften zeigen sich nach Verings Auffassung in den Gefühlen und im »*Begehrungsvermögen*«, wirken sich aber nicht »*auf die höheren Seelenfähigkeiten*« *(Vering 1817, S. 174)* aus.

Hinsichtlich der biologischen Grundlage des Temperaments schließt er sich der Auffassung von *Stahl (1723; s. o.)* an *(Vering 1817, S. 175).* Unter den »*festen Theilen*« *(Vering 1817, S. 175–176)* versteht Vering die körperliche Konstitution bzw. physiologische Organisation des Menschen (Zustände der Haut, des Zellgewebes, der Muskeln, der Nerven), die für das Temperament mitbestimmend sind.

Basierend auf der antiken Temperamentenlehre entwickelt Vering detaillierte Hypothesen des Zusammenhangs von physischer Organisation/Konstitution und psychischen Eigenschaften. Beispielhaft für seine Schilderung der Temperamente seien hier seine Ausführungen zum sanguinischen Temperament zusammengefasst: »*Es giebt Menschen, die eine feine Haut, ein weiches Zellgewebe, feine Nerven und zartgebaute Muskeln besitzen. Sie haben eine hohe Empfindlichkeit des Nervensystems, und eine sehr erregbare Muskelfaser; dagegen haben sie ein geringeres Wirkungsvermögen, also weniger Nerven- und Muskelkraft*« *(Vering 1817, S. 176).*

Vering beschreibt ausführlich die temperamentsassoziierten physiologischen Prozesse wie Pulsfrequenzerhöhung, aktivierte Verdauung etc. Lebhaftere Empfindungen des sanguinischen Temperaments sind für ihn mit verstärkter Erregbarkeit bei nur mäßigen physischen und moralischen Reizen zu erklären.

Sanguiniker werden als Menschen mit Frohsinn sowie der Neigung, nur die angenehme Seite des Lebens zu sehen, beschrieben. Die »*große Erregbarkeit des Gemüths*« *(Vering 1817, S. 177)* lasse sie bereits bei geringen Anlässen leicht in Affekte fallen. Sanguiniker würden bei kleinen Beleidigungen schnell »auffahren«. Zorn, Betrübnis und Traurigkeit sowie Freude könnten heftig – wenn auch nur vorübergehend – ausfallen. Alle Gemütsbewegungen seien von lebhaften körperlichen Reaktionen wie lautem Jammern, kläglichsten Gebärden und reichlichem Tränenfluss begleitet.

Sanguiniker neigten zum Vergnügen mit dem Hang zur Sinnlichkeit, sie hielten sich ungern nur an einem bestimmten Objekt auf und beschäftigten sich eher nicht mit ernsthaften Dingen. Leichtsinn und Unbesonnenheit seien kennzeichnend.

Sanguiniker mit »*große[n] Geistesanlagen*« *(Vering 1817, S. 178)* besäßen eine schnelle Auffassungsgabe und zeigten eine Leichtigkeit im Denken, neigten zu raschen Urteilen und Entschlussbildung. Sie scheuten allerdings geistige Tätigkeiten, die eine tiefe Untersuchung und anhaltende Anstrengung erforderten. Bei Fehlen besonderer »*Geistesanlagen*« verfalle der Sanguiniker leicht in »*Albernheit, Läppischheit*«. Dann handele es sich um »*unerträgliche Schwätzer. Unter allen Dummen sind die Lebhaftesten die unerträglichsten*« *(Vering 1817, S. 178).*

Für Vering lassen sich die Idealtypen der Temperamente in der Realität selten wiederfinden *(Vering 1817, S. 184).* Erziehung, Klima, Lebensweise, Krankheiten sowie die »*Herrschaft der Vernunft*« ermöglichen nach Vering durchaus die Veränderbarkeit der Temperamente. »*Durch festen Entschluss und kraftvolle Anstrengung«* *(Vering 1817, S. 187)* können »*Neigungen und Gefühle, wozu uns unser Temperament geneigt macht«* *(Vering 1817, S. 187)* unterdrückt und beseitigt werden: »*So läßt sich durch eine sorgfältig gewählte physische Lebensweise die eigenthümliche Anlage im Körper, welche das Temperament begründet, ebenfalls einigermaßen verändern und umstimmen, vermehren oder vermindern. Wenn eine solche Lebensweise lange und anhaltend fortgesetzt wird, so wird die Umänderung in den physischen Anlagen bleibend; doch die erste Grundlage wird nie ganz verwischt. Durch eine weise Lebensordnung hat also der Mensch die Macht, die physischen Anlagen im Nerven- und Muskelsystem herab- oder heraufzustimmen, und so die Einwirkung des Grundtemperaments auf die Seele zu schwächen, oder zu vermehren«* *(Vering 1817, S. 187)*.

Aus heutiger Sicht hervorzuheben ist, dass Vering bereits erste neurophysiologische Hypothesen zum Temperament aufstellte (»Empfindlichkeit des Nervensystems«, »sehr erregbare Muskelfasern«, s. o.), die später u. a. von Gross (▶ Abschn. 6.1) sowie Pawlow (▶ Abschn. 4.2.1., »Die Theorie von Pawlow«) weiterentwickelt wurden. Des Weiteren weist Vering auf die grundsätzliche Möglichkeit der Modifikation von Temperamentseigenschaften hin, eine Idee, die auch in der heutigen Temperamentsforschung bedeutsam ist (z. B. ▶ Abschn. 6.8; ▶ Abschn. 8.4).

Der Psychologe und Philosoph Friedrich August Carus (1770–1807), ordentlicher Professor für Philosophie an der Universität Leipzig ab 1805, vertrat eine empirische Psychologie als eine »Wissenschaft des Menschen« und gründete ein »Psychologisches Institut«. In seiner »Psychologie« widmet er dem Temperament ein eigenes Kapitel (»Charakteristik der Seelenart der Temperamente«; *Carus 1808, S. 92–121*). Carus stellt hierbei als Definitionsmerkmale des Temperaments die »Empfindlichkeit und Reizbarkeit« heraus. Er differenziert die Temperamente nach den Qualitäten Fühlen, Wollen und Erkennen und verknüpft diese mit der antiken Temperamentstypologie. Carus fügt diesen ein physisches bzw. elementares Temperament hinzu. Wie bereits *Stahl (1723)* ordnet er die Temperamente bestimmten Altersphasen zu, so das sanguinische Temperament dem Kindesalter, das melancholische der mittleren Lebensspanne bzw. älteren Menschen.

Auch der Arzt, Naturphilosoph und Maler Carl Gustav Carus (1789–1896), der als einer der herausragenden Ärzte der Romantik angesehen werden kann, hat sich mit dem Temperament und dessen Zusammenhang mit dem Körperbau umfassend befasst *(Carus 1853/1858)*. Eine ausführliche Darstellung findet sich in ▶ Abschn. 5.1.

Der Arzt Johann Kaspar Köhler entwickelte eine eigene Systematik der Temperamente *(Köhler 1825)*. Er unterschied sog. energetische von schwachen Temperamenten. Zu den energetischen Temperamenten zählte er das cholerisch-energische, das sanguinisch-energische, das melancholisch-energische und das cholerisch-melancholische (sehr energische) Temperament.

Zu den schwachen Temperamenten zählte er das sanguinisch-schwache (sanguinisch-phlegmatische), das melancholisch-schwache (melancholisch-phlegmatische), das cholerisch-schwache (böotische) sowie das rein schwache (phlegmatische) Temperament.

Dieser Überblick zeigt, dass – trotz aller unterschiedlichen Akzente und Weiterentwicklungen – das Temperament auch in dieser historischen Epoche als wichtige Kategorie zum Verständnis von psychischen Prozessen bzw. Störungen verstanden wurde.

Von besonderem Gewicht ist hierbei, dass sich die grundsätzliche Auffassung zum Temperament nicht wesentlich geändert hat, wenn man einmal von der Abkehr der antiken Säftelehre absieht. Der Beitrag dieser geschichtlichen Epoche zum Temperamentsbegriff liegt darin, dass insbesondere den Überlegungen hinsichtlich des Übergangs von »natürlichen« Temperamenten zu psychischen Störungen eine stärkere Aufmerksamkeit gewidmet wurde, nicht zuletzt auch der Frage, inwieweit Temperamente als Teil des Therapieprozesses veränderbar sind.

Psychoanalytische Beiträge zur Temperamentstheorie

Reinhard J. Boerner

R. J. Boerner, *Temperament*, Psychotherapie: Praxis,
DOI 10.1007/978-3-642-39505-5_3, © Springer-Verlag Berlin Heidelberg 2015

3.1 Jungs »Psychologische Typen«

3.1.1 Theoretische Grundlagen

Der wichtigste Beitrag der frühen Psychoanalyse zur Temperamentstheorie stammt von Carl Gustav Jung (1875–1961). Seine Theorie der »Psychologischen Typen« hatte er zuerst in einem Vortrag des Psychoanalytischen Kongresses in München im September 1913 der Öffentlichkeit bekannt gemacht. Eine umfassende Darstellung erfolgte schließlich in seiner Monografie »Psychologische Typen« *(Jung 1921)* sowie in weiteren Arbeiten *(Jung 1925; 1928 b; 1936).*

Zu Jung liegt eine ausführliche Biografie vor *(Bair 2003/2005).* Der in der Schweiz geborene Pastorensohn studierte in Basel Medizin und verfügte über eine umfassende Bildung in den Kulturwissenschaften, Religion und Philosophie. Zwischen 1900 und 1909 war er als Assistenzarzt, zuletzt als Oberarzt an der von E. Bleuler geleiteten Psychiatrischen Universitätsklinik Zürich (Burghölzli) tätig. Bleuler stand der Psychoanalyse Sigmund Freuds (1856–1939) positiv gegenüber und strebte eine Anwendung seiner Theorien auf die Therapie von Psychosen an.

Somit kam Jung bereits früh mit der Psychoanalyse Freuds in Kontakt und es entwickelte sich ein reger fachlicher wie persönlicher Austausch der beiden. Freud sah in Jung seinen Nachfolger, der sein auf die Neurosen bezogenes Werk durch die Übertragung auf Psychosen vollenden sollte.

Jung habilitierte 1905 mit seiner Arbeit »Über das Verhalten der Reaktionszeit beim Assoziationsexperimente« *(Jung 1905).* Zwischen 1910 und 1914 war er der erste 1. Präsident der neu gegründeten Internationalen Psychoanalytischen Vereinigung (IPV). Wegen unüberbrückbarer theoretischer wie auch persönlicher Differenzen zwischen Freud und Jung trat er von der Präsidentschaft zurück, was den endgültigen Bruch mit Freud markierte.

Nachdem er 1909 die Klinik Burghölzli verlassen hatte, arbeitete Jung bis zu seinem Tod in seiner Privatpraxis in Küsnacht. Seine seit 1905 ausgeübte Lehrtätigkeit an der Universität Zürich gab er 1913 auf. Zwischen 1933 und 1942 lehrte er an der ETH Zürich, ab 1943 hatte er eine ordentliche Professur für Psychologie an der Universität Basel inne.

Während der NS-Zeit nahm Jung wiederholt positiv zu den Grundideen des Nationalsozialismus sowie zur Führerschaft Adolf Hitlers Stellung, was ihm nach Kriegsende eine deutliche Kritik eintrug. Auch sein Engagement als Vorsitzender der Deutschen Allgemeinen Ärztlichen Gesellschaft für Psychotherapie (AÄGP) 1934–1939 bleibt umstritten.

Nach der Trennung von Freud begründete Jung seine eigene »analytische« Psychologie und Psychotherapie. Es gab wesentliche inhaltliche Unterschiede zur Lehre Freuds. So verstand Jung unter Libido nicht ausschließlich den Sexualtrieb, sondern eine *»psychische Energie« (Jung 1912, S. 119)* im Sinne der *»Intensität des psychischen Vorgangs [als sein] psychologischer Wert« (Jung 1921/1940, S. 645).*

Seine in einer ab 1913 durchgeführten Selbstanalyse gewonnenen Erkenntnisse zur Bedeutung des Unbewussten in Träumen und Phantasien fasste er im sog. »Roten Buch« *(Jung [1914-1930] 2009)* zusammen. Seine ausgedehnten Forschungsreisen (u. a. nach Afrika und Asien) beeinflussten sein psychoanalytisches Denken wesentlich und mündeten schließlich in eine Theorie des kollektiven Unbewussten sowie der »Archetypen«. Bis zu seinem Tode entwickelte Jung seine Theorie weiter und befasste sich verstärkt mit der Bedeutung der Religion für die menschliche Psyche.

In seinen »Psychologische Typen« *(Jung 1921/1960)* macht Jung eingangs sein Ziel deutlich, eine Typologie des Menschen zu entwickeln, die bei Respektierung der *»vielen individuellen Verschiedenheiten der menschlichen Psychologie auch typische Unterschiede [beschreibt]« (dto., S. 1).*

Als Wissensquellen führt er seine 20-jährige klinische Praxis, seine allgemeine Erfahrung mit unterschiedlichen Menschen aller sozialen Schichten, seine *»persönliche Auseinandersetzung mit Freund und Feind«* sowie seine *»Kritik der psychologischen Eigenart meiner selbst«* an *(dto. XV).* Es handle sich um einen *»Versuch der bisher vorherrschenden, schrankenlosen Variation in der psychologischen Auffassungsbildung eine Grundlage und einen Raum zu geben« (Jung 1936, S. 601).* Jung ist sich bewusst, dass seine Typologie nicht in der Lage ist, die Einzigartigkeit der »individuellen Seele« angemessen zu beschreiben oder zu erklären. Sie eröffne allerdings einen Weg *»zu einem besseren Verständnis der menschlichen Psychologie überhaupt« (Jung*

1925, S. 559). Ihr wissenschaftlicher Wert läge darin, dass sie sich für eine »*methodische Untersuchung und Ordnung von seelischen Erfahrungsmaterialien« (Jung 1936, S. 600)* und als »*kritischer Apparat für den psychologischen Forscher« (dto.)* eigne.

Methodisch bezeichnet Jung seine Arbeit als Ergebnis »*eine[r] deduktive Darstellung empirisch gewonnener Einsichten« (Jung 1921/1940, S. 9).*

Jung benennt zwei entgegengesetzte (Ideal-) Typen des Menschen, den »*Introversions- und Extraversionstypus« (Jung 1921/1960, S. 1).*

Unter Introversion versteht er die »*Einwärtswendung der Libido« (Jung 1921/1940, S. 641),* unter Extraversion die »*Auswärtsbewegung der Libido« (dto., S 624).*

Die Extraversion charakterisiert er wie folgt: »*Die Extraversion ist gekennzeichnet durch Hinwendung zum äußeren Objekt, Aufgeschlossenheit und Bereitwilligkeit gegenüber dem äußeren Vorgang, Verlangen, sowohl auf diesen einzuwirken, wie sich von diesem bewirken zu lassen, Lust und Bedürfnis, dabei zu sein und mit zu tun« (Jung 1936, S. 594).* »*Die Introversion dagegen, welches sich nicht dem Objekt, sondern dem Subjekt zuwendet und sich eben gerade nicht am Objekt orientiert, ist nicht ohne weiteres durchschaubar. Der Introvertierte kommt nämlich nicht entgegen, sondern ist wie auf einem ständigen Rückzug vor dem Objekt begriffen« (dto., S. 595).*

Die Eigenschaften beider Typen stellt Jung ausführlich dar. Als Beispiel sei an dieser Stelle seine Beschreibung des introvertierten Typus verkürzt wiedergegeben: »*Hat eine ausgesprochene Gemeinschaftsunlust, sobald er sich unter zu vielen Menschen befindet. In größeren Versammlungen fühlt er sich einsam und verloren [...]. Er liebt das »Dabeisein« keineswegs, ebenso wenig enthusiastisches Mittun und Nachahmung. Was er tut, wird er auf seine Art tun, indem er äußere Beeinflussung wenig ausschaltet [...] er erscheint deshalb oft gehemmt [...]. Er ist leicht mißtrauisch, eigensinnig, leidet oft an Minderwertigkeitsgefühlen, ist aus diesem Grunde auch neidisch.[...]. Er wendet gegenüber der Welt ein ausgedehntes Sicherungssystem an, das aus Skrupellosigkeit, Pedanterie, Sparsamkeit, Sorgfältigkeit, ängstlicher Gewissenhaftigkeit, Vorsicht, peinlicher Korrektheit, Höflichkeit und einem immer wachen Mißtrauen besteht [...]. Der Umgang mit sich selbst ist ihm Vergnügen. Die eigene Welt ist ein sicherer Hafen, ein ängstlich gehüteter ummauerter Garten, vor aller Öffentlichkeit und zugänglicher Neugier geborgen [...]. Seine Beziehungen zu Menschen werden nur da warm, wo die Sicherheit garantiert ist, d. h. wo man das beschützende Mißtrauen ablegen kann. Allzu oft kann man das aber nicht tun. Infolgedessen beschränkt sich der Freundes- und Bekanntenkreis auf die kleinstmögliche Zahl« (dto., S. 595–597).*

Seine »Psychologischen Typen« manifestieren sich bereits in der frühen Kindheit. »*Die Differenzierung des Typus beginnt oft schon sehr früh, so früh, dass man in gewissen Fällen von einem Angeborensein reden muß« (Jung 1925, S. 559).*

Jung stellt seine Typen explizit in den Zusammenhang des historisch tradierten Temperamentsbegriffs (»*sogenannte Typen, oder – wie man sie früher nannte – Temperamente«; Jung 1936, S. 587).* Im Unterschied zu einer in erster Linie biologischen Definition des Temperaments betont er aber, dass seine Auffassung vom Temperament »*viel psychologischer«* geworden sei *(dto., S. 587).* Dies wird dadurch deutlich, dass Jung seinen Typenbegriff in den Kontext einer analytischen Theorie stellt (s. o.).

Trotz unterschiedlicher Begrifflichkeiten ist die Gleichsetzung des Typenbegriffs mit dem der »Einstellung« führend. Unter Bezugnahme auf Ebbinghaus *(Jung 1921/1940, S. 615)* sowie Wundt *(dto., S. 616)* definiert er: »*Eingestellt sein heißt: Für etwas Bestimmtes bereit sein, auch wenn dieses Bestimmte unbewußt ist [...] E. hat immer einen Richtpunkt, der bewußt oder unbewußt sein kann.« (dto., S. 616).*

Die »allgemeine Einstellung« setzt sich für Jung aus mehreren Faktoren zusammen, »*welche die Psyche wesentlich zu beeinflussen vermögen, also der angebornen Disposition, der Erziehung, der Milieueinflüsse, der Lebenserfahrungen, der durch Differenzierung (s. d.) gewonnenen Einsichten und Überzeugungen, der Collektivvorstellungen etc.« (dto., S. 618).*

Für Jung besitzt jeder Mensch »*beide Mechanismen, der Extraversion sowohl, wie der Introversion, und nur das relative Überwiegen des einen oder anderen macht den Typus aus« (dto., S. 8),* des Weiteren: »*Eine typische Einstellung bedeutet immer bloss das relative Überwiegen des einen Mechanismus« (dto., S. 12).* Die weitaus größte Gruppe von Menschen *(»wenig differenzierte Normalmenschen«;*

Jung 1925, S. 558) weise in individueller Einzigartigkeit Merkmale beider Typen in unterschiedlicher Ausprägung auf.

Auf dem Hintergrund seines psychoanalytischen Denkens behauptet Jung einen engen Zusammenhang von bewusster und unbewusster Einstellung. Der bewussten Extraversion entspricht in Jungs Verständnis eine unbewusste Introversion. Diese Struktur ermöglicht eine Korrektur einseitiger Haltungen und stellt auf diese Weise das seelische Gleichgewicht her. Jung postuliert somit *»eine besondere Tendenz zur Kompensation der Einseitigkeit seines Typus […], eine Tendenz, die biologisch zweckmäßig ist, da sie das seelische Gleichgewicht zu erhalten strebt« (Jung 1921/1940, S. 8)*.

In Ergänzung zu seinen beiden Haupttypen führt Jung eine weitere Differenzierung in die vier »Bewusstseinsfunktionen« Empfindung, Denken, Gefühl und Intuition ein. Die Empfindung und Intuition ordnet er den sog. irrationalen Funktionen zu, Denken und Gefühl den rationalen Funktionen. *»Zu einer völligen Orientierung des Bewußtseins sollten alle Funktionen gleichmäßig beitragen […]. In Wirklichkeit sind aber diese Grundfunktionen selten oder nie gleichmäßig differenziert und dementsprechend disponibel. In der Regel ist die eine oder andere Funktion im Vordergrund, während die übrigen undifferenziert im Hintergrund bleiben« (Jung 1925, S. 561)*.

Für Jung lassen sich Menschen danach unterscheiden, inwieweit bei ihnen eine dieser Bewusstseinsfunktionen vorherrscht (»habituell« überwiegt). Idealtypisch beschreibt er in diesen Fällen Empfindungs-, Denk-, Gefühl- und intuitive Typen *(dto., S. 561–562)*.

Durch die Verknüpfung dieser Bewusstseinsfunktionen mit seiner Typologie von Extraversion und Introversion gelangt Jung schließlich zu einer achtdimensionalen Typologie. Hinsichtlich der umfangreichen Ausführungen Jungs sei auf seine Monografie verwiesen *(Jung 1921/1940, S. 490–534; S. 545-586; Jung 1921/1960, S. 357–443)*.

In einer ausführlichen historischen Herleitung seiner Typologie geht Jung ausführlich u. a. auf die antike Medizin und Geistesgeschichte, die mittelalterliche Kulturepoche und Klassik (Schiller), die Psychopathologie (Gross) sowie die Philosophie seiner Zeit (James, Nietzsche) ein *(Jung 1921)*.

Der antiken Temperamentenlehre kommt für ihn eine wichtige Bedeutung für die psychologische Klassifikation des Menschen zu. *»Unzweifelhaft hat Galenos das Verdienst, eine seit 1800 Jahren bestehende psychologische Klassifikation menschlicher Individuen geschaffen zu haben, eine Klassifikation, die sich auf wahrnehmbare Unterschiede der Emotionalität oder Affektivität gründet« (Jung 1925, S. 552)*. Im Unterschied hierzu betont er aber, dass nicht nur Affekte, sondern *»andere Funktionen mit derselben Deutlichkeit« (dto., S. 553)* zur Charakterisierung der menschlichen Psyche wesentlich seien.

Auch wenn er die antike Humorallehre für überholt hält, ist er dennoch von der prinzipiellen Bedeutung der Biologie als Grundlage für die Temperamente überzeugt. *»Die körperliche Gesamtveranlagung, die sogenannte Konstitution im weitesten Sinne, hat mit dem seelischen Temperament sehr viel zu tun, so viel sogar, daß man es den Ärzten nicht verdenken kann, wenn sie die seelische Erscheinung vorzugsweise als vom Körper abhängig betrachten.« (Jung 1936, S. 588)*.

Die Kontinuität eines dichotomen Prinzips zur Beschreibung und Klassifikation von Menschen sieht Jung auch im Werk von F. Schiller bestätigt, u. a. in dessen Schriften »Über die ästhetische Erziehung des Menschen« *(Schiller 1795/1826 a)* sowie »Über naive und sentimentalische Dichtung« *(Schiller 1795/1826 b)*. So entspreche Schillers Beschreibung des »naiven Typs« (»ist Natur«) seiner Introversion, dessen »sentimentalischer Typ« (»sucht die Natur«) seiner Extraversion: *»Der Naive manifestiert sich selbst, der Sentimentalische das Objekt« (Jung 1913, S. 548)*.

Auch bei F. Nietzsche erkennt Jung seine Typologie in dessen Beschreibung des Gegensatzes von »Appollinisch« und »Dionysisch« *(Nietzsche 1899)* wieder. *»Das Appollinische ist daher, wie Nietzsche es auffasst, das auf sich selber Zurückgezogensein, die Introversion. Umgekehrt ist das Dionysische bei Nietzsche das entfesselte Hinausströmen der Libido in die Dinge« (Jung 1913, S. 548 f)*.

Schließlich erkennt er eine Entsprechung seiner Typologie in der Philosophie des US-amerikanischen Psychologen und Philosophen W. James *(»Pragmatische Philosophie«, James 1911)*.

James begreift die Geschichte der Philosophie als einen *»Zusammenstoß von menschlichen Tem-*

peramenten (charakterologischen Dispositionen)« (James 1911, S. 6). Auf der Grundlage der jeweiligen Temperamente der Philosophen differenziert er zwei Hauptrichtungen, eine mit rationalistischem (»tender-minded«) und eine mit empirischem Charakter (»tough-minded«) *(James 1911, S. 7).*

Die rationalistische Philosophie, die durch Denkprinzipien und nicht durch Erfahrung bestimmt ist (»intellektualistisch, idealistisch, optimistisch, religiös, indeterministisch, monistisch und dogmatisch«; *Jung (1921/1960, S. 324)*), entspricht für Jung seinem Introversionstyp. Die empirische Philosophie (»sensualistisch, materialistisch, pessimistisch, irreligiös, deterministisch, fatalistisch, pluralistisch, skeptisch« *(Jung 1921/1960, S. 324)*) entspricht demgegenüber seiner Extraversion.

Hinsichtlich der biologischen Basis seiner »Psychologischen Typen« führt Jung die psychiatrische bzw. neurophysiologische Theorie von Gross an *(Gross 1902/2009; ▶ Abschn. 6.1).*

Dem Gross'schen Typ der »Minderwertigkeit mit verflachtem Bewusstsein«, für den eine kurze Sekundärfunktion charakteristisch ist, entspricht für Jung sein Extraversionstyp mit *»Geistesgegenwart, Verwegenheit bis Tollkühnheit, […] Entschlossenheit« (Jung 1921/1960, S. 295)* bzw. *»rasche Entflammbarkeit, Enthusiasmus sowie ein[em] assoziatives Denken« (Jung 1921/1960, S. 296).*

Seiner Introversion entspricht demgegenüber der Gross'sche Typ der »Minderwertigkeit mit verengtem-vertieften Bewusstsein« und einer *»besonders intensiv[en] und verlängert[en]« (Jung 1921/1960, S. 296)* Sekundärfunktion, die für eine *»umfangreichere und völligere Leistung der Zelle als beim Extravertierten« (Jung 1921/1960, S. 296)* notwendig ist.

Im Unterschied zu Gross betont Jung allerdings die Bedeutung der Primärfunktion für die Typenunterscheidung.

Ähnlich wie Gross (▶ Abschn. 6.1) postuliert Jung einen spezifischen Zusammenhang von Extraversion und Introversion mit psychischen Störungen: *»Wie mir scheint, ist die weitaus häufigste Neurose des extravertierten Typus die Hysterie« (Jung 1921/1960, S. 482).* Bei der Introversion verhält es sich anders: *»Daher ist seine typische Neurosenform die Psychasthenie, eine Krankheit, die einerseits durch eine große Sensitivität, andererseits durch große Erschöpfbarkeit und chronische Ermüdung gekennzeichnet ist« (dto., S. 543).*

Unter Zugrundelegung seiner psychoanalytischen Theorie formuliert Jung schließlich eine psychodynamische Hypothese zur Entstehung von Neurosen (▶ Abschn. 8.4.3).

3.1.2 Kritische Diskussion

Jung gehört zu den wenigen Vertretern der Psychoanalyse, die sich in dieser Ausführlichkeit mit dem Temperament befasst und deren ungebrochene anthropologische, psychologische wie klinische Bedeutung auch für die Psychotherapie herausgearbeitet haben. In der heutigen Psychoanalyse misst beispielsweise Kernberg dem Temperament ebenfalls einen großen Stellenwert für die Diagnose und Therapie von Persönlichkeitsstörungen zu *(Kernberg u. Levy 2011; ▶ Abschn. 3.2).*

Begriffsgeschichtlich ist hervorzuheben, dass die von Jung verwendeten Termini Extraversion und Introversion keineswegs – wie häufig vermutet – auf ihn zurückgehen, stattdessen waren beide Begriffe bereits über Hunderte von Jahren gebräuchlich und wurden von Jung lediglich popularisiert *(Eysenck u. Eysenck 1985, S. 49; Browne 1971).*

Die Zuordnung von Jungs »Psychologische Typen« zum Temperamentsbegriff ist nicht eindeutig. Zum einen rückt er seinen Typenbegriff deutlich in die Nähe einer tradierten biologischen Temperamentsauffassung, bzw. setzt Temperament mit seinen Typen gleich *(»Typen, oder – wie man sie früher nannte – Temperamente«; Jung 1936, S. 587).* Er stellt die fortgesetzte Bedeutung der antiken Temperamentslehre für die Beschreibung des menschlichen Temperaments heraus *(Jung 1925, S. 552).* An verschiedenen Stellen betont er die eminente Bedeutung der biologischen Basis des Temperaments *(»Konstitution«; Jung 1936, S. 588; Übernahme der Gross'schen Hypothese; »angeborenes Temperament«; Jung 1925, S. 566)*, weist auf die frühe Manifestation der Typen im Kindesalter und deren relativ geringe Veränderbarkeit hin. Diese Definitionsmerkmale würden in ihrer Gesamtheit die Zuordnung seiner Typen zum Temperamentsbegriff rechtfertigen.

Andererseits ist unmittelbar evident, dass sich Jung mit seiner analytischen Theorie deutlich vom tradierten Temperamentsbegriff löst und diesem einen *»viel psychologischer[en]« (Jung 1936, S. 587)* gegenüberstellt. Dies führt dazu, dass Jung seine »Einstellungen« als *»Ein- und Auswärtsbewegungen der Libido« (Jung 1921/1940, S. 624, 641)* versteht.

Die »allgemeine Einstellung« stellt für Jung einen multifaktoriellen Begriff dar. Sie *»ist immer ein Resultat aller Faktoren, welche die Psyche wesentlich zu beeinflussen vermögen, also der angebornen Disposition, der Erziehung, der Milieueinflüsse, der Lebenserfahrungen, der durch Differenzierung (s. d.) gewonnenen Einsichten und Überzeugungen, der Collektivvorstellungen etc.« (Jung 1921/1940, S. 618)*. Das Temperament stellt insoweit lediglich eine, jedoch wichtige und unverzichtbare Determinante für seinen Typenbegriff dar. Diese Definition weist eine erstaunliche Übereinstimmung mit dem Persönlichkeitsbegriff Eysencks auf *(Eysenck 1953/1970, S. 2;* ▶ *Abschn. 4.3.1)*.

Die unterschiedlichen Akzentuierungen seiner Auffassung vom Zusammenhang von Temperament und »Psychologischen Typen« sind auf dem Hintergrund von Jungs wissenschaftstheoretischer bzw. philosophischer Position zu verstehen.

Jung betont einerseits den unauflösbaren Zusammenhang von Körper und Seele *(»irgendwo ist Seele ja lebendiger Körper, und lebendiger Körper ist beseelter Stoff«; Jung 1936, S. 588)* und hierbei die Notwendigkeit, die somatische Grundlage der Psyche zu akzeptieren.

Im Unterschied zu der in einer rein naturwissenschaftlichen Auffassung der Psyche dominierenden *»materialistischen Ansicht« (dto.)*, die die Psyche lediglich als *»Epiphänomen« (dto.)* körperlicher Vorgänge begreift, hebt Jung hervor: *»Diese Einheit müsste dem Forscher ebenso sehr vom Körper abhängen wie vom Seelischen« (dto.)* und kommt im Sinne einer dualistischen Auffassung des Leib-Seele-Problems zu der Auffassung, *»das ein für uns völlig unüberbrückbarer Gegensatz zwischen stofflicher und seelischer Erscheinung besteht« (dto.)*. Freud sei hingegen *»dem der Antike entstammenden Konstitutionsgedanken [...] insofern erlegen [...], als er nach einem richtigen psychologischen Anfang theoretisch wieder alles in den körperlich bedingten Trieb zurückverwandeln wollte« (Jung 1921/1960, S. 310)*.

Daher ist das Temperament als Teil der biologischen Konstitution des Menschen zwar unverzichtbar für das Verständnis seiner Typologie, reicht jedoch nicht aus, diese in ihrer Ganzheit zu begreifen. Insoweit folgt Jung mit dieser Definition einem dualistischen Denkansatz.

Wie sehr Jung trotz der analytischen Auffassung seiner »Psychologischen Typen« von deren biologischer Basis überzeugt war, zeigt sich darin, dass er Kretschmers »Körperbau und Charakter« *(Kretschmer 1921)* grundsätzlich positiv beurteilt *(Jung 1929, S. 108)*. Dessen Haupttypen seien nicht so weit entfernt von seinen. Mit dessen Theorie könnte eine *»Brücke«* zwischen der *»physiologischen Konstitution«* und seinen *»psychologischen Einstellungen«* gefunden werden. Allerdings gibt er zu bedenken, dass die Ergebnisse physiologischer Forschung noch relativ neu seien, zudem sei die psychologische Forschung noch um einiges schwieriger, sodass der tatsächliche Brückenschlag noch nicht möglich sei *(dto.)*.

Jungs Typologie wurde zeitgleich mit der »Psychodiagnostik« des Schweizer Psychiaters *Rorschach (1921)* sowie Kretschmers »Körperbau und Charakter« (▶ Abschn. 5.2) publiziert. Der Psychologe Rohracher weist darauf hin, dass in allen drei Werken unabhängig voneinander eine bipolare Persönlichkeitstypologie mit *»weitgehende[n] Ähnlichkeiten«* beschrieben wird *(Rohracher 1965, S. 87)*. So definiert *Kretschmer (1921)* den Gegensatz eines zyklothymen zu einem schizothymen Temperament. Rorschach stellt in seiner Typologie einen »extratensiven« einem »introversiven« Typ gegenüber. Er betont jedoch, dass es sich hierbei nicht um Synonyme der Bezeichnungen Jungs handele. Seine »Erlebnistypen« würden vielmehr zum Ausdruck bringen, wie der Mensch sich erlebe, nicht aber, wie er lebe *(Rohracher 1965, S. 86)*.

Eine Jung vergleichbare Gegenüberstellung zweier psychologischer Typen ist auch bei *Jaensch (1929; integriert vs. desintegriert)* sowie *Ach (1932; entlastet vs. belastet)* zu finden.

Jungs Typenlehre ist auch deswegen so überzeugend, weil sie auf einer umfangreichen Rezeption geschichtlicher Temperamentstheorien basiert.

Dies macht einen deutlichen Qualitätsunterschied seiner Theorie im Vergleich zu der von Kretschmer (▶ Abschn. 5.2), Tellenbach

(► Abschn. 6.4.2) oder Akiskal (► Abschn. 6.7) aus. Ohne Anspruch auf Vollständigkeit formuliert zu haben, ist jedoch auffällig, dass beispielsweise die Theorien Kants (► Abschn. 2.2) und Wundts (► Abschn. 4.1.1) unerwähnt bleiben.

Jungs Typologie beinhaltet einen beschreibenden (deskriptiven) wie auch einen, eingebettet in seine analytische Theorie, erklärenden (explikativen) Anspruch. Jung gelingt eine von theoretischen Überlegungen wie eigenen Erfahrungen geleitete *(»deduktive Darstellung empirisch gewonnener Einsichten«; Jung 1921/1960, S. 9)* eindrucksvolle und überzeugende Beschreibung seiner Typen, die in dieser Hinsicht auch von der empirischen Persönlichkeitsforschung aufgegriffen wurde (s. u.). Andererseits formuliert er eine nachvollziehbare Hypothese zur Entstehung und Aufrechterhaltung eines psychischen Gleichgewichtes wie auch zur Entwicklung psychischer Störungen.

Im Unterschied zu bekannten psychiatrischen Temperamentstheorien, die nahezu ausschließlich auf der Grundlage der Untersuchung psychiatrischer Patienten entstanden sind und hieraus den problematischen Anspruch auf Übertragbarkeit auf eine allgemeine Temperamentstheorie erheben (vgl. Kraepelin, ► Abschn. 6.2; Kretschmer, ► Abschn. 5.2; Akiskal, ► Abschn. 6.7), basiert Jungs Theorie auf einem über die Erfahrung mit Psychotherapiepatienten hinausgehenden Erkenntnishorizont.

Jung formuliert eine allgemeine Temperamentstheorie, aus der er Überlegungen für klinisch- bzw. störungsrelevante Temperaments- bzw. Persönlichkeitsformen ableitet.

Erst »extreme« Ausprägungen seiner Typen im Sinne einer »einseitigen Entwicklung« beinhalten für Jung das Risiko für psychische Störungen. Dieser dimensionale Gedanke findet sich sowohl bei Eysenck (► Abschn. 4.3.1) wie auch Cloninger (► Abschn. 6.8) oder Akiskal (► Abschn. 6.7) wieder.

Seine spezifische Hypothese des Zusammenhangs von Extraversion und Hysterie bzw. Introversion und Neurasthenie wurde von ihm weder theoretisch noch klinisch weiter ausgearbeitet. Sie war aber inhaltlich so überzeugend, dass sie von Eysenck aufgegriffen wurde und in dessen faktorenanalytischer Persönlichkeits- bzw. Temperamentsforschung empirisch bestätigt werden konnte *(s. u.; Eysenck 1947; Eysenck u. Eysenck 1985, S. 51; ► Abschn. 5.6)*.

Die Jung'sche Typologie wurde bereits früh in den USA rezipiert *(Zusammenfassung durch Browne 1971; McDougal 1921; Nicoll 1921; Tansley 1920; Wells 1917; White 1916)*. Dies führte zur Entwicklung verschiedener Fragebogen mit den beiden Hauptdimensionen Jungs *(Conklin 1923; 1927; Freyd 1924; Heidbreder 1926; Travis 1925; Gilliland u. Morgan 1931; Neymann u. Kohlstedt 1939)*. Eine erste theorieäquivalente Rating-Skala legten *Laird (1925), Marston (1925)* sowie *Heidbreder (1926)* vor. *Vernon (1938)* kam in einer zusammenfassenden methodischen Beurteilung dieser Fragebogen zu einem enttäuschenden Ergebnis. Eysenck führt dies im Wesentlichen auf das Fehlen einer differenzierten Psychometrie einschließlich der Faktorenanalyse zurück *(Eysenck u. Eysenck 1985, S. 57)*.

Jung war Sheldon persönlich bekannt (► Abschn. 5.5), er zitiert dessen Typologie im Zusammenhang seiner eigenen Temperamentstheorie *(Sheldon u. Stevens 1942, S. 13)*.

Auch die US-amerikanischen Persönlichkeitsforscher *Cattell (1944, 1945, 1946; 1965)* sowie insbesondere *Guilford (1959/1964; Guilford u. Guilford 1934; Guilford u. Zimmerman 1949; Guilford et al. 1976; s. Kap. 4.4.1)* ließen sich von Jungs Typologie beeinflussen. In der entwicklungspsychologischen Temperamentsforschung wurde diese Dichotomie sogar übernommen *(Kagan 1994; ► Abschn. 4.5.4)*.

Auf dem Hintergrund der Typologie Jungs wurde außerdem ein Verfahren der Personalauslese, der Myers-Briggs-Typindikator *(MBTI; Briggs-Myers u. McCaulley 1985)*, entwickelt, der bis heute Verwendung findet.

Eysenck hat sich ebenfalls bei der theoretischen Herleitung seiner Persönlichkeitstheorie auf Jung bezogen *(Eysenck 1953/1970, S. 23 ff.; Eysenck u. Eysenck 1985, S. 47–59; ► Abschn. 4.3.1)*.

Obwohl Eysenck Jungs psychoanalytische Einbettung seiner Typenlehre als spekulativ ablehnt *(Eysenck u. Eysenck 1985, S. 49)*, hebt er den überzeugenden deskriptiven Charakter dieser Typologie hervor. Als wegbereitend für eine empirische Forschung stellt Eysenck die Tatsache heraus, dass Jung jenseits einer Idealtypologie quantifizierbare Merkmale der Persönlichkeit beschrieben hat, die sich im Sinne einer »Normalverteilung« darstellen lassen. Für die Plausibilität der Theorie von Jung spricht nach Eysenck auch, dass diese inhaltlich eine Übereinstimmung mit der früheren Typologie von Heymans und Wiersma (▶ Abschn. 4.1.2) aufweist *(Eysenck 1953/1970, S. 106)*.

Nach Auffassung Eysencks lässt sich zudem in der Typologie Jungs implizit ein dritter, unabhängiger Faktor nachweisen, der seiner Dimension Emotionalität bzw. Instabilität/Neurose entspricht*(dto., S. 49)*. Als »klare Verifikation der Jung'schen Hypothese« *(Eysenck u. Eysenck 1985, S. 51)* zitiert Eysenck zwei von ihm durchgeführte faktorenanalytische Studien *(Eysenck 1944; 1947; 1970 c;* ▶ *Abschn. 4.3.1., »Theoretische Grundlagen und empirische Forschung«)*.

Somit erweist sich Jungs Persönlichkeitstheorie – auch unabhängig von ihrem psychoanalytischen Theoriekontext – als für die heutige Temperamentsforschung und ihre Anwendung z. B. auf die Psychotherapie bzw. -forschung theoretisch, heuristisch und klinisch wertvoll.

3.2 Das Temperament bei Kernberg

3.2.1 Theoretische Grundlagen

Otto F. Kernberg (*1928) kommt das Verdienst zu, mit seiner triebdynamischen Objektbeziehungstheorie einen wesentlichen Beitrag sowohl zum psychodynamischen Verständnis der Persönlichkeit wie auch zur Therapie von Persönlichkeitsstörungen, insbesondere der Borderline-Persönlichkeitsstörung sowie des pathologischen Narzissmus, geleistet zu haben *(Kernberg 1975/1978; 1976/1981; 1984/1988; 2004 c; 2005; 2009)*.

Kernberg räumt dem Temperament hierbei einen wichtigen Stellenwert für die Struktur der Persönlichkeit wie auch der Entwicklung von Persönlichkeitsstörungen ein *(Kernberg 1994; 2004 a; b; 2014; Kernberg u. Levy 2011)*.

Kernberg wurde in Wien geboren und emigrierte mit seiner jüdischen Familie 1939 nach Chile. Er studierte dort Biologie und Medizin. Nach Ende des Medizinstudiums absolvierte er eine psychiatrische und psychoanalytische Ausbildung. Nach einem Forschungsaufenthalt in den USA emigrierte er 1961 dorthin und wurde Direktor des C. F. Menninger Memorial Hospital in Topeka, Kansas. Als Supervisor und Ausbildungsanalytiker des Instituts für Psychoanalyse in Topeka leitete er das Psychotherapieforschungsprojekt der Menninger-Foundation. 1973 wurde er Direktor der klinischen Abteilung des Psychiatrischen Instituts von New York State und 1974 zum Professor für klinische Psychiatrie an der Columbia University ernannt. Schließlich wurde er 1976 Professor für Psychiatrie an der Cornell University und Direktor des Instituts für Persönlichkeitsstörungen der Payne Whitney Clinic. Von 1995 bis 2001 war er Präsident der Internationalen Psychoanalytischen Vereinigung. Er erhielt mehrfach Auszeichnungen, so 2012 den internationalen Sigmund-Freud-Preis für Psychotherapie. Er ist Autor von 12 Monografien und 11 weiteren Hauptwerken sowie zahlreichen Publikationen. Kernberg bereiste viele Länder und hält sich zu Vorträgen immer wieder auch in Deutschland und Österreich auf *(Klautzer 2005)*.

Um den Stellenwert des Temperaments in Kernbergs Theorie verstehen zu können, werden deren wesentliche theoretische Grundlagen im Folgenden skizziert.

Kernbergs Persönlichkeitstheorie stellt sich als eine komplexe theoretische Konzeption dar, die psychoanalytische wie nicht psychoanalytische Theorien integriert. Seine Ich-psychologische Objektbeziehungstheorie *(Kernberg 1989/1996)* greift die dualistische Triebtheorie Freuds *(Freud 1920)* auf, daneben die Ich-Psychologie *Hartmanns (1939/1960; 1927/1972)* sowie die Objektbeziehungstheorien von *Klein (1932/1987; 1935/1996; 1962/1997)* und *Bion (1962/1995)*. Kernberg berücksichtigt zudem Theorien und empirische Befunde aus der Neurobiologie (Genetik, Bildgebung), der Entwicklungspsychologie, der Bindungsforschung sowie der Sozialpsychologie. Schließlich gilt Kernberg als ein Vertreter einer empirischen Therapieforschung innerhalb der Psychoanalyse.

Grundlegend ist seine Definition der Persönlichkeit. Hierunter versteht er eine individualspezifische Konfiguration bzw. dynamische Integration von Verhaltensmustern, basierend auf Temperament, Charakter, den im Über-Ich repräsentierten Wertesystemen sowie dem dynamischen Unbewussten und dem Intellekt *(Kernberg 1976/1981; 2004 b, S. 7; Kernberg u. Levy 2011)*. »,*Temperament*' *und ‚Charakter' betrachten wir als wichtige Dimensionen der Persönlichkeit« (Kernberg u. Levy 2011, S. 286).*

Dem Temperament kommt nach Kernberg eine Schlüsselfunktion in der Persönlichkeitsstruktur zu. Unter dem Temperament versteht er *»die angeborene, größtenteils genetische Veranlagung für bestimmte Reaktionen auf Umweltreize, insbesondere für die Intensität, den Rhythmus und die Schwelle affektiver Reaktionen« (Kernberg u. Levy 2011, S. 286).* Hiermit schließt sich Kernberg der allgemeinen experimentalpsychologischen Definition des Temperaments an, wie sie beispielsweise von Strelau vertreten wird (► Abschn. 4.2.2., »Die Theorie von Strelau«).

Den besonderen Stellenwert des Temperaments für die Persönlichkeitsorganisation macht er in verschiedenen Publikationen deutlich: *»Angeborene Schwellen betreffend die Aktivierung von positiven, angenehmen und belohnenden wie auch negativen, schmerzvollen und aggressiven Affekten repräsentieren die wichtigste Brücke zwischen biologischen und psychologischen Determinanten der Persönlichkeit« (Kernberg 2004, S. 92; Kernberg u. Levy 2011, S. 286).*

Das Temperament wird nach Kernbergs Auffassung insbesondere in Zuständen höchster Erregung verhaltensrelevant, wenn die Schwelle für affektive Reaktionen vermindert ist. Es stellt zudem eine *»Veranlagung für die kognitive Organisation und das motorische Verhalten, wie z. B. die hormonalen – insbesondere Testosteron-abhängigen – Unterschiede« (Kernberg u. Levy 2011, S. 286)* dar, die das geschlechtsspezifische Verhalten bestimmt.

Unter »Charakter« versteht Kernberg demgegenüber unter Bezugnahme auf die psychoanalytische Interpretation dieses Begriffs *»die etablierte, individuelle dynamische Organisation von Verhaltensmustern« (dto., S. 287)* im Sinne der Ich-Identität, ergänzt um die Ich-Funktion und Ich-Struktur *»wie Impulskontrolle, Angsttoleranz, Muster der Informationsorganisation und Kommunikationsstil« (dto.).*

Die psychisch gesunde Persönlichkeit weist nach Kernberg ein ausreichendes Maß an Selbstkohärenz (Ich-Identität), Ich-Stärke, ein integriertes und reifes Über-Ich sowie eine adäquate Kontrolle libidinöser und aggressiver Triebimpulse auf *(Kernberg 2004 b, S. 8).* Eine gelungene Internalisierung sowie Integration von Objektbeziehungen in den jeweiligen Entwicklungsphasen stellen für ihn hierfür eine notwendige Voraussetzung dar.

Für Kernbergs Theorie der Persönlichkeit wie auch der Persönlichkeitsstörungen ist sein Affektbegriff zentral. Unter Affekten versteht er *»primäre, angeborene Dispositionen für qualitativ spezifische subjektive Erfahrungen nach dem Lust-, Unlust-Prinzip (Kernberg 1992, S. 94).* Sie *»konstituieren Entwicklungsreihen subjektiver Erfahrungen, die von den primären undifferenzierten Zuständen von Unlust und Lust ausgehen« (Kernberg 1992, S. 94).* An anderer Stelle bezeichnet er sie als *»instinktive Verhaltenskomponenten«* bzw. *»Veranlagungen« (Kernberg u. Levy 2011, S. 289).* Kernberg betrachtet Affekte als keine *»bloßen Abfuhrprozesse«*, sondern definiert sie als *»Brückenstrukturen zwischen biologischen Instinkten und psychischen Trieben« (Kernberg 1992/1997, S. 15).*

Im Unterschied zu anderen psychoanalytischen Autoren hält Kernberg am Freud'schen Triebbegriff mit dessen Dichotomie von »Todestrieb« vs. »Lebenstrieb« *(Freud 1920)* fest, modifiziert jedoch Freuds Theorie, indem er anstelle eines ausschließlich energetischen Prinzips Affekte als die *»primären psychobiologischen Bausteine der Triebe und die frühesten Motivationssysteme« (Kernberg 1995/1998, S. 40)* definiert.

Am Beginn der psychischen Entwicklung stehen für Kernberg im Säuglingsalter zunächst undifferenzierte Lust-/Unlust-Erfahrungen, die durch die Interaktion mit den zentralen Bezugspersonen (Objekten) zunehmend differenziert werden. *»Befriedigende, angenehme, lustvolle Effekten werden [somit] als umfassender libidinöser Trieb integriert und frustrierende, unangenehme und schmerzvolle Erfahrungen als aggressiver Trieb« (Kernberg u. Levy 2011, S. 289).* Als zentralen Affekt des aggressiven Triebs benennt Kernberg die Wut und daraus resultierend Emotionen wie Hass und Neid, aber auch Ärger und Reizbarkeit, während für den libidinösen Trieb die sexuelle Erregung und somit lustbetonte Affekte charakteristisch sind. Für Kernberg bestimmt *»die affektgesteuerte Entwicklung von Objektbeziehungen […] die Entwicklung des Unbewussten und die Struktur des psychischen Apparates. Kurzum: Affekte sind die Bausteine der Triebe und Signale der Triebaktivierung im Kontext* *der Aktivierung einer bestimmten internalisierten Objektbeziehung« (Kernberg u. Levy 2011, S. 290).*

Kernberg betont, dass seine Theorie der Motivation sowohl auf dem Triebkonzept wie auch auf Affekten basiert. Beides zusammen ermöglicht es für ihn, die genetischen und konstitutionellen Unterschiede in der Intensität der Triebe, wie sie durch das Temperament bedingt sind, zu verstehen *(Kernberg 2004 b, S. 12).*

Die »Objektbeziehungstheorie der Triebe« stellt für Kernbergs psychoanalytische Theorie der Persönlichkeitsstörungen die entscheidende Grundlage dar. Kernberg hebt die ätiopathogenetische Bedeutung der komplexen Motivationssysteme aus Affekten und Trieben hervor und betont in diesem Zusammenhang, dass »*hinsichtlich der Ätiologie der Persönlichkeitsstörungen [...] die affektiven Aspekte des Temperaments sogar von fundamentaler Bedeutung [sind]« (Kernberg u. Levy 2011, S. 286).*

Während nach Kernberg für die psychisch gesunde Persönlichkeit eine Dominanz des libidinösen Triebs charakteristisch ist, besteht bei schweren Persönlichkeitsstörungen hingegen eine Dominanz der pathologischen Aggression.

Kernberg unterscheidet in seinem Strukturmodell der Persönlichkeitsstörungen verschiedene Strukturniveaus, je nach dem Vorhandensein bzw. der Ausprägung folgender Merkmale: Identitätsdiffusion, Vorherrschen primitiver Abwehrmechanismen, fehlende Realitätsprüfung, insbesondere fehlende Differenzierung zwischen Selbst- und Objektrepräsentanzen sowie eine Degeneration des Über-Ich.

Ein vergleichsweise gesundes Strukturniveau weist nach Kernberg die neurotische Persönlichkeitsorganisation auf, während die Borderline-Persönlichkeitsorganisation durch einen höheren Störungsgrad charakterisiert ist und sich noch einmal in eine höhere und eine niedrigere Stufe unterteilen lässt. Die psychotische Stufe der Persönlichkeitsorganisation erfüllt alle oben genannten Kriterien, repräsentiert somit einen extremen Störungsgrad und ist nach Kernberg bei Psychosen gegeben.

Als zweite orthogonale Achse seines Strukturmodells führt Kernberg die Temperamentsdimension Extraversion/Introversion ein. Diese ermöglicht ihm entsprechend der DSM-Klassifikation von Persönlichkeitsstörungen eine »*Einteilung aller Persönlichkeitsstörungen in zwei Hauptgruppen« (Kernberg u. Levy 2011, S. 294).*

In Abhängigkeit vom Vorliegen bzw. der Ausprägung von Extraversion/Introversion führt Kernberg spezifische klinische Manifestationen auf den jeweiligen Strukturniveaus auf. Bei der neurotischen Persönlichkeitsorganisation entsprechen einem introvertierten Temperament die klinischen Merkmale zwanghaft-obsessiv bzw. depressiv-masochistisch, einem extravertierten Temperament die Hysterie. Dies stimmt mit der klinischen Hypothese von Jung (▶ Abschn. 3.1) bzw. Eysenck (▶ Abschn. 4.3.1) überein.

Auf der hohen Stufe der Borderline-Persönlichkeitsorganisation entsprechen der Introversion die klinischen Merkmale vermeidend, sado-masochistisch und abhängig, der Extraversion histrionisch und narzisstisch. Auf der niedrigen Stufe der Borderline-Persönlichkeitsorganisation sind nach Kernberg bei Introversion dagegen schizoide, paranoide, hypochondrische sowie schizotype Störungscluster zu erwarten, bei Extraversion hypomanie, maligner Narzissmus sowie antisoziale Störungen.

3.2.2 Kritische Diskussion

Das Temperament stellt in Kernbergs Theorie der Persönlichkeitsorganisation wie auch der Persönlichkeitsstörungen somit eine zentrale theoretische wie auch klinisch relevante Dimension dar, die seiner Auffassung nach neben anderen neurobiologischen Faktoren (Genetik, Bildgebung) einen wesentlichen Einfluss auf die Entwicklung und Manifestation von Persönlichkeitsstörungen nimmt *(Kernberg 1994; 2004 a; b; 2014; Kernberg u. Levy 2011).*

Auffallend ist allerdings, dass sich Kernberg in seinen Werken nicht ausführlicher zum Temperament äußert. Dies gilt insbesondere für die von ihm zitierte Temperamentsdimension Extraversion/Introversion als zentraler zweiter Achse seines Strukturmodells. Er übernimmt hierbei die von Jung eingeführte und von Eysenck empirisch ausgearbeitete Dimension, ohne diese Autoren zu zitieren bzw. zu begründen, warum er ausgerechnet diese Temperamentsdimension für grundlegend hält.

Obwohl Kernberg von der u. a. temperamentsbezogenen biologischen Basis der Persönlichkeit wie auch von Persönlichkeitsstörungen überzeugt ist, fehlt eine Diskussion der hiermit verbundenen möglichen therapeutischen Implikationen. Da auf dieser theoretischen Grundlage nur eine begrenzte Veränderbarkeit der Persönlichkeit angenommen werden kann, gilt dies selbstverständlich auch für die Therapie von Persönlichkeitsstörungen, eine Tatsache, auf die bereits Jung zu Recht hingewiesen hatte (▶ Abschn. 3.1).

In den Publikationen der Kernberg-Gruppe zur empirischen Psychotherapieforschung der von ihm eingeführten Übertragungs-fokussierten Psychotherapie (TFP) wird weder der Persönlichkeits- noch Temperamentsbegriff erwähnt, noch deren Stellenwert für das Therapie-Outcome diskutiert *(Clarkin et al. 2001; 2004; 2007; Levy et al. 2006).* Auch in den beiden anderen RCT-Studien zur TFP *(Doering et al. 2010; Giesen-Bloo et al. 2006)* findet diese Thematik keine Berücksichtigung.

Trotz Nachweis der grundsätzlichen Wirksamkeit von Kernbergs Therapie bei der Borderline-Persönlichkeitsstörung ist das Ausmaß der Therapieeffekte zurückhaltend zu beurteilen, wie Kernberg selbst feststellt *(Kernberg 2014).* Dies bestätigte sich auch in einer Metaanalyse für andere Therapieverfahren *(Stoffers et al. 2012).* In Anbetracht der oben angeführten Argumentation wie auch des Störungsgrades ist jedoch die Begrenztheit der erreichbaren Therapieeffekte durchaus erwartbar. Für die zukünftige empirische Psychotherapieforschung ist es daher wichtig, das Temperament als Prädiktorvariable des Therapie-Outcomes zu berücksichtigen (▶ Kap. 8). Dieses Vorgehen entspräche durchaus Kernbergs Grundgedanken.

Trotz der genannten Kritikpunkte hinsichtlich der Ausarbeitung des Temperamentskonzepts für sein Psychotherapiemodell ist hervorzuheben, dass sich Kernberg als einer der wenigen Psychoanalytiker von Rang uneingeschränkt zur Wertigkeit des Temperaments bekennt und sich dadurch faktisch in die von Jung begründete Tradition der Rezeption des Temperaments innerhalb der Psychoanalyse stellt.

Psychologische Temperamentstheorien

Reinhard J. Boerner

R. J. Boerner, *Temperament*, Psychotherapie: Praxis,
DOI 10.1007/978-3-642-39505-5_4, © Springer-Verlag Berlin Heidelberg 2015

4.1 Frühe psychologische Temperamentstheorien

4.1.1 Die Temperamentstheorie von Wundt

Wilhelm Wundt (1832–1920) gilt als der eigentliche Begründer einer naturwissenschaftlich-experimentellen Psychologie. Das von ihm vertretene Forschungsparadigma der Psychologie wurde prägend für eine ganze Generation psychologischer Forscher, so beeinflusste seine Auffassung nachhaltig die Entwicklung der Psychologie als akademische Disziplin in den USA. Seine Temperamentsauffassung war so überzeugend, dass sie bis in die heutige Zeit hinein immer wieder in der psychologsichen wie psychiatrischen Temperamentsliteratur zitiert wird *(Akiskal 1995; Eysenck 1953/1970; Strelau 1998; Eysenck u. Eysenck 1985; Akiskal et al. 2002)*.

Wundt war umfassend gebildet. Nach einem Studium der Medizin habilitierte er 1857 in Heidelberg, trat dort eine Privatdozentur an und hielt zunächst Vorlesungen über Physiologie, von 1858 bis 1863 über die »Psychologie vom naturwissenschaftlichen Standpunkt«. 1864 trat er eine Professur für Anthropologie und Medizinische Psychologie in Heidelberg an, um ab 1875 an der Universität Leipzig eine Professur für Philosophie zu übernehmen. Dort lehrte er bis zu seiner Emeritierung.

1879 gründete er in Leipzig das weltweit erste Institut für experimentelle Psychologie. Sein publikatorisches Werk ist sehr umfangreich: Allein sein Standardwerk »Grundzüge der Physiologischen Psychologie« *(Wundt 1874; 1908–1911)* erschien in mehreren Auflagen über annähernd vier Jahrzehnte hinweg, daneben – widmete er sich neurologischen, experimentalpsychologischen, aber auch philosophischen und ethischen Themen.

Wundts Ausführungen zum Temperament sind im Vergleich zu seinem sonstigen Werk eher knapp gehalten und waren dennoch prägnant genug, um eine große Bedeutung in der Rezeption der Temperamentsforschung zu bewirken *(Wundt 1874; 1893, S. 519–521)*.

Für Wundt stellen Temperamente *»individuelle Dispositionen der Seele zur Entstehung der Gemüthsbewegungen« (Wundt 1893, S. 519)* dar, sie setzen sich aus *»Trieb und Affect« (Wundt 1893, S. 519)* zusammen.

Wundt bezieht sich ausdrücklich auf die antiken Temperamente, denen er in Bezug auf ihre phänomenologisch-deskriptive Eigenschaft zugutehält, dass *»sie aus einer feinen Beobachtung der individuellen Verschiedenheiten des Menschen entsprungen sind« (Wundt 1893, S. 519)*. Darüber hinaus greift er auch auf die Temperamentsauffassung von Kant zurück (► Abschn. 2.2).

Ausgehend von der antiken Vierteilung der Temperamente gelangt er zu einer neuen zweidimensionalen Differenzierung: *»Auch die Viertheilung der Temperamente läßt sich noch rechtfertigen, weil wir in dem individuellen Verhalten der Affecte und Begehrungen zweierlei Gegensätze unterscheiden können: Zum einen der sich auf die Stärke und zum anderen einen zweiten, der sich auf die Schnelligkeit des Wechsels der Gemüthsbewegungen bezieht. Zu den starken Affecten neigt der Choleriker und Melancholiker, zu schwachen der Sanguiniker und Phlegmatiker. Zu raschem Wechsel ist der Sanguiniker und Choleriker, zu langsamem der Melancholiker und Phlebomatiker disponirt« (Wundt 1893, S. 519)*.

Aus der Zuordnung der antiken Temperamente zu seinen beiden Achsen »Stärke« bzw. »Schwäche« des Gefühlsausdrucks sowie Schnelligkeit des Wechsels der Emotionen, leitet er ein Vierfelderschema ab (◘ Abb. 4.1).

Im Vergleich zu der bisherigen kategorialen Auffassung der Temperamente führt Wundt ein dimensionales Konzept ein, das grundsätzlich eine quantitative, psychometrische Erfassung von Temperamentsdimensionen zulässt.

Eindrücklich beschreibt er die psychologischen Aspekte der jeweiligen Temperamente: Während sich das sanguinische und cholerische Temperament aufgrund seiner jeweiligen *»schnellen Beweglichkeit« (Wundt 1893, S. 520)* gegenwärtigen Eindrücken zuwendet, sind die beiden langsameren Temperamente *»mehr auf die Zukunft gerichtet« (Wundt 1893, S. 520)*. *»Der Melancholiker vertieft sich in die Gefühle, die eine freudelos erwartete Zukunft in ihm anregt; der Phlegmatiker hält in zäher Ausdauer an einmal begonnenen Entwürfen fest« (Wundt 1893, S. 520)*.

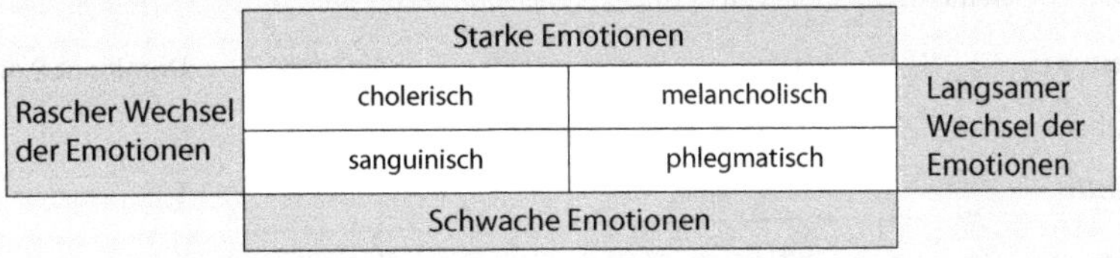

Abb. 4.1 Die Temperamentsdimensionen nach Wundt

Wundt hebt den universellen Charakter der Temperamente als konstitutive Verhaltenskategorie aller Lebewesen hervor. Temperamentsunterschiede sind somit gleichermaßen wesentlich für die Beschreibung und Erklärung von Verhaltensunterschieden bei Tieren, Individuen, Familien, Menschenrassen bzw. Völkergruppen.

Im Unterschied zu der geschichtlich unterschiedlichen Bewertung von Temperamenten (vgl. Kant), z. B. der positiven Einschätzung des sanguinischen Temperaments, ist Wundt diesbezüglich zurückhaltend. Für ihn sind alle Temperamente gleichermaßen wertvoll, da sie jeweils spezifische Vor- und Nachteile für die Verhaltensorganisation und -anpassung aufweisen. Aus seiner Sicht besteht die »*Kunst des Lebens*« darin, in der jeweiligen Lebenssituation auf passende Temperamente zurückzugreifen: »*Sanguiniker soll er sein bei den kleinen Leiden und Freuden des täglichen Lebens, Melancholiker in den ernsteren Stunden bedeutender Lebensereignisse, Choleriker gegenüber den Eindrücken, die sein tieferes Interesse fesseln, Phlegmatiker in der Ausführung gefaßter Entschlüsse« (Wundt 1893, S. 521).*

Aber auch Temperamente selbst können sich bei einseitiger Verteilung oder Dominanz des einen Temperaments über die anderen als in der Lebensführung dysfunktional erweisen, eine Auffassung, die beispielsweise von *Strelau (1998)* mit dessen Konzept des sog. »Temperamentsrisikofaktors« (TRF) aufgegriffen wurde (▶ Abschn. 4.2.2). In solchen Fällen ist es nach Wundt sinnvoll, entweder die gegebenen Temperamente zu beeinflussen oder sich Verhaltensweisen anderer Temperamente zu eigen zu machen.

Obwohl Wundt seine Temperamentstheorie nicht systematisch ausgearbeitet oder empirisch untersucht hat, war sie dennoch wegweisend für eine empirisch-psychologische Temperamentsforschung. Hierauf weist insbesondere Eysenck hin (▶ Abschn. 4.3.1). Wundt macht deutlich, dass es sich beim Temperament um einen für die Psychologie konstitutiven Begriff handelt und eröffnet die Perspektive für einen operationalen empirischen Forschungsansatz.

4.1.2 Die Temperamentstheorie von Heymans und Wiersma

Nachdem zuvor ausschließlich medizinische und philosophische Theorien die wissenschaftliche Diskussion um das Temperament bestimmt hatten, begann Anfang des 20. Jahrhunderts eine systematische empirisch-psychologische Temperamentsforschung.

Als ein »*wahrer Pionier*« *(Eysenck u. Eysenck 1985, S. 56)* dieser neuen Richtung kann der niederländische Psychologe Gerard Heymans (1875–1930) angesehen werden, der annähernd vier Jahrzehnte zwischen 1890 und 1928 Psychologie an der Universität Groningen lehrte. Gemeinsam mit seinem Mitarbeiter Enno Wiersma publizierte er zwischen 1906 und 1909 eine erste umfassende empirische Studie zum Temperament unter dem Titel »Beiträge zur speziellen Psychologie aufgrund einer Massenuntersuchung« *(Heymans u. Wiersma 1906 a; b; 1907; 1908 a; b; 1909).*

Theoretischer Ausgangspunkt war eine zuvor von *Heymans (1908)* publizierte Studie, in der er anhand bestimmter Persönlichkeitsmerkmale die Biografien von 110 bedeutenden Persönlichkeiten des 15. bis 19. Jahrhunderts untersucht hatte. Hieraus leitete Heymans die drei Hauptdimensionen Emotionalität bzw. emotionale Instabilität, Aktivität (allgemeine Dynamik) sowie einen bipolaren

Tab. 4.1 Die Temperamentstypologie von *Heymans u. Wiersma (1909, S. 6)*

Temperamentstyp		N	Emotionalität	Aktivität	Dominanz P oder S
1	Amorph	98	–	–	P
2	Apathisch	94	–	–	S
3	Nervös	174	+	–	P
4	Sentimental	113	+	–	S
5	Sanguinisch	95	–	+	P
6	Phlegmatisch	439	–	+	S
7	Cholerisch	257	+	+	P
8	Leidenschaftlich	597	+	+	S
Nicht zu klassifizieren:		656	–	–	–
Total:		2.523	–	–	–

Anm.: P = Primärfunktion; S = Sekundärfunktion; »+« = hohe Ausprägung, »–« = niedrige Ausprägung; »–« = leer

Faktor mit der Dominanz der sog. Primär- oder Sekundärfunktion ab. Letztere wurde von *Gross (1902;* ► Abschn. 6.1*)* als neurophysiologische Hypothese zur Unterscheidung zweier Persönlichkeitstypen beschrieben und u. a. von Jung in dessen Typologie von Extraversion und Introversion übernommen *(Jung 1921;* ► Abschn. 3.1*)*.

Diese Dimensionen wurden in der o. g. Studie untersucht *(»Massenuntersuchung«; Heymans u. Wiersma 1906 a; b; 1907; 1908 a; b; 1909)*. In dieser wurden 3000 niederländische Ärzte gebeten, in einer von ihnen ausgesuchten Familie jedes Familienmitglied anhand einer vorgegebenen Merkmalsreihe einzuschätzen. 400 Ärzte antworteten, insgesamt konnten 2523 Personen untersucht werden. Ein größerer Teil der o. g. Publikationen befasst sich mit Hypothesen zur möglichen genetischen Basis der ermittelten Verhaltensähnlichkeiten bzw. -unterschiede. Für *Strelau (2008)* ist dieser Teil ihrer Forschung wertvoll, da hier bereits die Idee einer Interaktion von Erbe und Umwelt als Grundlage für die Ausprägung von Temperamentsunterschieden vorweggenommen wird.

In der genannten Studie erfolgte die Einschätzung der Emotionalität in Form eines Globalurteils des Arztes während der persönlichen Untersuchung. Die Dimension Aktivität wurde anhand von drei Eigenschaften eingeschätzt, u. a. »Er (sie) ist immer aktiv in Büro, Arbeit, Schule oder Haushalt«. Der dritte Faktor (Primär- oder Sekundärfunktion) wurde anhand des Durchschnitts von 10 Merkmalen ermittelt, u. a. »Freude an Veränderungen« (6) bzw. »Er handelt oft gegen seine eigenen Prinzipien« (10).

Je nachdem, ob eine Person in den Hauptmerkmalen oberhalb oder unterhalb des Durchschnitts eingeschätzt wurde (+ oder –), ergeben sich acht Kombinationen, die jeweils einem Temperamentstyp entsprechen (◘ Tab. 4.1).

Weitere statistische Auswertungen, z. B. aus der Zuordnung von jeweils zwei Dimensionen mit hoher bzw. niedriger Ausprägung in Vier-Felder-Tafeln, zeigten, dass die Dimensionen Emotionalität und Aktivität relativ unabhängig voneinander waren. Die Stärke der Primärfunktion korrelierte mit Emotionalität sowie dem Mangel an Aktivität, die Stärke der Sekundärfunktion mit einem Mangel an Emotionalität und Aktivität. Zusätzlich nahmen Heymans und Wiersma weitere statistische Auswertungen auf der Grundlage ihrer acht Temperamentstypen vor. Aus ihren Korrelationsberechnungen konnten sie drei weitreichendere Merkmalstypen ableiten.

Heymans war der Erste, der psychologische Untersuchungen beispielsweise zur motorischen und sensorischen Perseveration gezielt mit

Temperamentsdimensionen korrelierte *(Heymans u. Brugmann 1913)*. Auf diese Weise konnte durch ein unabhängiges Rating der Primär- und Sekundärfunktion eine *»reliable Messung des Ausmaßes der Entwicklung der Sekundärfunktion« (dto., 329)* erfolgen.

Die Forschung von Heymans und Wiersma hatte einen eher indirekten Einfluss auf die weitere Entwicklung der empirischen Persönlichkeits- bzw. Temperamentsforschung. Der englische Psychologe Webb betonte bereits früh ihren theoretischen und methodischen Wert. Webb, der als Erster eine Faktorenanalyse auf dem Gebiet der Persönlichkeitsforschung durchführte, extrahierte in seiner Studie an 140 Personen (Studenten und Schuljungen) zwei allgemeine Faktoren, den der Intelligenz »G« (Allgemeine Intelligenz) sowie einen vom ihm »W« (Wille) genannten Faktor, der sich inhaltlich als Gegenteil der von Heymans und Wiersma beschriebenen Emotionalität interpretieren lässt *(Webb 1915)*.

Eine Reanalyse der Webb'schen Studie *(Garnett 1918)* erbrachte einen zusätzlichen Faktor »C« (Cleverness), der nach Eysenck sowohl Heymans Primär- und Sekundärfunktion als auch Jungs Extraversion-Introversion ähnelt *(Eysenck u. Eysenck 1985, S. 60)*.

Weitere Reanalysen dieser Studie *(McCloy 1936; Reyburn u. Taylor 1939)* wiesen große Ähnlichkeiten mit den Dimensionen von Heymans und Wiersma nach.

Der Psychologe Hans Jürgen Eysenck hat sich ausführlich mit dem Werk von Heymans und Wiersma befasst *(Eysenck u. Eysenck 1953/1970, S. 105 ff.; Eysenck u. Eysenck 1985, S. 53–60)*.

In Fortführung der »Londoner Schule« der Psychologie hebt Eysenck allgemein den besonderen Stellenwert von Heymans Forschung für eine empirische Persönlichkeits- bzw. Temperamentsforschung hervor: Er sei der Erste gewesen, der systematisch Ratingverfahren und objektive Labortests eingesetzt, der sich statistischer Verfahren bedient und schließlich eine grundlegende neurophysiologische Hypothese der Primär- und Sekundärfunktion *(nach Gross 1902;* ▶ Abschn. 6.1*)* seiner Persönlichkeits- bzw. Temperamentstheorie zugrunde gelegt habe.

Eysenck hebt die große Übereinstimmung von Heymans achtdimensionaler Temperamentstypologie mit der von *Ribot (1892), Malapert (1897), Queyrat (1896)* sowie *Martiny (1948)* hervor *(Eysenck 1953/1970, S. 106)*. Ebenso ordnet er Heymans Typologie Jungs acht Typendimensionen zu *(dto.;* ▶ Abschn. 3.1*)*: Demnach entspricht Heymans amorpher Typ Jungs intuitiv-introvertiertem Typ, der apathische dem sensitiv-introvertierten, der nervöse dem extravertiert-denkenden, der sentimentale dem introvertiert-fühlenden, der sanguinische dem sensitiv-extravertierten, der phlegmatische dem intuitiv-extravertierten, der cholerische dem extravertierten Gefühlstyp sowie der leidenschaftliche dem extravertierten Denktyp.

Für Eysenck ist die Heyman'sche Dimension »Aktivität« sehr inkonsistent und daher vernachlässigbar. Für ihn zeigen sich deutliche Übereinstimmungen von Heymans »Emotionalität« mit seinem Faktor »emotionale Instabilität«, »Unreife« oder »Neurotizismus« sowie Heymans »Primär- bzw. Sekundärfunktion« mit seinen Faktoren »Extraversion« und »Introversion«.

Die dominante Primärfunktion mit den Merkmalen wie »Impulsivität«, »Immer in Bewegung«, »oberflächlich«, »erzählt Witze« und »lacht viel« entspreche hingegen seiner Extraversion, die dominante »Sekundärfunktion« mit Merkmalen wie »ruhig«, »zum introspektiven Denken neigend«, »lacht wenig«, zeige depressive Tendenzen seiner Introversion.

Heymans »nervöser Typ« mit starker Emotionalität und dominanter Primärfunktion entspreche seinem neurotisch extravertierten Typ, Heymans »sentimentaler Typ« mit ausgeprägter Emotionalität und dominanter Sekundärfunktion seinem neurotisch introvertierten Typ. Diese Zuordnung sieht Eysenck durch den unmittelbaren Vergleich der von Heymans beschriebenen Merkmale beider Typen mit seiner Merkmalsbeschreibung bestätigt *(Eysenck 1953/1970, S. 109)*.

In einer Reanalyse der originalen Datensätze von Heymans Studie mit einer faktorenanalytischen Methodik konnte Eysenck bestätigen, dass sein Faktor »Neurotizismus« mit Heymans »Emotionalität« übereinstimmt, sein Faktor »Extraversion« vs. »Introversion« mit Heymans »Primär-« bzw. »Sekundärfunktion« *(Eysenck 1970)*.

Auch in weiteren Studien konnten Heymans Dimensionen »Emotionalität« und »Aktivität« repliziert werden, die Primär- und Sekundärfunktion wurde als voneinander abhängig bestätigt *(van der Werff 1985; van der Werff u. Verster 1987)*. Heymans Forschung wurde auch in Frankreich rezipiert *(Le Gall 1950; Le Senne 1945)*.

4.2 Die osteuropäische Temperamentsforschung

4.2.1 Die Moskauer Schule

Die Theorie von Pawlow

Theoretische Grundlagen und empirische Forschung

Der russische Physiologe und Arzt Iwan Petrowisch Pawlow (1849–1936) zählt zu den Pionieren und entscheidenden Wegbereitern einer experimentellen Lernforschung. Auf ihr basiert u. a. die frühe Verhaltenstherapie *(Ehlert 2003; Eysenck 1957/1961; Wolpe 1958)*, aber auch die experimentell-naturwissenschaftlich ausgerichtete Temperamentsforschung in Osteuropa *(Strelau 1998)*. Die westliche Persönlichkeits- und Temperamentsforschung wie die von Eysenck und Gray wurde durch Pawlows Arbeiten wesentlich beeinflusst *(Eysenck u. Levy 1972,* ► Abschn. 4.3.1; *Nebylitsyn u. Gray 1992;* ► Abschn. 4.3.2*)*.

Einen detaillierten Überblick über Pawlows Biografie und sein wissenschaftliches Werk geben *Babkin (1951)* sowie *Kussman (1984)*. Der in Rjasan/Russland geborene Pawlow wurde 1876 nach einem abgeschlossenen Studium der »Physiologie der Tiere« wissenschaftlicher Mitarbeiter an der Veterinärmedizinischen Abteilung der Militärmedizinischen Akademie der Petersburger Universität und schloss dort 1879 sein Medizinstudium ab.

Aufgrund der Zusammenarbeit zwischen dem Petersburger Physiologischen Institut und den deutschen Physiologen C. Ludwig sowie R. Heidenhain absolvierte Pawlow in Deutschland 1877 sowie zwischen 1884 und 1886 zwei Forschungsaufenthalte. Pawlow sprach fließend Deutsch, er kannte das Werk Freuds sowie die Arbeiten von Kraepelin und Kretschmer.

1890 übernahm er zunächst den Lehrstuhl für Pharmakologie an der Petersburger Militärmedizinischen Akademie, 1895 schließlich den dortigen Lehrstuhl für Physiologie, den er bis 1925 innehatte. 1897 erschienen seine »Vorlesungen über die Arbeit der Hauptverdauungsdrüsen«, die 1902 auch in englischer Sprache publiziert wurden. 1904 wurde ihm hierfür der Nobelpreis für Medizin verliehen *(Pawlow 1897; 1953–1954)*. Nach der russischen Revolution 1917 wurde seine Forschung durch die neue sowjetische Regierung bis zu seinem Lebensende nachhaltig gefördert. Dies ermöglichte ihm u. a. zahlreiche Vortragsreisen in das europäische Ausland sowie in die USA. So besuchte er beispielsweise 1926 das »Psychophysiologische Labor« von W. H. Gantt in Baltimore, 1929 hielt er in Boston einen Vortrag beim Internationalen Physiologenkongress *(Boerner 2014)*. Pawlow blieb bis kurz vor seinem Tode wissenschaftlich aktiv.

Nach *Kussman (1984, S. 14)* lässt sich Pawlows wissenschaftliches Werk in mehrere Schaffensperioden unterteilen: So wandte sich Pawlow zunächst der Innervation der Bauchspeicheldrüse und des Herzens zu (ca. 1876–1884), es schlossen sich Studien zur Pathologie und Therapie der Verdauung an (ca. 1886–1903).

Als zentral ist seine Forschung zu bedingten Reflexen anzusehen (1901–1936): Ab 1900 verlagerte sich Pawlows Forschungsschwerpunkt auf dieses von ihm sog. »psychische Moment«. Auf dem Madrider Kongress von 1903 stellte Pawlow erstmals seine Theorie zu den »unbedingten« und »bedingten« Reflexen vor *(Pawlow 1903; Zeier 1984, S. 7)*. 1906 hielt er in London einen Vortrag über die »Naturwissenschaftliche Erforschung der sog. Seelentätigkeit der Tiere« *(sog. Huxley Vortrag; Pawlow 1906)*. Den Terminus *»höhere Nerventätigkeit«* verwandte er erstmals 1909 *(Pawlow 1953–1954, Bd. III/1, S. 58)*.

Ab den 1920er-Jahren widmete sich Pawlow der Anwendung seiner Reflextheorie auf menschliches Verhalten: So legte er eine eigene Sprachtheorie *(»zweites höheres Signalsystem«; Pawlow 1953–1954, Bd. III/2)* wie auch eine Theorie des Temperaments (»Typen der höheren Nerventätigkeit«; *Pawlow 1927; 1935 a; S. u.)* vor. Schließlich suchte er Neurosen (»experimentelle Neurose«), Hysterien *(Pawlow 1933; Pickenhain 1959)*, Psychosen sowie hypnotische Zustände hierdurch zu erklären.

Für seine Temperamentstheorie grundlegend waren, beginnend mit einer bereits 1910 durchgeführten Studie *(Nikiforovsky 1952)*, seine Konditionierungsexperimente. Bei diesen fanden sich individualtypische Unterschiede im Konditionierungsverhalten der Versuchshunde hinsichtlich Geschwindigkeit, Effizienz, Genauigkeit, Intensität sowie Veränderbarkeit des Verhaltens. Dies führte Pawlow zu der Hypothese, dass diese Reaktionsunterschiede auf einer unterschiedlichen, vererbten Ansprechbarkeit der Nervenzellen beruhen *(Pawlow 1923)*.

Pawlow folgerte hieraus, dass die Nerventätigkeit grundsätzlich auf zwei gegensätzlichen Mechanismen bzw. Prozessen beruht, dem Erregungs- sowie dem Hemmungsprozess *(Pawlow 1935 b, S. 513)*. Auf der Grundlage seiner *»langjährigen Beobachtungen im Laboratorium«* sowie seines *»Studiums einer sehr großen Anzahl von Hunden nach der Methode der bedingten Reflexe«* definierte Pawlow drei *»lebenswichtige Erscheinungsformen und Kombinationen der höheren Nerventätigkeit« (Pawlow 1935 a, S. 492ff.)*: Die *Stärke der Nervenprozesse*, ihr *Gleichgewicht* sowie ihre *Beweglichkeit*. Diese drei Eigenschaften des Nervensystems sind für Pawlow für die optimale Anpassung des Individuums an die Umweltanforderungen notwendig *(»Gleichgewichtseinstellung«, dto., S. 492)*.

Unter der Stärke der Nervenprozesse versteht Pawlow *»die Stärke […] des Erregungs- und des Hemmungsprozesses, die ständig eine einheitliche Nerventätigkeit darstellen« (dto., S. 492)*. Im Weiteren fasst Pawlow allerdings hierunter vor allem die Stärke des Erregungsprozesses *»als wichtigste Eigenschaft für den Typ des Nervensystems« (dto., S. 496)*. Die Bedeutung des Hemmungsprozesses bleibt theoretisch unscharf, da Pawlow dieses Konstrukt wiederholt geändert und auch nicht eindeutig ausgearbeitet hat.

Die *Stärke der Nervenprozesse* zeigt sich darin, dass die Nervenzellen intensive, lang andauernde Stimulation ohne eine sog. »protektive Hemmung« tolerieren. Je stärker das Nervensystem ist, desto höher ist die Toleranz gegenüber einer längeren und stärkeren Stimulation. Bei einem schwachen Nervensystem hingegen reagieren Personen bei gleicher Reizintensität mit einer stärkeren Erregung. So gehört nach Pawlow beispielsweise der »furchtlose« Hund zum »starken Typ«, bei dem sich aufgrund seiner ausgeprägten Erregung bedingte Reflexe rasch ausbilden und auch beständig bleiben. Der ängstliche Hund hingegen ist aufgrund seiner schwachen Erregung ein »schwacher Typ«, bei dem sich bedingte Reflexe in umgekehrter Weise, wenn überhaupt, nur sehr langsam ausbilden *(dto., S. 494)*.

Das Konditionierungsverhalten hängt jedoch auch von der Reizintensität ab: Bei niedriger Reizintensität bilden Individuen mit einem schwachen Nervensystem konditionierte Reaktionen schneller aus, diese sind auch beständiger und löschungsresistenter als bei Individuen mit einem starken Nervensystem *(Strelau 1983, S. 3–5)*.

Unter *Gleichgewicht der Nervenprozesse* versteht Pawlow das Verhältnis der Stärke der Erregungs- sowie Hemmungsprozesse, d. h. die Fähigkeit des Individuums, für eine optimale Anpassung an die Anforderungen der Umwelt, je nach Situation *»die Vorherrschaft der einen Erregung durch eine andere »abzulösen«, eine Erregung durch eine Hemmung zu ersetzen und umgekehrt« (Pawlow 1935 a, S. 493)*, beispielsweise die Reaktion auf einen Reiz zu hemmen, damit eine Reaktion auf einen anderen Reiz erfolgen kann. Die *Beweglichkeit* wird schließlich als die Geschwindigkeit des Wechsels von Erregung und Hemmung definiert. Allerdings hat Pawlow laut eigener Aussage dieses theoretische Konstrukt nie ausgearbeitet *(dto., S. 505)*.

Aus diesen drei Eigenschaften des Nervensystems können je nach Vorherrschen sowie der Ausprägung ihrer Einzelmerkmale (Stärke vs. Schwäche, Gleichheit vs. Ungleichheit, Labilität vs. Trägheit) acht bis 24 *»Nerventypen«* abgeleitet werden *(dto., S. 493)*.

Für Pawlow stellt das Temperament eine zentrale anthropologische Kategorie dar: *»Das Temperament bildet einen sehr wesentlichen Teil der Konstitution« (dto., S. 346)*. An einer anderen Stelle schreibt er: *»Das Temperament ist die allgemeinste Charakterisierung jedes einzelnen Menschen, die grundlegendste Charakterisierung seines Nervensystems, und es gibt der gesamten Tätigkeit jedes Individuums ein ganz bestimmtes Gepräge« (dto., S. 351)*. Pawlow zeigt sich überzeugt, eine neue *»physiologische Lehre von den Temperamenten«* als Ergebnis *»eines mit einer neuen Methode durchgeführten*

■ **Tab. 4.2** Pawlows Analogie seiner Nerventypen mit den antiken Temperamenten. (Adaptiert nach *Pawlow 1927, S. 351–352; 1935 a*)

Differenzierter Haupttyp	Antikes Temperament	Merkmale
Starker unausgeglichener Typ	Choleriker	Kämpferisch, übermütig, leicht und schnell erregbar
Starker ausgeglichener träger Typ (Erster Zentraler Typ)	Phlegmatiker	Ausgeglichen, gesund, widerstandsfähig, lebenskräftig, ruhig, gleichmäßig, unentwegt beharrlich
Starker ausgeglichener beweglicher Typ (Zweiter Zentraler Typ)	Sanguiniker	Ausgeglichen, gesund, widerstandsfähig, lebenskräftig, feurig, sehr produktiv bei ständiger Anregung, ansonsten langweilig kraftlos
Schwacher Typ	Melancholiker	Ohne Glaube, hoffnungslos, negativ-ängstliche Haltung

Studiums der höheren Nerventätigkeit« (dto., S. 345) begründet zu haben.

Für Pawlows eigene Typologie war es ihm wichtig, diese auf den *»Hauptkomponenten des Verhaltens des Menschen und der höheren Tiere« (dto., S. 439)* bzw. deren *»Hauptzüge« (dto., S. 501)* aufzubauen. Bei der Auswahl seiner Typen schloss er sich der antiken Temperamentslehre des Hippokrates an, den er als *»griechisches Genie« (dto., S.439)* bzw. *»Genius« (dto., S. 501)* bezeichnete. Diesem sei es bereits gelungen, *»aus der Menge unzähliger Varianten des menschlichen Verhaltens« (dto., S. 501)* die wesentlichen Hauptzüge zu bestimmen. Pawlow war davon überzeugt, dass die antike Temperamentslehre auch deshalb *»der Wahrheit sehr nahe« (Pawlow 1927, S. 351)* komme, da diese auf einem *»menschlichen Empirismus«* sowie einer *»genialen Beobachtung«* beruhe *(dto.):*

Pawlow definierte schließlich vier *»besonders markant[e] und augenfällig[e] Typen« (Pawlow 1935 a, S. 509)*«: Den starken unausgeglichenen Typ, zwei »zentrale« Typen (den starken ausgeglichenen trägen Typ sowie den starken ausgeglichenen beweglichen Typ) sowie einen schwachen Typ *(dto., S. 348 ff.)*. Diese stellte er den antiken Temperamenten gegenüber (■ Tab. 4.2).

Bei dem *starken unausgeglichenen Typ* dominiert die Erregung, positive Reflexe lassen sich sehr leicht ausbilden, Hemmungsreflexe schwer. Hierzu schreibt Pawlow: *»Der cholerische Typ ist ein klarer, kämpferischer, ein übermütiger, leicht und schnell erregbarer Typ« (Pawlow 1927, S. 351–352).*

Bei dem *zentralen Typ* des Nervensystems sind *»die Prozesse der Erregung und Hemmung ausgeglichen« (dto., S. 349)*, d. h. sowohl positive wie auch Hemmungsreflexe werden gleichermaßen gut ausgebildet und bleiben relativ stabil. Bei diesem Typ differenziert Pawlow zwei Unterformen: Bei der *»trägen«* Untergruppe verhalten sich die Versuchstiere sehr ruhig, bei der anderen *(»beweglichen«)* sind sie demgegenüber *»äußerst lebhaft« (dto., S. 351)*. Pawlow schreibt: *»In der goldenen Mitte aber stehen das phlegmatische und das sanguinische Temperament. Dies sind zwei ausgeglichene und deswegen gesunde, widerstandsfährige und echte, lebenskräftige Nerventypen, wie verschieden, ja sogar entgegengesetzt die Vertreter dieser Typen im Äußeren auch sein mögen. Der Phlegmatiker ist ein ruhiger, immer gleichmäßiger, unentwegter und beharrlicher Arbeiter. Der Sanguiniker ist ein feuriger, sehr produktiver Arbeiter, aber nur dann, wenn er viel und interessante Arbeit hat, d. h. wenn eine ständige Anregung vorhanden ist. Wenn aber eine solche Arbeit fehlt, wird er langweilig, kraftlos, ganz wie unsere sanguinischen Hunde (gewöhnlich nennen wir sie auch so), die im höchsten Grade lebhaft und sachlich sind, wenn sie von der Umgebung angeregt werden, sofort aber schlummern und schlafen, wenn die Anregungen fehlen.« (dto., S. 352).*

Bei dem *schwachen Typ* hingegen besteht eine *»Schwäche sowohl des Erregungs- wie Hemmungsprozesses« (dto., S. 509)*. Positive Reflexe lassen sich nur schwer ausbilden, sie bleiben sehr unbeständig und werden durch die geringste Veränderung gehemmt. »*Das melancholische Temperament ist sichtlich ein hemmbarer Typ des Nervensystems. Für den Melancholiker wird anscheinend jedes Ereignis des Lebens zu einem hemmenden Agens, da er an gar nichts glaubt, auf gar nichts hofft, in allem nur schlechtes, nur gefährliches sieht und erwartet (dto., S. 352).*

Pawlow übertrug seine Typologie schließlich auf psychiatrische Erkrankungen (s. o.). Hierzu stellte er bereits 1927 erste Überlegungen an *(Pawlow 1927)*, die er später auf dem Hintergrund seines vertieften Wissens in der Psychiatrie, u. a. durch Hospitation in Nerven- und psychiatrischen Kliniken, systematisierte *(Pawlow 1935 a)*. Für dieses Forschungsinteresse war Pawlows Wunsch maßgeblich, Freuds – aus seiner Sicht spekulativen – Theorie eine naturwissenschaftlich fundierte entgegenzusetzen *(Kussman 1984, S. 20)*. Er war davon überzeugt, dass seine Theorie der Freuds weit überlegen sei *(Pawlow nach Kaminski 1984, S. 195 f.)*.

Die Anwendung seiner Theorien auf das Temperament sowie psychiatrische Erkrankungen diskutierte Pawlow mit seinen Mitarbeitern ab 1929 in regelmäßigen »Mittwochskolloquien« *(Pawlowsche Mittwochskolloquien 1955)*, die er in Anlehnung an Freuds »Mittwochsgesellschaft« initiiert hatte. Zwischen 1931 und 1936 vertiefte Pawlow seine psychiatrische Erfahrung zusätzlich durch regelmäßige »klinische Mittwochskolloquien«.

Seiner Auffassung nach ist der *schwache Typ* prädisponiert für die Entwicklung von Neurosen *(Pawlow 1935 a, S. 509)*. Er war der Auffassung, dass Kretschmers Zyklothymie seinem *starken unausgeglichenen Typ*, dessen Schizothymie seinem *schwachen Typ* entspreche *(dto., S. 510;* ▶ Abschn. 5.2*)*. Beim ersten fehle ein Hemmungsprozess, sodass die Nervenzelltätigkeit durch ständige Erregung überansprucht sei, beim zweiten seien sowohl Erregung wie Hemmung nur schwach ausgebildet. Allerdings kritisiert er Kretschmer, da dieser seine allgemeinpsychologische Typologie von psychiatrischen Patienten abgeleitet habe.

Während Pawlows Theorie ausschließlich auf Tierexperimenten basierte, führten seine Mitarbeiter *Ivanov-Smolensky (1935; 1953)* sowie *Krasnogorsky (1939; 1953)* erste Konditionierungsexperimente bei Kindern durch. Diese Studien bestätigten im Wesentlichen die Pawlow'sche Typendifferenzierung. So konnte *Ivanov-Smolensky (1935; 1953)* in seinen Experimenten mit *verbaler Konditionierung* einen sog. *mobilen, langsamen, erregbaren* und *gehemmten Typ* nachweisen.

Von *Krasnogorsky (1939; 1953)* stammt eine experimentelle Differenzierung in vier Reaktionstypen, die ebenfalls mit der antiken Temperamentstypologie in Analogie gesetzt wurden. Auf der Grundlage zwischenzeitlicher Wissensfortschritte in der Hirnphysiologie unterschied er erstmals zwischen einer corticalen und subcorticalen Erregung. Sein *sanguinisch-strenger Typ* zeichnet sich danach durch eine optimale Erregung, eine Balance von Erregung und Hemmung sowie schnelle Reaktionen einer auf ein Gleichgewicht ausgerichteten Aktivität aus. Der *phlegmatisch-strenger Typ* ist durch eine optimale Erregung, balancierte Hirnaktivität zwischen Kortex und Subkortex sowie eine eher langsame Aktivität charakterisiert. Der *cholerisch-strenge Typ* wird demgegenüber als erregbar, deutlich unbalanciert mit einer Dominanz von Erregung in den subcorticalen Zentren beschrieben. Schließlich ist der *melancholische Typ* durch eine nur geringe corticale wie subcorticale Erregung charakterisiert.

Im Unterschied zu Pawlow, der seine Temperamentstypologie als unveränderbar angenommen hatte, stellte Krasnogorsky deren Variabilität durch Lernprozesse, Ernährung oder Krankheit heraus.

Kritische Diskussion

Die Theorie Pawlows überzeugt bis heute durch ihren konsequenten, naturwissenschaftlich-experimentellen Forschungsansatz sowie ihr umfassendes empirisches Fundament. Hervorzuheben ist, dass Pawlow mit seiner klassischen Konditionierung eines der wenigen bis heute unumstrittenen Verhaltensgesetze in der Psychologie entdeckte, deren Bedeutung in vielen Bereichen von der Grundlagenforschung bis hin zur Verhaltenstherapie nachwirkt *(Ehlert 2003; Eysenck 1957/1961; Wolpe 1958)*.

Mit seinem Forschungsansatz wurde wissenschaftsgeschichtlich der in der Psychologie des 19. Jahrhunderts vorherrschende Mentalismus sowie Introspektionismus *(Wundt; Beenfeldt 2003)* überwunden. Pawlow beeinflusste maßgeblich den aufkommenden Behaviorismus der US-amerikanischen Psychologie eines Thorndike, Watson und

Skinner *(Boerner 2014; Watson 1913; Zeier 1984)*. Eingebettet in einen politisch motivierten dialektischen Materialismus begründete seine Forschung das in der Sowjetunion sowie in Osteuropa jahrzehntelang gültige Forschungsparadigma in der Psychologie *(Strelau 1998)*.

Pawlow war der Erste, der eine naturwissenschaftliche Temperamentstheorie systematisch ausgearbeitet hat. Durch seine Reflexforschung war es ihm möglich, elementare Reaktionsparameter der Nervenzellen empirisch zu identifizieren und hierauf seine »Typen« des Nervensystems aufzubauen.

Auf dem Hintergrund seines Wissenschaftsverständnisses mag es erstaunen, dass sich Pawlow überhaupt mit dem Temperament befasst hat, das bereits zu seiner Zeit wegen spekulativer Theorien zu der vermuteten biologischen Basis aus Sicht einer strikt naturwissenschaftlichen Forschung negativ konnotiert war. Pawlow war sich allerdings der weiter gültigen anthropologischen wie konstitutionellen Bedeutung des Temperaments bewusst *(s. o.; Pawlow 1927, S. 345, 346, 351)*. Seine Temperamentstypologie erfüllt wesentliche Kriterien eines auch heute noch gültigen Temperamentsbegriffs (▶ Kap. 7). Sie beschreibt basale, dem Temperament zugrunde liegende, angeborene und zeitstabile neurophysiologische Reaktionsparameter, die die »formalen« Merkmale des Temperaments wie Tempo, Reaktionsgeschwindigkeit, Ansprechbarkeit beinhalten *(vgl. Cloningers Temperamentsdefinition,* ▶ Abschn. 6.8*)*.

Pawlow nimmt die Analogie zu der antiken Temperamentslehre unter rein phänomenologischen Gesichtspunkten vor, da er dieser aufgrund ihres »empirischen« Charakters *(»menschlicher Empirismus«; Pawlow 1927, S. 351)* als Ergebnis der *»genialen Beobachtung« (dto.)* ebenso einen Wahrheitswert zumisst wie *Wundt (1874;* ▶ Abschn. 4.1.1*)*, *Jung (1921;* ▶ Abschn. 3.1.1*)* oder *Eysenck (1953/1970;* ▶ Abschn. 4.3.1*)*. Gleichzeitig wird hierdurch die Validität der antiken Temperamentslehre unterstrichen, obwohl die ihr zugrunde liegende Humorallehre aufgegeben wird. Diese ersetzt Pawlow durch seine naturwissenschaftlich fundierte Typologie. Jahrzehnte später würdigt Strelau Pawlows Typologie als die angemessenste physiologische Interpretation der antiken Temperamentslehre *(Strelau et al. 1990, S. 210;* ▶ Abschn. 4.2.2*)*. Insofern kann er als Begründer einer modernen biologischen Persönlichkeits- bzw. Temperamentsforschung angesehen werden.

Hinsichtlich der inhaltlichen Struktur seiner Theorie ist bemerkenswert, dass diese auf einem dualen Prinzip (Erregung vs. Hemmung) aufbaut, das sich ebenso bei Gross *(»Cerebrale Sekundärfunction«; Gross 1902;* ▶ Abschn. 6.1*)*, Heymans und Wiersma (▶ Abschn. 4.1.2), Jung *(Jung 1921;* ▶ Abschn. 3.1*)* wie auch Eysenck nachweisen lässt. Möglicherweise zeigt sich hier ein empirisch begründetes zentrales Grundprinzip des Temperaments.

Trotz einiger Inkonsistenzen seiner Theorie (s. u.) konnte Pawlow in seiner jahrzehntelangen Forschung überzeugende empirische Nachweise für seine Theorie und Typologie erbringen. Dies erklärt, warum neben anderen russischen Forschern der Moskauer Schule auch Strelau (▶ Abschn. 4.2.2, »Die Theorie von Strelau«), Eysenck (▶ Abschn. 4.3.1) und Gray (▶ Abschn. 4.3.2) nicht nur Pawlows Forschungsmethodik, sondern auch seine Theorie der »Typen des Nervensystems« in ihren eigenen Persönlichkeits- bzw. Temperamentstheorien aufgriffen und weiterentwickelten *(Gray 1972; Eysenck u. Levy 1972)*.

Kritisch ist anzumerken, dass die Konstruktvalidität zentraler Theoriebegriffe bei Pawlow unbefriedigend ist. So weist *Strelau (1998)* darauf hin, dass Pawlow nahezu alle seine theoretischen Konstrukte wie beispielsweise *Stärke der Erregung* oder *Stärke der Hemmung* im Verlauf seiner jahrzehntelangen Forschung wiederholt geändert hat, ohne dass sich hierdurch allerdings deren theoretische Genauigkeit bzw. ihr Erklärungswert verbessert habe. Selbst sein zentrales theoretisches Konstrukt der *Stärke der Erregung* blieb begrifflich unscharf. Auch die *Stärke der Hemmung* wurde mehrfach geändert und bleibt dennoch ungenau *(Strelau 1969; Teplov 1964)*. Seine *Mobilität* wurde überhaupt nicht wissenschaftlich ausgearbeitet. Dies erschwert eine exakte Interpretation und Bewertung seiner Forschung.

Ein zentrales Problem in Pawlows Theorie ist, dass er die das Temperament auszeichnende Emotionalität ausschließlich als Ergebnis zugrunde liegender Reflexe bzw. Konditionierbarkeit begreift. Diese Auffassung von Emotionen ist jedoch theoretisch reduktionistisch, da sich diese weder ausschließlich über (neuro-)physiologische, noch über kognitive oder behaviorale Parameter bzw. Prozesse angemessen beschreiben oder erklären lassen. Nach heutigem Verständnis sind Emotionen als ein eigenständiges psychisches Regulationssystem zu konzeptualisieren, das die vorgenannten Dimensionen umfasst *(Krause 2007)*. Somit fehlt in Pawlows Temperamentstheorie eine theoretisch befriedigende Einordnung der emotionalen Basis des Temperaments.

Pawlows Annahme der vollständigen Übertragbarkeit tierexperimenteller Forschung auf den Humanbereich ist zurückzuweisen. Auf dem Hintergrund von Darwins Evolutionslehre war Pawlow hiervon unumstößlich überzeugt: »*Kann man das auf den Menschen übertragen? Warum nicht? Ich denke, dass man es nicht als Beleidigung für den Menschen auffassen kann, wenn sich bei ihm ähnlich wie bei den Hunden gemeinsame Grundcharaktere des Nervensystems finden*« *(Pawlow 1927–1953, S. 351)*. Diese Auffassung bestimmte auch den US-amerikanischen Behaviorismus *(»Behavioristisches Manifest«; Boerner 2014; Watson 1913)*. Zurückhaltender äußerte sich Skinner: Er war der Überzeugung, dass es besser sei, vergleichsweise »einfache« Verhaltensgesetze bei Tieren zu identifizieren, die sich dann auf den Menschen übertragen lassen, als komplexe psychologische Theorien zu konstruieren, die sich empirisch nicht prüfen lassen *(Skinner nach Werner u. Butollo 1984)*. Auch Eysenck und Gray teilten in unterschiedlicher Akzentuierung die Überzeugung der Wertigkeit tierexperimenteller Forschung für den Humanbereich *(Eysenck u. Levy 1972;* ▶ Abschn. 4.3.1; *Gray 1972;* ▶ Abschn. 4.3.2*)*.

Der Nachweis der Gültigkeit von Pawlows Typologie für den Menschen wurde erst von seinen Nachfolgern als ernsthafte Forschungsaufgabe aufgegriffen (s. o.; ▶ Abschn. 4.2.1 »Die Theorie von Teplov und Nebylitsyn«; ▶ Abschn. 4.2.1, »Die Theorie von Rusalov«). Jenseits dieser kritischen Anmerkungen zeigt auch die neuere empirische Forschung durchaus die Wertigkeit der Typologie Pawlows für das menschliche Temperament, etwa im Theorievergleich zu Eysencks PEN-Theorie (▶ Abschn. 4.3.1; ▶ Kap. 7).

Die Theorie von Teplov und Nebylitsyn

Theoretische Grundlagen und empirische Forschung

In der Nachfolge von Pawlow gehört Boris M. Teplov (1896–1965) gemeinsam mit seinem Schüler Vladimir D. Nebylitsyn zu den führenden Vertretern der russischen Psychologie nach dem Zweiten Weltkrieg.

Teplov begründete 1951 das Psychophysiologische Labor am Institut für Psychologie an der Universität Moskau, das anschließend von Nebylitsyn weitergeführt wurde. Zunächst widmete er sich über fünfzehn Jahre intensiv dem Gebiet der sensorischen Sensitivität, bevor er sich der Temperamentsforschung zuwandte. Seine Forschung stand ganz in der Tradition des experimentalpsychologisch-behavioristischen Ansatzes von Pawlow, den er konsequent weiterführte.

Sein wissenschaftliches Werk mit zahlreichen experimentellen Studien zu »Typologischen Eigenschaften der höheren nervösen Aktivität bei Menschen« wurde mehrbändig verfasst *(Nebylitsyn 1968; 1974; Teplov 1956–1967)*. In einer englischen Ausgabe fungierte Gray (▶ Abschn. 4.3.2.1) als Co-Herausgeber *(Gray 1964 a; Nebylitsyn 1972; Nebylitsyn u. Gray 1972)*. Dies weist auf die Resonanz seiner Forschung bei einem der führenden westlichen Repräsentanten der experimentell-naturwissenschaftlichen Temperamentsforschung hin. Demgegenüber blieben Teplovs Arbeiten in den USA und anderen westlichen Ländern weitgehend unbekannt.

Die Typologie Pawlows wurde von Teplov in ihren Grundzügen übernommen, jedoch in wichtigen Teilbereichen modifiziert und weiterentwickelt *(Teplov 1956; 1964)*. Den theoretischen Komplexitätsgrad von Pawlows Einteilung in vier Typen bewertete Teplov als zu gering. Er kritisierte dessen Forschungsansatz zur verbalen Konditionierung als methodisch mangelhaft und führte im Gegensatz zu Pawlow ausschließlich Humanexperimente durch, da er nur diese hinsichtlich der Erfassung der Funktionsweise humaner Hirntätigkeit für angemessen hielt.

Teplov setzte Temperament mit den dynamischen Charakteristika des Verhaltens wie Geschwindigkeit und Intensität von Reaktionen gleich. Sein Forschungsziel war es, die individualtypischen Verhaltensunterschiede als Ausdruck zentralnervöser Prozesse experimentell nachzuweisen *(Teplov 1964)*. Teplov und Nebylitsyn definierten Temperamentseigenschaften als angeboren, wenn auch nicht unmittelbar vererbt und weitgehend veränderungsstabil.

Nebylitsyn (1976) differenzierte Teplovs Temperamentsdefinition, bei der er ebenfalls auf die formalen Aspekte des Verhaltens wie Beschleunigung, Geschwindigkeit und Rhythmus fokussierte. Von ihm stammt die Unterteilung des Temperaments in die drei Hauptkomponenten Aktivität, Motorik und Emotionalität. Auf einer Achse von passiv bis energetisch zeigt sich Aktivität typischerweise in allen Verhaltensweisen. Die Motorik wird in Geschwindigkeit, Stärke, im Rhythmus sowie in der Amplitude des Verhaltens erkennbar. Schließlich wird Emotionalität durch die Merkmale Impulsivität und emotionale Labilität definiert.

Teplov und seine Forschungsgruppe postulierten vier unabhängige Eigenschaften bzw. Domänen der Tätigkeit des Zentralnervensystems (ZNS), in denen sich das Temperament zeigt: Stärke der Erregung, Mobilität, Labilität und Dynamik.

Stärke der Erregung wird als Beziehung von Ausdauer der Aktivität – dies entspricht der ursprünglichen Definition von Pawlow – und Sensitivität (Reizschwelle) definiert. Hierbei wird eine inverse Beziehung beider Parameter angenommen: Je stärker die Ausdauer der Aktivität, desto geringer die Sensitivität und umgekehrt. *Nebylitsyn (1972)* nimmt hierbei eine neurobiologische Entsprechung dieser ZNS-Eigenschaft mit dem Funktionszustand der Natrium-Kalium-Pumpe, einem wesentlichen physiologischen Funktionsparameter der Zelle, an. Bei einem elektrischen Impuls der Zelle ist die Verminderung des Gradienten von Natrium und Kalium zwischen Zellinnerem und -äußerem die Folge. Für Nebylitsyn entspricht die Stärke der Erregung der Geschwindigkeit, mit der der Gradient dieses ungleichen Verhältnisses von Natrium und Kalium abnimmt.

Teplovs Definition von Mobilität entspricht der Pawlows als Geschwindigkeit des Wechsels von Erregung und Hemmung. Labilität wird als die Geschwindigkeit definiert, mit der nervöse Prozesse initiiert werden.

Unter Dynamik wird in Anlehnung an Pawlow die Balance (Äquilibrium) von Erregungs- und Hemmungsprozessen verstanden. Teplovs Auffassung ist jedoch wesentlich differenzierter als die von Pawlow, er definiert Balance lediglich als sekundäre Kategorie zur Charakterisierung von ZNS-Prozessen. *Nebylitsyn (1972)* definiert Dynamik jedoch nicht als eine übergeordnete Kategorie, sondern ist auf die einzelnen ZNS-Eigenschaften bezogen. Gleichzeitig führte er ein globales Maß der Dynamik als Summe von Erregung und Hemmung über die vier ZNS-Eigenschaften ein, das jedoch in Studien nie verwandt wurde. Hirnstrukturell findet die Dynamik ihre Entsprechung im Verhältnis von corticaler und retikulärer Zellaktivität, erstmals wird das Elektroencephalogramm (EEG) systematisch in Studien eingesetzt.

Die Forschungsmethodik von Teplov basiert auf drei Grundsätzen: Es wird die Notwendigkeit betont, die ZNS-Eigenschaften separat zu untersuchen. Gleichzeitig wird auf psychophysiologische bzw. -physikalische Methoden fokussiert. In den experimentellen Studien werden ausschließlich sog. unwillkürliche Reaktionen untersucht, um individuelle Erfahrungen der Versuchspersonen sowie Umweltfaktoren als mögliche Störvariablen auszuschließen.

Bei den Konditionierungsexperimenten wurden unterschiedliche Untersuchungsmethoden eingesetzt (fotochemischer Reflex, EEG-Alpha-Blockade, elektrodermale Aktivität (EDA), Elektromyografie (EMG)). Hinzu kamen EEG-Studien mit Photostimulation und evozierten Potentialen (EP) als Äquivalent der ZNS-Erregungsstärke. Schließlich wurden einfache willkürliche Reaktionen in sog. RT-Experimenten untersucht, denen sich Studien zur sensorischen Sensitivität als Parameter der Erregungsstärke anschlossen.

Diese Forschung wurde in Teplovs Labor über zwei Jahrzehnte konsequent durchgeführt. Daher sind ihre Ergebnisse sehr komplex und können hier nicht im Einzelnen referiert werden, es sei auf die Originalliteratur verwiesen *(Gray 1964 a; Teplov 1956–1967; Nebylitsyn 1968; 1972; 1974; Nebylitsyn u. Gray 1972)*. Zusammenfassend ist festzustellen, dass zahlreiche Hypothesen für den Zusammenhang der untersuchten ZNS-Dimensionen mit unterschiedlichen neurophysiologischen Parametern bestätigt werden konnten.

Neben diesen Laborexperimenten wurden erstmals auch Studien durchgeführt, die den Zusammenhang der Temperamentseigenschaften mit dem Verhalten in Lernsituationen zum Gegenstand hatten. So konnte *Rozhdestvenskaya (1980)* in Lernexperimenten nachweisen, dass Versuchspersonen des starken ZNS-Typs bei hoher Motivation und Anspannung höhere Lernleistungen zeigten als solche des schwachen Typs.

Umgekehrt zeigten sich Versuchspersonen des schwachen ZNS-Typs bei Aufgaben mit geringer Anspannung und Motivation leistungsstärker. *Golubeva (1972; 1980)* stellte in Gedächtnisexperimenten ebenfalls eindeutige Beziehungen des starken oder schwachen ZNS-Typs mit der Lernleistung fest: So waren Versuchspersonen des starken Typs denen des schwachen bei Lernaufgaben mit umfangreichem Material und einem geringen Grad an Strukturiertheit überlegen.

Die ökologische Validität dieser Befunde wird schließlich in einer Feldstudie bestätigt *(Gurevich 1970)*, in der der Zusammenhang von Temperamentseigenschaften und Arbeitsleistung unter verschiedenen Stresssituationen untersucht wurde. Bei den Versuchspersonen handelte es sich um Maschinisten, die für die Stromversorgung zuständig waren und deren ZNS-Typ zuvor in Laborexperimenten festgestellt worden war.

Bei einer simulierten Betriebsstörung mit Zusammenbruch der Stromversorgung konnte entsprechend der Untersuchungshypothese gezeigt werden, dass Versuchspersonen des schwachen Typs eine deutliche Verminderung ihrer Informationsaufnahme-, Gedächtnis- und Denkleistungen zeigten als solche des starken Typs.

Kritische Diskussion

Die Temperamentsforschung von Teplov und Nebylitsyn steht – ausgehend von dem experimentalpsychologisch behavioristischen Paradigma Pawlows – ganz in der Tradition des materialistischen Ansatzes psychologischer Forschung, die der ideologisch-politischen Doktrin des Marxismus-Leninismus in der damaligen Sowjetunion entsprach.

Während Pawlow noch einen Bezug zu dem medizinisch-humoralen sowie phänomenologisch-deskriptiven Ansatz der antiken Temperamentstypologie hergestellt hatte, geht dieser Bezug bei Teplov und Nebylitsyn vollständig verloren. Stattdessen war es ihr erklärtes Ziel, das materielle Substrat des Temperaments bis auf die zelluläre Ebene hin nachzuweisen.

Im Vergleich zu Pawlow gelingt es beiden, dessen Grundtypen zentralnervöser Tätigkeit theoretisch weiter zu differenzieren. Insbesondere *Nebylitsyn (1972)* kommt das Verdienst zu, durch seine Bereichsdifferenzierung des Temperaments die für den Temperamentsbegriff wesentliche Emotionalität im Sinne seines experimentalpsychologischen Forschungsparadigmas überhaupt als theoretische Kategorie eingeführt zu haben (s. u.).

Die Wertigkeit der Forschung von Teplov und Nebylitsyn für eine allgemeine Temperamentsdefinition wurde im Vergleich zu Pawlow durch ihren humanexperimentellen Ansatz deutlich erhöht, die dem höheren Entwicklungsgrad zentralnervöser Strukturen und Prozesse bei Menschen im Vergleich zu Tieren besser Rechnung trägt und somit auch die Validität ihrer Forschung deutlich erhöht.

Mit dem konsequenten Einsatz neuer Methoden der Neuro- sowie Psychophysiologie wurde es erstmals möglich, die Untersuchung temperamentsrelevanter ZNS-Dimensionen bei Menschen auf eine neue Basis zu stellen.

Schließlich gelang erstmalig der Sprung von einer ausschließlichen neuro- und psychophysiologischen Laborforschung hin zur Untersuchung von Lernleistungen und insbesondere zu der für die klinische Bedeutung des Temperaments relevanten Stressforschung (▶ Abschn. 8.1.1) mit bemerkenswerten ersten theoriekonformen Befunden. Gerade dieser Forschungsansatz wurde beispielsweise für Strelaus RTT-Theorie impulsgebend *(Strelau 1998; 2008;* ▶ Abschn. 4.2.2*)*.

Obwohl die von Nebylitsyn vorgenommene Integration von Emotionen in dessen Temperamentstheorie aus Gründen der Hinführung zu einer allgemeinen Temperamentsdefinition grundsätzlich zu befürworten ist, bleibt seine Operationalisierung zu sehr einem experimentalpsychologisch-behavioristischen Paradigma verhaftet, als dass die eingeführte, richtungsgebende Differenzierung in Impulsivität und emotionale Labilität für eine stärkere inhaltliche Definition dieser Begriffe bzw. des allgemeinen Temperamentsbegriffs hätte genutzt werden können.

Trotz der von Teplov und Nebylitsyn vorgenommenen Differenzierung der ZNS-Typen fällt auf, dass diese zum Teil unterschiedlich bzw. unzureichend operationalisiert wurden bzw. sich auf einem abstrakt-spekulativen Niveau befinden wie das beispielsweise von Nebylitsyn eingeführte Konstrukt der globalen Messung von Erregung und Hemmung.

Strelau, ein genauer Kenner der Moskauer Temperamentsforschung *(Strelau 1998)*, da dessen eigenes Forschungsparadigma hierdurch sehr beeinflusst war, formulierte wesentliche theorieimmanente Kritikpunkte *(Strelau 1983)*. So habe Teplov die Stabilität der behaupteten ZNS-Eigenschaften nicht im Kern untersucht, sondern lediglich behauptet. Strelau wendet ein, dass entwicklungsbedingte Veränderungen der ZNS-Typen nachgewiesen wurden, so beispielsweise ein möglicher Wandel des schwachen zum starken Typ bzw. des unbalancierten zum balancierten Typ.

Auch die von Teplov behauptete Generalisierbarkeit seiner Befunde sei empirisch durch dessen eigene Forschung widerlegt, da sich ihre deutliche Abhängigkeit von der jeweiligen Laborsituation gezeigt hätte.

Teplovs Hypothese der Unabhängigkeit der vier ZNS-Eigenschaften (Typen) habe dieser nicht wirklich nachweisen können: Einerseits wären diese mit unterschiedlichen Forschungsmethoden untersucht worden, andererseits sei ein und dieselbe Forschungsmethode zur Untersuchung verschiedener Typen herangezogen worden. Teplov hätte hier die Korrelation dieser Forschungsmethoden überprüfen müssen, habe dies aber unterlassen.

Trotz dieser Einwände ist die Forschung von Teplov und Nebylitsyn für den experimentalpsychologischen Ansatz zum Verständnis des Temperaments als richtungsweisend zu bezeichnen. Durch die konsequente neuro-psychophysiologische Forschung im Humanbereich konnten sie wesentliche Annahmen der Pawlow'schen Typenlehre bestätigen und dessen originären theoretischen Ansatz konstruktiv weiterentwickeln.

Die Theorie von Rusalov

Theoretische Grundlagen und empirische Forschung

Die vorerst letzte Temperamentstheorie der Moskauer Schule stammt von dem Anthropologen und Psychologen Vladimir M. Rusalov, der als Nachfolger von Nebylitsyn das Labor für differentielle Psychologie und Psychophysiologie am Psychologischen Institut der Russischen Akademie der Wissenschaften in Moskau leitete. Unter seinen vielen wissenschaftlichen Arbeiten ragt sein Standardwerk »Biological basis of psychological individual differences« *(Rusalov 1979)* heraus.

Rusalovs Temperamentstheorie und -forschung, die sich über drei Jahrzehnte erstreckte, kann als konsequente Weiterentwicklung des experimentalpsychologischen und psychophysiologischen Ansatzes von Pawlow, Teplov und Nebylitsyn angesehen werden. Rusalov integrierte in sein theoretisches Modell neuere, zu seiner Zeit für die Psychologie innovative Theorien wie die Handlungstheorien *(Leontjew 1978; Rubinstein 1946)* sowie die kybernetischen Theorien *(Anokhin 1978; Merlin 1986)*. Für seine Temperamentstheorie wurde insbesondere der kybernetische Ansatz zum Verständnis psychischer Prozesse von *Anokhin (1978)* maßgeblich. Dieser sieht jedes Verhalten als ein Ergebnis funktionaler Systeme an, die aus dynamischen Strukturen bestehen. Für Anokhin lässt sich der gesamte Organismus als aus diesen aufgebaut begreifen, die miteinander interagieren und deren Ziel darin besteht, ein adaptives Verhalten zu generieren. Die einzelnen funktionalen Systeme stellen sich hierbei als hierarchisch organisiert dar, wobei Systeme niedrigerer Stufen die Grundlage für solche höherer Stufen darstellen. Alle Systeme weisen hierbei eine identische funktionale Struktur auf, die aus vier Komponenten besteht: Bei der *afferenten Synthese* wird das Verhalten ausgebildet, Motivation und physiologische Korrelate sind hierfür wesentliche Grundlagen. Bei der *Entscheidungsfindung* wird festgelegt, welchem Verhalten der Vorzug gegeben wird. Anschließend erfolgt die *Ausführung des Verhaltens*. Abschließend wird eine *Evaluation* hinsichtlich der Zielerreichung vorgenommen.

Zunächst ging Rusalov von den tradierten theoretischen Temperamentskonstrukten *Stärke der Exzitation* und *Stärke der Inhibition (Nebylitsyn 1972)* aus. Diese wurden operational dadurch definiert, wie lange Individuen unter bestimmten Reizbedingungen Aktivitäten aufrecht erhalten oder eine Verhaltenshemmung zeigen.

Als neue entscheidende Dimension für seine Temperamentsdefinition wurde von ihm die Plastizität des Verhaltens eingeführt, die dadurch definiert ist, wie schnell ein Individuum eine Aktivität überhaupt beginnt oder stoppt und wie flexibel bzw. adaptiv sich das Individuum unter neuen situativen Umständen verhält.

Das Temperament definiert Rusalov schließlich als *»eine Gesamtheit der normalen Verhaltenscharakteristika in Unterscheidung von der Gesamtheit der inhaltlichen Merkmale, die Persönlichkeitseigenschaften bestimmen« (Rusalov 1989, S. 817).*

Mit dieser Definition markiert er den Unterschied von Temperament und Persönlichkeit dadurch, dass er die inhaltliche Bedeutung der Merkmale wie Emotionalität ganz der Persönlichkeitsdefinition zuordnet und im Gegensatz dazu unter seinem Temperamentsbegriff ausschließlich die formalen Verhaltensmerkmale subsummiert.

Schließlich bestimmt er die notwendigen theoretischen Kriterien für die Zuordnung zu einer Temperamentsdimension: Es müssen formale, nicht inhaltliche Merkmale genannt sein. Das Temperament bezieht sich auf die Dynamik des Verhaltens. Zugehörige Merkmale sollten sich in *allen* Verhaltensweisen ausdrücken, bereits in der Kindheit beobachtbar und über die Lebensspanne stabil sein. Sie sollten eine enge Beziehung mit biologischen Systemen aufweisen und genetisch bestimmt sein *(Rusalov 1985; 1986; 1989; 2004; Rusalov u. Trofimova 2007).*

Im Kontext einer kybernetischen Auffassung ist für Rusalov das Temperament gleichzusetzen mit einer Systemgeneralisierung involvierter funktionaler Systeme. Auf der Grundlage genetisch determinierter biologischer Reaktionen, die sich in verschiedenen Verhaltensaktivitäten manifestieren, wird in diesem Modell bei Konfrontation mit äußeren Reizen (Umweltanforderungen, soziale Realität) ein individualtypischer Verhaltensstil kreiert, der durch relativ invariante Merkmale charakterisiert ist und dem Temperament entspricht.

Rusalov postuliert schließlich vier Temperamentsdimensionen *(Rusalov 1989; 2004; Rusalov u. Trofimova 2007)*: Ausdauer (Ergonicity; Endurance), Plastizität, Tempo sowie Emotionalität.

Unter *Ausdauer* versteht er die Fähigkeit, eine Tätigkeit lange auszuführen, unter *Plastizität* die Fähigkeit, zwischen verschiedenen Aufgaben und Anforderungen zu wechseln, unter *Tempo* die Geschwindigkeit der Handlungsausführung, schließlich unter *Emotionalität* das Ergebnis einer Evaluation der Verhaltensresultate im Sinne einer Bewertung der Zielerreichung bzw. einer Diskrepanz zwischen geplanter und realisierter Handlung, die dann zu psychischen Anspannungszuständen führen kann. Entsprechend seiner behavioristischen Position werden jedoch unter *Emotionalität* lediglich formale, messbare Verhaltensmerkmale wie *Ausdauer*, *Tempo* etc. verstanden.

Rusalov behauptet eine »Aktivitätsspezifität« der Temperamentsdimensionen und differenziert objekt- und personenbezogene Aktivitäten, bei denen sich das Temperament unterschiedlich manifestiert. Hieraus resultiert eine achtdimensionale Struktur des menschlichen Temperaments *(Rusalov 1989)*: objektbezogene Ausdauer (Ergonicity; Er), kommunikative oder soziale Ausdauer (Ergonicity; Ser), objektbezogene Plastizität (P), sozialbezogene Plastizität (SP), objektbezogene Tempo (T), soziales Tempo (ST), objektbezogene Emotionalität (Em), die soziale Emotionalität (Sem).

Rusalov und seine Forschungsgruppe führten eine konsequente empirische Forschung mit psycho-physiologischen Verfahren sowie Fragebogen durch. Bei seinem neuropsychologischen Forschungsschwerpunkt bestand das Ziel, die Bedeutung des Temperaments für interindividuelle Verhaltensunterschiede bzw. die Individualkonstanz des Verhaltens in verschiedenen Sinnesmodalitäten herauszuarbeiten *(Rusalov 1979; 1989; Rusalov u. Trofimova 2007).*

So wurden in EEG-Studien charakteristische individuelle temperamentsabhängige Unterschiede in den Aktivierungsmustern spezifischer Hirnareale unter bestimmten Reizbedingungen nachgewiesen. Übereinstimmend zeigten sich konstante

■ **Tab. 4.3** Temperamentskalen des *STQ-77.* (Nach *Trofimova u. Sulis 2010;* mit freundlicher Genehmigung der Autoren)

Skala	Energetischer Aspekt	Labilität	Sensitivität
Mentale Aktivität	Intellektuelle Dauerhaftigkeit (Ergonicity), ERI	Plastizität, PL	Für Wahrscheinlich-keiten, PRO
Physikalische Aktivität	Motorische Dauerhaftigkeit (Ergonicity), ERM	Motorisches Tempo, TMN	Für Eindrücke, SS
Sozial-verbale Aktivität	Soziale Dauerhaftigkeit (Ergonicity), ERS	Soziales Tempo, TMS	Für Andre/Empathie, EMP
Emotionalität	Selbstvertrauen, SLF	Impulsivität, IMP	Neurotizismus, NEU

EEG-Muster bei deterministischen (die möglichen Reaktionen sind vorherbestimmt) wie probabilistischen Aufgaben (mehrere Reaktionen sind möglich), die mit den einzelnen Temperamentsdimensionen korrelierten. Studien zu evozierten Potentialen konnten die Bedeutung der Stärke der Exzitation und Mobilität für die Bestimmung absoluter Reizschwellen in verschiedenen Sinneskanälen (visuell, auditorisch, taktil) bestätigen. Schließlich zeigten sich Zusammenhänge spezifischer Temperamentsdimensionen mit neurophysiologischen Korrelaten des Problemlöseverhaltens (Qualität, Geschwindigkeit, Ausdauer bei unlösbaren Problemen etc.).

Erstmals für die Moskauer Schule der Temperamentsforschung wurde von Rusalov ein eigener theoriekonformer Temperamentsfragebogen zur Selbstbeurteilung, das *Structure of Temperament Questionnaire (STQ)*, entwickelt. Dieser wurde zunächst in russischer, später in englischer Sprache publiziert *(Bishop et al. 1993; Rusalov; 1989)*, es folgten eine deutsche Version *(Ruch et al. 1991)* sowie eine Übersetzung in die chinesische, polnische und Urdu-Sprache (Pakistani) *(Trofimova 2010).*

Die ursprüngliche Version des *STQ* enthielt 96 Items, 12 für jede der oben beschriebenen Temperamentsdimensionen, die als eigene Skalen konzipiert wurden.

Später folgte eine modifizierte und erweiterte Version mit 150 Items, mit der die vier Temperamentsdimensionen Dauerhaftigkeit, Plastizität, Tempo und Emotionalität mit den ihnen zugeordneten drei Aktivitätsbereichen sozial, physikalisch und intellektuell gemessen werden konnten *(Rusalov 1997; 2004).* Die Itemkonstruktion sieht hierbei für jede Frage eine Ja-Nein-Antwort vor, so lautet ein Beispielitem: »Sind Sie so energiegeladen, dass Sie ein Bedürfnis nach Veränderungen in einem schwierigen Job haben?« (Er).

Für die Untersuchung von Patienten mit psychischen Störungen wurde schließlich eine Kompaktversion des *STQ* (*STQ-77*) mit sechs von zwölf Items der Ursprungsskala, die neu zusammengestellt und bezeichnet wurden, entwickelt *(Trofimova u. Sulis 2010).* Der *STQ-77* misst Arousal (energetischer Aspekt), Labilität und Sensitivität, die jeweils auf einen der drei Aktivitätsbereiche (physikalische, sozial-verbale und mentale Ereignisse) hin differenziert werden, sowie als vierte Dimension Emotionalität (■ Tab. 4.3).

Die psychometrische Qualität des *STQ* wurde umfassend geprüft. So wurden für die interne Reliabilität Werte zwischen .70 und .80 angegeben *(Rusalov 1989).* Für die Differenzierung in objekt- und sozialbezogene Skalen spricht, dass die Interkorrelationen innerhalb der Skalen höher ausfielen als zwischen den Skalen. Eine Faktorenanalyse bestätigte die vierdimensionale Temperamentsstruktur *(Rusalov 1989).*

Zur Validitätsprüfung des *STQ* wurden verschiedene Untersuchungsansätze realisiert. Einen wichtigen Stellewert nahmen hierbei Korrelationsstudien mit den Ergebnissen experimenteller Lernsituationen bei studentischen Probanden ein. Zu den gemessenen Validitätsmerkmalen gehörten u. a. Schreibgeschwindigkeit, maximales und optimales Leistungstempo bei sensorisch-motorischen und intellektuellen, einschließlich unlösbar erscheinender Aufgaben, Rigidität der Wahrnehmung bei taktilen und visuellen Modalitäten, Dauer des Wechsels von einer Aufgabe zur anderen etc. *(Rusalov 1979; 1989; Rusalov u. Trofimova 2007)*. Hierbei konnten inhaltlich gut interpretierbare Korrelationen mit den untersuchten Temperamentsdimensionen nachgewiesen werden.

Hervorzuheben sind wichtige Studien zur externalen Validität, da mit dem *STQ* der Anspruch verfolgt wird, Temperamentsdimensionen im Unterschied zu Persönlichkeitsmerkmalen zu erfassen. Daraus folgt, dass der *STQ* mit etablierten Persönlichkeitstests bzw. -fragebogen nur mäßig korrelieren sollte. So wurde der *STQ* u. a. mit Rotters *Locus of Control Scale (Byzova 1997)*, dem *STAI (Popov 2006)*, dem *Cattell-16-Faktor-Persönlichkeitsinventar (Cattell 1965; Vasyura 2008)* sowie dem *NEO-FFI (Rusalov u. Trofimova 2007)* verglichen. Tatsächlich zeigten sich erwartungsgemäß nur niedrige bis mittelhohe Korrelationen mit dem *STQ*.

Daneben wurde der *STQ* auch mit Skalen zur Erfassung von temperamentsnahen Persönlichkeitsmerkmalen wie der Eysenck'schen Temperamentsskala *(EPI; Rusalov 1989; Zin'ko 2006;* ▶ Abschn. 4.3.1) sowie dem Temperamentsfragebogen *PTS* von Strelau *(Trofimova 2009; Strelau et al. 1999;* ▶ Abschn. 4.2.2, »Die Theorie von Strelau«*)* verglichen. In diesen Studien zeigten sich erwartungskonform mittelhohe bis hohe Korrelationen mit dem *STQ*, was für seine Zugehörigkeit zur Gruppe von Temperamentsfragebogen spricht.

Ob durch den *STQ* tatsächlich kulturunabhängige Temperamentsdimensionen abgebildet werden, wurde in Vergleichsstudien zu Stichproben in den USA und Australien geprüft. Im Vergleich zur russischen Stichprobe zeigten sich hinsichtlich Reliabilität und Validität vergleichbare Ergebnisse *(Rusalov 1997; Bishop u. Hertenstrein 2004; Rusalov u. Trofimova 2007)*. Anhand des Vergleichs einer kanadischen (N = 821), einer chinesischen (N = 120), einer urdu kanadischen (N = 187) sowie einer polnisch-kanadischen Stichprobe (N = 51) konnte *Trofimova (2010)* die Kulturunabhängigkeit der Vier-Faktoren-Struktur des Temperaments, so wie sie mit dem *STQ* gemessen wird, bestätigen. Außerdem wurde die Differenzierung der Skalen hinsichtlich der motorischen, sozialen und intellektuellen Aktivität bestätigt, was die allgemeine Arousaltheorie des Temperaments widerlegt.

Die klinische Relevanz des *STQ* für Patienten mit psychischen Störungen wurde in einer ambulanten Studie an 199 akut erkrankten, DSM-IV-diagnostizierten Patienten deutlich *(Trofimova u. Sulis 2010)*. Die Stichprobe bestand aus 86 Patienten mit einer Major depression, 85 mit einer Angststörung (überwiegend Generalisierte Angststörung GAS 78,6%, Posttraumatische Belastungsstörung PTBS oder spezifischer Phobie 16,7% und einer Zwangsstörung 4,8%), 43 mit einer komorbiden Depression und Angststörung sowie 71 Patienten ohne Depression oder Angststörung. Zusätzlich zum *STQ* wurden standardisierte Fragebogen zur Feststellung der Symptomschwere eingesetzt (*BDI, HAMD, SCL-90-R*).

Depressive Patienten zeigten im Vergleich zu anderen eine verstärkte Impulsivität und Verhaltensrigidität, eine signifikante Verringerung von physischer Energie, Tempo und Verhaltensplastizität sowie eine geringere Fähigkeit, Aufmerksamkeit bei einer mentalen Aufgabe aufrechtzuerhalten und neue Informationen aufzunehmen. Bei Patienten mit Komorbidität einer Angststörung fiel die Ausprägung dieser Merkmale wesentlich deutlicher aus, sodass eine Depressionsspezifität der Ergebnisse vermutet werden kann.

Kritische Diskussion

Rusalovs Temperamentstheorie stellt den vorläufig letzten bedeutenden Beitrag der Moskauer Schule zur Temperamentsforschung dar. Im Unterschied zu den Vorgängertheorien nimmt Rusalov in Fortführung des von Pawlow begründeten naturwissenschaftlich-materialistischen Ansatzes wichtige theoretische Differenzierungen des Temperamentsbegriffs vor und löst sich u. a. durch die Einführung von Temperamentsfragebogen von der reinen Laborforschung.

Bei seiner Temperamentsdefinition fokussiert er ausschließlich auf operationalisierte formale Dimensionen des Temperaments. Sein achtdimensionaler Temperamentsbegriff mit seiner Differenzierung in objekt- und personenbezogene Dimensionen ist überzeugend und ermöglicht eine im Vergleich zu den Vorläufertheorien der

Moskauer Schule umfassende, quantifizierbare, präzise Messung der formalen Merkmale des Temperaments. Damit öffnet sich diese Temperamentsdefinition einer alltagsrelevanten Beschreibung des humanen Temperaments.

Seine Einbeziehung systemtheoretisch-kybernetischer Theorien ist nachvollziehbar und ermöglicht, jenseits eines zu einseitigen neurophysiologischen Ansatzes, eine umfassende, metatheoretische Konzeptualisierung des Temperamentsbegriffs mit der Möglichkeit der Ableitung von empirisch prüfbaren Forschungshypothesen.

Rusalovs umfangreiche und langjährige empirische Forschung mit neuro-physiologischen Experimenten wie Fragebogenstudien konnte hierbei zahlreiche Belege für seine Temperamentstheorie erbringen. Von besonderem Wert ist hierbei, dass erstmals die Anwendung einer experimentalpsychologischen Temperamentsdefinition auf klinische Fragestellungen mit der Differenzierung von psychischen Störungen gelang.

Mit dem *STQ* wurde erstmals für die Moskauer Schule ein theoriekonformer sowie psychometrisch gut untersuchter und validierter Fragebogen entwickelt, der eine breite Anwendung sowohl für allgemeinpsychologische wie klinisch-psychologische bzw. psychiatrische Aspekte des Temperaments ermöglicht. Von großer Bedeutung für eine differenzielle Temperaments- und Persönlichkeitsforschung ist, dass für diesen Fragebogen der empirische Nachweis der Differenzierung der durch ihn erfassten formalen Temperamentsdimensionen im Gegensatz zu persönlichkeitsbezogenen Merkmalen, wie er in international etablierten Persönlichkeitstests gemessen wird, erbracht wurde. Schließlich war es möglich, die für den Temperamentsbegriff hochrelevante Annahme einer Kulturunabhängigkeit empirisch zu bestätigen.

Dennoch sind auch bei Rusalovs Temperamentstheorie wichtige Kritikpunkte zu benennen.

Auch wenn sich Rusalov konsequent dem Paradigma eines naturwissenschaftlichen Temperamentsbegriffs verpflichtet sieht, so ist problematisch, dass er für seine eigene Theorieentwicklung eine Rezeption der nicht russischen psychologischen Temperamentsforschung weitgehend ausgespart hat. Dies ist vermutlich nicht nur auf die wissenschafts(-politisch) bedingte Isolierung und Abschottung der russischen von der westlichen Forschung zurückzuführen, sondern entspricht wahrscheinlich auch seiner Identifikation mit diesem Forschungsparadigma. Der Verzicht auf eine umfassendere Rezeption auch der westlichen Temperamentsforschung geschieht allerdings um den Preis einer theoretischen Einseitigkeit sowie Verkürzung des Temperamentsbegriffs. Dies wird insbesondere an seinem theoretischen Verständnis von Emotionen deutlich. Rusalov reduziert diese ausschließlich auf formale Merkmale und verzichtet somit auf die gerade hier in Abgrenzung zu anderen psychologischen Merkmalen bedeutsame inhaltliche Begriffsbestimmung. Sein Verständnis von Emotionen als einem informationstheoretischen Begriff, der diese lediglich als Ergebnis kognitiver Bewertungen annimmt, wird als kognitivistische Interpretation dem anthropologischen Wesensunterschied von Emotionen und Kognitionen nicht gerecht, worauf der Emotionsfoscher *Izard (1977; 1993)* hingewiesen hat. Wenn es auch als ein Verdienst Rusalovs anzusehen ist, den Emotionsbegriff im Vergleich zu den Vorgängertheorien der Moskauer Schule überhaupt in die Temperamentsdefinition integriert zu haben, so ist seine Definition jedoch als theoretisch reduktionistisch und dem Temperamentsbegriff wesensfremd zurückzuweisen. Dabei hätte eine Rezeption der historisch tradierten Temperamentsforschung zeigen können, dass insbesondere der Emotionsbegriff zu den essentiellen Bestimmungsmerkmalen des Temperaments gehört *(Kant 1798; Wundt 1893)*. Bei seiner Adaptation der Systemtheorie bleibt zudem der spezifische Erklärungswert zum Verständnis des Temperaments unbestimmt.

Der wissenschaftliche Wert bzw. die Validität von Rusalovs empirischer Forschung ist durch die Fokussierung auf fast ausschließlich laborexperimentelle Studien wie auch solche mit studentischen Stichproben als deutlich eingeschränkt zu bewerten, obwohl betont werden muss, dass seine Vorgehensweise durchaus den internationalen Standards psychologischer Forschung auch der westlichen Länder entspricht.

Bei der Anwendung seiner Temperamentstheorie auf klinisch-psychologische bzw. psychiatrische Fragestellungen zeichnet sich zudem die Gefahr einer Artefaktforschung ab. Bei der Untersuchung von Patienten mit manifesten psychischen Störungen ist zu bedenken, dass die Beurteilung des prämorbiden Temperaments bzw. der Persönlichkeit durch die akute psychische Symptomatik in hohem Maße verfälscht sein kann, insbesondere, wenn ausschließlich Selbstrating-Fragebogen zur Feststellung des Temperaments eingesetzt werden. Auf dieses methodische Problem haben bereits *Tellenbach (1961;* ▶ Abschn. 6.4.2*)* sowie von *Zerssen (2000; 2002;* ▶ Abschn. 6.6*)* hingewiesen. Bei der Feststellung möglicher Temperamentsunterschiede zwischen Gruppen von Patienten mit psychischen Störungen ist stattdessen zu fordern, dass diese zumindest weitgehend hinsichtlich einer akuten psychischen Symptomatik remittiert sind.

Rusalovs Temperamentstheorie ist trotz der ausgeführten Kritikpunkte als wichtiger Beitrag zur naturwissenschaftlich-experimentellen Temperamentsforschung zu werten. Als einziger Forschungsansatz der Moskauer Schule ist sie sowohl für die Analyse psychologischer, psychiatrischer wie auch psychotherapeutischer Fragestellungen der Temperamentsforschung geeignet. In Verbindung mit anderen Temperamentstheorien, die sich stärker auf die inhaltliche Merkmalsdefinition des Temperaments fokussieren (Eysenck, ▶ Abschn. 4.3.1; Cloninger, ▶ Abschn. 6.8; von Zerssen, ▶ Abschn. 6.6; Akiskal, ▶ Abschn. 6.7) eröffnet sich die Chance zu einem umfassenderen, komplexeren Verständnis des Temperaments sowie daraus resultierender Forschungsprojekte.

Vergleichbar mit anderen osteuropäischen Beiträgen sind die nahezu fehlende Rezeption sowie der geringe Bekanntheitsgrad von Rusalovs Theorie in der westlichen Temperamentsforschung in Anbetracht der Relevanz dieses theoretischen Ansatzes kaum nachvollziehbar. Unter anderem ist hierfür vermutlich auch die publikatorische Dominanz der englischsprachigen Temperamentsforschung verantwortlich zu machen (▶ Abschn. 4.2.2, »Die Theorie von Strelau«).

4.2.2 Die Warschauer Schule

Die Theorie von Strelau

Theoretische Grundlagen und empirische Forschung

Jan Strelau (*1931), von 1968 bis 2001 Professor für Psychologie an der Universität Warschau, gehört zu den bedeutendsten zeitgenössischen Temperamentsforschern. Sein wissenschaftliches Werk mit mehreren Monografien *(Strelau 1983; 1998; 2008)* sowie über 200 Publikationen *(Strelau 1989 b; 1993; 1995 a)* umfasst den eindrucksvollen Zeitraum von über 50 Jahren.

Strelaus Beitrag zur Temperamentsforschung liegt in der Weiterentwicklung des Pawlow'schen Paradigmas zu einer »*Regulativen Theorie des Temperaments (RTT)*«, in der so unterschiedliche Richtungen der Temperamentsforschung wie die Handlungstheorie *(Merlin 1973)*, die Allgemeinen Tätigkeitstheorie *(Holzkamp 1985; Leontjew 1982; Tomaszewski 1963; 1978)* sowie die US-amerikanische Stressforschung *(Lazarus 1966; 1967)* zusammengefasst wurden. Strelau wurde zudem durch Eysenck (▶ Abschn. 4.3.1), Gray (▶ Abschn. 4.3.2) sowie durch die entwicklungspsychologische Temperamentsforschung (▶ Abschn. 4.5) beeinflusst.

Den Beginn seiner Forschungstätigkeit markierten experimentelle Studien zur elektrodermalen Aktivität und Konditionierung *(Strelau 1960)*. Bereits in dieser Phase erkannte Strelau die inhaltlichen Grenzen von Pawlows Temperamentstheorie, da diese einerseits ausschließlich auf Tierexperimenten basierte, andererseits sich die Studienergebnisse als zu abhängig von der Art der Stimuli (konditionierter/unkonditionierter Reiz, ausgesuchte sensorische Modalität) wie auch der untersuchten Reaktionsparameter erwiesen *(Strelau 1965; 1972 b)*.

Für seine wissenschaftliche Entwicklung wichtig waren gemeinsame Studien mit dem russischen Temperamentsforscher Nebylitsyn (▶ Abschn. 4.2.1, »Die Theorie von Teplov und Nebylitsyn«) 1966 in Moskau. Dort traf er auch auf Merlin. In dieser Zeit machte er sich mit der marxistisch-dialektischen Strömung der russischen Psychologie *(Rubinstein 1958; 1973)* sowie der allgemeinen Tätigkeitstheorie

(S. o.) vertraut. Ebenfalls 1966 kam es aus Anlass des Internationalen Psychologenkongresses in Moskau zu einem ersten persönlichen Kontakt mit Eysenck und Gray, aus dem gemeinsame Forschungsaktivitäten sowie Publikationen zum Temperament resultierten *(Strelau u. Eysenck 1987)*. Für Strelau war diese Begegnung mit den führenden Vertretern der westlichen Temperamentsforschung auch deswegen bedeutsam, weil derartige Kontakte unter Wissenschaftlern aus den Ländern des damaligen Ost-West-Konflikts fast unmöglich waren *(Strelau 1998)*. Trotz widriger politischer Umstände wurde Strelau 1971 ein Forschungsaufenthalt in den USA ermöglicht. Dort führte er u. a. ein tierexperimentell-genetisches Forschungsprojekt mit dem Genetiker Hirsch durch und lernte den Psychologen und Stressforscher Lazarus kennen (s. o.). Hier knüpfte er Kontakt mit den Entwicklungspsychologen Thomas und Chess, Plomin, Rothbart, Goldsmith und Bates. Strelau blieb auch nach seiner Emeritierung wissenschaftlich aktiv, zuletzt legte er 2008 eine Monografie zum Temperament vor *(Strelau 2008)*.

Strelaus Temperamentstheorie ist entscheidend durch Pawlows Theorie der Typen des Nervensystems geprägt (► Abschn. 4.2.1, »Die Theorie von Pawlow«). Er selbst hob in seinen späteren Publikationen die Bedeutung Pawlows für seine eigene Forschung hervor. Dessen Typologie bezeichnete er als die angemessenste *»physiologische Interpretation«* der antiken Temperamentslehre, die bei Wissenschaftlern und Laien noch immer populär ist *(Strelau et al. 1990, S. 210)*.

Seine eigene Temperamentstheorie stellt Strelau ebenfalls in den historischen Kontext früherer Temperamentstheorien und zitiert u. a. Kant (► Abschn. 2.2), Wundt (► Abschn. 4.1.1), Jung (► Abschn. 3.1), *Stern (1911)*, Ewald (► Abschn. 6.3) bis zu den zeitgenössischen Temperamentstheorien von Eysenck (► Abschn. 4.3.1), Gray (► Abschn. 4.3.2), Thomas und Chess (► Abschn. 4.5.1), Buss und Plomin (► Abschn. 4.5.2) sowie Goldsmith und Campos (► Abschn. 4.5.5) *(Strelau 1998; 2008, S. 74–77)*.

Aus der Rezeption dieser Temperamentstheorien folgert Strelau, dass die formalen Eigenschaften des Verhaltens als ein gemeinsames Definitionsmerkmal des Temperaments anzusehen sind, im Unterschied zur Persönlichkeit, die vor allem durch die inhaltlichen Merkmale des Verhaltens definiert ist *(Strelau 2008, S. 77)*.

Bereits früh legte *Strelau (1983)* seine eigene Temperamentsdefinition vor, die er später nur geringfügig modifiziert hat *(Strelau 2001 a, S. 184)*: *»Temperament bezieht sich auf grundlegende, relativ stabile Persönlichkeitseigenschaften, die sich hauptsächlich in den formalen (energetischen und zeitlichen) Charakteristika der Reaktionen und des Verhaltens ausdrücken. Diese Eigenschaften sind schon in der frühen Kindheit gegenwärtig, finden ihre Entsprechung bei Tieren. Primär determiniert durch angeborene biologische Mechanismen ist das Temperament Veränderungen, bedingt durch die Reifung und individuell spezifische Genotyp-Umweltwechselwirkungen, unterworfen« (Strelau 1983, S. 117)*.

Im Unterschied zur Persönlichkeit ist das Temperament seiner Auffassung nach zudem stärker biologisch-genetisch determiniert. Im Vergleich zu anderen Temperamentstheorien betont Strelau jedoch, dass sich das Temperament durchaus bedingt durch Reifungsprozesse sowie Gen-Umwelt-Interaktionen verändern kann.

Seine *»Regulative Theorie des Temperaments (RTT)«*, deren erste Fassung er bereits 1974 publizierte *(Strelau 1974)* und seitdem ständig modifizierte *(Strelau 1983; 1998; 2008)*, hat die komplexe Wechselwirkung von Genetik, Umwelteinflüssen und Temperament auf das menschliche Verhalten zum Gegenstand.

Unter Bezugnahme auf diese Theorie fasste Strelau seine Temperamentsdefinition schließlich in fünf *(Strelau 1993)*, dann in neun *(Strelau 1996)*, abschließend in zehn Thesen zusammen *(Strelau 2001 a; 2008, S. 73–74)*, die sich inhaltlich nicht wesentlich unterscheiden (► Übersicht »Temperamentsdefinition nach Strelau«).

Temperamentsdefinition nach Strelau

- **These 1:** Das Temperament manifestiert sich in den formalen Merkmalen des Verhaltens.
- **These 2:** Die formalen Verhaltensmerkmale können in energetischen und zeitlichen Kategorien beschrieben werden.

- **These 3:** Es bestehen relativ stabile individuelle Unterschiede in diesen formalen Verhaltensmerkmalen, sodass diese den Status von Traits aufweisen.
- **These 4:** Jedes Verhalten, unabhängig von Charakter und inhaltlicher Bestimmung, kann in Begriffen von Energie und Zeit beschrieben werden. Somit sind individuelle Unterschiede des Temperaments universell.
- **These 5:** Individuelle Differenzen in der Intensität sowie den zeitlichen Charakteristika von Verhalten und Reaktionen können vom frühen Beginn des neugeborenen Lebens an beobachtet werden, somit sind Temperamentsdimensionen von der frühen Kindheit an nachweisbar.
- **These 6:** Unabhängig von der spezifischen Natur humanen und tierischen Verhaltens kann das Verhalten von Säugetieren (und wahrscheinlich aller Wirbeltiere) durch Eigenschaften charakterisiert werden, die sich auf Dimensionen wie Intensität und Zeit beziehen.
- **These 7:** Bezugnehmend auf die Thesen fünf und sechs ist die Vermutung begründet, dass das Temperament als Ergebnis der biologischen Evolution zu begreifen ist. Daher müssen einige genetische Grundlagen sowie physiologische Mechanismen existieren, die die individuellen Unterschiede des Temperaments zumindest teilweise erklären.
- **These 8:** Obwohl Temperamentseigenschaften als relativ stabil anzusehen sind, unterliegen sie graduellen biologisch- und umweltbedingten ontogenetischen Veränderungen.
- **These 9:** Dem Temperament kommt eine regulierende Funktion zu, den stimulativen Wert und die zeitliche Dimension von Verhalten, Reaktionen und Situationen, in denen sich Individuen befinden, zu verändern.
- **These 10:** Die Bedeutung des Temperaments für die Regulierung von Beziehungen des Menschen mit seiner Umwelt wird besonders in schwierigen Situationen oder bei extremem Verhalten deutlich.

(Nach *Strelau 2001 a; 2008, S. 73–74*)

Bereits in einer der ersten Fassungen seiner Temperamentstheorie stellte Strelau fest, dass das Temperament sowohl auf dem »*energetische[n] Niveau*« als auch auf den »*temporalen Eigenschaften des Verhaltens*« beruht *(Strelau 1983, S. 117)*. Während er allerdings die zeitliche Dimension des Temperaments lange Zeit in seiner Theorie vernachlässigte, fokussierte er sich auf das »*energetische Niveau*« und separierte hier zwei Dimensionen, *Reaktivität* und *Aktivität*. Bei deren Definition bezog er sich explizit auf Pawlows Theorie der *Stärke der Exzitation (Nebylitsyn 1972, Pawlow 1951–1952; Teplov 1964)*.

Unter *Reaktivität* versteht Strelau eine »*Eigenschaft, die die Intensität und das Ausmaß der für ein Individuum charakteristischen Reaktionen determiniert und relativ stabil ist*« *(Strelau 1986, S. 202)*. Als niedrige Reaktivität definiert er eine extreme Beständigkeit des Verhaltens bei starker Stimulation, als hohe Reaktivität eine extreme Sensibilität. Strelaus niedrigreaktive Personen entsprechen hierbei Pawlows starkem ZNS-Typ, hochreaktive Personen dessen schwachem ZNS-Typ. Während Pawlow die »Stärke des Nervensystems« als Ergebnis ausschließich zentralnervöser Funktionen definierte, basiert Strelaus Reaktivität auf einem allgemeinen biologischen Prinzip, das nicht nur ZNS-Funktionen umfasst.

Reaktivität kann über den sog. Reizverarbeitungskoeffizienten (RVK) als Verhältnis von Reaktionsstärke zu Reizintensivität gemessen werden. *Niedrigreaktive* Personen zeichnen sich durch eine geringe Sensibilität und hohe Beständigkeit aus. Bei stärkeren Reizen zeigen sie eher schwache Reaktionen, eine protektive Hemmung zeigt sich erst bei sehr intensiven Reizen. *Hochreaktive* Personen zeichnen sich demgegenüber durch einen hohen RVK aus. Dies bedeutet, dass bei ihnen bereits eine geringe Reizintensität ausreicht, eine Reaktion hervorzurufen oder zu unterbrechen. Eine sog. protektive Hemmung wird bereits bei Reizen geringer Intensität wirksam.

Unter *Aktivität* versteht Strelau die Häufigkeit und Intensität individueller Handlungen. Durch diese Temperamentseigenschaft kann das Bedürfnis des Individuums nach Stimulation befriedigt werden, indem der stimulierende Gehalt von Verhalten, Situationen oder beiden reguliert wird *(Strelau 1998)*. Durch ein vom Temperament bestimmtes Aktivitätsniveau kann ein individuell optimales Niveau nervöser Erregung oder Anspannung erreicht werden *(Strelau 1974, S. 124)*.

Die zeitlichen (temporären) Merkmale des Temperaments wurden nach *Strelau u. Zawadzki (1993, S. 319–320)* in fünf Untermerkmale differenziert (► Übersicht »Die fünf zeitlichen Merkmale des Temperaments«).

Die fünf zeitlichen Merkmale des Temperaments

1. Schnelligkeit (»Speed«): Hierunter wird die Zeit von der Reizeinwirkung bis zur Reaktion verstanden.
2. Tempo (»Tempo«): Dieses Merkmal definiert die Anzahl der Reaktionen, die auf eine Zeiteinheit fallen, insbesondere sind hiermit gleichförmige Reaktionen gemeint, beispielsweise die Anzahl der Worte in einer Minute in einer Stresssituation.
3. Dauerhaftigkeit (»Persistence«): Kriterium ist hier die Dauer der Reaktion nach der Reizeinwirkung.
4. Regelhaftigkeit (»Recurrance«): Hierunter wird die Gleichmäßigkeit des Verhaltens unter verschiedenen Umgebungsbedingungen verstanden.
5. Mobilität (»Mobility«): Hierbei ist das Kriterium, wie schnell zwei unterschiedliche Reize aufeinander folgen können, sodass auf jede noch eine adäquate Reaktion erfolgen kann oder diese als noch unterschiedlich wahrgenommen werden, gemeint. Bei reaktionsträgen Personen ist das kritische Zeitkriterium schnell erreicht, bei reaktionsschnellen Personen erst später. Diese Eigenschaft ist vor allem für Anpassungsprozesse unter schnell wechselnden Umweltreizen von Bedeutung.

(Nach *Strelau u. Zawadzki 1993, S. 319–320*)

Von diesen fünf Untermerkmalen wurde von Strelau lediglich *Mobilität (Mobility)* als eigene Temperamentsdimension zunächst beibehalten *(Strelau 1983; 1989 b)*, in seiner sechsdimensionalen Operationalisierung der RTT-Theorie ist diese jedoch nicht mehr enthalten (s. u.: FCB-TI; *Strelau und Zawadzki 1993; 1995)*.

Zunächst legte Strelau seiner Forschung Pawlows Temperamentsdimensionen *Stärke der Exzitation (SE), Stärke der Inhibition (SI)* sowie *Mobilität (MO)* zugrunde, die er auch in seinen Temperamentsfragebogen *Strelau Temperament Inventory (STI)* übernahm *(Strelau 1969; 1972 a; 1983; Ruch et al. 1991; Strelau et al. 1990 a)* (s. u.).

Seine »Regulative Theorie des Temperaments (RTT)« hat Strelau über zwei Jahrzehnte schrittweise ausgearbeitet *(Strelau 1983; 1985; 1989 b; 1993; 1996; 2008; Strelau et al. 1999)*.

Er übernahm hierbei die Hypothese von *Wright u. Mischel (1978)*, nach der Temperamentsdimensionen insbesondere in solchen Situationen bedeutsam sind, in denen Menschen mit Aufgaben besonderen Aufforderungscharakters konfrontiert sind, die neue Handlungen erfordern. Es sind dies Situationen, in denen entweder die energetischen Verhaltensaspekte (Intensität der Stimulation, des Verhaltens, äußerer und innerer Stressoren sowie risikoreiche Aktivitäten) oder die zeitlichen Verhaltensaspekte (Geschwindigkeit und Veränderungen in der Umgebung, Tempo konsekutiver Reaktionen) eine bedeutende Rolle für die individuelle Verhaltensanpassung spielen *(Strelau 1995 a)*.

Auf der Grundlage der Pawlow'schen Arousal-Hypothese lassen sich nach Strelau hochreaktive Personen (Pawlows *schwacher ZNS-Typ*) und niedrigreaktive (Pawlows *starker ZNS-Typ*) differenzieren (s. o.), die jeweils ein spezifisches und konträres Stimulationsniveau externer und interner Reize benötigen, um ein für sie optimales Arousalniveau zu erreichen. Nach Strelau ist hierfür bei hochreaktiven Personen nur ein geringer Stimulationsgrad erforderlich, während Situationen mit starker Stimulation gemieden werden *(Strelau 1983; 1985; 1988)*. Bei niedrigreaktiven Personen ist umgekehrt eine hohe Stimulation für ein optimales Arousalniveau notwendig.

Unter Heranziehung handlungstheoretischer Hypothesen können nach Strelau bei einer Dysbalance zwischen dem Stimulationsniveau von externen und internen Reizen sowie dem individuellen Reaktions-(Temperaments-)Typ spezifische Verhaltensvorhersagen getroffen werden. Diese konnten in zahlreichen empirischen Studien, insbesondere in experimentellen Lernsituationen, weitgehend bestätigt werden *(Strelau 1998)*. Hierbei wurde die Reaktivität u. a. mit der *STI-SE*-Subskala (s. u.) gemessen *(Strelau 1972 a; b; 1983; Strelau et al. 1990 a; b)*. Bei hochreaktiven Personen wird eine Dysbalance zwischen Anforderungsprofil einer Situation und ihrem Temperamentstyp vermieden, wenn sie über einen Handlungsstil verfügen, der sie in die Lage versetzt, den hohen Stimulationsgrad der Situation zu reduzieren und auf diese Weise ein für sie optimales Arousalniveau zu erreichen. Bei niedrigreaktiven Personen ist dagegen die Vermeidung einer Dysbalance dann möglich, wenn sie in der Lage sind, den Anregungscharakter einer Situation zu erhöhen *(Friedensberg 1985; Klonowicz 1986)*.

Wenn eine solche Verhaltensanpassung nicht gelingt, ist bei hochreaktiven Personen in Situationen mit extremer Stimulation (sehr hohe bzw. sehr niedrige) mit einer Leistungsverschlechterung zu rechnen, während sich bei niedrigreaktiven das Leistungsniveau eher nicht ändert oder sogar verbessert *(Eliasz 1981; Strelau 1983; 1988; 1989 a)*.

Motivationale Variablen bzw. spezifische soziale Anforderungen können jedoch einen modulierenden Einfluss auf die Handlungsregulation nehmen. So kann bei hochreaktiven Personen selbst in Situationen mit hohem Stimulationsgrad ein gleichbleibend hohes Leistungsniveau erzielt werden, allerdings ist dies nur um den Preis »hoher psychologischer Kosten« (Stress) möglich *(Klonowicz 1974; 1987; 1992; Strelau 1983; 1988)*.

Wenn die Dysbalance zwischen eigenem Temperamentstyp und dem optimalen stimulierenden Wert einer Situation bzw. Anforderung zu stark ausgeprägt ist und lange fortbesteht, ist nach Strelau mit Stressreaktionen (Burnout) bzw. (psycho-)somatischen Störungen zu rechnen (▶ Kap. 7). In diesen Fällen kommt dem jeweiligen Temperament die Rolle eines möglichen Risikofaktors zu, das Temperament wird zum »Temperamentsrisikofaktor« (TRF) *(Strelau 1998)*.

Für seine Regulative Theorie des Temperaments definierte Strelau schließlich sechs Temperamentsdimensionen *(Strelau und Zawadzki 1993, S. 327)*, die er in Studien an über 2000 Versuchspersonen im Alter von 15 bis 80 Jahren beiderlei Geschlechts empirisch überprüfte *(Strelau 1998)*. Diese werden nach Strelau als Faktoren erster Ordnung verstanden, die nicht als a priori orthogonal, also vollständig voneinander unabhängig verstanden werden.

Temperamentsdimensionen erster Ordnung

1. Lebhaftigkeit (Briskness, BR): Tendenz, schnell zu reagieren, ein hohes Tempo in gezeigten Aktivitäten aufrechtzuerhalten und leicht von einem Verhalten zum anderen in Abhängigkeit von der Veränderung der Umgebungsbedingungen zu reagieren.
2. Perseveration (Perseveration, PE): Tendenz, ein Verhalten fortzuführen oder zu wiederholen, wenn die Stimuli oder Situationen beendet sind, die dieses Verhalten hervorgerufen haben.
3. Sensorische Sensitivität (Sensory Sensitivity, SS): Fähigkeit, auf schwache sensorische Reize mit geringem Stimuluswert zu reagieren.
4. Emotionale Reaktivität (Emotional Reactivity, ER): Tendenz, intensiv auf emotionale Reize zu reagieren, findet sich bei hoher emotionaler Sensitivität und geringer emotionaler Belastbarkeit.
5. Dauer (Endurance, EN): Fähigkeit, auf Situationen, die lang andauernde oder hochstimulierende Aktivitäten erfordern, sowie unter intensiver externer Stimulation angemessen zu reagieren.
6. Aktivität (Activity, AC): Tendenz, stark stimulierende Aktivitäten zu zeigen oder sich starke Stimulation aus der Umgebung zu verschaffen.

(Nach *Strelau und Zawadzki 1993, S. 327*)

Für Strelau ist die neurobiologische Basis des Temperaments evident, das Temperament ist daher als Resultat komplexer physiologischer und biochemischer Mechanismen zu begreifen.

Im Unterschied zu anderen osteuropäischen Temperamentsforschern, aber auch zu Eysenck, Gray, Zuckerman oder Cloninger, legt Strelau jedoch keine geschlossene neurobiologische Theorie oder zentrale Hypothese für das Temperament vor. Stattdessen fokussierte er seine Forschung auf wichtige (neuro-)biologische Teilbereiche wie die Neuro- und Psychophysiologie *(Strelau 1998)* sowie die Genetik, Letztere im Kontext mit Stress und Umweltfaktoren *(Strelau 2008, S. 187 ff.; Strelau et al. 1995)*.

Strelau teilt die grundlegende Idee Pawlows, dass dem Arousal eine zentrale Bedeutung für die Neurobiologie des Temperaments zukommt. Im Unterschied zu monokausalen Theorien des Arousal geht er allerdings davon aus, dass diesem komplexe biochemische und physiologische Prozesse zugrunde liegen. Dies erkläre, warum die frühere Forschung mit unterschiedlichen Messmethoden des Arousal, die jeweils nur spezifische Variablen erfassten, zu schwer interpretierbaren Resultaten führte. Strelau betont demgegenüber, dass motorische, kognitive und emotionale Komponenten des Arousal untrennbar miteinander verbunden sind, sodass dieses Konstrukt nur unter Berücksichtigung dieser Komplexität angemessen untersucht werden könnte. Für Strelaus Komplexitätshypothese sprechen u. a. die Befunde von *Mason (1984)* und *Netter (1991)*, dass ein und dasselbe Arousalpotenzial auf unterschiedlichen physiologischen und biochemischen Prozessen beruht.

Während z. B. Gray (▶ Abschn. 4.3.2) und Cloninger (▶ Abschn. 6.8) von spezifischen Neurotransmittern als Basis ihrer Temperamentsdimensionen ausgingen, hält Strelau auch diese monokausale Erklärung für theoretisch verkürzend und bezieht sich in diesem Zusammenhang auf *von Knorring (1984)*, der im ZNS bereits 34 Neurotransmitter mit jeweils komplexen Interaktionen nachweisen konnte. Daher kann seiner Auffassung nach ein isolierter Forschungsansatz zu Neurotransmittern nicht zu prospektiven Ergebnissen führen.

Hinsichtlich neuroanatomischer Korrelate stellte er differenzierte Hypothesen auf: So ordnete er die handlungsorientierten Temperamentsdimensionen sensorische Sensitivität, Ausdauer und Aktivität corticoretikularen Strukturen zu, die Emotionale Reaktivität insbesondere dem limbischen sowie autonomen Nervensystem *(Strelau u. Zawadzki 1993)*.

Auf dem Hintergrund dieser Komplexitätsannahmen führte Strelau unter Bezugnahme auf die Theorie der Individualstereotypie im Vergleich zur Reaktionsstereotypie *(Lacey et al. 1953)* seine Idee der *neurokrinen Individualität* in die Temperamentsforschung ein *(Strelau 1983; Strelau u. Plomin 1992)*. Demzufolge wird das Temperament als eine individuumsspezifische Konfiguration verschiedener neurobiologischer Systeme sowie Parameter (zentrales und peripheres Nervensystem, Endokrinologie etc.) konzeptualisiert. Intra- und interindividuelle Temperamentsunterschiede lassen sich somit als Resultat unterschiedlicher Funktionszustände neurobiologischer Systeme auffassen. Strelau hat dieser theoretisch plausiblen, methodisch jedoch anspruchsvollen neurobiologischen Forschungsidee keine eigene empirische Forschung folgen lassen.

Im Unterschied hierzu hat sich Strelau intensiv mit der genetischen Basis des Temperaments befasst *(Strelau 1998; 2008)*. In einer gemeinsamen Studie mit Angleitner von der Universität Bielefeld *(Strelau et al. 1995)* wurde eine polnische Stichprobe von 463 Zwillingspaaren (250 eineiige [EZ] und 213 zweieiige Zwillingspaare [DZ]) im Alter von 16 bis 63 Jahren untersucht. Hierbei wurden folgende genetische Kennwerte für Strelaus sechs Temperamentsdimensionen festgestellt: Lebhaftigkeit (Briskness) .50, Ausdauer (Perseveration) .43, Sensorische Sensitivität (Sensory Sensivity) .42, Emotionale Reaktivität (Emotional Reactivity) .43, Dauer (Endurance) .46 sowie Aktivität (Activity) .40. *Angleitner et al. (1995)* konnten in einer Parallelstudie mit einer deutschen Stichprobe von 860 Zwillingspaaren (698 EZ, 162 DZ) im Alter von 40 bis 80 Jahren vergleichbare Ergebnisse nachweisen.

Auf der Grundlage seiner RTT-Theorie erweiterte Strelau den klassischen genetischen Forschungsansatz, indem er die Interaktion von Genetik, Stress und Temperament untersuchte. Hierbei zeigten sich komplexe Interaktionen, die die Bedeutung genetischer Faktoren für das Temperament in bisher unbekannter Weise zeigten *(Strelau 2008, S. 187 ff.)*.

Strelau setzte sich von Anfang an das Ziel, das »Pawlow'sche Konstrukt« der Eigenschaften des

Nervensystems mit den Dimensionen *Stärke der Exzitation, Stärke der Inhibition, Mobilität* sowie *Balance* mit psychometrisch fundierten Fragebogen zu operationalisieren und auf diese Weise empirisch zu untersuchen. Zur Entwicklung seiner Fragebogen gibt Strelau einen umfassenden Überblick *(Strelau 2008, S. 25–44, 97–117).*

Den Anfang machte die Konstruktion des *Strelau Temperament Inventory (STI),* eines Selbstrating-Fragebogens mit den drei Hauptdimensionen *Stärke der Exzitation (SE), Stärke der Inhibition (SI)* sowie *Mobilität (MO)* und 134 Items (Strelau 1969; 1972 a; 1983). Aktivität wurde in dieser STI-Version durch eine Verhaltensbeobachtung überprüft (Strelau 1983; 1988).

Zur Messung der zeitlichen Komponente des Temperaments wurde zwischenzeitlich das *Temporal Traits Inventory (TTI) (Strelau 1983; Goryńska u. Strelau 1979)* entwickelt, das jedoch nur selten in der Forschung eingesetzt wurde.

Der *STI* stellte für Strelau bis Anfang der 1990er-Jahre die methodische Grundlage seiner Temperamentsforschung dar. Dieser Fragebogen wurde in verschiedene Sprachen übersetzt, so ins Chinesische, Japanische, Französische, Italienische und Englische.

Die *Stärke der Exzitation (SE)* im *STI* misst im umgekehrten Sinne Strelaus Reaktivität. Eine hohe SE bedeutet also ein niedriges Ausmaß an Reaktivität. Die Items dieser Skala erfassen die Aktivitätsbereitschaft und Beharrlichkeit in hochstimulierenden Situationen. Beispielitems *(STI-R deutsche Version; Strelau et al 1990; s. u.)* sind: »Auch schwierige und anstrengende Tätigkeiten ermüden mich nicht« bzw. »Die Güte meiner Arbeit bleibt auch unter extremen Lärmbedingungen unverändert«.

Die *Stärke der Inhibition (SI)* erfasst, wie leicht konditionierte Hemmungen ausgebildet werden und weiter bestehen. Ein typisches Item (STI-R) ist: »Ich kann ruhig weiter diskutieren, auch wenn ich mich aufrege«. Die *Mobilität (MO)* misst die Fähigkeit, auf veränderte Umweltanforderungen schnell und adäquat zu reagierten. Typische Items (STI-R) sind: »Es fällt mir leicht, mich von einer fesselnden Sache loszureißen, wenn es erforderlich ist« oder »Ich verkrafte Änderungen in meinem Tagesablauf schnell«.

Die Validität des *STI* wurde im Vergleich zu einigen Temperamentsfragebogen anderer theoretischer Provinienz untersucht. Hierzu gehörten die Fragebogen von Eysenck *(Eysenck Personality Inventory EPI, Eysenck u. Eysenck 1964; Eysenck Personality Questionnaire EPQ, Eysenck u. Eysenck 1975; 1976; EPQ-R, Eysenck SGB et al. 1985),* Zuckermans Theorie *(Sensation Seeking SSS, Zuckerman 1979)* sowie Ängstlichkeit *(STAI, Spielberger et al. 1970).*

Nach einer Übersicht von *Strelau (1983)* korrelierte in Studien die *Stärke der Exzitation (SE)* positiv mit Extraversion und verschiedenen *SSS*-Skalen, jedoch negativ mit Neurotizismus und Ängstlichkeit. Die *Stärke der Inhibition (SI)* korrelierte negativ mit Psychotizismus und Enthemmung, während sich für *Mobilität (MO)* positive Korrelationen mit Extraversion und Sensation Seeking ergaben.

Corulla (1989, S. 164) stellt in einer Übersicht die Ergebnisse von 9 Studien aus den Jahren 1970 bis 1986 an über 1400 Personen zum Vergleich von Eysencks Persönlichkeitsfragebogen *(MPI, EPQ, EPI)* mit dem *STI* zusammen *(Carlier 1985; Gilliland 1985; Richards 1986; Strelau 1970; Strelau 1971; Daum u. Schugens 1986; Larsen u. Baggs 1986; Paisey u. Mangan 1982; Stelmack et al. 1985)*: Hierbei zeigten sich erwartungsgemäß positive Korrelationen von SE mit Extraversion (zwischen .07 und .49; in vier Studien ≥ .40), negative Korrelationen von SE mit Neurotizismus (zwischen –.13 und –.56; in fünf Studien ≥ –.50) sowie nahezu ausschließlich negative Korrelationen von SE und SI mit Psychotizismus (zwischen .16 und –.54; in drei Studien ≥ –.40). In seiner eigenen Studie *(Corulla 1989)* mit dem Vergleich von *STI, EPQ-R* sowie der *SSS (Form-V)* sowie dem *1.7 Impulsivitäts-Questionaire* an 600 Personen konnten faktorenanalytisch fünf orthogonale Faktoren extrahiert werden. Obwohl die meisten Korrelationen die theoretisch erwarteten Übereinstimmungen erbrachten, zeigte seine Studie, dass die durch die genannten Fragebogen gemessenen Persönlichkeitsdimensionen nur eine mäßige Übereinstimmung zeigen (▶ Kap. 7).

In vier unabhängigen deutschen Stichproben (N = 836, 15 bis 80 Jahre) bestätigten sich im Wesentlichen diese Zusammenhänge *(Strelau et al. 1999).* Für Extraversion mit SE (.34) und mit M (.45); für Neurotizismus mit SE (–.42) und SI (–.28) sowie MO (–.21); für Psychotizismus mit SI (–.30). Ähnliche Zusammenhänge zwischen Extraversion mit SE und MO sowie Psychotizismus und SI wurden auch in anderen faktorenanalytischen Studien nachgewiesen *(Richards 1986; Daum et al. 1988)*.

Allerdings zeigten Faktorenanalysen bei vier sprachlich unterschiedlichen Versionen des *STI* inkonsistente Ergebnisse, obwohl sich durchaus Faktoren generieren ließen, die in Übereinstimmung mit Strelaus Temperamentsdimensionen standen *(Strelau 2008, S. 30–31)*. Neben der *»eher befriedigenden Konstruktvalibilität« (Strelau et al. 1990 a, S. 210)* des *STI* erwiesen sich jedoch andere psychometrische Kennwerte als verbesserungsbedürftig. So wurde zwar in einer Metaanalyse von 35 Studien zwischen 1969 und 1988 *(Strelau et al. 1990 b)* hinreichende Werte für die Reliabilität (Cronbachs Alpha sowie split-half) der drei Temperamentsskalen des *STI* zwischen .68 und .78 erreicht, allerdings wurde dieses Ergebnis aufgrund der hohen Itemzahl als unbefriedigend bewertet. Zudem korrelierten die drei Skalen untereinander zwischen .23 und .43.

In einer weiteren Studie an vier unabhängigen Stichproben deutscher Probanden mit einem N von über 800 Personen zeigten sich folgende psychometrische Schwächen des *STI*: So korrelierten höher als erwartet SE mit SI bis zu .38, SE und MO bis .59 *(Strelau et al. 1989)*. Darüber hinaus erwies sich die soziale Erwünschtheit als problematisch (Korrelation von SE und SI mit einer entsprechenden deutschen Skala bei .43). Bei vielen Items zeigte sich zudem eine überstarke Zustimmung. Schließlich blieben die Item-Skalen-Korrelationen unbefriedigend, so wiesen 19,4% der Items der MO-Skala Item-Skala-Korrelationen von unter .20 auf.

Aufgrund dieser unbefriedigenden psychometrischen Qualität des *STI* wurde von Strelau gemeinsam mit den deutschen Psychologen Angleitner, Bantelmann und Ruch der *STI-R* entwickelt *(Ruch et al. 1991; Strelau 1990 a)*. Zur Verdeutlichung, dass der *STI* bzw. der *STI-R* die Pawlow'schen Temperamentsdimensionen misst, erfolgte 1994 dessen Umbenennung in *Pavlovian Temperament Survey (PTS) (Strelau u. Angleitner 1994; Strelau et al. 1999)*.

Der *STI-R* wurde an 510 deutschsprachigen erwachsenen Schülern und Studenten (Bielefeld, Düsseldorf und Graz) untersucht. Ausgehend von einem Pool von 252 Items wurde sowohl eine Langform mit 166 Items als auch eine Kurzform mit 84 Items (*STI-RS*) konstruiert. Die Retest-Reliabilitäten des *STI-R* wurden für alle drei Skalen mit .91 berechnet *(Strelau et al. 1990 a)*.

Auf der Grundlage dieses Itempools wurden 16 sprachlich unterschiedliche Versionen konzipiert und diese an insgesamt 13.393 Personen (10 bis 85 Jahre) zu untersucht *(Strelau u. Zawadzki 1998; Strelau et al. 1999)*. Die Reliabilität (Cronbachs Alpha) des *STI-R* wurde zwischen .79 und .87 berechnet, die Interkorrelationen der Skalen erreichten Werte von .21 bis .52.

Die Validität des *PTS* mit anderen Temperamentsfragebogen entsprach weitgehend den theoretischen Erwartungen *(Strelau 2008, S. 24; Strelau et al. 1999)*: So korrelierte SE positiv mit Extraversion, Flexibilität und Sensation Seeking, negativ mit Neurotizismus, Ärger und Angst. SE korrelierte dagegen nicht bzw. sehr schwach mit Verträglichkeit, genereller Aktivität und Rhythmizität. SI korrelierte positiv mit Verträglichkeit sowie negativ mit Neurotizismus, Ärger und Impulsivität, nicht oder nur schwach mit Offenheit, Aktivität etc. MO korrelierte schließlich positiv mit Extraversion, Annäherung, Flexibilität und positiver Stimmung, nicht oder nur schwach mit Neurotizismus, Ärger und Furcht, Psychotizismus, genereller Aktivität und Rhythmizität.

Für die Operationalisierung der sechs Temperamentsdimensionen der RTT-Theorie (s. o.) war jedoch der *STI-R* bzw. *PTS* ungenügend *(Strelau 2008, S. 90)*, da in diesen u. a. die Dimension Aktivität nicht enthalten war und bei der Mobilität eine Differenzierung hinsichtlich der zeitlichen Dimension fehlte, wie auch eine Skala, die Emotionalität gesondert erfasst *(Strelau et al. 1999)*.

Das *The Formal Characteristics of Behavior-Temperament Inventory (FCB-TI) (Strelau u. Zawadzki 1993; 1995)* erfüllte die genannten inhaltlichen Voraussetzungen. Im Unterschied zum *STI (PTS)* wurde neben länderspezifischen Versionen (u. a. auch eine deutsche; *Zawadzki 2002; Strelau et al. 2002*) erstmals auch eine interkulturelle Version konstruiert, sodass der Einsatz dieses Fragebogens in Ländern verschiedener Kulturkreise ohne Einschränkung der Validität möglich sein sollte.

Von ursprünglich über 600 Items wurden schließlich 381 für die weitere Testkonstruktion verwandt. In einer Studie mit sechs unabhängigen Stichproben an zusammen 4.245 Personen wurde eine befriedigende Reliabilität (Cronbachs Alpha) für die einzelnen Skalen zwischen .72 und .86 nachgewiesen. Die Merkmalsstabilität über die Zeit (Zwei-Wochen- bzw. Sechs-Monats-Intervall) wurde mit .69 bzw. .83 berechnet. Diese psychometrischen Kennwerte stimmten mit denen anderer etablierter Temperamentsfragebogen überein *(Strelau 2008)*.

Die Validitätsprüfung erfolgte stufenweise. Hierfür wurde der direkte Vergleich aus Selbstauskünften mit den Ratings anderer Personen (nahe Angehörige) herangezogen, ein Verfahren, das sich bei der Validitätsprüfung von Persönlichkeitsmerkmalen besonders bewährt hat *(McCrae u. Costa 1987; Ostendorf u. Angleitner 1994)*. In einer polnisch-deutschen Studie an ein- und zweieiigen Zwillingen (14 bis 80 Jahre) (N = 2.087 deutsche Stichprobe; N = 1092 polnische Stichprobe) konnte eine Übereinstimmung zwischen Selbst- und Fremdeinschätzung für die sechs Temperamentsdimensionen von bis zu .50 nachgewiesen werden *(Strelau 1998, S. 304)*. Dieser Wert wurde auch in Studien zum »Big-Five«-Persönlichkeitsfragebogen erzielt (▶ Abschn. 4.4.4, »Der lexikalische Ansatz und das »Big-Five«-Modell der Persönlichkeit«; *McCrae et al. 1998)*.

Zur Kreuzvalidierung des *FCB-TI* wurde dieser gemeinsam mit dem *PTS* mit anderen Temperamentsfragebogen verglichen (N = 919; 17 bis 77 Jahre) *(Zawadzki u. Strelau 1997)*. Zu diesen gehörten der *EPQ-R (Eysenck SGB et al. 1985)* sowie Fragebogen zur Messung des kindlichen Temperaments *(DOTS-R, Windle u. Lerner 1986; EAS-TS, Buss u. Plomin 1984)* sowie der *NEO-FFI (Costa u. McCrae 1992)*. Die in einer Faktorenanalyse berechnete fünffaktorielle Lösung bestätigte die theoretisch vermuteten Zusammenhänge zwischen Strelaus Temperamentsskalen und diesen Temperamentsfragebogen. So zeigte sich, dass Lebhaftigkeit und Ausdauer *(FCB-TI)* sowie SE und MO *(PTS)* positive Faktorladungen aufwiesen, Ausdauer und Emotionale Reaktivität *(FCB-TI)*, Neurotizismus *(EPQ-R; NEO-FFI)* sowie Emotionalität *(EAS-TS)* negative Ladungen.

Strelau u. Zawadzki (1995) untersuchten die Korrelation der Eysenck-Faktoren *(EPQ-R, Eysenck SGB et al. 1985)* mit den *FCB-TI*-Skalen. Theoretisch erwartungsgemäß korrelierten Neurotizismus hoch mit Perseveration (.60) und Emotionaler Reaktivität (.71), Extraversion mit Aktivität (.72). Dies wurde als Bestätigung der konvergenten Validität der *FCB-TI*-Skalen interpretiert.

In einer weiteren Studie (N = 317, 15 bis 23 Jahre) wurde die Validität des *FCB-TI* mit Sensation Seeking *(Zuckerman 1979)* überprüft *(Strelau u. Zawadzki 1997)*. Faktorenanalytisch zeigte sich erwartungsgemäß, dass die vier Skalen des *SSS-V (Zuckerman et al. 1978)* in einem Faktor gemeinsam mit den *FCB-TI*-Skalen Lebhaftigkeit und Ausdauer (positiv), Emotionale Reaktivität und Perseveration (negativ) zusammengefasst werden konnten.

Schließlich wurde die Kreuzvalidität mit Cloningers Temperamentsdimensionen (▶ Abschn. 6.8) in zwei Studien (N = 595) bestätigt *(Hornowska 2000; Angleitner u. Spinath 2003)*. So korrelierte Neugierverhalten positiv mit Aktivität (.33 bzw. .45), während Schadensvermeidung positiv mit Emotionaler Reaktivität (.71 bzw. .72) und Perseveration (.48 bzw. 59), negativ mit Ausdauer (.38 bzw. .57), Aktivität (.36 bzw. .45) und Lebhaftigkeit (.38 bzw. .51) korrelierte.

Für das Kindesalter wurde eine gesonderte Version des *FCB-TI* konstruiert *(Children's Temperament Questionnaire CTQ; Oniszczenko u. Radomska 2002)*. Mit dem *FCB-TI* und dem *CTQ* besteht somit erstmals die Möglichkeit, das Temperament altersunabhängig mit einem theoretisch identischen Fragebogen zu untersuchen.

Der CTQ besteht aus 111 Items im Ja-Nein-Format. Validität und Reliabilität wurden an einer Stichprobe von 312 Kindern (7–12 Jahre) überprüft. Dessen Reliabilität wurde zwischen .63 und .74, die Test-Retest-Reliabilität (zwei Wochen sowie neun Monate) mit .71 bzw. .69 berechnet. Für die sechs Skalen ergaben sich unterschiedlich hohe Interkorrelationen, die jeweils eine statistische Signifikanz erreichten. Erwartungswidrig zeigten sich allerdings keine Korrelationen zwischen Aktivität und den anderen Skalen. Hierfür könnte die Entwicklungsabhängigkeit von Temperamentsdimensionen mit ihren unterschiedlichen Ausprägungen verantwortlich sein.

Zur Validitätsprüfung wurde die Übereinstimmung des *CTQ* mit dem *EAS-Temperament-Survey*

(*EAS-TS*; *Buss u. Plomin 1984*) untersucht. Hierbei zeigten sich erwartungsgemäß positive Korrelationen von Lebhaftigkeit (*CTQ*) mit Aktivität und Geselligkeit (*EAS-TS*).

In einer polnischen Studie an Opfern der sog. Oder-Jahrhundertflut von 1997 wurde der *CTQ* 124 Kindern und ihren Eltern vorgelegt, um den Zusammenhang von Posttraumatischer Belastungsstörung (PTBS) und Temperament zu überprüfen. Als wichtiger Nachweis der Validität des *CTQ* kann gewertet werden, dass insbesondere Emotionale Reaktivität mit PTBS-Symptomen korrelierte (▶ Abschn. 8.1.2).

Am Ende der bisherigen Testentwicklung des *FCB-TI* stand die Konstruktion einer kulturabhängigen (sog. etic-emic; *Berry 1989*) sowie kulturunabhängigen (universellen, sog. etic) Version des *FCB-TI (Zawadzki 2002, S. 83)*. Dieses ambitionierte Forschungsprojekt wurde in mehreren Schritten realisiert. Ausgangspunkt der Testkonstruktion der »etic-emic«-Version stellten die 381 Items der polnischen Version des *FCB-TI* dar *(Zawadzki 2002)*. Dieser Itempool wurde in acht Ländern (Niederlande, Deutschland, Italien, Polen, Russland, Ukraine, USA, Südkorea) an 3.723 Personen (14 bis 85 Jahre) untersucht. Die nationalen Versionen wiesen hierbei einen unterschiedlichen Prozentsatz gemeinsamer Items mit der polnischen Version auf. Die Reliabilität (Cronbachs Alpha) für die sechs Fragebogen erreichte Werte zwischen .77 und .84, wobei zwischen den einzelnen Ländervarianten keine signifikanten Unterschiede nachweisbar waren. Zur Validitätsprüfung wurden die Interskalenkorrelationen mit denen der polnischen Version verglichen, wobei sich deutliche inhaltliche Übereinstimmungen zeigten *(Zawadzki et al. 2001)*.

Ausgangspunkt der Konstruktion der universellen (etic) Version des *FCB-TI* waren Datensätze der genannten acht nationalen Versionen, die zuvor einer separaten Faktorenanalyse unterzogen worden waren. Für den Gesamtdatensatz (N = 3.723) wurden ebenfalls Faktorenanalysen des 120-Item-Fragebogens mit 20 Items pro Skala gerechnet. Zwischen den nationalen Versionen ergaben sich für die einzelnen Skalen zwar statistisch signifikante Unterschiede, diese erklärten jedoch im Mittel nur vier Prozent der Gesamtvarianz. Dieser Wert lag unterhalb der für die nationalen Versionen ermittelten Unterschiede.

Die Validität des *FCB-TI* wurde zudem anhand unterschiedlicher soziokultureller bzw. -ökonomischer Variablen, z. B. Bruttosozialprodukt, Bevölkerungsdichte, personaler Entwicklungsindex (Lebenserwartung und Schulbildung) geprüft. Obwohl die Ergebnisse teilweise schwer interpretierbar waren, konnten drei sozioökonomische Variablen als Prädiktor für die Emotionale Reaktivität bestätigt werden, die zusammen 45% der Varianz erklärten. Sog. stimulierende Lebensbedingungen sowie geringer Wohlstand waren jeweils mit hoher Emotionaler Reaktivität assoziiert.

Für *Strelau (2008, S. 115)* stellen die genannten Studien nicht nur einen eindeutigen Nachweis für seine eigene Temperamentstheorie, sondern auch für die Universalität des Temperaments dar.

Zawadzki u. Strelau (1997) stellten schließlich eine Ähnlichkeit zwischen vier von acht ihrer auf den »energetischen« Merkmalen bzw. *FCB-TI*-Dimensionen Emotionale Reaktivität (ER), Dauer (EN) und Aktivität (AC) basierenden Temperamentstypen mit den antiken Temperamenten fest (◘ Tab. 4.4)

Acht Temperamentsstrukturen ergeben sich durch die je spezifische Konfiguration der nach ihrem Median in zwei Gruppen aufgeteilten *FCB-TI*-Merkmale. Jede Temperamentsstruktur weist nach Auffassung der Autoren ein spezifisches, mehr oder weniger harmonisches Informationsverarbeitungsniveau auf.

Nach *Strelau u. Zawadzki (1997)* sind das sanguinische sowie das melancholische Temperament als jeweils harmonische Temperamente zu bezeichnen, da aufgrund ihrer inneren Struktur mit einem hohen bzw. niedrigen Informationsverarbeitungsniveau zu rechnen ist. Das phlegmatische und cholerische Temperament ist demgegenüber als disharmonisch zu bezeichnen, weil diese aufgrund ihrer inneren Struktur nur zu einer ineffektiven Informationsverarbeitungsleistung in der Lage sind. In empirischen Studien mit großen Stichproben erwies sich beispielsweise das melancholische im Vergleich zum sanguinischen Temperament als bedeutender Risikofaktor für das Auftreten von Stress- bzw. Burnout-Syndromen, (psycho-)somatischen Störungen sowie PTBS (▶ Abschn. 8.1).

■ **Tab. 4.4** Strukturmodell des Temperaments in Analogie zur antiken Temperamentstypologie. (Adaptiert nach *Zawadzki u. Strelau 1997 sowie Strelau 2008, S. 144–145*)

Antike Temperamente	Informations-verarbeitungsniveau	Temperamentsdimensionen
Sanguinisches Temperament (harmonisch)	Hoch	Emotionale Reaktivität (ER) ↓ Dauer (EN) ↑ Aktivität (AC) ↑
Melancholisches Temperament (harmonisch)	Niedrig	Emotionale Reaktivität (ER) ↑ Dauer (EN) ↓ Aktivität (AC) ↓
Phlegmatisches Temperament (disharmonisch)	Ineffektiv	Emotionale Reaktivität (ER) ↓ Dauer (EN) ↑ Aktivität (AC) ↓
Cholerisches Temperament (disharmonisch)	Ineffektiv	Emotionale Reaktivität (ER) ↑ Dauer (EN) ↓ Aktivität (AC) ↑

↑ = starke Ausprägung; ↓ = schwache Ausprägung

Kritische Diskussion

Bei Strelaus »Regulativer Theorie des Temperaments (RTT)« handelt es sich um einen zentralen Beitrag der durch die Pawlow-Schule geprägten experimental-psychologischen Temperamentsforschung, der weiterhin in der internationalen Temperamentsforschung auf große Resonanz stößt *(Eysenck u. Strelau; Gray; Amelang u. Bartussek 2001)*.

Strelau hat sein gesamtes, sich über fünf Jahrzehnte erstreckendes wissenschaftliches Werk ausschließlich dem Temperament gewidmet. Diese Kontinuität wie auch die Stringenz seiner Forschung ist bemerkenswert und macht u. a. den Reifungsgrad seiner Theorie verständlich. Strelaus Temperamentstheorie markiert zugleich die Weiterentwicklung der ausschließlich tierexperimentell basierten Forschung Pawlows zu einer Temperamentstheorie, die andere psychologische Theorien (z. B. Handlungs-, Stresstheorie, Entwicklungspsychologie) integriert.

Die Qualität seiner Temperamentstheorie gründet schlussendlich auf der umfassenden Rezeption historischer wie zeitgenössischer Temperamentstheorien. Dies markiert einen wichtigen Unterschied zu einigen ahistorisch angelegten und/oder theoretisch einseitigen bzw. psychologischen wie psychiatrischen Temperamentstheorien (z. B. Akiskal, ▶ Abschn. 6.7).

Aus der Kontinuität des Temperamentsbegriffs von der antiken Typologie über Kant (▶ Abschn. 2.2), Wundt (▶ Abschn. 4.1.1) sowie schließlich Pawlow (▶ Abschn. 4.2.1, »Die Theorie von Pawlow«) leitet Strelau seine eigene Temperamentsdefinition ab, bei der er auf die formalen, beobachtbaren und somit empirisch prüfbaren Verhaltensmerkmale fokussiert. Diese erlaubt im Vergleich zu anderen temperamentsbezogenen oder Temperamentstheorien wie der von Eysenck (▶ Abschn. 4.3.1), Zuckerman (▶ Abschn. 4.4.3), von Zerssen (▶ Abschn. 6.6) oder Akiskal (▶ Abschn. 6.7) eine eindeutige Abgrenzung von Temperament zur Persönlichkeit.

Mit theoriekonform konstruierten, psychometrisch ausgefeilten Fragebogen wie dem *STI* bzw. *STI-R* oder dem *FCB-TI* (s. o.) gelingt in zahlreichen Studien mit z. T. sehr großen Stichproben der Nachweis einer mehr oder weniger deutlichen Übereinstimmung mit so unterschiedlichen Temperamentstheorien wie beispielsweise der von Eysenck

(▶ Abschn. 4.3.1), Zuckerman (▶ Abschn. 4.4.3) oder Cloninger (▶ Abschn. 6.8). Diese lässt sich hierbei nicht nur als wichtige Kreuzvalidierung der Theorie Strelaus, sondern auch der anderen Temperamentstheorien begreifen.

Hierbei liegen die meisten Korrelationen auf einem eher mittleren Niveau. Dies lässt den Schluss zu, dass es neben theorieübergreifenden gemeinsamen Basismerkmalen des Temperaments auch wichtige theoriespezifische Unterschiede gibt, die allerdings in Anbetracht der theoretischen Divergenzen auch erwartbar sind. Während in Strelaus Temperamentstheorie der Fokus ausschließlich auf formale Merkmale des Temperaments gelegt wird, ist z. B. Eysencks Extraversion-Konstrukt theoretisch vermutlich heterogener konzipiert (▶ Abschn. 4.3.1; ▶ Kap. 7).

Vergleichbar mit Kant (▶ Kap. 2), Wundt (▶ Abschn. 4.1.1), Jung (▶ Abschn. 3.1), Pawlow (▶ Abschn. 4.2.1, »Die Theorie von Pawlow«) und Eysenck (▶ Abschn. 4.3.1) hat auch Strelau seine Temperamentstheorie in einen eindeutigen Zusammenhang mit der antiken Temperamentslehre gestellt. Wie die genannten Autoren ist auch Strelau von deren phänomenologischen Evidenz überzeugt, da diese auf einer quasi empirischen Grundlage einer genauen Beobachtung menschlichen Verhaltens basiert. Dies erklärt für ihn deren bis heute ungebrochene Resonanz bei Fachleuten und Laien.

Ähnlich wie Pawlow war Strelau der Überzeugung, mit seiner Theorie eine schlüssige, zeitgemäße Antwort auf die Frage nach der biologischen Grundlage des Temperaments gegeben zu haben. Seine Analogie der dreidimensionalen Strukturtypen des Temperaments mit der antiken Temperamentslehre ist inhaltlich schlüssig und wurde zudem auch empirisch bestätigt *(Strelau u. Zawadzki 1995;* ▶ Abschn. 8.1*)*.

Mit der Integration der Handlungstheorie bzw. Stressforschung eröffnet Strelau für die Temperamentsforschung eine neue Perspektive über die Laborforschung hinaus. Das Temperament ist für Strelau im Unterschied zur Persönlichkeit zwar deutlich stärker genetisch bestimmt, dennoch durch Reifungsprozesse, Umwelteinflüsse etc. in gewissen Grenzen veränderbar. Dem Temperament kommt eine entscheidende Rolle bei der menschlichen Handlungsregulation und Umweltanpassung zu. Hierbei gelingt es ihm, überzeugende Hypothesen zum Zusammenhang von temperamentsbezogenen Verhaltensdimensionen wie der Reaktivität und dem stimulativen Anforderungsprofil der Umwelt auszuarbeiten, die sich zumindest partiell bestätigen ließen. Seine Grundidee, dass Temperamente unter bestimmten Lebens- und Umweltbedingungen funktional oder dysfunktional sein können, ist schlüssig und leitet schließlich über in die Entwicklung von theoretischen Erklärungsmodellen hinsichtlich der Bedeutung des Temperaments für die Entstehung Stress, Burnout und psychosomatischen Störungen. Auch hier können Strelau und seine Arbeitsgruppe richtungsweisende empirische Befunde zusammenzutragen. Seine Idee, dass aus dem Temperament unter bestimmten Umständen ein sog. »Temperamentsrisikofaktor« (TRF) werden kann, knüpft hierbei an diesbezügliche Überlegungen aus der psychiatrischen Temperamentsforschung an (▶ Kap. 6).

Seine Fragebogen (*STI, STI-R bzw. PTQ, FCB-TI*) zeichnen sich durch ihre hohe psychometrische Qualität aus, sodass ihnen in der internationalen Temperamentsforschung ein besonderer Stellenwert zukommt. Der *CTQ (Oniszczenko u. Radomska 2002)* ermöglicht die längst überfällige gemeinsame Forschung des Temperaments im Kindes-, Jugend- und Erwachsenenalter auf der Grundlage einer identischen Temperamentstheorie.

Ein besonderes Verdienst von Strelaus Arbeitsgruppe liegt darin, für den *FCB-TI (Strelau u. Zawadzki 1993)* eine universelle Version entwickelt und dessen psychometrische Qualität nachgewiesen zu haben. Strelaus Aussage, dass hierdurch nicht nur die Universalität seiner Theorie, sondern auch des Temperaments nachgewiesen worden sei *(Strelau 2008, S. 115)*, erscheint nicht vermessen.

Mit seiner umfangreichen (neuro-)psychophysiologischen wie genetischen Forschung hat Strelau zudem wichtige Erkenntnisse zur Neurobiologie des Temperaments beigetragen. Obwohl Strelau sich laut eigener Aussage weniger wegen fehlendem wissenschaftlichen Interesse, sondern aufgrund ökonomischer wie technischer Einschränkungen in seinem Warschauer Institut der neurobiologischen Forschung nicht mit der gleichen Intensität zuwenden konnte wie z. B. die Britische Schule

(▶ Abschn. 4.3; *Strelau 1998*), hat er dennoch der Temperamentsforschung zwei wichtige Hinweise für die weitere Theorieentwicklung und darauf fußender Forschungsprogramme gegeben: Zum einen ist dies seine Feststellung, dass das Arousal-Konstrukt nicht als homogene Einheit aufzufassen ist, sondern als Ergebnis der Interaktion unterschiedlicher, neurobiologischer Subsysteme. Zum anderen betont Strelau mit seiner Theorie der neurokrinen Individualität, dass Temperamentsdimensionen komplexe neurobiologische Systeme oder deren Untereinheiten in einer je individuumspezifischen Konstellation zugrunde liegen. Dies erfordert ein anderes, wesentlich komplexer angelegtes Forschungsprogramm als es monokausale neurobiologische Hypothesen bzw. Theorien des Temperaments (vgl. Cloninger oder Zuckermans Neurotransmitterhypothese) nahelegen.

Theoriekritisch ist anzumerken, dass Strelaus Emotionsbegriff auf der Grundlage seiner experimentalpsychologischen Sichtweise verkürzt ist. Zwar wurde Emotionalität in seiner Theorie und Forschung als eigene Dimension »Emotionale Reaktivität« eingeführt, diese ist allerdings in Anbetracht der heutigen Emotionsforschung als reduktionistisch anzusehen *(Izard 1977; Krause 2007;* ▶ *Abschn. 4.2.1,* »Die Theorie von Pawlow«*)*.

Darüber hinaus hat Strelau die von ihm als wichtig erachtete zeitliche Dimension des Temperaments sowohl in seiner theoretischen Ausarbeitung wie auch empirischen Forschung weitgehend vernachlässigt.

4.3 Die britische Temperamentsforschung

4.3.1 Die Theorie von Eysenck

Theoretische Grundlagen und empirische Forschung

Hans Jürgen Eysenck (1916–1997) gehörte zu den prominentesten Psychologen des letzten Jahrhunderts. Gemeinsam mit Cattell und Guilford (▶ Abschn. 4.4.1) begründete er die empirische Persönlichkeitsforschung, die er bis heute mit seiner dreidimensionalen Persönlichkeitstheorie (PEN-Theorie) maßgeblich beeinflusst.

Mit über 70 Büchern und über 700 wissenschaftlichen Artikeln gehört er zu den meist zitierten psychologischen Autoren. Neben seinen grundlegenden Arbeiten zur Persönlichkeits- und Intelligenzforschung leistete er auch wichtige Beiträge zu einer empirischen Psychotherapieforschung *(Eysenck 1952 b; 1993)* sowie zur Verhaltenstherapie, für die er – im Unterschied zur behavoristischen Strömung in den USA *(Lindsley et al. 1953)* – die Bedeutung der Persönlichkeit herausstellte *(Eysenck u. Rachman 1965/1968)*.

Seine Arbeiten zur Persönlichkeitsforschung umfassen einen Zeitraum von über 50 Jahren. Zu seinen in unserem thematischen Zusammenhang wichtigsten Werken gehören »The structure of human personality« *(Eysenck 1953/1973)*, »The biological basis of personality« *(Eysenck 1967)* sowie »Personality and Individual differences« *(Eysenck u. Eysenck 1985)*, das er gemeinsam mit seinem Sohn verfasste. Anlässlich seines 80. Geburtstags erschien ein umfassender Rückblick auf seine Forschungsaktivitäten *(Nyborg 1997)*.

Im Folgenden sollen die Grundzüge von Eysencks Persönlichkeitstheorie dargestellt werden. Seiner Forschung zu Körperbau und Temperament (Persönlichkeit) ist ein eigenes Kapitel (▶ Abschn. 5.6) gewidmet.

In Bezug auf Eysencks Biografie sei einerseits auf seine Autobiografie *(Eysenck 1990 c)*, andererseits auf die Beiträge von *Terry (1997)* und *Amelang (1998)* verwiesen. Eysenck wurde 1916 in Berlin geboren, seine Eltern waren Schauspieler. 1934 emigrierte er aus politischen Gründen über Frankreich nach London. Er studierte zunächst in Dijon und Exeter Geschichte und Literatur. Das 1935 begonnene Psychologiestudium in London bei dem berühmten Psychologen Sir Cyril Burt beendete er 1940 mit seiner Dissertation. Burts genetischer Forschungsansatz zur Erklärung von Verhaltensunterschieden prägte Eysencks eigene Forschung. Während des Zweiten Weltkrieges war Eysenck in einem Hospital kriegsverletzter und traumatisierter Patienten tätig. Aus dieser Zeit stammt auch seine erste grundlegende empirische Studie zu Persönlichkeitstypen (s. u.) *(Eysenck 1944)*.

Nach Kriegsende wurde Eysenck Leiter der Psychologischen Abteilung der Maudsley-Klinik in London, 1950 Leiter des Psychiatrischen

Instituts der University of London im selben Krankenhaus. Von 1955 bis 1984 lehrte er als Professor für Psychologie an der Londoner Universität. Aus der gemeinsamen Forschungstätigkeit mit seiner zweiten Frau Sibylle Rostal wie auch seinem Sohn Michael W., selbst später Professor für Psychologie, gingen zahlreiche gemeinsame Publikationen hervor.

Eysenck verwendete zur Bezeichnung seiner Forschung nahezu ausschließlich den Persönlichkeitsbegriff, der sich im Übrigen auch in der allgemeinen Persönlichkeitsforschung eingebürgert hat. Die Zuordnung seiner Persönlichkeitstheorie zur Temperamentsforschung ist somit zunächst nicht unmittelbar einleuchtend. Allerdings lassen sich eine Reihe von eindeutigen Belegen dafür finden, dass Eysenck seine Persönlichkeitsforschung letztlich als Temperamentsforschung begriffen hat.

Bereits in »The structure of human personality« *(Eysenck 1953/1970)* definierte Eysenck Persönlichkeit als *»mehr oder weniger feste und überdauernde Organisation des Verhaltens, des Temperaments, des Intellekts und der Physis eines Menschen [...] die seine einzigartige Anpassung an die Umwelt bestimmt« (dto., S. 2)*. Temperament setzte er hierbei dem affektiven Verhalten (»Emotion«) gleich. Durch diese Definition begründete Eysenck sein Forschungsprogramm mit dem Ziel, die Persönlichkeit möglichst vollständig zu beschreiben (deskriptives Forschungsziel) und zu erklären (explikatives Forschungsziel). Eysenck betonte, dass mit den genannten Faktoren zwar keineswegs der Anspruch erhoben wird, die Persönlichkeit vollständig zu beschreiben, sie seien aber geeignet, *»den größeren Anteil der Varianz als andere Faktoren«* zu erklären *(dto. S. 185; Übersetzung durch den Autor)*.

30 Jahre später definierte er in »Personality and Individual differences« *(Eysenck u. Eysenck 1985, S. 184–187)* das Temperament sowie die Kognition (»Intelligenz«) als Hauptarbeitsgebiete der Persönlichkeitsforschung: *»Persönlichkeit, so wie wir sie sehen, hat zwei Hauptaspekte: Temperament und Intelligenz« (dto., VII)* und im Weiteren *»Temperament, das sind die nichtkognitiven Aspekte der Persönlichkeit« (dto., S. 353)*.

Der Körperbau (»Physis«) rückte jetzt in den Hintergrund seines Forschungsinteresses. Eysenck hielt ihn nur insoweit als Forschungsthema für noch bedeutsam, als dass er mit Temperaments- und kognitiven Variablen korreliere.

Von den o. g. Forschungsbereichen hat sich Eysenck intensiv mit der Intelligenzforschung sowie in den ersten Jahren auch mit Körperbau und Persönlichkeit (► Abschn. 5.6) befasst, sodass – entsprechend der obigen Definition – die Eysenck'schen Persönlichkeitsfaktoren Extraversion, Neurotizismus und Psychotizismus als Temperamentsfaktoren verstanden werden können.

Neben dieser eindeutigen Definition spricht auch für die Zuordnung von Eysencks Persönlichkeitstheorie zur Temperamentsforschung, dass er sich in seinen Hauptwerken ausführlich auf die historischen Temperamentstheorien als unmittelbarer Vorläufer seiner eigenen Theorie bezieht *(Eysenck 1953/1970, S. 1–35 u. 105ff; Eysenck u. Eysenck 1985, S. 42–85)*.

So beruft er sich auf die antike Temperamentslehre (► Abschn. 2.1; s. u.) und stellt fest, dass es sich hierbei in zweifacher Hinsicht um *»fundamentale Ideen« (Eysenck u. Eysenck 1985, S. 43)* handele. Einerseits sei den antiken Ärzten auf der Grundlage ihrer systematischen Verhaltensbeobachtung von Patienten eine überzeugende Typisierung gelungen, zum anderen hätten sie erstmals die konstitutionelle bzw. biologische Grundlage ihrer Typologie hervorgehoben.

Kants Temperamentslehre (► Abschn. 2.2) wird von Eysenck als *»fundamentale und grundsätzliche Position« (dto., S. 43)* gewürdigt. Gross (► Abschn. 6.1) habe erstmals eine experimentell prüfbare Hypothese zur Neurobiologie des Temperaments ausgearbeitet. Wundt (► Abschn. 4.1.1) komme das Verdienst zu, die kategoriale Theorie Kants in eine dimensionale übersetzt zu haben. Er würdigt schließlich die experimentalpsychologische Forschung von Heymans und Wiersma (► Abschn. 4.1.2), in deren Tradition er seine eigene Forschung explizit stellt *(»holländische Schule«; Eysenck 1981, S. 9)*. Einen besonderen Stellenwert nimmt für Eysenck die Typologie Jungs (► Abschn. 3.1) ein, die er jenseits der von ihm als spekulativ bewerteten psychoanalytischen Hypothese bei der Beschreibung seines Faktors Extroversion weitgehend übernimmt.

Auch die Kontinuitätshypothese des Temperaments von Jung und Kretschmer (► Abschn. 5.2) mit der Idee eines fließenden Übergangs des Temperaments von der Charakterisierung psychisch gesunder Personen hin zu einer Assoziation mit psychischen Störungen greift er in seiner eigenen Theorie, insbesondere mit seinem Psychotizismus-Faktor, auf. Schließlich wird für ihn Kretschmers Theorie zu Körperbau und Temperament zum Richtungspunkt seiner eigenen Forschung (▶ Abschn. 5.6).

Ebenso wie Cattell und Guilford setzt Eysenck bei seiner empirischen Forschung auf statistische Verfahren, insbesondere die Faktorenanalyse, zur Auswertung der durch Fragebogen gewonnenen »Rohdaten«. Im Unterschied zu den vorgenannten Autoren ist Eysencks Forschung jedoch dadurch gekennzeichnet, dass er sich hinsichtlich der Validierung seiner Theorie zusätzlich auf experimentelle Studien stützt.

Gemeinsam ist den Persönlichkeitstheorien von Cattell, Guilford und Eysenck, dass sie Persönlichkeit als hierarchisches System auf einander aufbauender Faktoren mit jeweils höherem Abstraktionsgrad definieren. Bei Eysenck finden sich auf der unteren Stufe konkret beobachtbare Verhaltensweisen (»habitual response level«; »specific response level«), darüber das sog. »trait level«, schließlich an der Spitze Faktoren 3. Ordnung, das »type level« *(Eysenck 1967, S. 36)*. Seine Persönlichkeitsfaktoren wurden von ihm unterschiedlich bezeichnet, so als Superfaktoren *(Eysenck 1978; Eysenck u. Eysenck 1985)*, biologische Dimensionen *(Eysenck 1990 b)*, Hauptdimensionen *(Eysenck 1990 a)* oder Persönlichkeitstypen *(Eysenck u. Eysenck 1985)*.

Seine Persönlichkeitstheorie arbeitete Eysenck über mehrere Jahrzehnte aus, wobei er seine Grundideen seit seiner ersten Studie beibehielt.

Im Kontext seiner Tätigkeit im Maudsley-Hospital in London untersuchte er 700 kriegstraumatisierte Soldaten, die dort zur Diagnose und Therapie eingewiesen worden waren *(Eysenck 1947 a)*. Die Soldaten wurden von Psychiatern, Krankenschwestern, Sozialarbeitern und Familienangehörigen anhand einer dichotomen Liste von 37 Persönlichkeits- bzw. Verhaltensmerkmalen eingeschätzt.

Die Zusammenstellung dieser Merkmalsliste war stark von Jungs Extraversion vs. Introversion *(Jung 1921)* beeinflusst. Erstmals kam die Faktorenanalyse zur Generierung von Persönlichkeitstypen zum Einsatz, die gewonnenen Daten waren intelligenz- und alterskorreliert. Von Eysenck wurden vier Faktoren extrahiert, die zusammen allerdings nur 40% der Varianz aufklärten. Der erste Faktor wurde von ihm als »lack of personality integration« oder »Neurotizismus« bezeichnet, der zweite mit jeweils positiven oder negativen Ladungen als »Hysteria vs. Dysthymia« oder »Extraversion/Introversion«.

■ Abb. 4.2 zeigt das Verteilungsmuster sowie die Zuordnung der Einzelmerkmale zu den extrahierten Faktoren der Originalarbeit.

Auf die Relevanz dieser Studie für Eysencks theoretische Konzeption seines Psychotizismus-Faktors wird weiter unten eingegangen.

In einer Reanalyse der Originaldaten konnte *Howarth (1973)* Eysencks zweifaktorielle Lösung allerdings nicht bestätigen, er fand demgegenüber zwei andere Faktoren (»Intelligence« und »Adjustment Emotionality«). In einer weiteren Studie *(Eysenck 1952 a)* wurden 93 psychisch Gesunde und 105 nach Psychiaterurteil neurotische Patienten mit dem *MMQ* (s. u.) sowie 15 objektiven Tests untersucht. Die Faktorenanalyse bestätigte zwei Faktoren, die nach Auffassung von Eysenck Neurotizismus und Extraversion entsprachen. In derselben Monografie *(Eysenck 1952 a)* beschrieb Eysenck eine weitere Studie, in der 200 psychisch gesunde und ca. 120 neurotische Personen anhand von 76 Variablen verglichen wurden. Der faktorenanalytisch nachgewiesene Neurotizismus-Faktor korrelierte lediglich mit .40 mit anderen Kriteriumsvaliditäten. Der Extraversion-Faktor wurde jedoch nicht bestätigt.

Eysenck u. Eysenck (1968) charakterisieren Extraversion auf der Merkmalsebene in ihrem *EPI (nach Eggert 1974, S. 11)*: Danach ist der typisch *Extravertierte* gesellig, hat viele Freunde, ist ungern allein. Er sehnt sich nach Anregung, agiert oft spontan und ist impulsiv. Er liebt allgemeine Veränderungen, ist sorglos, leichtmütig und optimistisch, lacht gerne und ist gerne fröhlich. Er neigt zu Aggressivität und verliert schnell die Geduld. Da er seine Gefühle nicht gut kontrollieren kann, ist er nicht immer eine zuverlässige Person.

Demgegenüber ist der typisch *Introvertierte* ruhig, eher zurückhaltend, introspektiv, liebt Bücher mehr als Menschen. Außer bei ihm nahe stehenden Personen ist er reserviert und distanziert. Er ist

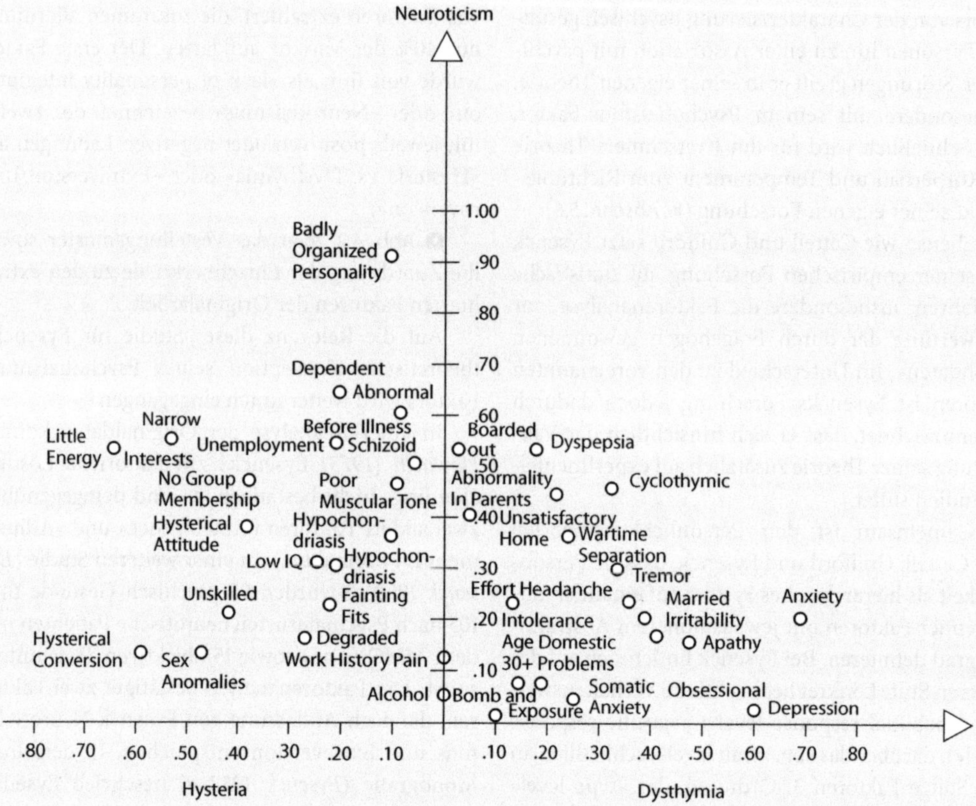

Abb. 4.2 Ladungsmuster von 37 Variablen im zweidimensionalen Raum mit den Dimensionen »Neuroticism« und »Hysteria/Dysthymia« (N = 700). (Nach *Eysenck 1944; 1947 a, S. 34; Eysenck u. Eysenck 1985, S. 51*)

vorsichtig und misstrauisch, neigt zu Ernsthaftigkeit und bevorzugt einen gut geordneten Lebensstil. Seine Gefühle hat er unter enger Kontrolle und verliert seine Geduld nicht leicht. Ihn zeichnen Zuverlässigkeit, ein gewisses Ausmaß an Pessimismus und eine starke Orientierung an ethischen Normen aus.

Personen mit hohem *Neurotizismus* beschreiben *Eysenck u. Eysenck (1968, S. 627)* als emotional labil. Sie zeigen eine abnorme Reaktionsbereitschaft und neigen zu emotionaler Überempfindlichkeit. Ihnen fällt es schwer, nach emotionalen Erfahrungen in eine Ruhelage zurückzukehren. Sie berichten häufiger über somatische Beschwerden, sind sorgenvoll und ängstlich. Sie neigen zur Entwicklung neurotischer Erkrankungen, jedoch nicht im Sinne einer akuten neurotischen Störung. Personen mit hohen Neurotizismus-Werten können dennoch ein angepasstes psychosoziales Verhalten zeigen.

Die historische Kontinuität von Extraversion und Neurotizismus im Kontext der Temperamentsforschung verdeutlicht Eysenck dadurch, dass er diese Faktoren mit den antiken Temperamentstypen und den Theorien Kants sowie Wundts in Beziehung setzt *(sog. Galen-Kant-Wundt-Modell der Persönlichkeit; Eysenck 1953/1970, S. 18)*. Die Analogie von Extraversion und Neurotizismus mit den vier antiken Temperamenten veranschaulicht er in einem Kreismodell *(Eysenck u. Eysenck 1985, S. 50)* (Abb. 4.3).

In diesem entspricht Jungs »Hysterie« dem instabil-extravertierten Typ Eysencks sowie dem antiken Choleriker, Jungs »Psychasthenie« Eysencks

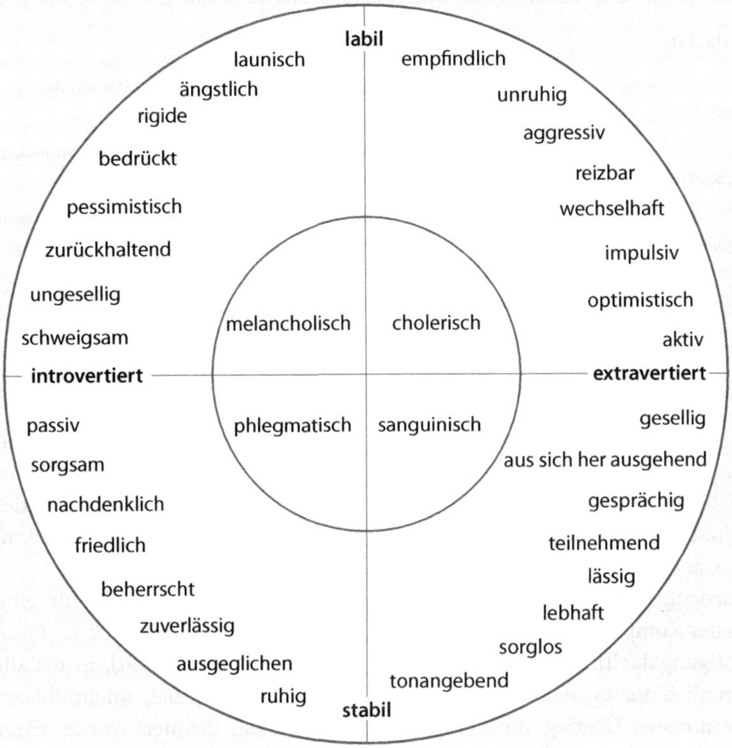

Abb. 4.3 Eysencks Kreismodell der Zuordnung antiker Temperamente zu Extraversion und Neurotizismus. (Nach *Eysenck u. Eysenck 1985, S. 50; Asendorpf 2007, S. 179*)

instabil-introvertiertem Typ sowie dem antiken Melancholiker *(dto., S. 49–50)*.

Im Unterschied zu Extraversion und Neurotizismus hat Eysenck seinen dritten Faktor Psychotizismus erst später auf dem Hintergrund von theoretischen Überlegungen wie empirischen Studien zum Zusammenhang von Persönlichkeit bzw. Temperament und psychischen Störungen ausgearbeit.

Hierbei bezieht er sich in seinen wichtigsten Publikationen wiederholt auf die Theorien von *Gross (1902;* ▶ Abschn. 6.1*)*, Jung (▶ Abschn. 3.1) sowie Kretschmer (▶ Abschn. 5.2). Die genannten Autoren waren von einem kontinuierlichen Übergang der von ihnen beschriebenen Temperamente zu psychischen Störungen ausgegangen (Kontinuitätshypothese). So hatte *Jung (1921)* angenommen, dass Extraversion zu einer Hysterie führt, Introversion zu einer Psychasthenie. Seine eigene Studie *(Eysenck 1944; 1947 a)* sah Eysenck als eindeutige »*Verifikation der Jung'schen Hypothese*« an, wobei er Jungs Begriff der Psychasthenie durch den der Dysthymie ersetzte *(Eysenck u. Eysenck 1985, S. 51)*. Des Weiteren bezieht er sich auf Kretschmers These des Übergangs von Schizothymie (Schizoidie) zu Schizophrenie sowie von Zyklothymie (Zykloidie) zu »Manisch-Depressiven« Erkrankungen *(Kretschmers 1921)*. Eysencks Auffassung nach entspricht Introversion Kretschmers Schizothymie, Extraversion dessen Zyklothymie *(Eysenck 1953/1970, S. 27–28)*.

In einem Literaturüberblick einschließlich experimenteller Studien *(Eysenck 1952 a)* kommt Eysenck zu der Überzeugung, dass zwei unabhängige Dimensionen der »Abnormalität«, Psychosen und Neurosen, existieren, für die jeweils die Kontinuitätshypothese zutrifft. In seinem Kubus-Modell steht Extraversion auf der neurotischen Achse mit Hysterie in Zusammenhang, auf der psychotischen

Tab. 4.5 Trait-Merkmale der Persönlichkeitsfaktoren in Eysencks PEN-Theorie

Persönlichkeitsfaktoren	Trait-Merkmale
Extraversion *(Eysenck 1967, S. 36)*	Geselligkeit, Impulsivität, Aktivität, Lebhaftigkeit
Introversion *(Eysenck 1947 a, S. 29)*	Beständigkeit, Rigidität, autonomes Ungleichgewicht, Sorgfalt und Irritierbarkeit
Neurotizismus *(Eysenck u. Eysenck 1985, S. 14–15)*	Ängstlich, depressiv, Schuldgefühle, geringes Selbstwertgefühl, gespannt, irrational, scheu, launisch und emotional
Psychotizismus *(Eysenck u. Eysenck 1987, S. 16)*	Aggressiv, kalt, egozentrisch, unpersönlich, impulsiv

Achse mit einer »manisch-depressiven« Erkrankung *(Eysenck 1953/1970, S. 29)*. Aus der Introversion kann sich demgegenüber entweder eine dysthyme (psychasthenische) Störung oder eine schizophrene Erkrankung entwickeln. Allerdings gibt Eysenck zu bedenken, dass auch diese theoretische Darstellung der Komplexität der Beziehungen unter Berücksichtigung der Theorien von Jung und Kretschmer vermutlich nicht gerecht wird.

Ausgehend von ersten Überlegungen *(Eysenck 1952 a)* entwickelte Eysenck systematisch seine Idee eines von Extraversion und Neurotizismus unabhängigen Faktors Psychotizismus weiter. Unter Bezug auf psychiatrische Theorien der »Einheitspsychose« (Kahlbaum, Kraepelin, Wernicke) sowie weitere Studien *(Eysenck 1955; Eysenck SBG 1956)* nimmt Eysenck einerseits eine Kontinuität von Normalität und Psychose, andererseits eine Trennung von neurotischen und psychotischen Typen an *(Eysenck u. Eysenck 1985, S. 61)*. Sein Psychotizismus-Faktor soll nicht nur zwischen »manisch-depressiven« und schizophrenen Patienten, sondern auch innerhalb der Gruppe psychisch Gesunder differenzieren *(Eysenck 1952 a)*. Tatsächlich zeigte der Vergleich von 100 psychisch gesunden Personen mit 50 schizophrenen und »manisch-depressiven« Patienten Übereinstimmungen der Faktorenstruktur psychisch Gesunder mit der der Psychotiker-Gruppe *(Eysenck 1952 a)*.

Eysenck u. Eysenck (1976) fassen entsprechende theoretische Überlegungen sowie empirische Befunde zu Psychotizismus zusammen. In einer späteren Publikation stellen *Eysenck u. Eysenck (1985, S. 65)* die Evidenz für Psychotizismus mit einem Kontinuum von normaler Ausprägung über kriminelles und psychopathisches Verhalten, Alkohol- bzw. Drogenmissbrauch, schizoide Züge bis hin zu psychotischen Zuständen heraus *(siehe auch Eysenck SBG 1997)*.

Für Psychotizismus wurde eine eigene Skala konstruiert *(EPQ, Eysenck u. Eysenck 1975; EPS, Eysenck u. Eysenck 1991)*, in der dieser durch die Merkmale antisozial, uneinfühlsam, kreativ und hart(-herzig) definiert wurde *(Eysenck u. Eysenck 1987, S. 16)*.

Über der Ebene konkreter Verhaltensweisen (»specific response level«) waren für Eysenck seine PEN-Faktoren auf der Trait-Ebene durch die in Tab. 4.5 dargestellten Merkmale charakterisiert.

Eysenck legte bei seiner Forschung größten Wert auf die Entwicklung psychometrisch fundierter Fragebogen. Diese vollzog sich entsprechend der Theorieentwicklung in mehreren Etappen.

Initial wurde das *Maudsley Medical Questionnaire (MMQ) (Eysenck 1947 a; b; 1953)* mit 40 Items konstruiert, das Merkmale des Neurotizismus mit medizinischem Inhalt enthält (z. B. »Manchmal kriege ich Herzklopfen«). Hierbei wurde eine Korrelation zwischen .43 und .48 mit der Fremdbeurteilung durch Psychiater festgestellt *(Eysenck 1947 a, S. 66)*.

Den eigentlichen Beginn der Eysenck'schen Persönlichkeitsforschung markiert das *Maudsley Personality Inventory (MPI) (Eysenck 1956; 1959 a)*, das die zwei Hauptskalen Extraversion sowie Neurotizismus umfasst und im Unterschied zum *MMQ* insbesondere psychische Merkmale enthält. Der Ausgangspool von 250 Items setzte sich sowohl aus Items des *MMQ*, insbesondere aber aus Items der Extraversion-Skalen des *Guilford-Zimmerman-Temperament-Survey (GZTS)* zusammen (▶ Abschn. 4.4.1; *Guilford u. Zimmerman 1949; Guilford et al. 1976*). Um das Ziel einer Orthogonalität der beiden Skalen bzw. Faktoren besser verwirklichen zu können, wurde das *Eysenck Personality Inventory (EPI) (Eysenck u. Eysenck 1964)* mit den drei Skalen Extraversion, Neurotizismus sowie einer Lügenskala konstruiert. Hierzu liegt auch eine deutsche Version vor *(Eggert 1971; 1974)*. Dieser Fragebogen war über lange Zeit das Kernstück auch der neurobiologischen Forschung Eysencks.

Das *Eysenck Personality Questionnaire (EPQ) (Eysenck u. Eysenck 1975; 1976)* enthielt erstmals eine eigene Psychotizismus-Skala. Aufgrund seiner unbefriedigenden Item-Kennwerte wurde hierzu eine revidierte Version publiziert *(EPQ-R; Eysenck SGB et al. 1985)*.

Schließlich wurde das *Eysenck Personality Profiler (EPP) (Eysenck u. Wilson 1991; Eysenck et al. 1996)* konstruiert. Das Ziel dieser Entwicklung war, der Möglichkeit von mehr als den drei angenommenen Primärfaktoren Rechnung zu tragen. Die Psychotizismus-Skala wurde hierbei in »Abenteuerlust/Vorsichtigkeit« umbenannt. Für jeden Hauptfaktor wurden 7 Primärskalen mit je 20 Items konstruiert. Für eine deutsche Version *(EPP-D; Bulheller u. Häcker 1998)* konnte die theoriekonforme Struktur der englischen Version nicht bestätigt werden, bezüglich der Validität sei auf *Moosbrugger et al. (1999)* verwiesen.

Bereits Eysenck selbst diskutierte, ob Extraversion nicht aus zwei Unterfaktoren (Impulsivität und Geselligkeit) bestehe *(Amelang u. Breit 1983; Eysenck u. Eysenck 1969, S. 141–149)* (▶ Abschn. 4.3.1, »Kritische Diskussion«). Dies führte zur Konstruktion eigener Impulsivitätsskalen *(IVP-Skalen; Eysenk SBG u. Eysenck 1978)*. Tatsächlich zeigte sich, dass Impulsivität mit Eysencks drei Persönlichkeitsfaktoren korreliert war, sodass sich die Idee eines zusätzlichen Persönlichkeitsfaktors zu bestätigen schien. Dies führte jedoch nicht dazu, dass Eysenck die Annahme einer dreifaktoriellen Persönlichkeitsstruktur geändert hätte.

Eysenck verfolgte mit seinen Fragebogen das Ziel einer hohen psychometrischen Qualität, das durch zahlreiche Studien zur Reliabilität und Validität auch erreicht werden konnte *(Eysenck 1956; 1959 a; Eysenck u. Eysenck 1964; Eysenck u. Eysenck 1975; 1976; Eysenck SGB et al. 1985; Eysenck et al. 1996)*. Ein besonderes Validitätskennzeichen seiner Persönlichkeitsfragebogen war u. a. der Nachweis der Übereinstimmung von Selbst- und Fremdratings für Extraversion und Introversion (r = .50) *(Amelang u. Borkenau 1982; Amelang u. Ullver 1990)*.

Eysencks Persönlichkeitsfragebogen gelten bis heute als »Goldstandard« der internationalen Persönlichkeitsforschung und -diagnostik. In der derzeit favorisierten fünf-faktoriellen Persönlichkeitstheorie wurden zwei der Faktoren Eysencks übernommen *(NEO-PI-R, Angleitner u. Ostendorf 2004; Costa u. McCrae 1992; Mc Crae u. Costa 1987)*.

Die empirische Forschung mit Vergleich zu internation führenden Temperamentstheorien bestätigt eindrucksvoll Eysencks Zuordnung seiner Persönlichkeitsfaktoren zur Temperamentsforschung. Dies gilt insbesondere für seine Faktoren Extraversion und Neurotizsmus.

So wurde die Kreuzvalidität mit Strelaus STI *(u. a. Corulla 1989; Strelau u. Zawadzki 1997)*, dem STI-R bzw. PTS *(Strelau 2008; Strelau u. Zawadzki 1997)* sowie dem FCB-TI *(Strelau 2008; Strelau u. Zawadzki 1995; Strelau u. Zawadzki 1997)* bestätigt (▶ Abschn. 4.2.2, »Die Theorie von Strelau«; ▶ Kap. 7). Eysencks Faktoren Extraversion und Neurotizismus wurden von von Zerssen inhaltlich in seinen Fragebogen SFT sowie MPT übernommen und von ihm mit seinen 6 Persönlichkeitsfaktoren in Beziehung gesetzt (▶ Abschn. 6.6.1, »Die Theorie von von Zerssen; Spätere Forschung«). Auch mit dem Typus-melancholicus-Konstrukt ergaben sich Übereinstimmungen (*Fukurawa et al. 1998;* ▶ Abschn. 6.4.2, »Die Melancholietheorie von Tellenbach; Empirische Forschung«).

Eysencks Faktoren korrelierten auch mit Akiskals *TEMPS-A (Erfurth et al. 2005; Victor et al. 2006)* (▶ Abschn. 6.7). Cloninger konnte seine Temperamentstypen 2. Ordnung Eysencks Dimensionen zuordnen (*Cloninger et al. 1994; Goth u. Schmeck 2009, S. 36;* ▶ Abschn. 6.8).

Schließlich wurde die Kreuzvalidität auch mit entwicklungspsychologischen Temperamentstheorien bestätigt (*EAS-TS, Buss u. Plomin 1984,* ▶ Abschn. 4.5.2; *DOTS-R, Windle u.*

Lerner 1986; ▶ Abschn. 4.5.1; *Strelau u. Zawadzki 1997,* ▶ Kap. 7).

Hervorzuheben ist, dass diesen Studien bzw. zusammenfassenden Auswertungen z. T. sehr große Fallzahlen zugrunde lagen (z. B. in der Studie von *Strelau u. Zawadzki (1997)* N = 1.817 sowie bei *Corulla (1989)* N = 2.039). Allerdings erreichten die ermittelten Korrelationen in den meisten Fällen nur eine moderate Größenordnung, sodass der größere Teil der Varianz nicht durch Eysencks Faktoren erklärt werden konnte.

Während die Datenlage für Extraversion und Neurotizismus relatativ konsistent ist, ist die für Psychotizismus uneinheitlich. So folgert *Corulla (1989)* aus sehr niedrigen Korrelationen dieses Faktors mit den STI-Skalen sowie deutlich höheren für »Sensation Seeking«-Skalen *(Zuckermann,* ▶ Abschn. 4.4.3*)*, dass Psychotizmus sich aus »Sensation Seeking«-Merkmalen und solchen eines nonkonformistischen Lebensstils zusammensetze. *Strelau u. Zawadzki (1997,* ▶ Kap. 7*)* kommen in ihrer Kreuzvalidierungsstudie mit mehreren Temperamentsskalen zu dem Ergebnis, dass *»Psychotizsmus gar nicht oder nur schwach mit anderen Temperamentstraits in Beziehung steht« (dto., S. 87).*

Eysenck war davon überzeugt, dass seine Persönlichkeitsfaktoren neurobiologisch fundiert sind. Dies führte zu einer umfassenden Forschung mit unterschiedlichen Theorieansätzen und Methoden, deren Dichte so komplex ist, dass sie an dieser Stelle nur ausschnittsweise dargestellt werden kann. Zur Vertiefung sei auf die Primärliteratur sowie fundierte Übersichtsarbeiten verwiesen *(Amelang u. Bartussek 1981/2001; Amelang et al. 2006).*

Eysencks Theorie zur Neurobiologie von Extraversion basiert auf den Theorien Pawlows zur Erregung und Hemmung (*Pawlow 1927; 1935;* ▶ *Abschn. 4.2.1,* »Die Theorie von Pawlow«*)* sowie *Hull (1943).* Lernprozesse (S-R-Verbindungen) sind danach durch das Verhältnis von exzitatorischen und inhibitorischen Prozessen der Nervenzellen bzw. Nervenbahnen bestimmt. Für Konditionierung und Lernen sind insbesondere exzitatorische Prozesse entscheidend, für die Löschung inhibitorische Prozesse. Inhibition selbst resultiert aus reaktiver Hemmung als Ergebnis von Ermüdung und konditionierter Hemmung.

Extravertierte sind nach Eysenck durch schwach exzitatorische Prozesse, jedoch durch schnell einsetzende, intensive und nur langsam abklingende inhibitorische Prozesse charakterisiert. Bei Introvertierten verhält es sich umgekehrt, hier dominieren stark exzitatorische, jedoch nur langsam einsetzende schwache Inhibitionsprozesse *(Eysenck 1967): »Introvertierte sind charakterisiert durch höhere Levels von Aktivität als Extravertierte und so chronisch mehr kortikal erregt als Extravertierte« (Eysenck u. Eysenck 1985, S. 197).*

Als neuroanatomische bzw. -physiologische Grundlage dieser Unterschiede nimmt Eysenck das aufsteigende retikuläre aktivierende System des Hirnstamms *(ARAS; Moruzzi u. Magun 1949)* an, dem eine zentrale Rolle für die Aufmerksamkeits- und Schlaf-Wach-Regulation zukommt. Die interindividuellen Unterschiede bei Extra- und Introvertierten basieren nach Eysencks Auffassung auf genetisch bedingten Unterschieden der retikulären Aktivierung. Introvertierte weisen demnach eine niedrigere Schwelle für die retikuläre Aktivierung auf als Extravertierte. Somit ist bei Reizen mit niedrigem Aktivierungspotenzial bei Introvertierten mit einer höheren retikulären Aktivierung zu rechnen als bei Extravertierten, die eine höhere Reizintensität benötigen. Daraus folgt, dass Extravertierte gegenüber Introvertierten ein höheres Maß an Stimulation bevorzugen bzw. als angenehm empfinden. Dies zeigt sich in einer höheren Toleranz gegenüber Schmerzreizen, Geräuschpegeln sowie in einem »Sensation Seeking«-Verhalten *(Amelang u. Bartussek 1981/2001, S. 341).* Bei Introvertierten ist jedoch bereits ein geringeres Ausmaß an Stimulation für einen individuellen Befriedigungswert ausreichend.

Die positive Beziehung von retikulärer Aktivierung und kortikalem Arousal wird jedoch durch »transmarginale Hemmungen« begrenzt, wodurch das ZNS vor einem »Hyperarousal« geschützt werden soll. Jenseits dieser Begrenzung ist nach Eysenck das Arousal bei Extravertierten höher als bei Introvertierten. Die temperamentsbedingten Unterschiede der Beziehung von sensorischer Stimulation und subjektiver Einschätzung verdeutlichte Eysenck in einem Experiment, in dem Versuchspersonen unterschiedlichen Reizintensitäten ausgesetzt waren, die von niedriger Stimulation (sensorischer Deprivation) bis zu hoher Stimulation (Schmerz) reichten *(Eysenck 1967, S. 109)*.

In Bezug auf die Unterschiede des Arousal-Niveaus bzw. die Erregbarkeit (arousability) bei Extravertierten bzw. Introvertierten formulierte Eysenck verschiedene Hypothesen. Die erste, die besagt, dass Extravertierte bei intensiver Stimulation stärker erregt sein sollten als Introvertierte, während sich bei hoher Stimulation die Verhältnisse umkehren, wurde in Experimenten mit Flimmerverschmelzungsfrequenz *(Amelang u. Ullwer 1990; 1991)* sowie EEG-Untersuchungen nicht bestätigt *(Matthews u. Amelang 1993)*. Demgegenüber ließen sich psychophysiologische Befunde gewinnen, dass Introvertierte im Vergleich zu Extravertierten im Allgemeinen eine erhöhte Erregbarkeit aufweisen *(Eysenck 1994)*. Neben den temperamentsbedingten Unterschieden im Arousal betonte *Eysenck (1981)* aber auch die Bedeutung situativer Faktoren *(Brocke u. Battmann 1985)*.

Eysencks neurobiologische Theorie des Arousal (ARAS) war eindimensional konzipiert. Die Forschung der letzten Jahrzehnte hat demgegenüber gezeigt, dass die dem ARAS zugrunde liegende neurobiologische Struktur hochkomplex ist, u. a. mit Beteiligung verschiedener Neurotransmittersysteme (Acetylcholin, Serotonin, Noradrenalin und Dopamin). Für Extraversion scheint insbesondere das Dopaminsystem hochrelevant zu sein, dies zeigen neuere Studien u. a. mit Rezeptor-Liganden-Imaging, funktioneller MRT sowie mit molekulargenetischen Methoden *(Chavanon 2011)*.

Eysencks neurobiologische Forschung zu Neurotizismus ist vergleichsweise weniger umfangreich. Für Neurotizismus hatte er ursprünglich das autonome Nervensystem als physiologisches Korrelat angenommen. 1957 änderte er jedoch seine Auffassung und betonte demgegenüber die zentrale Rolle des limbischen Systems (Hippocampus, Amygdala, Cingulum, Septum) *(Eysenck 1966; 1967; Eysenck u. Eysenck 1985)*. Eysenck selbst zeigte sich von den Ergebnissen seiner eigenen Forschung enttäuscht, da diese keine *»starke Unterstützung«* seiner Hypothesen ergeben habe *(Eysenck 1990 b, S. 226)*.

Die unterschiedlichen Hypothesen Eysencks zu Extraversion hatten eine umfangreiche experimentelle Forschung mit unterschiedlichen Methoden und Fragestellungen zur Folge. So wurde der Einfluss dieses Persönlichkeitsfaktors auf die Wirkung von Psychopharmaka, Gedächtnisleistungen, motorische Aufgaben, hirnelektrische Prozesse (EEG) sowie die Konditionierung untersucht *(Amelang u. Bartussek 1981/2001, S. 343–361; Eysenck u. Eysenck 1985)*.

Die Fülle der Befunde lässt jedoch keine abschließende bzw. eindeutige Bewertung dieser Forschung zu. Eysencks Hypothesen konnten nur teilweise untermauert werden. So kamen *Matthews u. Gilliland (1999)* in ihrer Übersicht zur psychophysiologischen Forschung Eysencks zu dem Ergebnis, dass sich seine Hypothesen nur für den Zusammenhang von Extraversion und Hautleitfähigkeit bestätigt ließen. Allerdings ließen sich diese Befunde auch als physiologisches Korrelat einer Orientierungsreaktion interpretieren.

In einer Metaanalyse psychophysiologischer Studien Eysencks aus den Jahren 1983 bis 1992 zeigte *Myrtek (1998)*, dass von den 22 theoretisch erwarteten negativen Korrelationen zwischen Extraversion und physiologischer Aktivität lediglich 7 gegenüber statistischen Zufallsbefunden bestätigt werden konnten, 15 jedoch nicht (Trefferquote 32%). Für Neurotizsmus fiel die Bestätigungsquote mit nur 13% (9 von 58 bestätigten Korrelationen) noch geringer aus.

Beginnend mit seiner Pionierstudie zur genetischen Disposition bei Neurotizismus *(Eysenck u. Prell 1951)*, die als erste systematische genetische Studie im Bereich der Persönlichkeitsforschung überhaupt gilt, führte er eine intensive genetische Forschung (Zwillingsforschung) durch. Deren Ergebnisse fasste Eysenck dahingehend zusammen, dass mindestens 50% – unter Berücksichtigung statistischer Merkmale sogar 60–70% – seiner Persönlichkeitsdimensionen genetisch verankert sind *(Eysenck u. Eysenck 1985, S. 96)*. Neben der Genetik sind für Eysenck auch andere *»physiologische, neurologische, biochemische oder hormonale Faktoren«* *(Eysenck 1990 b, S. 247)* für die Entstehung von Persönlichkeitsfaktoren maßgeblich.

Kritische Diskussion

Die PEN-Theorie ist laut Eysencks Definition eindeutig der Temperamentsforschung zuzuordnen *(Eysenck 1953/1970, S. 2; Eysenck u. Eysenck 1985, VII, S. 184–187, S. 353)*. Während Guilford allerdings den Temperamentsbegriff zuminest zur Bezeichnung seines Fragebogens beibehielt *(Guilford u. Zimmerman 1949;* ▶ Abschn. 4.4.1*)*, verwendete Eysenck zur Kennzeichnung seiner Theorie zumeist den Persönlichkeitsbegriff. Die Gründe hierfür können nur vermutet werden: Eysenck hat möglicherweise die naturwissenschaftliche Fundierung seiner Persönlichkeitsforschung deutlicher zum Ausdruck bringen und die mit dem Temperamentsbegriff z. T. assoziierten spekulativen Ideen zur biologischen Basis vermeiden wollen.

Für die Zuordnung von Eysencks PEN-Theorie zur Temperamentsforschung spricht seine dezidierte historische Ableitung von Temperamentstheorien unterschiedlicher theoretischer Provienz von der Antike bis heute sowie deren umfassende Rezeption im Kontext der zeitgenössischen Temperamentsforschung. Nahezu alle heutigen Temperamentsforscher haben ihre Theorie mit der Eysencks verglichen und hierbei sowohl theoretisch wie empirisch deutliche Übereinstimmungen mit ihren Theorien festgestellt (Strelau, ▶ Abschn. 4.4.2.; Gray, ▶ Abschn. 4.3.2; Zuckerman, ▶ Abschn. 4.4.3; Cloninger, ▶ Abschn. 6.8). In vergleichenden Übersichten der genannten Temperamentstheorien zeichnet sich ab, dass Eysencks Faktoren als Basisfaktoren des Temperaments aufgefasst werden müssen *(Zuckerman 2012, S. 60; Zentner u. Shiner 2012 b, S. 677;* ▶ Abschn. 7.3*)*.

Eysencks Theorie hat auch in der heutigen Persönlichkeitspsychologie einen unbestreitbaren Stellenwert *(Amelang u. Bartussek 1981/2001; Amelang et al. 1981/2006)*. Für Amelang und Bartussek liegt *»das entscheidende Verdienst Eysencks darin, in unvergleichlicher Weise theoretische Vorstellungen und mehr noch experimentelle und empirische Untersuchungen angeregt zu haben« (Amelang u. Bartussek 1981/2001, S. 362)*. Für Amelang et al. war Eysenck *»über mehr als drei Jahrzehnte ein Motor der Persönlichkeitsforschung« (Amelang et al. 1981/2006, S. 275)*.

Die gemeinsame herausragende Bedeutung insbesondere von Extraversion und Neurotizismus für die Temperaments- wie Persönlichkeitsforschung liegt darin, dass sie *»unstrittig […] als Basisdimensionen der Persönlichkeit« (Amelang et al. 1981/2006, S. 275)* anzusehen sind. Dies begründet, warum beide Eysenck-Faktoren auch im »Big-Five«-Modell der Persönlichkeit *(Goldberg 1990; Costa u. McCrae 1985; 1989; 1990; 1992 a; b;* ▶ Abschn. 4.4.4, *»Der lexikalische Ansatz und das ‚Big-Five'-Modell der Persönlichkeit«)* aufgenommen sind.

Neben den genannten theoretischen Übereinstimmungen sowie der unstrittig eindeutigen empirischen Befundlage ist zudem die historische Kontinuität von Eysencks Faktoren (Extraversion, Neurotizismus) im Kontext der Temperamentsforschung hervorzuheben. Dies gilt für die von Eysenck betonte Übereinstimmung mit der antiken Temperamentstypologie, die auch von anderen Autoren bestätigt wird *(Ruch 1992)*. Eine weitere Übereinstimmung wird mit Pawlows Typologie festgestellt *(dto.)*. Die Beschreibung von Extraversion geht auf *Jung (1921)* zurück und basiert ebenfalls auf einem umfassenden medizinischen wie kulturwissenschaftlichen Wissensfundus von der Antike bis zur Neuzeit und war bereits für Guilford *(Guilford u. Guilford 1936; Guilford u. Zimmerman 1949)* bei dessen Konstruktion seiner »Temperamentsskalen« maßgeblich.

Eysencks Forschung kann somit als empirische Untermauerung bzw. Bestätigung grundlegender, über historische Epochen und Kulturen nachweisbarer »Grundtypen« aufgefasst werden, die bereits in ähnlicher Weise von *Jung (1921)* beschrieben wurden.

Die empirische Befundlage weist auf ein theorieübergreifendes Temperamentskonstrukt hin, das wesentlich auf Eysencks Faktoren basiert (▶ Abschn. 7.3).

Hinsichtlich der Konstruktvalidität von Extraversion ist allerdings kritisch anzumerken, dass Eysenck diesen Persönlichkeitsfaktor inhaltlich sehr weit als Komposition durchaus heterogener Einzelmerkmale auffasst. Dies führte bereits bei ihm *(Eysenck u. Eysenck 1969, S. 141–149)* zu der Überlegung, ob diesem nicht möglicherweise zwei Faktoren unterlegt sind, die er in faktorenanalytischen Studien als *»sociability«* und *»impulsiveness«* mit einer Korrelation von .45 bestätigen konnte. Auch *Amelang u. Breit (1983), Asendorpf (1989), Brix (1988)* sowie *Eaves u. Eysenck (1975)* konnten beide Faktoren nachweisen. Dies veranlasste Eysenck zur Entwicklung eigener Impulsivitätsskalen, ohne dass er allerdings den generellen Faktor Extraversion infrage stellte. Dieser Interpretation wurde von *Guilford (1977)* und *Howarth (1976)* widersprochen. So argumentierte *Guilford (1977)* auf der Grundlage eigener Faktorenanalysen, dass Extraversion nicht als Faktor 3. Ordnung, sondern als Faktor 2. Ordnung aufzufassen sei, der auf den Faktoren 1. Ordnung R (restraint vs. rhathymia) und T (thoughtfulness) beruhe. Dieser Interpretation widersprach *Eysenck (1977 b)*. *Green u. Walkey (1980)* konnten allerdings in ihrer Studie an 392 Versuchspersonen Eysencks PEN-Theorie replizieren, wobei sich für Extraversion keine Binnendifferenzierung nachweisen ließ.

Die Merkmalsheterogenität von Extraversion stellt ebenso wie die für seine anderen Faktoren auch für die neurobiologische Forschung ein großes Problem dar. Da Einzelmerkmale wie »gesellig« und »humorvoll« sehr wahrscheinlich mit unterschiedlichen neurobiologischen Systemen assoziiert sind, ist es nahezu unwahrscheinlich, von einem derart inhaltlich heterogenen psychologischen Merkmal richtungsweisende ätiopathogenetische Befunde zu erwarten.

Letztlich ist auch die von Eysenck behauptete Unabhängigkeit von Extraversion und Neurotizismus bereits theoretisch unplausibel, da das limbische System, das laut Eysenck dem Neurotizismus zugrunde liegt, mit dem ARAS, das Extraversion begründet, aufs Engste neuronal vernetzt ist.

Während Extraversion sowie Neurotizismus als grundlegende Persönlichkeitsfaktoren unbestritten sind (s. o.), so gilt dies nicht für Eysencks dritten Faktor Psychotizismus. Dies hat unterschiedliche Gründe *(Andresen 2001)*: Zum einen bleibt die inhaltliche Definition dieses Faktors unscharf, da Eysenck diese von einer ursprünglich psychosenahen hin zu einer soziopathischen Konzeption geändert hat, sodass von daher keine kohärente Forschung möglich war. Seine Psychotizismusskalen sind wegen ihrer mangelnden Trennschärfe von klinischen und nicht klinischen Personen psychometrisch unbefriedigend. Auch die Bezeichnung Psychotizismus ist wegen ihres potenziell diskriminierenden bzw. stigmatisierenden Charakters problematisch. Nach *Strelau u. Zawadzki (1997)* sowie *Corulla (1989)* sprechen auch vorliegende Kreuzvalidierungsstudien gegen die Zuordnung von Psychotizismus zum Temperament.

Aus der Perspektive der Temperamentsforschung zeigt sich noch ein weiteres Problem: Eysencks Persönlichkeitsfaktoren konfundieren – ähnlich wie bei Jung – formale und inhaltliche Merkmale des Verhaltens wie z. B. Tempo und Emotionalität. Wenn Eysencks Faktoren auch keine für die Definition der Persönlichkeit ausschlaggebenden Merkmale wie Interessen, Neigungen, moralische Werte erkennen lassen, so stellt diese Konfundierung doch ein theoretisches Hindernis hinsichtlich der eindeutigen Unterscheidung von Persönlichkeit und Temperament dar. Sehr wahrscheinlich lassen sich durch eine an formalen Merkmalen orientierte Definition des Temperaments auch die neurobiologschen Zusammenhänge eindeutiger aufklären.

Die Bewertung von Eysencks empirischer Forschung ist schwierig, da *»innerhalb der Gesamtarbeit zu viele Einzelstudien gleichsam atomisiert nebeneinander stehen, verbunden nur durch die gemeinsame Theorie, höchst selten aber durch eine Überlappung gemeinsamer Variablen« (Amelang u. Bartussek 1981/2001, S. 362)*. Amelang und Bartussek kritisieren »entschieden«, *»dass viele Untersuchungsbefunde aus singulären Studien als unumstößliches Faktum hingestellt, aber keine Replikationen versucht werden« (dto., S. 363)*.

Tatsächlich wurden nur selten mehr als zwei Variablen in einer Untersuchung geprüft. In einer Zusammenstellung von 64 Studien durch Eysenck selbst fanden sich lediglich zwei, in denen mehr als eine experimentelle Variable in einer Versuchspersonenstichprobe gemessen wurde *(Eysenck 1971)*. Dies ist umso erstaunlicher, da Eysencks Theorie so komplex ist, dass richtungsweisende Hypothesen nur unter Berücksichtigung mehrerer Variablen angemessen geprüft werden können *(Amelang u. Bartussek 1981/2001, S. 362)*.

Amelang (1987) sowie *Amelang u. Ullwer (1990; 1991)* stellten fest, dass selbst die Korrelationen von Fragebogendaten wie auch von experimentalpsychologischen und psychophysiologischen Variablen nicht repliziert werden konnten. So wurden in Eysencks Forschung unendlich viele Einzelbefunde erhoben, was aber nicht dazu führte, die Eysenck'sche Theorie angemessen zu überprüfen. Eysenck wurde auf diese Weise seinem eigenen wissenschaftlichen Anspruch nicht gerecht.

Eysencks Faktoren Extraversion wie auch Neurotizismus kommt eine unbestreitbare Bedeutung für die Beschreibung und Typisierung menschlichen Verhaltens zu. Diese zeigt sich offensichtlich unabhängig von historischen Epochen, unterschiedlichen Theorien wie auch wissenschaftlichen Methoden. Insoweit hat Eysencks Forschung einen wichtigen Beitrag zur Temperamentsforschung geleistet und seine Zielsetzung, universelle Persönlichkeits- bzw. Temperamentsfaktoren definiert zu haben, kann als erfüllt gelten (▶ Abschn. 7.3).

4.3.2 Die Theorie von Gray

Theoretische Grundlagen und empirische Forschung

Von dem englischen Psychologen Jeffrey A. Gray (1934–2004) stammt eine Temperamentstheorie, die die osteuropäische Traditon experimentalpsychologisch-neurowissenschaftlicher Temperamentsforschung (▶ Abschn. 4.2) fortsetzt *(Gray 1967; 1970; 1971; 1981; 1991; 2000)*. Unter den westlichen Tempermamentsforschern hat Gray dieses Paradigma am konsequentesten verfolgt.

Bezüglich Grays Biografie sei auf *Rawlins (2004)* verwiesen. Gray wurde in London geboren und stammt aus vergleichsweise einfachen Verhältnissen. Er war sehr sprachinteressiert und lernte während seiner Militärzeit (1952–1954) Russisch, später Französisch, Spanisch, Italienisch und Persisch. Seinen BA in Psychologie und Philosophie erwarb er 1959. Ab 1959 studierte er Psychologie am Psychologischen Institut des Maudsley-Hospital in London, das von Eysenck geleitet wurde, und schloss dieses Studium 1964 mit seinem Dokorat ab. Gray gilt als Eysencks prominentester Schüler. Er wechselte 1965 an die University of Oxford und übernahm schließlich von 1983 bis zu seiner Emeritierung 1999 Eysencks Lehrstuhl. 1983 wurde er Ehrenpräsident der British Psychological Society, 1996 Präsident der Experimental Psychology Society (ab 1999 lebenslanges Ehrenmitglied). Gray wird als außerordentlich tatkräftig, produktiv und enthusiastisch beschrieben. Er hinterlässt eine große Zahl von Monografien und Publikationen.

Grays Forschungsschwerpunkt war von Anfang an die Verhaltensgenetik von Tieren. Maßgeblich für die theoretische Konzeption seiner ersten experimentellen Studien an Ratten waren die Angsttheorie von Spence *(Spence u. Spence 1966)* sowie neuroanatomische Studien zum Belohnungs- und Bestrafungsverhalten *(Mc Cleary 1966; Olds u. Olds 1965)*. Daneben war er beeinflusst durch die experimentellen Lerntheorien von *Hull (1952)*, *Mower (1960)* sowie *Amsel (1962)*.

Grays Denken war entscheidend geprägt durch Pawlow (▶ Abschn. 4.2.1, »Die Theorie von Pawlow«), über dessen Typologie er eine vielbeachtete Monografie publizierte *(Gray 1979)*, sowie weitere Vertreter der russischen Schule (Teplov, Nebylitsyn; ▶ Abschn. 4.2.1, »Die Theorie von Teplov und Nebylitsyn«) und Eysenck (▶ Abschn. 4.3.1). Seine Temperamentstheorie *(Gray 1981)* verstand er als eine konsequente Weiterentwicklung von Eysencks PEN-Theorie *(Eysenck u. Eysenck 1985)*. Im Unterschied zu Eysencks »Top-down«-Methodik wählte Gray einen »Bottom-up«-Ansatz. Während sich Eysenck jedoch auf die Forschung im Humanbereich fokussierte und hierbei nicht nur experimentelle Studien durchführte, verfolgte Gray sehr konsequent ein naturwissenschaftliches Forschungsparadigma auf tierexperimenteller Basis. Studien im Humanbereich folgten erst sehr viel später.

Grays erste Studien in den 1960er-Jahren befassten sich mit den Konstrukten Exzitationsstärke, Arousal sowie Extraversion *(Gray 1964 b; c; 1968)*. In Konditionierungsexperimenten untersuchte er systematisch die Verhaltensunterschiede bei Tieren auf Belohnungs-, Nichtbelohnungs- und Bestrafungsreize unter Einwirkung anxiolytischer Substanzen wie Alkohol, Barbiturate und Benzodiazepine.

Die unterschiedliche Sensitivität der Tiere auf Belohnungs- und Bestrafungsreize führte schließlich zu seiner Temperamentsdefinition: »*Temperament bezieht sich auf individuelle Unterschiede in den Prädispositionen für einzelne Arten von Emotionen. Emotionen sind Zustände des Zentralnervensystems, die durch verstärkende Ereignisse hervorgerufen werden. Verstärker ist irgendein Stimulus (oder ein komplexes Ereignis), der, sofern ihm kontingent eine Antwort folgt, die zukünftige Wahrscheinlichkeit des Auftretens dieses Antwortverhaltens erhöht*« *(Gray 1991, S. 106–107)*. Nach Gray sind Temperamentsunterschiede auf die individualspezifische

Sensitivität auf Belohnungs- und Bestrafungsreize zurückzuführen. Hieraus leitet sich auch die Bezeichnung »Verstärker-Sensitivitäts-Theorie« (Reinforcement Sensitivity Theory, RST) ab.

Gray leitete aus seiner Temperamentsforschung im Unterschied zu Eysencks faktorenanalytisch abgeleiteten PEN-Faktoren drei hypothetische Verhaltenssysteme ab, für die ein spezifisches Antwortverhalten auf Bestrafungs- und Belohnungsreize charakteristisch ist und die jeweils einer Temperamentsdimension entsprechen.

Das *Behavioral Inhibition System (BIS)* (*Verhaltenshemmungssystem*) ist assoziiert mit der Sensitivität auf Bestrafungs- oder Angstreize *(Gray 1970)* und entspricht der Temperamentsdimension *Ängstlichkeit*. Dieses Verhaltenssystem reagiert auf konditionierte Reize für Bestrafung und frustrierende Nichtbelohnung, seine Aktivierung führt zu angstbesetzten Verhaltensweisen. Als neuroanatomische Basis werden von Gray verschiedene Strukturen des ZNS, insbesondere das septohippocampale System, vermutet.

Tierexperimentelle Studien bestätigten die von Gray vermutete spezifische Beeinflussbarkeit des BIS. Während die Einnahme von Benzodiazepinen, Barbituraten und Alkohol zu dessen Down-Regulation und damit zur Reduktion von Ängstlichkeit führte *(Gray 1982)*, kam es bei Aktivierung des noradrenergen und serotonergen Systems über den Hirnstamm zu einer Verstärkung des BIS und einer damit einhergehenden Zunahme von Ängstlichkeit *(Gray 1983)*.

Das *Behavioral Approach System (BAS)* (*Verhaltensaktivierungssystem*) ist assoziiert mit der Sensitivität auf Belohnungsreize und entspricht der Temperamentsdimension *Impulsivität*. Dieses Verhaltenssystem reagiert auf konditionierte Belohnungsreize sowie negative Verstärkung. Eine Aktivierung des BAS führt zu einem positiven Annährungsverhalten an Reize, das typischerweise mit positiven Emotionen wie Hoffnung und Glück assoziiert ist. Die Basalganglien, ergänzt durch ihre Verbindungen zum präfrontalen Kortex, werden als wesentliche neuroanatomische Basis dieses Systems vermutet.

Als zentraler Neurotransmitter für das BAS wurde von Gray Dopamin vermutet, da Dopamin mit Annäherungsverhalten sowie mit positiven Verstärkern (Essen, Sexualität) assoziiert ist. Amphetamine, Nikotin, Alkohol, Heroin und Kokain aktivieren dieses Verhaltenssystem.

Das Fight-Flight System (FFS) (Kampf-Flucht-System), synonym mit Fight-Flight-Freezing System (FFFS) (Kampf-Flucht-Erstarrungs-System) *(Pickering et al. 1997)*, ist assoziiert mit unkonditionierten Reaktionen auf Schmerz oder Bestrafung und entspricht der Temperamentsdimension *Aggression oder aktive Vermeidung*. Seine Aktivierung führt zu kämpferischen Handlungen oder Erstarrungs- bzw. Fluchtreaktionen. Als neuroanatomische Basis dieses Systems wurden von Gray die Amygdala, der mediale Hypothalamus sowie das Zentrale Grau vermutet. Das FFS bzw. FFFS wurde in Grays Forschung allerdings nur ansatzweise untersucht.

Der Zusammenhang seiner Verhaltenssysteme mit Eysencks PEN-Theorie wurde von Gray intensiv diskutiert. Ähnlich wie Eysenck erhebt Gray den Anspruch, das Temperament mit seinen Verhaltenssystemen erschöpfend und universell zu erfassen.

Während er Eysencks Faktor Psychotizismus grundsätzlich akzeptiert, gibt Gray Eysencks Extraversion und Neurotizismus auf *(Gray 1970; 1981)*. Diese Abweichung von Eysencks Theorie basiert auf den Ergebnissen experimenteller Studien, die zeigten, dass Anxiolytika die mit Neurotizismus ebenso wie die mit Extraversion assoziierten Verhaltensweisen verstärken. Somit war für ihn Eysencks grundlegende Annahme der Unabhängigkeit und neurobiologischen Spezifität dieser Temperamentsdimensionen widerlegt.

Für Gray stellen Extraversion, Neurotizismus und Psychotizismus von seinen Verhaltenssystemen (BIS, BAS, FFS) abgeleitete sekundäre Temperamentsdimensionen dar. Gray untermauert diese Position u. a. mit Eysencks eigenen Forschungsbefunden, nach denen Ängstlichkeit deutlich positiv mit Neurotizismus, jedoch negativ mit Extraversion korreliert war *(Eysenck 1965)*.

Den Zusammenhang von Eysencks Faktoren und den mit seinen Verhaltenssystemen assoziierten Temperamentsdimensionen veranschaulichte er in einer komplexen Grafik, in der orthogonal positionierten Achsen, Ängstlichkeit und Impulsivität gegenüber Extraversion und Neurotizismus

Tab. 4.6 Vergleich der Verhaltenssysteme von *Gray (1970; 1981)* mit Eysencks PEN-Faktoren *(Eysenck u. Eysenck 1985)*

Grays Verhaltenssysteme	Eysencks PEN-Faktoren			
	Extraversion	Introversion	Neurotizismus	Psychotizismus
Verhaltenshemmungssystem (BIS): Ängstlichkeit	–	X	X	–
Verhaltensaktivierungssystem (BAS): Impulsivität	X	–	X	–
Kampf-Flucht-System (FFS): Aggression bzw. aktives Vermeidungsverhalten	–	–	–	X

X = Faktor liegt vor

um 30 Grad gegeneinander verschoben sind, sodass Ängstlichkeit näher zu Neurotizismus positioniert ist *(Gray 1970; 1981; Pickering et al. 1999).*

Die Beziehung von Grays Vehaltenssystemen mit Eysencks PEN-Faktoren lassen sich in einer Tabelle zusammenfassen (**Tab. 4.6**).

Extravertierte sind nach Auffassung Grays dadurch charakterisiert, dass sie primär auf Belohnungsreize reagieren, also durch ein starkes BAS charakterisiert sind, während Introvertierte in erster Linie auf Bestrafungsreize reagieren, also über ein starkes BIS verfügen. Unter Zugrundelegung von Grays Theorie sind Personen mit ausgeprägtem BIS in Eysencks Terminologie Labil-Introvertierte, Personen mit ausgeprägtem BAS Labil-Extravertierte. Personen mit ausgeprägtem FFS weisen hohe Psychotizismuswerte auf.

Der Extraversion-Introversion-Faktor basiert nach Gray auf einer Balance zwischen Sensitivität auf Belohnung und Bestrafung, während Neurotizismus auf der Summe der Erregbarkeit (Arousal) beider Systeme basiert.

Zur Erfassung seiner Verhaltenssysteme (Temperamentsdimensionen) im Humanbereich setzte Gray sehr lange die Eysenck'schen Fragebogen ein *(z. B. EPI, Eysenck u. Eysenck 1964;* ▶ *Abschn. 4.3.1, »Die Theorie von Eysenck; Theoretische Grundlagen und empirische Forschung«).* Angst (BIS-Aktivität) wurde mit dem *State-Trait Anxiety Inventory (Spielberger et al. 1970; deutsche Version: Laux et al. 1981),* Impulsivität (BAS-Aktivität) mit Eysencks *Impulsivitätsskala (Eysenck et al. 1990)* gemessen.

Da diese Fragebogen nur indirekt die BIS- bzw. BAS-Aktivität messen, wurde erst sehr spät ein theoriekongruenter Fragebogen konstruiert, das *Gray-Wilson-Personality Questionnaire (GWPQ) (Wilson et al. 1989).* Das *GWPQ* besteht aus den sechs Skalen Annäherung, aktive Vermeidung, passive Vermeidung, Löschung, Flucht sowie Kampf mit zusammen 120 Items (20 Items für jede Skala). Seine psychometrische Qualität ist jedoch unbefriedend. So korrelieren die Subskalen nicht mit den theoretischen Erwartungen, während die Unabhängigkeit der Dimensionen Gehemmtheit und Verhaltensaktiviertheit bestätigt werden konnte *(Strobel et al. 2001).*

Von *Torrubia u. Tobena (1984)* stammt eine eigene Skala der Sensitivität für Bestrafung (SP-Skala), die zum *Sensitivity to Punishment and Sensitivity to Reward Questionnaire (SPSRQ)* weiterentwickelt wurde *(Torrubia et al. 2001).* Der SPSRQ wurde mit Eysencks Faktoren verglichen *(Torrubia et al. 2001; Zuckerman et al. 1999).* Die Skalen für *Sensitivity-to-Punishment (SP)* und *Sensitivity-to-Reward (SR)* korrelierten nicht miteinander. Erwartungsgemäß korrelierte SP stark positiv mit Neurotizismus und schwach positiv mit SR. SR korrelierte ebenfalls erwartungsgemäß positiv mit Extraversion, aber auch schwach positiv mit Neurotizismus. In der Studie von *Zuckerman et al. (1999)* korrelierte wiederum erwartungsgemäß Extraversion positiv mit SR und negativ mit SP, Neurotizismus korrelierte jedoch lediglich mit SP.

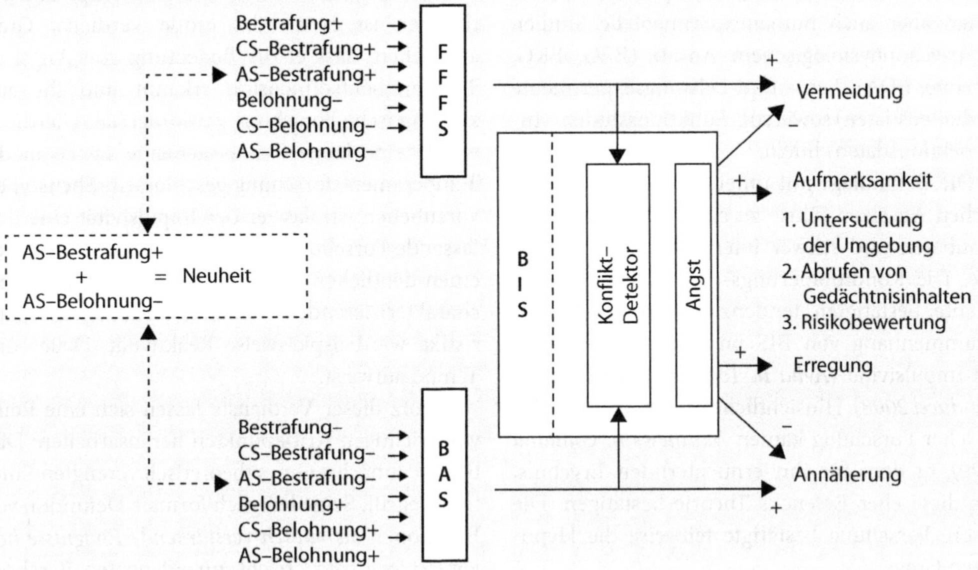

Abb. 4.4 Vereinfachte Darstellung der revidierten Temperamentstheorie. FFFS: Fight-Flight-Freezing-System; BAS: Behavioral-Approach-System; BIS: Behavioral-Inhibition-System; CS: Konditionierter Hinweisreiz; AS: Angeborener Hinweisreiz; Belohnung+: Auftreten einer Belohnung; Belohnung-: Ausbleiben einer Belohnung; Bestrafung+: Auftreten einer Bestrafung; Bestrafung-: Ausbleiben einer Bestrafung. (Adaptiert nach *Gray u. McNaughton 2000, S. 86; Amelang et al. 2006, S. 314*).

Von *Carver u. White (1994)* stammt die *BIS-BAS-Skala (deutsche Version: Strobel et al. 2001)* mit einer Subskala für BIS und drei für BAS. Auch sie überprüften den Zusammenhang ihrer Skala mit den Eysenck Faktoren *(Carver u. White 1994)*. Extraversion korrelierte ausschließlich mit den BAS-Skalen, am deutlichsten für die Subskala »Fun Seeking«. Die BIS-Skala korrelierte nur mit neurotizismusbezogenen Skalen wie »Negatives Temperament«, »Negative Affektivität« und »Schadensvermeidung« (vgl. Cloninger, ▶ Abschn. 6.8).

Auf dem Hintergrund vieler Forschungsbefunde erfolgte schließlich eine Weiterentwicklung der RST-Theorie *(Corr 2004; 2008; Gray u. Mc Naughton 2000; Mc Naughton u. Corr 2004)*. ◼ Abb. 4.4 enthält eine Grafik mit den komplexen Beziehungen zwischen BIS, BAS und FFFS, wie sie noch von Gray selbst vorgeschlagen wurde. Der wichtige Unterschied zu früheren Konzepten besteht darin, dass jetzt Bestrafung und Belohnung sowohl das FFFS wie auch das BAS aktivieren.

Die letzte Modifikation stammt von *Corr (2008; Grafik in Smillie 2008, S. 362)*. Der Stellenwert des BAS in diesem komplexen System ändert sich nicht. Die Sensitivität auf Belohnungsreize wird weiterhin vom BAS gesteuert, dessen Aktivierung zu einem Annäherungsverhalten führt (Approach »go for it«). Die Sensitivität auf Bestrafungsreize wird durch die Aktivierung von FFFS und BIS bestimmt. Das BIS wird allerdings nur in Konfliktsituationen zwischen BAS und BIS aktiviert und führt zu einer verzögerten, abgeschwächten Antwort auf Bestrafungsreize oder -situationen (Defensive Approach »be careful«), während durch das FFFS unmittelbare starke Reaktionen vermittelt werden (Defensive Approach »escape«). Klinisch entspricht der Unterschied zwischen FFFS und BIS der Unterscheidung von Furcht und Ängstlichkeit bzw. Panik und phobischen Reaktionen einerseits und Generalisierter Angststörung andererseits.

Die komplexe, jahrzehntelange empirische Forschung zu Grays Temperamentstheorie ist außerordentlich umfangreich, es sei auf die Originalliteratur wie auch auf die Überblicksarbeiten von *Matthews u. Gilliland (1999)* sowie *Corr (2004)* verwiesen. Zu dieser Forschung gehörten in erster Linie tierexperimentelle Studien, im späteren Verlauf kamen aber auch humanexperimentelle Studien mit psychophysiologischem Ansatz (EEG, EKG, Herzrate, EDA), Lern- und Leistungsexperimente (Verhaltensdaten) sowie sog. Funktionsstudien (Introspektionsdaten) hinzu.

Die Befundlage mit unterschiedlichen methodischen Ansätzen führte zu einer nahezu unüberschaubaren und schwer interpretierbaren Datenfülle. Die Konditionierungs- und Leistungsexperimente bestätigten tendenziell den vermuteten Zusammenhang von BIS und Angst sowie BAS und Impulsivität *(Avila u. Torrubia 2008; Leue u. Beauducel 2008)*. Hinsichtlich Grays psychophysiologischer Forschung kamen *Matthews u. Gilliland (1999)* zu dem für ihn ernüchternden Ergebnis, dass diese eher Eysencks Theorie bestätigen. Die weitere Forschung bestätigte teilweise die Hypothesen Grays.

Kritische Diskussion

Grays »neuropsychologische« Theorie des Temperaments *(Gray 1982)* basiert laut eigener Aussage auf der Verknüpfung von Psychologie und »Neuroscience« (Neuroanatomie, -physiologie, -chemie etc.) *(Gray 1991, S. 105)*. Im Unterschied zu neueren Entwicklungen der osteuropäischen Temperamentsforschung (*vgl. Strelau*, ▶ Abschn. 4.2.2; *Rusalov*, ▶ Abschn. 4.2.1, »Die Theorie von Rusalov«) war Grays eigene Forschung in erster Linie tierexperimentell basiert. Sein Ziel bestand darin, die dem Temperament zugrunde liegenden zentralnervösen Verhaltensgesetze zu identifizieren. Ähnlich wie Pawlow u. a. Vertreter dieser Forschungsrichtung setzte Gray die Übertragbarkeit seiner Forschung auf den Menschen voraus. Mit seiner Definition des Temperaments als das Resultat individualtypischer Unterschiede der Sensitivität auf Belohnungs- sowie Bestrafungsreize erfüllt Gray ein zentrales Kriterium zur Zuordnung seiner Theorie zum Temperament unter Bezugnahme auf die Definition formaler Verhaltenscharakteristika.

Hierbei grenzt sich Gray von anderen Temperamentstheorien mit vergleichbarem Paradigma dahingehend ab, dass er sich im Wesentlichen auf zwei Temperamentsdimensionen, Angst und Impulsivität, fokussiert, während vergleichbare Autoren, wie z. B. Strelau, eine solche Verengung vermeiden (▶ Abschn. 4.2.2).

Im Vergleich zu den meisten Temperamentstheorien ist es als das große Verdienst Grays anzusehen, dass er die Bedeutung von Angst als Temperamentsdimension erkannt und ihr eine systematische Forschung gewidmet hat. Hierdurch wurde eine lange Zeit bestehende Lücke in der Temperamentsforschung geschlossen. Ebenso hervorzuheben ist, dass er der Impulsivität eine umfassende Forschung widmete, da diese Dimension einen deutlichen Bezug zu den das Temperament charakterisierenden formalen Verhaltenscharakteristika wie beispielsweise Reaktivität, Dauer und Tempo aufweist.

Trotz dieser Verdienste lassen sich eine Reihe von wichtigen Kritikpunkten herausarbeiten: Dies betrifft zunächst Grays theoretisch verengten Emotionsbegriff. Seine lediglich formale Definition von Emotionen als *»durch verstärkende Ereignisse hervorgerufen« (dto.)* reicht zur adäquaten Beschreibung von Emotionen wie auch ihrer Unterscheidbarkeit von anderen Verhaltensmerkmalen nicht aus, da Emotionen als Primärprozesse zu begreifen sind und insofern nicht unmittelbar auf Verstärkerprozessen beruhen *(Izard 1977)*.

Warum Temperamente *»Prädispositionen«* nur *»für einzelne Arten von Emotionen« (Gray 1991, S. 106–107)* sein sollen, begründet Gray nicht. Seine Eingrenzung des Temperaments auf Angst, Impulsivität und Psychotizismus ist bereits inhaltsanalytisch schwer nachzuvollziehen, da dies einen vollständigen Bruch mit der historisch tradierten, inhaltlich weiten Definition des Temperaments bedeutet. Dies betrifft beispielsweise die Melancholie mit ihrer Begriffstradition von der Antike bis heute. Sein Verzicht auf eine Rezeption der historischen, aber auch einiger zeitgenössischer Temperamentstheorien führt zu seinem letztlich singulären theoretischen Entwurf i. S. einer Partialtheorie des Temperaments. Dies könnte auch eine Erklärung dafür sein, dass Grays Theorie bis heute nicht die Akzeptanz bzw. den Stellenwert wie andere Temperamentstheorien erreicht hat. Sie wird stattdessen eher für theoretische Teilbereiche wie seine Impulsivitätsdimension zitiert *(Zuckerman 2012)*.

Obwohl Gray – vergleichbar Eysenck – eine dreidimensionale Theorie vertrat, vernachlässigte er in der theoretischen Ausarbeitung und empirischen Forschung seine dritte Dimension (FFS). Der theoretische Stellenwert von Psychotizismus in seiner eigenen Theorie blieb eher relativ unbestimmt, obwohl er sich in seinen letzten Arbeiten stärker mit ihr befasst hatte *(Gray u. McNaughton 2000, S. 86;* ◘ Abb. 4.4*)*.

Den von Gray hypostasierten Verhaltenssystemen kommt kein unmittelbarer deskriptiver oder explikativer Wert zu. Es handelt sich hierbei um theoretische, neurobiologisch basierte Konstrukte mit hohem Abstraktionsgrad, die sich im Unterschied zu den Eysenck-Faktoren nicht unmittelbar beobachten und empirisch prüfen lassen. Um das unmittelbar beobachtbare temperamentsbezogene Verhalten erklären zu können, sind Zwischenhypothesen erforderlich mit der Konsequenz einer eingeschränkten Falsifizierbarkeit. Die »Augenscheinvalidität« bzw. unmittelbare Verständlichkeit der Tempermentsdimensionen, wie sie z. B. bei der antiken Typologie (▶ Abschn. 2.1), Jungs Typen (▶ Abschn. 3.1) oder Eysencks Faktoren (▶ Abschn. 4.3.1) möglich ist, ist bei Grays Verhaltenssystemen nicht gegeben. Grays Ansatz, aus Fragebogendaten unmittelbar auf die Verhaltenssysteme und ihren Funktionszustand zu schließen, ist daher als theoretisch inakzeptabel und methodisch verkürzt zurückzuweisen.

Auch die von Gray postulierte Orthogonalität seiner Verhaltenssysteme ist zweifelhaft, da deren Unabhängigkeit in seinem Systemmodell *(Gray u. McNaughton 2000)*, zumindest für FFS und BIS, für das Auftreten eines bestimmten temperamentsbezogenen Verhaltens nicht mehr besteht.

Hinsichtlich der neurobiologischen Fundierung seiner Forschung ist anzumerken, dass Gray eine Vielzahl relevanter Befunde zur Erklärung von Angst und Impulsivität beigetragen hat. Ähnlich wie für andere Temperamentstheorien gilt, dass nur eine partielle Bestätigung seiner komplexen theoretischen Annahmen erreicht werden konnte. Dies ist vermutlich bei der Komplexität seiner Theorie auch nicht anders zu erwarten.

Die Wertigkeit seiner Forschungsbefunde ergibt sich aus deren Systematik sowie der von Gray eingehaltenen hohen methodischen Standards. Dieser Wissensfundus ist auch für die künftige Temperamentsforschung wertvoll. Dies gilt insbesondere für die von Gray fokussierten Dimensionen Angst und Impulsivität. Während Letztere im Kontext der Temperamentsforschung durchaus diskutiert wird *(Zuckerman 2012;* ▶ Abschn. 4.4.3*)*, ist für die Angstdimension festzustellen, dass diese zumindest im Erwachsenenbereich bisher nicht den ihr zuzumessenden Stellenwert in der Forschung erreicht hat.

4.4 Die US-amerikanische Temperamentsforschung

4.4.1 Die Theorie von Guilford

Theoretische Grundlagen und empirische Forschung

Der US-amerikanische Psychologe Joy Paul Guilford (1897–1987) gehört neben *Cattell (1944; 1945; 1946)* und Eysenck (▶ Abschn. 4.3.1) zu den Persönlichkeitsforschern des letzten Jahrhunderts, deren Ziel es war, Persönlichkeit in ihrer ganzen Komplexität zu erfassen. Hierbei wurde – mehr oder weniger deutlich – eine Unterscheidung von Persönlichkeit und Temperament vorgenommen. Als Beispiel für eine expilzite Temperamentsdefinition aus dieser Zeit ist die von Allport zu nennen: »*Temperament bezieht sich auf die charakteristischen Phänomene der individuellen emotionalen Natur, einschließlich seiner Empfindlichkeit für emotionale Stimulation, seine übliche Stärke und Geschwindigkeit der Antwort, der Qualität der vorrangigen Stimmung, und alle Eigentümlichkeiten des Wechsels und der Intensität der Stimmung; diese Phänomene sind von der konstitutionellen Ausstattung abhängig und daher in hohem Maße in ihren Ursprüngen genetisch bestimmt.« (Allport 1937/1949, S. 53)*. Trotz aller Unterschiede in ihren Theorien besteht die gemeinsame Auffassung darin, dass Guilford wie Allport Persönlichkeit als ein komplexes hierarchisches System verstehen, das sich stufenweise von basalen, konkreten Verhaltensweisen hin zu Persönlichkeitsfaktoren höherer Ordnung entwickelt. Als Hauptmethode ihrer Forschung setzten sie die Faktorenanalyse ein.

Guilford ist in der psychologischen Literatur in erster Linie durch seine Intelligenz- und Kreativitätsforschung bekannt geworden.

Hinsichtlich seiner Biografie sei auf *Comrey (1993)* sowie *Hofstätter (in Guilford 1959/1964, S. V–VII)* verwiesen. Nach seiner Ausbildung als

Grundschullehrer begann Guilford 1917 mit einem Studium der Chemie an der University of Nebraska, um sich dann der Psychologie zuzuwenden. Während seines Psychologiestudiums (Master 1924) war Guilford bereits im Alter von 22 Jahren Interimsdirektor einer Psychologischen Klinik und befasste sich dort mit Intelligenzstests bei Kindern. 1924 begann der mit einem Doktoratsstudium an der Cornell University, an der er neben Koffka, Helson und Dallenbach insbesondere von Titchener, einem Schüler Wundts, und dessen Strukturalismus beeinflusst wurde. Bereits mit Abschluss seines Doktorats 1927 hatte er fünf wissenschaftliche Arbeiten publiziert. 1928 kehrte er an die University of Nebraska zurück und wurde 1932 dort zum Professor für Psychologie ernannt. Ab 1940 war er – unterbrochen von einer Tätigkeit an einer Forschungsstelle der amerikanischen Luftwaffe (1942 bis 1946) – bis zu seiner Emeritierung an der University of Southern California (Los Angeles) tätig. 1949 wurde er Präsident der APA (American Psychological Association) und hatte darüber hinaus noch weitere Ehrenämter inne. Guilford war bis ins hohe Alter wissenschaftlich aktiv. Hofstätter hob die *»bedingungslose Sachlichkeit«* seines Denkstils hervor und würdigte ihn als einen *»der liebenswürdigsten und liebenswertesten Männer unseres Faches« (Hofstätter in Guilford 1959/1964, S. VII).*

Angeregt von der Methodik der Faktorenanalyse Thurstones *(»vectors of mind«; Thurstone 1934)* begann Guilford mit eigenen faktorenanalytischen Studien zur Persönlichkeit. Obwohl er in seiner Monografie »Personality« *(Guilford 1959/1964)* den Begriff Temperament nicht erwähnt und Jung lediglich im Literaturverzeichnis aufführt, stellt das Temperament für ihn offensichtlich einen essenziellen Bestandteil der Persönlichkeit dar, sodass er sich dafür entschied, für seine Tests die Bezeichnung Temperament anstelle von Persönlichkeit zu wählen *(Guilford u. Zimmerman 1949; Guilford et al. 1976).*

Bereits Guilfords frühe Arbeiten waren durch Jungs *»Psychologische Typen« (Jung 1921;* ▶ Abschn. 3.1*)* beeinflusst. Guilford stellte infrage, ob es sich bei Jungs Introversion/Extraversion um eine einheitliche Temperamentsdimension handelt *(Comrey 1993).* Ausgehend von der Merkmalsbeschreibung Jungs konstruierte er gemeinsam mit seiner Ehefrau einen Fragebogen mit 35 Items *(Guilford u. Guilford 1934).* Faktorenanalytisch wurden vier Faktoren extrahiert, Soziale Introversion/Extraversion, Emotionale Sensitivität, Impulsivität sowie Selbstinteresse. In einer weiteren Studie mit 36 Items an 930 Studenten konnten drei interpretierbare Faktoren Soziale Introversion/Extraversion, Emotionale Sensivität sowie Maskulinität/Feminität nachgewiesen werden *(Guilford u. Guilford 1936).*

Nach vorläufigen Inventaren wie dem *»GAMIN« (Guilfort 1959/1964, S. 177; Guilford u. Martin 1943)* mit den Faktoren »Genereller Betätigungstrieb« (G), »Durchsetzung« (A), »Männlichkeit« (M), »Selbstvertrauen« (I) sowie »Gemütsruhe« (N) wurde schließlich eine erste Version des *Guilford-Zimmerman-Temperament-Survey (GZTS; Guilford u. Zimmerman 1949)* mit 300 Items und 10 Skalen publiziert, wobei jede Skala 30 Items umfasste. In der Übersicht »Temperamentsdimensionen im GZTS nach Guilford« finden sich eine Liste der 10 Temperamentsdimensionen dieses Inventars, die nach Guilford primären Traits entsprechen (s. u.).

Temperamentsdimensionen im GZTS nach Guilford

- G = General activity: Allgemeine Aktivität vs. Behäbigkeit und Mangel an Energie
- R = Restraint: Zurückhaltung und Ernsthaftigkeit vs. »Rhathymia« und Impulsivität
- A = Ascendance: Dominanz und soziale Unerschrockenheit vs. Unterordnung und Schüchternheit
- S = Sociability: Geselligkeit und soziale Interessiertheit vs. Abgeschiedenheit und Schüchternheit
- E = Emotional Stability: Emotionale Stabilität und Optimismus vs. Instabilität und Depressivität
- O = Objectivity: Objektivität vs. Subjektivität und Überempfindlichkeit
- F = Friendliness: Freundlichkeit und Liebenswürdigkeit vs. Feindseligkeit und Streitlust
- T = Thoughtfulness: Tiefgang und Nachdenklichkeit vs. Unüberlegtheit

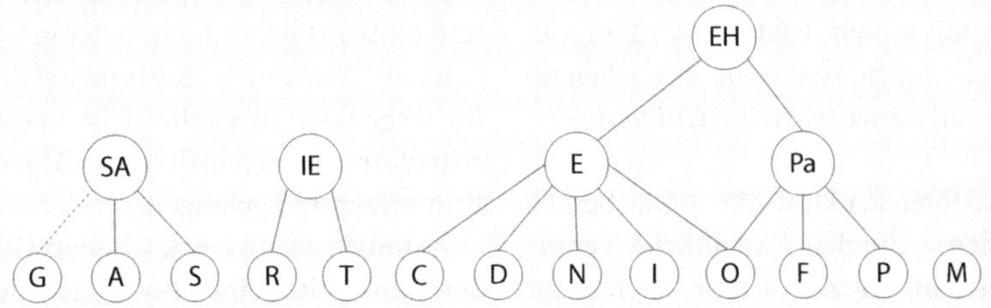

Abb. 4.5 Hierarchisches Modell von vier Persönlichkeitsfaktoren 2. Ordnung: SA (Social Activity), IE (Introversion-Extraversion), E (Emotional Stability), Pa (Paranoid disposition) sowie einem Faktor 3. Ordnung, EH (Emotional Health). (Nach *Guilford 1975, S. 809*. Bezeichnungen der Primärfaktoren siehe in der Übersicht »Temperamentsdimensionen im GZTS nach Guilford«)

- P = Personal Relations: Gute interpersonale Beziehungen sowie Kooperativität vs. Tadelsucht und Intoleranz
- M = Masculinity: Maskulinität der Interessen und Emotionen vs. Feminität

(Nach *Guilford u. Zimmerman 1949; Guilford 1975, S. 806*)

Bei der letzten *GZTS-Version (Guilford et al. 1976)* wurde zusätzlich der Faktor »Depression« aufgenommen.

Guilfords Persönlichkeits- bzw. Temperamentstheorie sieht eine hierarchische Abfolge von individuellen Eigenschaften bzw. Merkmalen unterschiedlichen Abstraktionsgrades vor *(Guilford 1959/1964, S. 92ff.)*.

An der Basis befindet sich *»das Niveau spezifische[r] Handlungen, die charakteristisch für eine bestimmte Person«* sind *(Guilford 1974, S. 93)*. Aus den inhaltlichen Übereinstimmungen dieser Handlungen ergeben sich anschließend auf der *»unterste[n] Ebene der Persönlichkeitsstruktur, die kaum irgendeinen wesentlichen Grad von Generalisation aufweist, [...] Gewohnheiten mit einem relativ kleinen Spielraum« (Guilford 1974, S. 92)*. Für diese Ebene führte er die Bezeichnung »Hexis-Niveau« ein. Mit dem Begriff »Gewohnheit« wollte Guilford auf die genetisch-biologische Basis des Verhaltens hinweisen. Beispiele für Merkmale auf Hexis-Niveau sind *»Gerne gesellschaftlichen Zusammenkünften beiwohnen«, »Sich nicht von anderen beeindrucken lassen«* oder *»Bereitwillig fast jede Schwierigkeiten anpacken« (Guilford 1959/1964, S. 93)*.

Über dem Hexis-Niveau befindet sich das Niveau der *»primären Wesenszüge« (»primary traits«) (Guilford 1974, S. 93)*. Die Primärfaktoren bzw. Faktoren 1. Ordnung werden faktorenanalytisch aus den Hexis gewonnen, obwohl *»nicht alle auf die Weise entdeckten Faktoren mit primären Wesenszügen gleichzusetzen«* sind *(dto., S. 95)*.

Die Test-Retest-Reliabilitäten für diese Traits wurden für das 1-Jahres-Intervall mit .53 bis .80 angegeben *(Guilford et al. 1976)*. Fakorenanalytisch wurden aus den Primärfaktoren Faktoren 2. Ordnung, sog. »Typen«, abgeleitet. Auf der Grundlage von 23 faktorenanalytischen Studien konnte Guilford 4 derartige Faktoren generieren *(Guilford 1975, S.809; Guilford et al. 1976,S. 30)*. Eine grafische Darstellung findet sich in Abb. 4.5.

Hierzu gehören: Soziale Aktivität (SA), bestehend aus den Primärfaktoren G, A und S; Introversion/Extraversion (IE), bestehend aus R und T, Emotionale Reife (E) bestehend aus C, D, N, I, O sowie paranoide Disposition bestehend aus O, F und P. Der Primärfaktor M wurde in dieser Darstellung noch separiert.

Aus E und P wurde schließlich ein Faktor 3. Ordnung (EH, *emotional health)* abgeleitet. Dieser beinhaltete nach Auffassung Guilfords Merkmale, die im Zusammenhang mit einer Selbstbewertung stehen.

Während Eysenck seine PEN-Faktoren (▸ Abschn. 4.3.1) als Faktoren 3. Ordnung auffasste, vertrat Guilford hierzu eine gegenteilige Position, was zu einer kontroversen Debatte führte *(Eysenck*

1975). Für Guilford ist Eysencks Neurotizismus-Faktor identisch mit seinem Faktor 2. Ordnung E, während Eysencks Extraversion als ein *»shotgun wedding«* von R und S anzusehen ist *(Guilford 1975, S. 809).*

Guilfords Faktorenstruktur, die – wie bereits deutlich geworden – durchaus inhaltliche Veränderungen im Verlauf der Zeit erfuhr, blieb nicht unwidersprochen. So zeigten *Amelang u. Borkenau (1982)* in ihrer Studie an 424 Personen faktorenanalytisch eine andere Struktur. Danach bilden S und R gemeinsam einen Faktor 2. Ordnung, eine Bestätigung von Eysencks Auffassung, R- und S-Items zusammenzufassen. Zudem konnten sie zwei Faktoren dritter Ordnung (IE sowie EH) extrahieren. Nach *French (1973)* können 11 von 13 Guilford-Faktoren nicht als statistisch untermauert angesehen werden. *Andresen u. Stemmler (1982)* konnten zwar die von Guilford angenommene zweifaktorielle Struktur von Extraversion bestätigen, allerdings mit anderen Komponenten. In einer Reanalyse der Originaldaten des Guilford-Inventars *(Guilford et al. 1976)* an 2.465 Männern sowie 452 Frauen konnten *Rushton u. Irwing (2009)* Selbstkontrolle, Extraversion und emotionale Gesundheit als Faktoren 2. Ordnung ableiten, aus denen sich ein Generalfaktor extrahieren ließ, der 36% der Varianz der Faktoren 2. Ordnung erklärte.

Kritische Diskussion

Guilfords Theorie bzw. Forschung kommt das Verdienst zu, in mehrfacher Weise eine empirisch begründete Temperamentsforschung angeregt zu haben. Hierzu gehören sein hierarchisches Strukturmodell der Persönlichkeit mit Faktoren unterschiedlichen Abstraktionsgrads sowie der Einsatz einer quantifizierenden Forschungsmethodik. Allerdings ist die von Guilford vorgelegte Differenzierung der Einzelmerkmale sowie deren Zuordnung auf die unterschiedlichen Ebenen seines Modells zweifelhaft bzw. nicht hinreichend schlüssig. So bleibt unklar, ob einzelne Items der Handlungsebene, dem Hexis-Niveau oder den Primär-Faktoren zuzuordnen sind. Die Faktorenanalyse von *Rushton u. Irwing (2002)* zeigte zudem eine deutlich andere Faktorenstruktur 2. Ordnung als die von Guilford berechnete. Die Zuordnung der Merkmale bzw. Faktoren erfolgte häufig erst aufgrund Guilfords persönlicher Entscheidung und entbehrt daher nicht einer gewissen Willkürlichkeit *(Amelang u. Bartussek 1981/2001, S. 313).* Im Gegensatz zu Guilford ist Eysenck eine konsistentere faktorenanalytische Begründung seiner Primärfaktoren gelungen.

Ähnlich wie Eysenck scheitert Guilford auch an der Konzeption eines Psychotizismusfaktors, dessen theoretische Ausarbeitung bereits unbefriedigend ist und den er auch nicht konsequent in sein theoretisches Modell integriert hat.

Da Guilford und seine Mitarbeiter ausschließlich mit studentischen Versuchspersonen gearbeitet haben, ist die Validität seines *GZTS-Inventars* im Vergleich zu Eysencks PEN-Faktoren als sehr eingeschränkt anzusehen.

Trotz der genannten Kritikpunkte hat Guilford auch für eine empirisch fundierte Temperamentsforschung wichtige Impulse gesetzt. So beeinflusste er nachweislich Eysencks Forschung, da dieser in seinem MPI *(Eysenck 1959;* ► Abschn. 4.3.1) die Items der Skala Extraversion völlig, die der Neurotizismus-Skala nahezu ausschließlich aus Guilfords GZTS übernahm *(Amelang u. Bartussek 1981/2001; S. 313).* Dies bestätigt die Kontinuität dieser beiden Faktoren für die Temperamentsforschung (► Abschn. 4.4.1; ► Kap. 7).

4.4.2 Die Theorie von Mehrabian

Theoretische Grundlagen und empirische Forschung

Der US-amerikanische Psychologe Albert Mehrabian (*1939) fasste seine Überlegungen zu einer emotionalen Temperamentstheorie in seiner Monografie »Basic Dimensions for a General Psychological Theory« zusammen *(Mehrabian 1980).*

Mehrabians Ansatz unterscheidet sich von den anderen Temperamentstheorien dadurch, dass er Emotionalität als einzige Temperamentsdimension konzeptualisiert. Er wurde hierbei durch unterschiedliche theoretische Ansätze beeinflusst. Hierzu gehörten die kommunikationspsychologische Forschung, mit der er sich über lange Zeit befasst hatte *(Mehrabian 1972),* die Sozialpsychologie *(Mehrabian 1968; 1969)* sowie Forschungsthemen zur Individuum-Umwelt-Interaktion *(Mehrabian*

1976 b). Des Weiteren waren für ihn die Methodik des semantischen Differenzials *(Snider u. Osgood 1969)*, die experimentalpsychologische Forschung zum Orientierungsreflex *(Maltzman u. Raskin 1965)* sowie die Pawlow'sche Typenlehre mit ihrer neurophysiologischen Orientierung (▶ Abschn. 4.2.1, »Die Theorie von Pawlow«) *(Berlyne 1960; Gray 1964 c)* maßgebend.

Durch die Integration dieser Theorie- und Forschungsansätze gelangte er schließlich zu der Überzeugung, dass Emotionen der zentrale Stellenwert für die Erklärung menschlichen Verhaltens zukommt *(Mehrabian u. Russel 1974 a; b)* und definierte diese wie folgt: »*Emotionen sind zu verstehen als vermittelnde Variablen zwischen situativen und Persönlichkeitsvariablen auf der einen Seite und spezifischen Verhaltensvariablen, z. B. Handlungen, Verbalisationen auf der anderen Seite*« *(Mehrabian 1991, S. 75).*

Für seine Temperamentsforschung war die Methodik des semantischen Differenzials *(Snider u. Osgood 1969)* grundlegend. Durch diese leitete er schließlich drei zentrale und als voneinander unabhängig konzipierte, bipolar definierte Dimensionen von Emotionalität ab *(Mehrabian u. Russel 1974 a, b)*: Freude-Missfallen (Pleasure-Displeasure), Erregung-Nichterregung (Arousal-Nonarousal), Dominanz-Unterordnung (Dominance-Submissiviness).

Zur Beschreibung dieser Subdimensionen führte er die Bezeichnung PAD (Pleasure-Arousability-Dominance) ein.

Russel u. Mehrabian (1977) postulierten, dass letztlich alle Emotionen des Menschen auf ihre drei Subdimensionen zurückgeführt werden können. So lassen sich beispielsweise Angst und Depression ihrer Auffassung nach durch die jeweils spezifische Konfiguration der Ausprägungen ihrer drei Basis-Emotionen erklären *(Mehrabian 1995–1996).*

Auf dem Hintergrund seiner Emotionstheorie leitet Mehrabian schließlich seine Temperamentsdefinition ab. Temperament wird definiert als »*charakteristischer emotionaler Zustand (state)*« bzw. als »*emotionales Merkmal (Trait)*« *(Mehrabian 1991, S. 77).*

In Übereinstimmung mit der üblichen Begriffsdefinition in der Psychologie wird hierbei »*Zustand (state)*« als eine aktuelle und vorübergehende emotionale Verfassung, »*emotionales Merkmal (Trait)*« hingegen als eine über die Zeit stabile, habituelle bzw. für die Person charakteristische Emotion angesehen *(Mehrabian 1991, S. 77).* Mehrabian geht also davon aus, dass unter dem Temperament stabile Merkmale zusammengefasst werden.

Nach Mehrabian ist *Vergnügen (Pleasure/Displeasure)* charakterisiert durch Glücksgefühle oder Begeisterung im Gegensatz zu Schmerz und Unglücklichsein. Diese Gefühlsqualitäten werden aus der Verhaltensbeobachtung in typischen sozialen Interaktionen erschlossen *(Mehrabian 1978 b; 1980). Erregung (Stimulus Screening/Arousability)* basiert inhaltlich auf der Pawlow'schen Typologie (▶ Abschn. 4.2.1, »Die Theorie von Pawlow«) und wird definiert durch interindividuelle Unterschiede hinsichtlich der Amplitude des Orientierungsreflexes auf starke sowie neue Stimuli, deren Habituation sowie durch das Ausmaß, in dem Personen durch Stimuli in ihrem Verhalten erregt werden (Arousal).

Basierend auf der Informationstheorie sind *Mehrabian u. Russel (1974 a)* der Auffassung, dass das individuelle Arousalniveau durch die Variabilität, Komplexität und Neuheit von Informationen (sog. Informationsrate) bestimmt wird. Entscheidend für die Ausbildung des individuellen Arousalniveaus ist ein Screeningprozess, bei dem Personen irrelevante Reize negieren und dadurch die Geschwindigkeit der Habituation auf unterschiedliche und irrelevante Reize steuern. Dieser wird als automatisch, nicht intentional und individumspezifisch vermutet und bestimmt letztlich das individuelle Habituationsniveau.

Mehrabians Definition der Erregbarkeit (Arousability) ist demgegenüber komplexer. Sie wird individuumspezifisch als Ergebnis unterschiedlicher Merkmale verstanden. Hierzu gehörten die initiale Amplitude des Orientierungsreflexes, die Zahl der Versuchsdurchgänge für eine erreichte Habituation, verschiedene Indizes der Arousalantwort, die Informationsrate sowie die »Stärke« bzw. »Schwäche« des ZNS (Pawlow; ▶ Abschn. 4.2.1, »Die Theorie von Pawlow«; *Mehrabian 1977 b, S. 91).* Hierbei nimmt Mehrabian eine inverse Beziehung von Arousability und Stimulus-Screening an. Erregbare Personen (Non-Screener) selektieren in geringem Ausmaß irrelevante Stimuli. Dies führt zu höheren Informationsraten in Handlungssituationen, einem höheren Arousalniveau sowie einer langsameren Reduktion des Arousal als bei nicht erregbaren Personen (Screenern), bei denen es sich umgekehrt verhält. Mehrabian vertritt die Hypothese, dass sich individuelle Unterschiede zwischen Screenern und Non-Screenern nicht in einem chronischen Arousal über die Zeit und Situationen hinweg, sondern typischerweise in zeitlich begrenzten Arousalspitzen manifestieren.

Unter *Dominanz (Dominance/Submissiviness)* versteht Mehrabian Emotionen im Zusammenhang mit fehlender Kontrolle bzw. Beeinflussbarkeit sozialer Situationen einerseits im Unterschied zu Gefühlen im Zusammenhang mit Macht, Kontrollerleben und wahrgenommenem subjektivem Einfluss auf das Leben andererseits *(Mehrabian 1978 b; 1980).*

Mehrabian nahm an, dass seine Temperamentsdimensionen zu den stabilsten Verhaltensmerkmalen überhaupt gehören. Dieser Auffassung entspricht, dass er eine genetische Basis von bis zu 50% vermutete. Emotionen nach seinem Verständnis verändern sich als stabile Verhaltensdispositionen nur über längere Zeiträume hinweg *(Mehrabian 1991).*

Auf der Basis seiner Temperament-Subdimensionen mit jeweils polarer Ausprägung (plus/minus) lassen sich acht Persönlichkeitstypen ableiten *(Mehrabian 1980)*: Überschwenglicher Typ (+P +A +D), Langweiliger Typ (–P –A –D), Relaxter Typ (+P –A +D), Ängstlicher Typ (–P +A –D), Feindseliger Typ (–P +A +D), Gefügiger Typ (+P –A –D), Geringschätziger Typ (–P –A +D), Dependenter Typ (+P +A –D).

Für die Durchführung empirischer Forschungsprojekte wurden von Mehrabian und Mitarbeitern einige Fragebogen zur Erfassung von Emotionen auf der Basis des semantischen Differentials konstruiert, so der *Semantic Differential Messures of Emotional State or Characteristic (Trait) Emotions* (*SDMESCTE*) *(Mehrabian u. Russel 1974 a).* Dieser besteht aus drei Skalen für jede Subdimension mit jeweils sechs Paaren gegensätzlicher Adjektive. Zusätzlich kann der globale emotionale Zustand auf einer Neun-Punkte-Skala eingeschätzt werden.

Da sich dieser Fragebogen jedoch als nicht ausreichend reliabel erwies, wurden auf der Basis weiterer Studien an Studenten die *Pleasure-Arousal-Dominance Scales (PAD)* konstruiert *(Mehrabian 1995).* Der *PAD* enthält 47 inhaltlich gegensätzlich formulierte Adjektivpaare. Die Merkmalseinschätzung erfolgt jeweils auf einer Neun-Punkte-Skala. Lediglich die *Trait-Pleasure-* sowie die *Trait-Dominance-Scale,* nicht aber die *Trait-Arousal-Scale* erreichten ausreichend hohe Reliabilitätswerte.

Eine revidierte Form der *PAD* bestand aus 34 Items. Die Skalen sind orthogonal angeordnet, 16 Items für die Pleasure-Skala sowie 9 Items für die beiden anderen Skalen. Für diese *PAD*-Version konnten zufriedenstellende Reliabilitätswerte nachgewiesen werden.

Aufgrund der in den vorliegenden Fragebogen unbefriedigenden Messung für die Subdimension Arousal wurde von Mehrabian eine eigene Skala, die *Trait-Arousability-Scale* (*TAS*) entwickelt *(Mehrabian 1976 a; 1977 a; b).* Für die *TAS* konnten zwar hohe Reliabilitätswerte und auch eine befriedigende Validität nachgewiesen werden, da jedoch keine ausreichende inhaltliche Übereinstimmung mit Arousalskalen anderer Temperamentsforscher besteht, bleibt der inhaltliche Stellenwert der *TAS* fragwürdig.

Schließlich wurde für den Einsatz bei Kindern die *Child Stimulus-Screening-Scale (CSSS)* als eigene Skala konstruiert *(Mehrabian u. Fallender 1978).*

Aufgrund von Mehrabians Auffassung, dass Emotionen eine zentrale Rolle für die Verhaltensregulation zukommt, entwickelte er eine Forschungshypothese zum Zusammenhang der »Pleasure-Arousal« mit der »Screener-/Non-Screener«-Temperamentsdimension *(Mehrabian 1977 a).* Danach suchen Non-Screener im Vergleich zu Screenern angenehme Umgebungsbedingungen auf und meiden unangenehme. Diese Tendenz ist umso stärker ausgeprägt, je höher die sog. Informationsrate der Stimulation ist. In zahlreichen Studien konnte diese Hypothese zumindest partiell bestätigt werden *(Mehrabian 1978 a; 1980; Hines u. Mehrabian 1979).*

Des Weiteren wurde der Zusammenhang seiner Temperamentsfacetten mit unterschiedlichen psychosozialen sowie verhaltensrelevanten Dimensionen wie chronischem Stimulanzienmissbrauch, sexuellen Vorlieben und Dysfunktionen, Krankheit, emotionaler Empathie und Umweltpräferenzen untersucht. Ein Schwerpunkt seiner

Forschung bezog sich auf Essverhalten und Essstörungen *(Mehrabian 1987; Mehrabian u. Riccioni 1986; Mehrabian et al. 1985–1986).*

Diese Studien wurden ausschließlich an Studenten des ersten Semesters durchgeführt. »Arousability« korrelierte hierbei signifikant mit einer Neigung zur Adipositas, unkontrolliertem Essverhalten sowie Anorexia nervosa. Die eindeutigsten Zusammenhänge ergaben sich für »Arousability« mit submissivem Verhalten und Adipositas, deren Ausprägung sich als abhängig von der Stärke der emotionalen Erregung erwiesen hat.

Kritische Diskussion

Mehrabians Beitrag zur Temperamentsforschung ist als grundsätzlich wertvoll anzusehen, da er auf eine wichtige theoretische Auslassung in der Konzeptualisierung des Temperamentsbegriffs, nämlich die Vernachlässigung der Emotionalität, aufmerksam macht. Dies ist deswegen bemerkenswert, weil es sich hierbei um einen zentralen Bestandteil des Temperaments von der Antike bis zu Neuzeit handelt (▶ Kap. 2).

Allerdings lassen sich bei Mehrabians Temperamentstheorie wesentliche Kritikpunkte vorbringen, die diesen positiven Impuls bedauerlicherweise nicht für eine wirkliche Erweiterung zeitgenössischer Temperamentsdefinitionen wirksam werden lässt.

Seine Theoriebildung lässt eine deutliche Rezeptionslücke sowohl der historischen wie zeitgenössischen Temperamentsforschung erkennen. So fällt auf, dass er beispielsweise die ebenfalls auf Emotionen zielende entwicklungspsychologische Temperamentstheorie von Buss und Plomin (▶ Abschn. 4.5.2) nicht für eine Weiterentwicklung nutzt, sondern stattdessen auf einen eigenständigen theoretischen Entwurf setzt.

Der von ihm eingeführte Emotionsbegriff ist in mehrfacher Hinsicht als problematisch zu kennzeichnen. In unzulässiger Weise reduziert er Emotionalität lediglich auf die Dimension Freude/Missfallen. Diese Verengung des Emotionsbegriffs ist inhaltlich wenig plausibel, stellt einen deutlichen Bruch mit dem Emotionsbegriff in der historischen Temperamentsforschung dar und widerspricht im Übrigen auch dem Kenntnisstand der psychologischen Emotionsforschung, die auf die inhaltliche Breite des Emotionsbegriffs hingewiesen hat *(Izard 1977; 1993).* Mehrabian begründet beispielsweise nicht, warum er auf Melancholie bzw. Traurigkeit als zentrale Temperamentsdimension in der tradierten Temperamentsforschung verzichtet, obwohl deren Bedeutung evident ist (▶ Abschn. 6.4).

Obwohl Mehrabian von einer Emotionstheorie spricht, lassen sich Erregung und Dominanz keineswegs eindeutig als Subdimensionen von Emotionalität charakterisieren, sondern als eigenständige Temperamentsdimensionen, wie dies beispielsweise für Erregung (Arousal) in der bisherigen Temperamentsforschung vorgenommen wurde (▶ Abschn. 4.2).

Für Dominanz zeigt sich, dass diese Subdimension so unterschiedliche psychologische Facetten wie Kognition, Verhalten, moralische Werte und Normen aufweist, dass aufgrund dieser Heterogenität eine Kennzeichnung als Subdimension von Emotionalität auch inhaltlich wenig plausibel ist. Die von Mehrabian postulierte Unabhängigkeit seiner Subdimensionen ist auf diesem theoretischen Hintergrund wenig plausibel und im Übrigen auch empirisch bisher unbewiesen.

Aber auch hinsichtlich der Konstruktoperationalisierung seiner Subdimensionen werden theoretische Defizite und Widersprüche deutlich. Dies kann am Beispiel der Subdimension Arousal verdeutlicht werden. Mehrabians Konstrukt von Erregbarkeit als Summe neurophysiologisch unterschiedlicher Parameter ist spekulativ, so bleibt unklar, welcher Stellenwert die von ihm genannten Einzelmerkmale aufweisen sollen. Besonders problematisch muss in diesem Zusammenhang die Zitierung von Pawlows Typologie verstanden werden, die in erster Linie als eigenständige umfassende Temperamentstheorie zu begreifen ist. Aber auch theorieimmanent ist die Abgrenzung von Erregung und Erregbarkeit nicht hinreichend nachvollziehbar. Mehrabian verknüpft die Informationsverarbeitungstheorie in unzulässiger Weise mit dem Arousalkonzept, da er annimmt, dass es sich um unabhängige Parameter handelt, obwohl auch die Informationsverarbeitung durch Arousalprozesse mitbestimmt wird.

Dass lediglich zeitliche Spitzen von Erregungsprozessen als temperamentsrelevant anzusehen sind, widerspricht zudem seiner Auffassung von Temperament als relativ zeitstabilem Konstrukt. Im

Übrigen verzichtet Mehrabian auf eine dezidierte neurobiologische oder psychologische Begründung dieser Hypothese.

Schließlich bleibt auch Mehrabians Behauptung einer mindestens fünfzigprozentigen genetischen Disposition seiner Temperamentssubdimensionen empirisch unbewiesen.

Trotz der von Mehrabian hervorgehobenen Bedeutung neurobiologischer Parameter fehlt nahezu vollständig eine diesbezügliche systematische Forschung. Obwohl in empirischen Studien einige seiner Hypothesen hinsichtlich der Bedeutung von Emotionalität für die Verhaltensregulation bestätigt werden konnten, ist deren Validität durch die Fokussierung auf studentische Stichproben in Laborsituationen deutlich eingeschränkt.

Auf dem Hintergrund dieser theoretischen und empirischen Defizite ist Mehrabians Beitrag für die Temperamentsforschung vermutlich nur in der Hinsicht impulsgebend, dass er auf die Bedeutung von Emotionalität als wichtige Dimension des Temperamentsbegriffes hingewiesen hat.

4.4.3 Die Theorie von Zuckerman

Theoretische Grundlagen und empirische Forschung

Der US-amerikanische Psychologe Marvin Zuckerman (*1928) stellte mit Sensation Seeking eine zunächst bereichsspezifische, später allgemeine Persönlichkeits- bzw. Temperamentstheorie vor, mit der sich eine jahrzehntelange Forschung verbindet.

Zuckermans Sensation Seeking basiert auf einem experimentalpsychologischen wie psychobiologischen Forschungsansatz mit tier- und humanexperimentellen (Studenten) Studien.

Ausgangspunkt seiner Theorientwicklung stellte Zuckermans eigene 15-jährige experimentalpsychologische Forschung zur sensorischen Deprivation dar *(Zuckerman 1969)*. Hierbei erwiesen sich einige Versuchspersonen als stressresistent, während andere Stressreaktionen in unterschiedlichen Verhaltens- und physiologischen Parametern zeigten *(Zuckerman 1964)*. Diese Studien veranlassten Zuckerman zu seiner zentralen Forschungsfrage, ob diese Verhaltensunterschiede durch ein grundlegendes Persönlichkeitsmerkmal zu erklären sind.

Impulsgebend für seine Theorieentwicklung waren Studien zur sensorischen Deprivation der Mc Gill-Schule *(Hebb 1955)*, die experimentalpsychologisch-behavioristischen Motivationstheorien (»instinct, drives, needs«) *(Hull 1952; McDougall 1923; Murphy 1947)* sowie die behavioristischen Arousaltheorien *(Berlyne 1960; Hebb 1955; Fiske u. Maddy 1961)*, wobei insbesondere Hebbs Theorie des »optimalen Arousal« Zuckerman überzeugte.

Aus seiner Forschung *(Zuckerman 1964; Zuckerman et al. 1964)* leitete Zuckerman schließlich seine Definition von Sensation Seeking als *»einfaches sensorisches Bedürfnis, basierend auf einem optimalen Stimulationsniveau«* ab *(Zuckerman 1979, S. 98)*. Eine ausführlichere Definition von Sensation Seeking lautet: *»Sensation Seeking ist ein Trait, definiert als das Bedürfnis nach unterschiedlichen neuartigen und komplexen Eindrücken und Erfahrungen sowie die Bereitschaft, körperliche und soziale Risiken für solche Erfahrungen einzugehen« (Zuckerman 1979, S. 10)*. Die zentrale Leitidee von Sensation Seeking besteht nach Zuckerman in dem unbedingten Wunsch nach Wechsel und Veränderung. Dies prädisponiere Verhaltensauffälligkeiten bis hin zu sozial-deviatem Verhalten.

Nach Zuckermans Auffassung ist für Sensation Seeking nicht primär der biologische, sondern der psychologische Wert eines Stimulus entscheidend. Das interindividuell unterschiedliche Bedürfnis nach externer Stimulierung erklärt für ihn das spezifische Antwortverhalten in Stresssituationen, z. B. bei sensorischer Deprivation.

Hierbei nimmt Zuckerman ein individualspezifisches, optimales Niveau von Stimulation und Arousal an, das notwendig ist, um positive Emotionalität, hohe kognitive Leistungsfähigkeit sowie befriedigende motorische Aktivitäten zu erleben. Die individualtypische Ansprechbarkeit zentralnervöser Aktivität entspricht dem Konzept der *Stärke der Erregung* sowie *Stärke der Hemmung*, womit Zuckerman explizit auf Pawlows Temperamentstheorie Bezug nimmt (▶ Abschn. 4.2.1, »Die Theorie von Pawlow«).

Das interindividuelle Stimulationsniveau ist außer von der Konstitution, der biologischen

■ Tab. 4.7 Zuckermans vierfaktorielles Modell von Sensation Seeking. (Nach *Zuckerman 1984 c; 1994 d*)

Primärfaktor	Merkmale
Begeisterung und Abenteuersuche (Thrill and Adventure Seeking; TAS)	Interesse an Außenaktivitäten, körperlich riskanten Unternehmungen, schnellem Fahren, außergewöhnlichen Sportaktivitäten
Erlebnissuche (Experience Seeking; ES)	Nonkonformistischer Lebensstil: spontane Reiseaktivitäten, Begegnungen mit außergewöhnlichen Personen sowie Drogen- oder Medikamentenkonsum
Enthemmung (Disinhibition; Dis)	Vermehrter Alkoholkonsum und sexuelle Aktivitäten (Promiskuität), Partygängertum sowie ein hedonistischer Lebensstil
Empfindlichkeit gegenüber Langeweile (Boredom Susceptibylity; BS)	Widerwille gegen Verhaltensroutinen; Ruhelosigkeit in solchen Situationen, in denen keine Reizvariabilität besteht

Rhythmizität sowie dem Alter auch von Lernerfahrungen, früheren Stimulationsniveaus und konkreten Leistungssituationen abhängig.

Nachdem Zuckerman Sensation Seeking zunächst als einen Generalfaktor (Faktor 2. Ordnung) postuliert hatte, modifizierte er später aufgrund von faktorenanalytischen Studien diese Auffassung und definierte danach vier unabhängige Primärfaktoren *(Zuckerman 1979; 1984 c; 1994 d)*. ■ Tab. 4.7 enthält eine Übersicht über diese Primärfaktoren und ihre Merkmale.

Neben seinem »Eins plus Vier«-Modell entwickelte Zuckerman in den 1980er-Jahren basierend auf seiner psychobiologischen Forschung sowie Faktorenanalysen ein »Alternative Five«-Modell *(Zuckerman et al. 1988; 1991)* als einen von dem lexikalischen »Big-Five«-Modell *(Goldberg 1990; Costa u. McCrae 1992;* ► Abschn. 4.4.4*)* unabhängigen theoretischen Entwurf, worauf Zuckerman ausdrücklich hinweist *(Zuckerman 2012, S. 47)*. In verschiedenen Stichproben konnten geschlechtsunabhängig fünf Faktoren identifiziert werden (► Übersicht »Zuckermans ‚Alternative Five'«).

Zuckermans »Alternative Five«

- »Impulsive Sensation Seeking« (ImpSS)
- Neurotizismus-Ängstlichkeit (N-Anx)
- Aggression-Feindseligkeit (Agg-Host)
- Geselligkeit (Sy)
- Aktivität (Act)

(Nach *Zuckerman 1992; Zuckerman et al. 1988; 1991*)

Diese fünf Faktoren wurden in weiteren Faktorenanalysen bestätigt und führten schließlich zur Konstruktion des *Zuckerman-Kuhlman Personality Questionaire (ZKPQ) (Zuckerman 2002; 2008; Zuckerman et al. 1993)*. Von *Aluja et al. (2010)* wurde eine neue Version des *ZKPQ*, das *Zuckerman-Kuhlman-Aluja Personality Questionaire (ZKA-PQ)* vorgelegt, deren Haupt- bzw. Subskalen in ■ Tab. 4.8 dargestellt sind.

Für Zuckermans ursprüngliches »Eins plus Vier«-Modell sprechen einige faktorenanalytische Studien mit dem *SSS-V* (s. u.) *(Corulla 1988 ; Ridgeway u. Russell 1980 ; Rowland u. Franken 1986; Ball et al. 1983)*. Zuckerman konnte dieses ebenfalls in zwei eigenen LISREL-Studien bestätigen *(Björk-Akesson 1990; Zuckerman 1994 d; Horvath u. Zuckerman 1993)*.

Demgegenüber zeigten *Birenbaum u. Montag (1987)* nur eine dreifaktorielle Struktur, *Salvadori et al. (2007)* an 461 Studenten lediglich eine zweifaktorielle Struktur mit den Faktoren TAS (9 Items) und Dis (7 Items). Das letztere Faktorenmodell wurde von *Manna et al. (2013)* an zusammen 1.798 Oberschülern und Studenten repliziert.

Zuckerman nimmt für Sensation Seeking eine biologisch-genetische Grundlage an. In einem Übersichtsartikel nennt er eine Reihe von auch neueren Befunden zur Verhaltens- und Molekulargenetik, Psychophysiologie und Biochemie *(Zuckerman 2012, S. 48–51)*.

Dem Arousal weist er einen zentralen Stellenwert zu. Seiner Auffassung nach benötigen Sensation Seekers im Gegensatz zu »Sensation Avoiders« eine hohe Stimulation, um ein für sie optimales Arousalniveau zu erreichen.

Tab. 4.8 Haupt- bzw. Subskalen des Zuckerman-Kuhlman-Aluja Personality Questionaire (ZKA-PQ). (Nach *Aluja et al. 2010*)

Hauptskalen des ZKA-PQ	Subskalen
Extraversion	Positive Emotionen; soziale Wärme; Exhibitionismus; Geselligkeit
Neurotizismus	Ängstlichkeit; Depression; Abhängigkeit; niedriges Selbstwertgefühl
Sensation Seeking	Begeisterung und Abenteuersuche; Erlebnissuche; Enthemmung; Empfindlichkeit gegenüber Langeweile/Impulsivität
Aggression	Physische Aggression; verbale Aggression; Ärger; Feindseligkeit
Aktivität	Getriebenheit in der Arbeit; generelle Aktivität; Unruhe; Arbeitsenergie

Seine zentrale Arousal-Hypothese wurde in zahlreichen neurophysiologischen Studien geprüft, in denen die Verhaltensunterschiede beider Extremgruppen von Sensation Seeking in Bezug auf den Orientierungsreflex, die elektrodermale und kardiovaskuläre Aktivität sowie evozierte Potentiale untersucht wurden *(Zuckerman 1979; 1983 a; 1984 b; c)*. High Sensation Seekers zeigten im Vergleich zu Low Sensation Seekers tatsächlich eine stärkere Orientierungsreaktion sowie eine erhöhte Amplitude bei evozierten Potentialen.

Einen weiteren Forschungsschwerpunkt stellte die Suche nach möglichen biochemischen und neuroanatomischen Korrelaten von Sensation Seeking dar.

Bei seiner Hypothesenbildung zu Biochemie von Sensation Seeking fokussiert Zuckerman besonders auf das dopaminerge Neurotransmittersystem. *Zuckerman (1979, S. 372)* nahm an, dass Sensation Seeking mit dem Aktivitätsniveau der Katecholamine Norepinephrin und Dopamin, insbesondere in den Belohnungszentren des limbischen Systems, korreliert sei. Das limbische System mit Dopamin als zentralem Neurotransmitter wurde deshalb von ihm auch als neuroanatomisches Korrelat von Sensation Seeking vermutet, wofür sich auch durchaus empirische Belege finden lassen *(Förstl et al. 2006)*. Monoaminooxidase (MAO) bewirkt als Enzym einen Abbau von Dopamin im synaptischen Spalt. Zuckerman folgerte hieraus, dass eine hohe MAO-Aktivität über die Verringerung von Dopamin mit einer geringen Ausprägung von Sensation-Seeking-Aktivität korreliert *(Zuckerman 1983 a; b; 1994 d)*.

Dieser Zusammenhang von Dopamin, MAO-Aktivität und Sensation Seeking wurde von Zuckerman später in eine allgemeine biochemische Arousaltheorie übersetzt *(Zuckerman 1984 b)*. Eine von Zuckerman behauptete sog. Katecholamin-Systemaktivität (CSA) fasst als »Nettowirksamkeit« die allgemeine Aktivität von Katecholaminen unter Berücksichtigung der Wirkung von MAO zusammen und entspricht einem spezifischen Adaptationsniveau. Zuckerman postuliert eine »U-förmige« Beziehung zwischen dem CSA-Niveau und der allgemeinen Stimmung, dem Aktivitätsniveau sowie der sozialen Interaktion *(Zuckerman 1984 b, S. 431)*.

Während ein mittleres CSA-Aktivitätsniveau als für die Anpassung optimal angesehen wird, kommt es bei extremer Ausprägung seiner Auffassung nach zu Anpassungsproblemen. Bei niedrigem CSA-Niveau sind sozialer Rückzug, Angst oder Panik die Folge, bei zu hohem Aktivitätsniveau negative Stimmungen und Verhaltensstörungen. Bei einem geringen CSA-Niveau haben Sensational Seekers das Bedürfnis, durch Stimuli und Aktivitäten dieses Niveau anzuheben und umgekehrt. Für diese komplexen theoretischen Annahmen konnte Zimmerman jedoch bisher keinen empirischen Nachweis beibringen.

Die Beobachtung, dass Sensation Seeking in der Adoleszenz zunimmt und danach abnimmt *(Roth et al. 2005; Zuckerman 1979)*, erklärt sich vermutlich durch allgemeine biologische Reifungsprozesse während dieses Zeitraums *(Martin et al. 2002)* sowie durch spezifische Veränderungen des Hirnstoffwechsels. So wird während der Pubertät eine deutliche Zunahme der dopaminergen Aktivität im »sozioemotionalen System« angenommen, die einer strukturellen Reifung im »kognitiven Kontroll-System« vorausgeht *(Steinberg 2008; Steinberg et al. 2008)*.

Für eine biologische Basis von Sensation Seeking spricht auch, dass dieser Persönlichkeitsfaktor im Gruppenvergleich bei Männern ausgeprägter als bei Frauen nachzuweisen ist und mit dem Alter abnimmt. In Korrelationsstudien wurden zudem hormonelle Veränderungen (Testosteron, Östrogen und Estradiol) beschrieben, die zumindest teilweise in die theoretisch erwartete Richtung gingen *(Zuckerman 1984 b; Daitzman u. Zuckerman 1980)*. Auch für die genetische Basis von Sensation Seeking gibt es Befunde mit Korrelationskoeffizienten um .60 *(Eysenck 1983 a)*.

Zur Messung von Sensation Seeking wurde von Zuckerman die *Sensation Seeking-Skala (SSS)* konstruiert, die im Verlauf der Jahrzehnte in Bezug auf ihre Konstruktoperationalisierung, Itemauswahl und Itemzahl stark modifiziert wurde.

Die ersten beiden Versionen (*SSS-I* 50 Items, *SSS-II* 34 Items) erfassten nur einen Allgemeinfaktor*(Zuckerman et al. 1964)*. Aufgrund von Faktorenanalysen wurde der *SSS-III* sowie *SSS-IV* mit den vier Primärfaktoren konstruiert *(Zuckerman 1971)*. Erst *der SSS-IV* ermöglichte eine Messung sowohl der Primärfaktoren wie auch des Allgemeinfaktors. In diesem Fragebogen hatte die Versuchsperson zwischen zwei Antwortalternativen zu entscheiden.

Der *SSS-V* ist die gängigste Testversion *(Zuckerman et al. 1978)*. Dieser Fragebogen enthält 4 Skalen für die 4 Einzelfaktoren mit jeweils 10 Items und ermöglicht eine separate Auswertung für die Einzelfaktor sowie den Gesamtfaktor.

Die psychometrische Qualität des *SSS-V* wurde umfassend untersucht. Für seinen Gesamtwert wurde die interne Konsistenz zwischen .83 bis .86 berechnet *(Zuckerman 1994 d)*, die Retest-Reliabilität (3 Wochen) betrug .94 *(Zuckerman 1984 c)*. Für die Subskalen lag die interne Konsistenz zwischen .56 und .82 *(Zuckerman 1994 d)*, sie korrelierten miteinander zwischen .14 (TAS x BS) und um .30 *(dto., S. 52)*.

Die Übereinstimmung von Selbst- und Fremdeinschätzung von .55 *(dto.)* spricht für die Validität des *SSS*. Der *SSS-V* wurde in verschiedene Sprachen übersetzt *(dt. Version Andresen 1986)*, es liegt auch eine Version für Kinder vor *(Zuckermann 1984 c)*. *Zuckerman (2007)* bewertete den *SSS-V* hinsichtlich seiner psychometrischen Qualitäten abschließend positiv.

Im *SSS-VI (Zuckerman 1984 a)* erfolgte eine Reduktion auf 2 Skalen (TAS, Dis) mit 128 Items. Die wesentliche Änderung besteht darin, dass in diesem Fragebogen die Einzelmerkmale getrennt nach Wünschen bzw. Intentionen sowie dem tatsächlich gezeigten Verhalten eingeschätzt werden.

Mit diesen Fragebogen, insbesondere dem *SSS-IV* und *SSS-V*, wurden zahlreiche Studien vorwiegend an studentischen Versuchspersonen durchgeführt, so zum Zusammenhang von Sensation Seeking und Verhaltensstörungen, Drogengebrauch, Delinquenz und kriminellem Verhalten *(Zuckerman 1979; 1984 c)*. Sensation Seekers bevorzugten tatsächlich riskantes Verhalten und hedonistische Aktivitäten und tendierten dazu, soziale Grenzen zu überschreiten bis hin zu abnormen Verhalten. Unter Sensation Seekers fanden sich signifikant mehr Alkoholiker, Drogenabhängige, Kriminelle, Psychopathen und Delinquente als unter Sensation Avoiders *(Übersicht Zuckerman 1979; 1994 d)*.

Auch neuere Studien bestätigten diese Zusammenhänge, so für High Sensation Seeking und risikoreiches Sexualverhalten *(Hoyle et al. 2000)*, häufigeren Konsum von Alkohol und illegalen Drogen *(Cicognani u. Zani 2011; Kopstein et al. 2001; Legrand et al. 2007; MacPherson et al. 2010; Manna et al. 2010)*, rücksichtsloses Fahrverhalten *(Desrichard u. Denarié 2005; Curran et al. 2010; Heino et al. 1996)* sowie Vorliebe für gefährliche Sportarten *(Diehn u. Armatas 2004; Hansen u. Breivik 2001)*.

Zum Vergleich von Sensation Seeking mit anderen Temperaments- und Persönlichkeitstheorien liegen zahlreiche aussagekräftige Studien vor. Bei der Interpretation der nachfolgenden Befunde ist zu berücksichtigen, dass in Eysencks *EPI (Eysenck u. Eysenck 1969)* Impulsivität ein Extraversionsmerkmal ist, während im *EPQ (Eysenck u. Eysenck 1975)* Impulsivität in die Psychotizismus-Skala integriert wurde.

Gilliland (1985) verglich den *SSS-V-Fragebogen* mit dem *EPI (Eysenck u. Eysenck 1969)* und dem *EPQ (Eysenck u. Eysenck 1975)* sowie dem *STI (Strelau 1969; 1972 a; 1983)*. Für die *TAS*-Subskala ergaben sich fünf signifikante Korrelationen mit dem *STI*, so für »Stärke der Exitation« (SE) mit .33, für »Stärke der Inhibition« (SI) mit .30 sowie »Mobilität« (M) .mit 34. Die Subskala ES korrelierte mit SE (.28) sowie M (.31).

Zuckerman et al. (1988) verglichen den *SSS-V* mit dem *EPQ* an 271 Versuchspersonen. Die Faktorenanalyse ergab 3 Faktoren. Für Faktor 1 (Extraversion) zeigten sich folgende Ladungen: Mit Extraversion .86, mit *SSS*-TAS .43 sowie mit *SSS*-Dis .32. Für Faktor 2 (Psychotizismus) ergab sich folgendes Ladungsmuster: Psychotizismus .60, *SSS*-TAS .43, *SSS*-ES .54, *SSS*-Dis .48 sowie *SSS*-BS .62. Für Faktor 3 (Neurotizismus) ergaben sich schließlich folgende Ladungen: Neurotizismus .74, *SSS*-TAS .32. Dieses Ergebnis entspricht durchaus den theoretischen Erwartungen, da offensichtlich die TAS-Subskalen die meisten Ladungen auf Faktor 2 zeigten, während deutlich weniger Ladungen auf Faktor 1 fanden.

Auch der Vergleich des *SSS-V* mit dem »Big-Five«-Modell (► Abschn. 4.4.4) wurde untersucht. Nach *Costa u. McCrae (zitiert nach Zuckerman 1994, S. 86)* korrelierte der Gesamt-Punktwert des *SSS-V*-Fragebogens mit den *NEO*-Skalen »Extraversion« mit .22, »Gewissenhaftigkeit« mit –.21, »Freundlichkeit« mit –.31 und »Offenheit für Erfahrungen« mit .45. Da »Gewissenhaftigkeit« und »Freundlichkeit« negativ mit Psychotizismus korrelieren, entspricht dieser Befund ebenfalls theoretischen Erwartungen. Da »Offenheit für Erfahrungen« ein von Eysencks PEN-Faktoren unabhängigen Persönlichkeitsfaktor darstellt, spricht dieser Befund dafür, dass Sensation Seeking über das »Big-Five«-Modell hinausgehende Eigenschaften misst.

Strelau u. Zawadzki (1997) verglichen die polnische Version des *EPQ-R (Eysenck SBD et al. 1985; Drwal 1995)* mit dem *SSS-V* (► Abschn. 7.2.2). Für den Gesamtwert des *SSS-V* betrugen die Korrelationen ($p < .01$) für Extraversion .43, für Neurotizismus –.18 sowie für Psychotizismus .51. Für die Subskalen des *SSS-V* lagen die Korrelationen für Extraversion zwischen .29 und .35 sowie für Psychotizismus zwischen .25 und .43.

Des Weiteren liegen Ergebnisse aus einigen faktorenanalytischen Studien vor. *Strelau u. Terelak (1974)* generierten im Vergleich des *SSS-IV* mit Eysencks *MPI (Eysenck 1956; 1959; Eysenck u. Eysenck 1969)* sowie dem *STI* zwei Hauptfaktoren: Faktor I (Vigorousness) umfasste Extraversion, »Stärke der Exzitation«, »Mobilität«, »Geselligkeit« und »Impulsivität«. Faktor 2 (Emotionality) umfasste Neurotizismus, manifeste Ängstlichkeit mit einem negativen Pol aus »Stärke der »Exzitation«, »Stärke der Inhibition« sowie »Emotionale Stabilität«.

Paisey u. Mangans (1980) Faktorenanalyse basiert auf dem Vergleich von *EPQ*, *SSS-IV* sowie *STI*. Vier Faktoren III. Ordnung konnten extrahiert werden: Faktor 4 umfasste Nervösität sowie Sensation Seeking. Während die Autoren die beträchtliche Übereinstimmung von *EPQ* und *STI* hervorhoben, zeigte sich keine signifikante Beziehung zwischen Sensation Seeking und »Stärke des Nervensystems«.

Schließlich untersuchten *Zuckerman et al. (1991)* 33 Persönlichkeitsskalen mit dem *SSS-V* sowie *EPQ*. Die Drei-Faktoren- sowie Fünf-Faktoren-Lösung erwies sich als besonders stabil. Faktor 1 wurde als Psychotizismus (impulsives, unsozialisiertes Sensation Seeking) bezeichnet, Faktor 2 als Neurotizismus-Ängstlichkeit, Faktor 3 als Aggressivität-Feindseligkeit, Faktor 4 als Geselligkeit und Faktor 5 als Aktivität. Psychotizismus *(EPQ)* korrelierte erwartungsmäß mit Faktor 1 (.66), Neurotizmus *(EPQ)* mit Faktor 2 (.80) und Extraversion *(EPQ)* mit Faktor 3 (.53).

Die vier *SSS*-Subskalen korrelierten erwartungsgemäß alle positiv mit Faktor 1 (.48 bis .69). *SSS*-TAS korrelierte mit Faktor 2 (–.20) und mit Faktor 5 (.22), *SSS*-BS mit Faktor 3 (.29) sowie *SSS*-Dis mit Faktor 3 (.34) und Faktor 4 (.28). Diese Zusammenhänge sind inhaltlich schlüssig. Faktor 3 steht in Zusammenhang mit fehlender sozialer Anpassung, dies erklärt die positive Korrelation mit *SSS*-Dis. Ebenfalls erwartungsgerecht ist die Korrelation von *SSS*-TAS mit geringer Ängstlichkeit und positiver Aktivität (Abenteuerlust). Auch die Korrelation von *SSS*-BS mit Feindseligkeit ist inhaltlich nachvollziehbar, da hierdurch soziale Unangepasstheit bzw. Ungeduld dieses Sensation-Seeking-Faktors gut abgebildet wird.

Schließlich verglich Zuckerman faktorenanalytisch seinen *ZKPQ* mit dem *NEO* und dem *EPQ* *(Zuckerman et al. 1993;* ■ Tab. 4.9*)*.

Tab. 4.9 Faktorenanalytischer Vergleich von NEO, ZKPQ sowie EPQ-Skalen mit Darstellung der Faktorladungen. (Adaptiert nach *Zuckerman 2012, S. 55; Zuckerman et al. 1993*)

	Extraversion (NEO)	**Extraversion (EPQ)**	**Geselligkeit (ZKPQ)**	**Aktivität (ZKPQ)**
Faktor 1 (Extraversion)	.88	.79	.76	.60
	N-Ängstlichkeit (ZKPQ)	**Neurotizismus (NEO)**	**Neurotizismus (EPQ)**	–
Faktor 2 (Neurotizismus)	.92	.90	.91	–
	Gewissenhaftigkeit (NEO)	**Psychotizismus (EPQ)**	**Impulsive Sensation Seeking (ZKPQ)**	–
Faktor 3 (Psychotizismus)	–.86	.80	.74	–
	Vertäglichkeit (NEO)	**Aggression-Feindseligkeit (ZKPQ)**	**Offenheit (NEO)**	–
Faktor 4 (Aggression-Feindseligkeit; ZKPQ vs. Verträglichkeit [NEO])	.81	–.72	.67	–

Diese Studie bestätigt die theoretisch erwarteten Zusammenhänge zwischen den involvierten Skalen und den herausragenden Stellenwert der Eysenck-Faktoren.

Beim Vergleich des *ZKA-PQ* mit dem *NEO* stellt Zuckerman zahlreiche inhaltliche Übereinstimmungen fest *(Zuckerman 2012, S. 48)*, so hinsichtlich des Extraversionsfaktors für die Merkmale Positive Emotionen, Soziale Wärme und Geselligkeit. Während im *NEO* Aktivität und Sensation Seeking als Merkmale von Extraversion definiert werden, sind sie im »Alternative Five«-Modell unabhängige Faktoren. In beiden Fragebögen sind Angst und Depression Merkmale von Neurotizismus. Während ärgerliche Feindseligkeit im *NEO* dem Neurotizismusfaktor zugeordnet wird, sind Ärgerlichkeit und Feindseligkeit im *ZKA-PQ* voneinander unabhängige Komponenten des Aggressionsfaktors. In einer weiteren Faktorenanalyse wurde der Zusammenhang von *ZKA-PQ (ZKPQ)* und *NEO* weiter untersucht *(Zuckerman 2008)* (◻ Tab. 4.10).

Kritische Diskussion

Zuckerman ordnet seinen theoretischen Ansatz sowohl den Persönlichkeits- wie auch den Temperamentstheorien zu, wobei er eine eindeutige Positionierung von Sensation Seeking als Temperamentstheorie vermeidet.

So stellt er in einem Übersichtsartikel zu »Models of Adult Temperament« *(Zuckerman 2012)* Sensation Seeking in eine Reihe mit den Theorien von Eysenck (► Abschn. 4.3.1), Gray (► Abschn. 4.3.2), Strelau (► Abschn. 4.2.2), Cloninger (► Abschn. 6.8), aber auch dem »Big-Five«-Modell (► Abschn. 4.4.4). Die letzte Zuordnung zum Temperamentsbegriff ist jedoch bereits unplausibel, da es sich beim »Big-Five«-Modell um ein anerkanntes Persönlichkeitsmodell handelt und lediglich Extraversion und Neurotizismus dem Temperament zugeordnet werden können.

Tatsächlich spricht die Mehrzahl der Argumente für die Kennzeichnung Sensation Seeking als Persönlichkeitsdimension. So verzichtet Zuckerman bei einer Synopsis verschiedener Temperamentstheorien ausdrücklich auf die Einbeziehung von Strelaus Theorie, da diese seiner Auffassung nach *»soziale oder motivationale«* Merkmale des Temperaments nicht enthält *(Zuckerman 2012, S. 60)*, diese sind aber nur für den Persönlichkeitsbegriff konstitutiv. Tatsächlich ist Sensation Seeking nicht als ausschließlich biologisches Konstrukt aufzufassen, sondern wesentlich durch kognitive, sozialpsychologische, soziokulturelle, moralische und normative Faktoren beeinflusst.

In der Mehrzahl seiner Artikel ordnet Zuckerman Sensation Seeking zudem eindeutig dem

Tab. 4.10 Faktorenanalytischer Vergleich von *ZKA-PQ (ZKPQ)* und *NEO*. (Nach *Zuckerman 2008*)

ZKA-PQ-Skalen	»Big-Five«-Faktoren			
	Extraversion	Verträglichkeit	Beständigkeit	Offenheit
Extraversion	.62	–	–	–
Sensation Seeking (ImpSS; ZKPQ)	–	–	–.36 (–.51)	.27 (0)
Aggression	–	–.53	–	–

Persönlichkeitsbegriff zu *(Zuckerman et al. 1988; 1991; 1993)*, dies gilt beispielsweise für die Bezeichnung seines »Alternative Five«-Fragebogens *ZKPQ (Zuckerman 2002; 2008)*.

Gegen die Zuordnung zum Temperamentsbegriff spricht auch, dass Sensation Seeking nicht unmittelbar von der Geburt bzw. frühen Kindheit an, sondern erst in der Pubertät deutlich beobachtbar ist *(Roth et al. 2005; Zuckerman 1979)*. Dass Sensation Seeking auch genetisch determiniert ist, erlaubt keine sichere Zuordnung zum Temperaments- oder Persönlichkeitsbegriff, da beide eine genetische Grundlage aufweisen.

Somit ist anzunehmen, dass Zuckerman Sensation Seeking als eine biologisch fundierte Persönlichkeitsdimension konzipiert hat, die dem Temperament nahe steht. Dies erklärt auch, warum Zuckerman in besonderer Weise theoretisch wie empirisch den Vergleich seiner auf Sensation Seeking basierenden »Alternative Five« mit dem »Big-Five«-Modell *(Goldberg 1990; Costa u. McCrae 1992)* sucht.

Trotz dieser Zuordnungsproblematik wurde Sensation Seeking wiederholt im Kontext der Temperamentsforschung theoretisch wie empirisch rezipiert *(Amelang u. Bartussek 1981/2001, S. 404; Cloninger 1987; Eysenck 1983; Strelau 1998; Eysenck u. Eysenck 1985, S. 70–72; Strelau u. Zawadzki 1997)*. Die Vielzahl von empirischen Vergleichsstudien kann zudem als Kreuzvalidierung von Sensation Seeking im Kontext der Temperamentsforschung verstanden werden.

Die hierbei in ► Abschn. 4.4.3, »Theoretische Grundlagen und empirische Forschung« gezeigten positiven Korrelationen von Sensation Seeking mit Extraversion sowie Psychotizismus sind inhaltlich auch dadurch erklärbar, dass die Sensation-Seeking-Komponente »Impulsivität« sowohl in Eysencks Definition von Extraversion *(Eysenck 1967, S. 36)* als auch von Psychotizismus *(Eysenck u. Eysenck 1982, S. 16)* enthalten ist. Allerdings ist die enge Assoziation von Sensation Seeking mit Psychotizismus wiederum als hinweisgebend für die problematische Zuordnung von Zuckermans Theorie zum Temperament anzusehen, da der Stellenwert von Psychotizismus als Temperamentsfaktor umstritten ist *(*► Abschn. 4.3.1; *Strelau u. Zawadski 2007)*.

In Bezug auf die »Big-Five«-Faktoren *(Goldberg 1990; Costa u. McCrae zitiert nach Zuckerman 1994, S. 86)* erklären sich die korrelativen Zusammenhänge zumindest teilweise dadurch, dass im *NEO-PI-R (Costa u. McCrae 1992; Ostendorf u. Angleitner 2004,* ► Abschn. 4.4.4*)* »Erlebnishunger« Teil des Extraversionsfaktors ist, »Impulsivität« Teil des Faktors Emotionale Stabilität vs. Neurotizismus. Schließlich wurden deutliche Übereinstimmungen von Sensation Seeking mit Cloningers Temperamentsdimension »Neugierverhalten« gesichert *(Cloninger 1987; Wanke 2003; Cloninger et al. 1994; Richter et al. 1999;* ► Abschn. 6.8*)*.

Die in ► Abschn. 4.4.3, »Theoretische Grundlagen und empirische Forschung« dargestellten Vergleichsstudien bestätigen zwar richtungsgemäß die theoretisch erwarteten Zusammenhänge der Theorien von Eysenck, Strelau und Zuckerman, allerdings bewegen sich die Korrelationen größtenteils auf einem eher mittleren Niveau, sodass der größere Teil der Varianz unerklärt bleibt. Offensichtlich handelt es sich bei Sensation Seeking somit um einen relativ eigenständigen Persönlichkeits- bzw. Temperamentsfaktor.

Auch wenn diese Übereinstimmungen die Zuordnung von Sensation Seeking zum Temperament nahe legen, lassen sich doch gegen diese Zuordnung wichtige Einwände vorbringen.

Ein zentrales theoretisches Problem besteht darin, dass die Komplexität des Temperaments – zumindest in Zuckermans ursprünglicher Theorie – auf eine – wenn auch wichtige – Dimension reduziert wird. Offensichtlich war sich Zuckerman der Problematik der nur eingeschränkten Gültigkeit von Sensation Seeking als Einzeldimension für die Definition von Persönlichkeit bzw. Temperament bewusst. Auf diesem Hintergrund ist vermutlich sein »Alternative Five«-Konzept zu verstehen. Allerdings muss die Frage gestellt werden, welcher zusätzliche Wert diesem Konzept für die Beschreibung und Erklärung des Temperaments im Vergleich zur Monotheorie von Sensation Seeking, dem »Big-Five«-Modell oder Eysencks PEN-Faktoren zukommt. Die empirisch nachgewiesenen Korrelationen von Zuckermans »Alternative Five« mit dem »Big-Five«-Modell sowie Eysencks Faktoren ergeben sich nämlich größtenteils aus ihrer inhaltlichen Übereinstimmung.

Selbst Zuckermans lange Zeit behauptete vierfaktorielle Struktur von Sensation Seeking blieb nicht unwidersprochen. So argumentierte Eysenck *(Eysenck 1983 a, Eysenck u. Eysenck 1985; S. 70–72)*, dass die vier Sensation Seeking-Faktoren als Kombination von Extraversion und Psychotizismus mit weiteren Eigenschaften zu verstehen sind und nicht als Primärfaktoren mit einer einheitlichen inhaltlichen Struktur. Dies wurde von Zuckerman bestritten *(Zuckerman 1984 c; 1994, S.52ff)*. Trotz einer Reihe von faktorenanalytischen Studien, die Zuckermans Auffassung recht zu geben scheinen, kamen *Birenbaum (1986)*, *Salvadori et al. (2007)* sowie *Manna et al. (2013)* dennoch zu anderen Strukturmodellen.

Für die Zuordnung von Sensation Seeking zum Temperament erweist sich Zuckermans Konfundierung von formalen und inhaltlichen Merkmalen als problematisch. Obwohl Sensation Seeking auch als Temperamentsdimension mit formalen Merkmalen konzipiert werden könnte (z. B. Erregbarkeit, Tempo), nimmt Zuckerman stattdessen eine Itemdefinition mit *»sozialen oder motivationalen« (Zuckerman 2012, S. 60)* Merkmalen vor, die nur indirekte Rückschlüsse auf temperamentsbezogenen Faktoren zulassen und zudem einen deutlichen kulturellen Bias aufweisen.

Während in westlichen Gesellschaften Sensation Seeking durchaus als positives Verhaltensmerkmal eingeschätzt wird, dürfte es etwa in buddhistisch-hinduistischen Kulturen bestehende religiös-gesellschaftliche Normen potenziell verletzen oder gänzlich sozial unerwünscht sein. Besonders auffällig wird diese einseitige kulturelle Prägung von Sensation Seeking an Beispiel-Items des *SSS-V* wie »Teilnahme an wilden Partys«, »Einnahme von Marihuana« etc. Tatsächlich zeigten sich Schwierigkeiten, diesen Fragebogen in andere Sprachen bzw. Kulturen zu übersetzten *(Andresen 1986; Oleszkiewicz 1982)*.

Für die Neurobiologie von Sensation Seeking konnten seit Einführung der Theorie richtungsweisende Befunde zur Verhaltens- und Molekulargenetik, Psychophysiologie und Biochemie gewonnen werden *(Zuckerman 2012)*. Die ursprüngliche monokausale Dopaminhypothese wurde zwischenzeitlich auf das Serotoninsystem erweitert. Hiermit trägt Zuckerman der Tatsache Rechnung, dass die Neurotransmitter in einer komplexen Interaktion zueinander stehen. So ist für Teilaspekte des Sensation-Seeking-Konstrukts mit expansivem und aggressivem Verhalten vorrangig das Serotoninsystem verantwortlich *(Henning u. Netter 2005)*.

Mit dem heutigen Wissen in der Neurobiologie, z. B. zur Bedeutung epigenetischer Faktoren sowie modernen Forschungsmethoden (funktionelle Bildgebung, fMRT) sind vermutlich klarere Befunde zu erwarten.

Sensation Seeking kann somit nur partiell der Temperamentsforschung zugeordnet werden. Dennoch handelt es sich hierbei um einen wichtigen temperamentsassoziierten Faktor mit deutlicher Verknüpfung zu Extraversion, Reaktivität oder Neugierverhalten.

4.4.4 Der Beitrag der empirischen Persönlichkeitsforschung

Der lexikalische Ansatz und das »Big-Five«-Modell der Persönlichkeit

In der internationalen Persönlichkeitsforschung kommt dem »Big-Five«-Modell eine zentrale Bedeutung zu *(Norman 1967; Costa u. McCrae, 1985, 1989, 1990, 1992 a; b; Goldberg 1990; McCrae u. Costa 1996; 1999; Tupes u. Christal 1958; 1961; 1992)*.

Tab. 4.11 Das »Big-Five«-Modell im NEO-PI-R. (Nach *Costa u. McCrae 1992 a*; dt. Version: *Ostendorf u. Angleitner 2004*)

»Big-Five«-Faktoren	Einzelmerkmale
Extraversion	Herzlichkeit, Geselligkeit, Durchsetzungsfähigkeit, Aktivität, Erlebnishunger, Frohsinn
Emotionale Stabilität vs. Neurotizismus	Ängstlichkeit, Reizbarkeit, Depression, Soziale Befangenheit, Impulsivität, Verletzlichkeit
Offenheit für Erfahrungen	Offenheit für Fantasie, für Ästhetik, für Gefühle, für Handlungen, für Ideen, Offenheit des Werte- und Normensystems
Gewissenhaftigkeit	Kompetenz, Ordnungsliebe, Pflichtbewusstsein, Leistungsstreben, Selbstdisziplin, Besonnenheit
Verträglichkeit	Vertrauen, Freimütigkeit, Altruismus, Entgegenkommen, Bescheidenheit, Gutherzigkeit

Auf der Grundlage der »lexikalischen« Methode sowie von Fragebogendaten wurden in jahrezehntelanger Forschung weitgehend übereinstimmend folgende fünf übergeordnete Persönlichkeitsfaktoren definiert: Extraversion, Verträglichkeit, Gewissenhaftigkeit, Emotionale Stabilität vs. Neurotizismus sowie Offenheit für Erfahrungen (Tab. 4.11).

Die Bezeichnung »Big-Five« geht hierbei auf *Goldberg (1981)* zurück. Der Bezug zur Temperamentsforschung ergibt sich dadurch, dass bereits inhaltsanalytisch Extraversion sowie Emotionale Stabität vs. Neurotizismus den Eysenck'schen Temperamentsfaktoren entsprechen. In faktorenanalytischen Studien korrelierte zudem Verträglichkeit und Gewissenhaftigkeit hochnegativ mit Eysencks Psychotizismus *(Costa u. McCrae 1995; Draycott u. Kleine 1995; Avia et al. 1995; Zuckerman et al. 1993)*, dessen Zuordnung zum Temperament aus theoretischen wie empirischen Gründen allerdings umstritten ist (► Abschn. 4.3.1; ► Abschn. 7.2; *Strelau u. Zawadzki 1997, S. 87*). Lediglich »Offenheit für Erfahrungen« ist demnach eindeutig kein Temperamentsfaktor.

Auch andere, vom »Big-Five«-Modell ausgehende und weiterführende Persönlichkeitsmodelle schließen die Eysenck'schen PEN-Faktoren ein *(McAdams 1994; McAdams u. Pals 2006, McCrae et al. 2000)*.

Im Folgenden soll das »Big-Five«-Modell, seine Entwicklung und die ihr zugrunde liegende Forschung sowie theoretische Weiterentwicklungen mit dem Ziel umrissen werden, welche Implikationen sich hieraus für die Temperamentsforschung ergeben.

Für die empirische Persönlichkeitsforschung ist Persönlichkeit ein *»hypothetisches Konstrukt« (Herrmann 1969/1976)*, dessen Bedeutungsgehalt nicht aus einer unmittelbaren Verhaltensbeobachtung erschlossen werden kann, sondern erst als Ergebnis eines hypothesengeleiteten Forschungsprozesses. Dies gilt in gleicher Weise für das Temperament.

Zur Erreichung dieses Ziels stehen grundsätzlich zwei Methoden, die sog. hypothetico-deduktive bzw. hypothetikoc-induktive, zur Verfügung. Die hypothetico-deduktive Methode besteht darin, ausgehend von vorhandenen Theorien relevante Definitionsmerkmale auszuwählen und anschließend empirisch zu überprüfen (vgl. Eysenck, ► Abschn. 4.3.1 oder Guilford, ► Abschn. 4.4.1). Die »lexikalische« Methode entspricht der hypothetico-induktiven Methodik. Sie geht auf *Galton (1884)* zurück und besteht darin, dass sukzessive aus einem Sprachlexikon persönichkeitsrelevante Begriffe bzw. Adjektive ausgewählt und aus diesen schließlich die Persönlichkeitsdimensionen abgeleitet werden. Ihr liegt die Idee zugrunde, dass unsere Sprache psychologisch bedeutsame Sachverhalte bzw. Inhalte wie u. a. für die Beschreibung der Persönlichkeit enthält. Aus der Häufigkeit eines bzw. mehrerer wahlverwandter Begriffe im allgemeinen Sprachgebrauch kann auf die psychologische Relevanz des jeweiligen Merkmals geschlossen werden. Auf diese psychologische Bedeutung der natürlichen Sprache für die psychologische Forschung wiesen bereits in 1920er- und 1930er-Jahren psychologische Forscher hin *(Klages 1926, 1936; Lersch 1938)*. So schrieb Klages: *»Hieße es nicht, Jahrtausende alte Verwitterungen leugnen, die Vorgeschichte auslöschen wollen und sich den Anschein geben, als finge man ein tatsächlich schon Abgelaufenes von vorne an, wenn man abzustreifen oder auszuscheiden gedächte, was man mit der Sprache, in der man aufwuchs, an wirklicher oder vermeintlicher Seelenkunde vererbt hat« (Klages 1936, zitiert nach Thomae 1968/1996, S. 5). Lersch führt aus: »Jeder, der aufgeschlossen und vorbehaltlos der Erfahrung gegenüber tritt und einen Gesichtskreis nicht von vornherein durch eine wissenschaftliche Theorie eingengt, spürt den Zwang, auf den vorwissenschaftlich gegebenen Wortschatz der Sprache zurückzugreifen, weil seine psychologische Farbenpalette um vieles reichhaltiger ist als die der wissenschaftlichen Seelekunde« (Lersch 1938, zitiert nach Herrmann 1976, S. 97).*

Die alltagspsychologische Relevanz der Sprache zeigte sich darin, dass die exakte Beschreibung einer Person nicht nur die Wahrscheinlichkeit einer störungsfreien Kommunikation, sondern auch von zutreffenden Hypothesen für die Erklärung und Prognose menschlichen Verhaltens erhöht.

Dass sich der Temperamentsbegriff jenseits seiner wissenschaftlichen Vernachlässigung in Psychologie, Psychiatrie und Psychotherapie in der Alltagssprache erhalten hat, erklärt sich dadurch, dass diesem Begriff offensichtlich eine psychologische Relevanz für die Beschreibung wie auch Erklärung menschlichen Verhaltens zuerkannt wird. Dies bestätigt sich für die antike Temperamentstypologie *(Strelau et al. 1990, S. 210)*.

Die erste systematische Anwendung des lexikalischen Verfahrens in der Persönlichkeitsforschung begann in den USA in den 1930er-Jahren. *Allport u. Odbert (1936)* suchten aus 550.000 Wörtern des *»Webster New International Dictionary« (1925)* zunächst 17.953 Wörter mit Persönlichkeitsbezug heraus. Hieraus bildeten sie mehrere Kategorien inhaltsähnlicher Wörter. Zwei dieser Kategorien mit ca. 4.500 Wörtern bildete die Grundlage für Cattells faktorenanalytisches 16-Faktoren-Modell der Persönlichkeit *(Cattell 1944, 1945, 1946)*.

Die erste fünffaktorielle Darstellung der Persönlichkeit mit einem lexikalischen Verfahren geht auf *Fiske (1949)* zurück. Das heutige »Big-Five«-Modell basiert schließlich auf den faktorenanalytischen Studien von *Tupes u. Christal (1958, 1961, 1992)*. Beide hatten die Korrelationsmatrizen von acht Stichproben, zwei von Cattell und Fiske sowie vier eigene, reanalysiert. Trotz der Unterschiedlichkeit der Stichproben wie auch der Persönlichkeitseinschätzung durch verschiedene Beurteiler wurden übereinstimmend fünf Faktoren gewonnen. Die *»Stabilität«* wie *»Konsistenz«* dieser Befunde wurde von den Autoren in Anbetracht der seinerzeitigen unbefriedigenden Forschungslage hervorgehoben *(Tupes u. Christal 1992, S. 246)*. Die von Tupes und Christal definierten Faktoren erhielten von *Goldberg (1981)* die Bezeichnung »Big-Five«, ihre endgültige Benennung geht auf *Norman (1963)* zurück.

Norman (1963) bestätigte die fünffakorielle Struktur auf der Grundlage der Studie von *Tupes u. Christal (1961)*. Hierbei ordnete er den fünf Persönlichkeitsfaktoren jeweils vier Rating-Skalen zu, die in der weiteren Forschung häufig eingesetzt wurden *(Ostendorf 1990)*.

Norman (1967) konnte die »Big-Five«-Struktur auch mit einer lexikalischen Methode replizieren. Ausgehend von einer aktualisierten Version des *»Webster New International Dictionary« (1936)«* erstellte er eine Liste von 1.566 Wörtern. Diese unterschied sich allerdings nur geringfügig von der ursprünglichen Liste Allports und Odberts. Mit der Norman-Liste bestätigte auch Goldberg das »Big-Five«-Modell *(Goldberg 1990; 1992; 1993)*.

An einer deutschen Stichprobe gelang *Angleitner et al. (1990)* sowie *Ostendorf (1990)* ebenfalls der faktorenanalytische Nachweis des »Big-Five«-Modells. Als Datenbasis dienten hier 411 (+19) von 5.029 Adjektiven, die von mindestens sechs von zehn Ratern als persönlichkeitsrelevant eingeschätzt wurden.

Neben lexikalischen Daten stellen auch solche aus Fragenbogen eine wesentliche Basis für die »Big-Five«-Forschung dar. Hierbei sind die Fragebogen von Costa und McCrae hervorzuheben, denen in der internationalen Persönlichkeitsforschung ein zentraler Stellenwert zukommt. So wurde der *NEO-PI-R* (s. u.) in über 30 Sprachen übersetzt.

Beide Autoren suchten ebenfalls nach einer vollständigeren Beschreibung der Persönlichkeit, die über Eysencks PEN-Faktoren hinausgeht. Ausgangspunkt der Entwicklung ihrer Fragebogen waren Untersuchungen an Studenten, die sich und ihre Bekannten anhand von Adjektiven einschätzen sollten. Nach dem »*NEO-Inventory*« *(Costa u. McCrae 1980; McCrae u. Costa 1983)* wurde das «*NEO-Personality-Inventory*« *(NEO-PI; Costa u. Mc.Crae 1985)* entwickelt. Eine revidierte Fassung dieses Fragebogens *(NEO-PI-R)* mit 240 Items wurde 1992 publiziert *(Costa u. McCrae 1992 a; dt. Version Ostendorf u. Angleitner 2004)*. Weiterhin liegt eine Kurzversion mit 60 Items aus der Langversion vor *(NEO-FFI; Costa u. McCrae 1989; dt. Version Borkenau u. Ostendorf 1993; Validierungsstudie Körner et al. 2002)*. Die genannten Fragebogen lassen sich sowohl bei Jugendlichen wie bei Erwachsenen einsetzen. In ◘ Tab. 4.11 findet sich eine Darstellung der »Big-Five«-Faktoren des *NEO-PI-R (Costa u. McCrae 1992 a; dt. Version Ostendorf u. Angleitner 2004)* mit ihren Einzelmerkmalen.

Auf der Grundlage der NEO-FFI-Profile von 730 Erwachsenen (Alter 18 bis 25 Jahre, überwiegend Studenten) konnten *Asendorpf et al. (2001)* aufgrund einer Clusteranalyse drei Persönlichkeitstypen ableiten (Resilienz, Überkontrolliertheit, Unterkontrolliertheit). Der resiliente Typ war der häufigste (43% der Stichprobe). Diese drei Typen wurden in einer deutschen, spanischen, italienischen, flämischen und US-amerikanischen Stichprobe Jugendlicher und Erwachsener repliziert *(Asenendorpf et al. 2002)*. Dieses Cluster wurde auch bei Kindern nachgewiesen.

McCrae et al. (2000) stellten, ausgehend von ihrem »Big-Five«-Modell ein deutlich erweitertes Persönlichkeitsmodell vor (◘ Abb. 4.6).

In diesem werden die »Big-Five«-Faktoren als biologisch bedingte *»grundlegende Neigungen«* zahlreichen entwicklungsbedingten Faktoren der Persönlichkeit gegenübergestellt. Im Unterschied zu Eysenck (▶ Abschn. 4.3.1) vertraten *McCrae et al. (2000)* die Auffassung, dass die »Big-Five« vollständig biologisch determiniert sind: *»Die FFT (Five-Factor-Theory) behauptet ganz bewusst, dass Persönlichkeitseigenschaften endogene Dispositionen sind, die nicht von der Umgebung beeinflusst werden« (McCrae et al. 2000, S. 175)*.

Die Autoren suchten ihr ursprünglich theoriefreies »Big-Five«-Modell im Nachhinein durch biologische und genetische Forschung theoretisch zu untermauern *(McCrae u. Costa 1996; 1999)*. Ihrer Annahme der »Endogenität« der »Big-Five«-Faktoren steht entgegen, dass deren Heritabilität lediglich zwischen .42 und .57 berechnet wurde *(Bouchard u. McGue 2003)*. Mit der lexikalischen Methode wurde schließlich ein um den Faktor »Ehrlichkeit/Bescheidenheit« (honesty/humility) ergänztes »Big-Five«-Modell in sieben Sprachkulturen empirisch bestätigt *(Ashton et al. 2004)*.

Obwohl das »Big-Five«-Modell in der internationalen Persönlichkeitsforschung fest etabliert ist, blieb es doch nicht unwidersprochen *(Amelang et al. 2006, S. 286–289)*. Neben Inkonsistenzen der Beschreibung und Benennung der Faktoren kritisierte z. B. *McAdams (1992)*, dass die »Big-Five«-Faktoren lediglich oberflächliche Dimensionen der Persönlichkeit abbilden und wesentliche motivationale sowie dynamische Aspekte unberücksichtigt lassen. M. W. Eysenck kritisierte Defizite der theoretischen Begründung der Faktoren auf dem Hintergrund der theorienfreien lexikalischen Methode, das nicht ausreichend empirisch gestützte hierarchische Faktorenmodell sowie die fehlende neurobiologische Forschung *(Eysenck M W 1992; Costa u. McGrae 1992 c)*.

Ausgehend vom »Big-Five«-Modell entstanden komplexere Persönlichkeitsmodelle. Ein Beispiel hierfür ist das dreidimensionale Persönlichkeitsmodell von *McAdams (1994)*, in dem dispositionelle Eigenschaften (dispositional traits, »having aspect«), persönliche Anliegen (»personal concerns, doing-Aspect«) und die sog. Lebenserzählung (»life narrative, the making of the self«) unterschieden werden. Eysencks Persönlichkeitsfaktoren bilden als »dispositionelle« Eigenschaften die Grundlage der Persönlichkeit. Insbesondere mit seinem Konstrukt der Selbstkohärenz betont *McAdams (1994)* den kreativen und gestalterischen Prozess der Persönlichkeitsentwicklung im Unterschied zu der im »Big-Five«-Modell angenommenen biologisch bedingten Merkmalskonstanz.

McAdams u. Pals (2006) modifizierten das ursprüngliche Modell entscheidend und definieren fünf zentrale Persönlichkeitsdimensionen (»New-Big-Five«) (▶ Übersicht »Das »New-Big-Five«-Modell von McAdams u. Pals (2006)«).

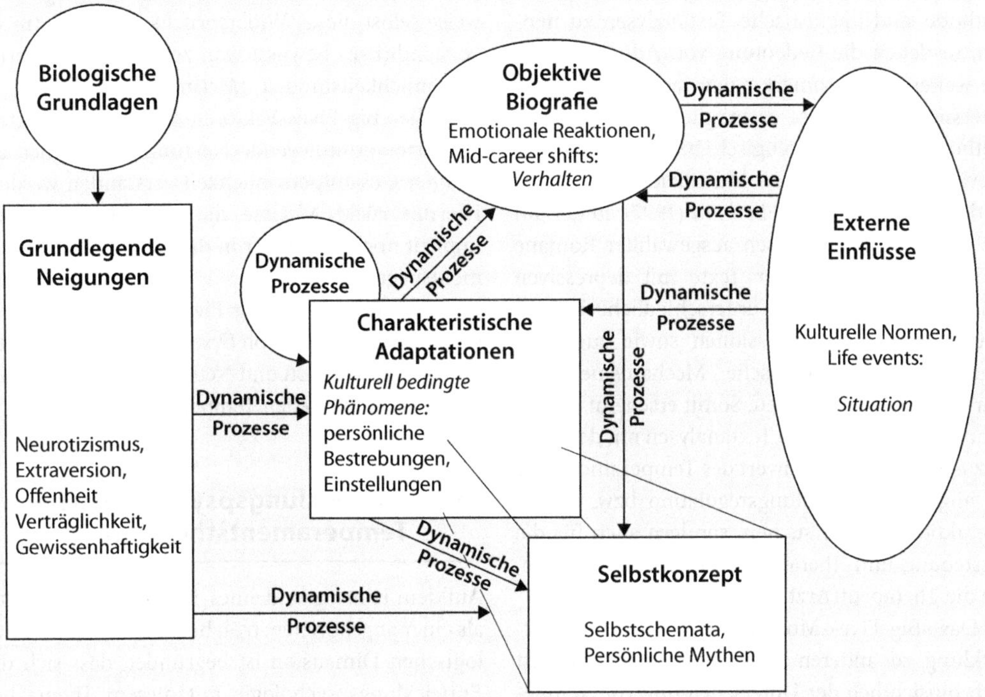

Abb. 4.6 Das Persönlichkeitsmodell von McCrae et al. (Nach *McCrae et al. 2000, S. 174*; adaptiert nach *Laux 2008, S. 188*)

Das »New-Big-Five«-Modell von McAdams u. Pals (2006)

- Der entwicklungspsychologische Gedanke (Persönlichkeit als Ergebnis eines Entwicklungsprozesses)
- Eigenschaften (traditionelle Big-Five-Faktoren mit Annahme von Stabilität und Universalität
- Adaptationen (Veränderung an die Lebensanforderungen mit Ausbildung von sozialen Rollen, Motiven, Zielen, Plänen, Werten sowie des Selbstbilds)
- Lebenserzählung (Ausbildung einer narrativen Identität)
- Kultur (Beeinflussung der Persönlichkeit)

Kritische Diskussion

Für die Temperamentsforschung sind sowohl die lexikalische Methode wie auch das »Big-Five«-Modell selbst in mehrfacher Hinsicht bedeutsam.

Offensichtlich ermöglicht die lexikalische Methode die Generierung von validen, in der internationalen Forschung weitgehend anerkannten Persönlichkeitsmerkmalen, die mit den über die hypothetico-deduktive Methode gewonnenen weitgehend übereinstimmen (Eysenck, ▶ Abschn. 4.3.1). Ähnlich wie für die Persönlichkeit wäre somit die lexikalische Methode auch für die Erforschung des Konstrukts des Temperaments geeignet. Dafür spricht, dass sich der Temperamentsbegriff auch unabhängig von seiner Verankerung in der Wissenschaft in der Alltagssprache erhalten hat. Dies gilt insbesondere für die antike Temperamentstypologie (▶ Abschn. 2.1; *Strelau 1990, S. 210)*, deren Wertigkeit für die heutige Temperamentsforschung dadurch unterstrichen wird, dass führende Temperamentsforscher sie als theoretischen Bezugsrahmen für ihre eigene Theorie anerkannten *(Pawlow 1927, S. 351–352; Ruch 1992, S. 1269; Eysenck u. Eysenck 1985, S. 50; Cloninger et al. 1994, Strelau u. Zawadzki 1995; Korczynska 2004; Strelau 2008, S. 147;* ▶ Abschn. 7.1).

Alternativ oder als Ergänzung zur lexikalischen Methode sind linguistische Textanalysen zu nennen, in denen die Bedeutung von Adjektiven sowie weiteren Sprachmerkmalen im Sprachkontext untersucht wird. Dass es möglich ist, mit dieser Methode auch psychologisch bzw. psychiatrisch relevante Sachverhalte zu identifizieren, zeigt die Studie von *Eberhard u. Eberhard (1997)*, in der auf der Basis von Textanalysen ausgewählter Romane und anderer literarischer Texte mit depressiven Inhaltsmerkmalen sogar unterschiedliche Krankheitsverläufe von Depressionen sowie zugrunde liegende psychodynamische Mechanismen beschrieben werden konnten. Somit erscheint es aussichtsreich, linguistische Textanalysen mit dem Ziel einzusetzen, den Stellenwert des Temperaments für die allgemeine Handlungsregulation bzw. soziale Interaktion zu untersuchen, sondern auch für die Entstehung und Therapie psychischer Störungen, wie die Therapeut(Arzt)-Patient-Interaktion.

Das »Big-Five«-Modell sowie seine Weiterentwicklung zu anderen Persönlichkeitstheorien ist auch hinsichtlich der Unterscheidung von Temperament und Persönlichkeit aufschlussreich. Fasst man die diesbezüglichen theoretischen Überlegungen sowie die Forschungslage zusammen, lassen sich Temperament und Persönlichkeit eindeutig abgrenzen. Während das Temperament als Basis der Persönlichkeit aufzufassen ist, ist Letztere durch spezifische, soziokulturell bedingte Merkmale charakterisiert. Ein Beispiel hierfür stellt das Persönlichkeitsmodell von *McCrae et al. (2000, s. u.)* dar.

Ob das »Big-Five«-Modell selbst als ausschließliches Persönlichkeitsmodell aufgefasst werden kann, ist fraglich, da einige seiner Faktoren offensichtlich dem Temperament zugeordnet werden können. Hierfür spricht auch McCraes These der »Endogenität« *(McCrae et al. 2000, S. 175)*. Mit dieser geht er sogar auch über Eysencks Position hinaus, der für seine PEN-Faktoren psychosoziale Einflüsse anerkannte (▶ Abschn. 4.3.1).

McCraes biologistische Position ist zudem für die Zuordnung der »Big-Five«-Faktoren zum Persönlichkeitsbegriff theoretisch unplausibel wie kontraintuitiv, da Persönlichkeit anerkanntermaßen neben Temperamentsfaktoren durch entwicklungsbedingte Merkmale wie Interessen, Neigungen und Werte bestimmt ist (z. B. *Cloninger 2004*; ▶ Abschn. 6.8). Dass sich McCrae möglicherweise selbst dieses Widerspruchs bzw. Selbstmissverständnisses bewusst war, zeigt sein erweitertes Persönlichkeitsmodell *(McCrae et al. 2000)*, in dem die »Big-Five«-Faktoren als biologisch determinierte »grundlegende Neigungen« lediglich als Teil der Gesamtpersönlichkeit verstanden werden. Hiermit rückt McCrae die »Big-Five«-Faktoren implizit noch deutlicher in die Nähe des Temperamentsbegriffs.

Die empirsche »Big-Five«-Forschung unterstützt schließlich die von Eysenck vertretene Position von Extraversion und Neurotizismus als grundlegenden, universellen Temperamentsfaktoren.

4.5 Entwicklungspsychologische Temperamentstheorien

Auf dem Hintergrund eines Temperamentsbegriffs als einer angeborenen, früh beobachtbaren psychologischen Dimension ist begründet, dass sich die Entwicklungspsychologie mit diesem Thema befasst.

Im Kontext stufentheoretischer Modelle psychologischer Prozesse mit der Abfolge dynamischer Entwicklungsschritte wird das Temperament neben genetischer Disposition, Reifung, Umwelt- und Erziehungseinflüssen sowie der Interaktion dieser Faktoren als eine wichtige Dimension verstanden *(Oerter u. Montada 2008)*. Das Hauptaugenmerk entwicklungspsychologischer Forschung richtet sich neben dynamischen Faktoren insbesondere auch auf solche, bei denen eine relative Konstanz für die Entwicklungsprozesse angenommen wird, wie dies beim Temperament der Fall ist.

Im Unterschied zu allen anderen psychologischen Fachdisziplinen spielt der Temperamentsbegriff in der entwicklungspsychologischen Forschung und Literatur bis heute als angenommene *»Basis der Persönlichkeit« (Oerter u. Montada 2008, S. 226)* eine wichtige Rolle. Somit ist zu erklären, warum das Temperament derart unterschiedlich als wissenschaftlich bedeutsame Kategorie bewertet wird und welche theoretische und empirische Qualität der Temperamentsforschung die Akzeptanz des Temperaments in der Entwicklungspsychologie rechtfertigt.

Im Folgenden werden die grundlegenden entwicklungspsychologischen Temperamentstheorien vorgestellt. Hierbei soll ihr spezifischer Beitrag zum Verständnis des Temperaments herausgearbeitet werden. Des Weiteren wird diskutiert, welche Bedeutung entwicklungspsychologischen Theorien für die Konzeptualisierung eines allgemeinen Temperamentsbegriffs zukommt.

4.5.1 Die Theorie von Thomas und Chess

Theoretische Grundlagen und empirische Forschung

Die US-amerikanischen Psychiater Alexander Thomas und Stella Chess *(Thomas u. Chess 1957; 1977 a; b; 1986)* beeinflussten mit ihrer interaktionellen Theorie des Temperaments über Jahrzehnte die weitere entwicklungspsychologische Temperamentsforschung *(Buss u. Plomin 1975; 1984; Goldsmith u.Campos 1982; Rotbarth u. Derryberry 1981).*

Ausgangspunkt ihrer Forschung bildeten Studien über Unterschiede des Verhaltens sowie physiologischer und biochemischer Reaktionsmuster bei Neugeborenen *(Williams 1956; Richmond u. Lustman 1955)*, Säuglingen und Kindern *(Gesell u. Ames 1937).*

Der empirische Nachweis früher Verhaltensunterschiede führte zu ihrer Forschungshypothese, dass sich Entwicklungsunterschiede nicht ausschließlich auf Erziehungspraktiken und/oder elterliche Verhaltensweisen zurückführen lassen, sondern als Ergebnis einer Interaktion von Anlage und Umwelt interpretiert werden müssen.

Für die Definition ihres Temperamentsbegriffs war ihre Kritik an einer ausschließlich konstitutionellen Definition sowie die Rezeption entwicklungspsychoanalytischer Modelle mit ihrer Betonung des wesentlichen Einflusses der Umwelt für die Entwicklung des Kindes maßgeblich.

Für Thomas und Chess ist das Temperament als Synonym für den Verhaltensstil eines Kindes zu verstehen und somit »*ein phänomenologischer Begriff*«, der »*keine Implikation hinsichtlich Ätiologie und Unveränderbarkeit*« beinhaltet *(Thomas u. Chess 1977 a, S. 9).*

1956 begannen beide Wissenschaftler mit ihrer Langzeitstudie (New York Longitudinal Study, NYLS) *(Thomas et al. 1963)*, die bis in die 1990er-Jahre fortgeführt wurde. Ziel der Studie war die Untersuchung individueller Verhaltensunterschiede bei Kindern und ihre Auswirkung auf spätere Entwicklungsperioden. Des Weiteren sollte die Bedeutung des Temperaments sowohl für die normale Entwicklung, als auch für die Entstehung von Verhaltensauffälligkeiten und psychischen Störungen überprüft werden.

In dieser Studie wurden 138 Kinder aus 85 Familien der mittleren und unteren Mittelklasse New Yorks eingeschlossen. Die meisten Familien hatten ein oder zwei Kinder, deren Alter bei Studienbeginn zwischen zwei und drei Monaten lag.

Die Autoren wählten ein multimethodales Design. Die Datenquellen waren je nach Entwicklungsstadium der Kinder unterschiedlich. So wurden Verhaltensbeobachtungen und Interviews in Vorschuleinrichtungen, Kindergärten, Grundschulen und zu Hause durchgeführt. Darüber hinaus wurden Testberichte, Fragebogendaten, Berichte und Ratings der Eltern bzw. Lehrer herangezogen. Diese Daten wurden nach Entwicklungsstadien getrennt ausgewertet, so für die Säuglingszeit und frühe Kindheit *(Thomas et al. 1963)*, die Kindheit *(Thomas et al. 1968)*, Adoleszenz *(Thomas u.Chess 1977 a, b)* sowie das Jugendalter *(Chess u. Thomas 1984).*

Auf der Basis von Interviewauskünften der Eltern der ersten 22 Kinder der NYLS-Studie leiteten die Autoren inhaltsanalytisch neun Temperamentsdimensionen ab, für die insbesondere verhaltensnahe Beobachtungen herangezogen wurden *(Thomas u. Chess 1977 a; b; Thomas et al. 1968):* Aktivität, Tagesrhythmus (Regelmäßigkeit), Annäherung oder Rückzug, Anpassungsfähigkeit, Sensorische Reizschwelle, Reaktionsintensität, Stimmungslage, Ablenkbarkeit, Aufmerksamkeit und Durchhaltevermögen (Beharrlichkeit).

Unter *Aktivität* verstehen die Autoren die motorische Komponente des kindlichen Verhaltens sowie die täglichen Anteile von Aktivität vs. Inaktivität. Hierzu gehören beispielsweise die körperliche Betätigung des Kindes beim Baden, Essen, Anziehen, Reaktionen beim Anfassen des Kindes, sein Schlaf-Wach-Rhythmus, aber auch Beobachtungen über Greifbewegungen, Krabbeln und Gehen.

Unter der Temperamentsdimension *Tagesrhythmus (Regelmäßigkeit)* wird die Vorhersehbarkeit vs. Unvorhersehbarkeit biologischer Funktionen, wie z. B. Schlafrhythmus, Anzeichen von Hunger, Essverhalten sowie Ausscheidungsgewohnheiten zusammengefasst.

Annäherung bzw. Rückzug beinhaltet die Reaktion des Kindes auf neue Reize. Annäherungsreaktionen, beispielsweise etwas Neues zum Essen, ein neues Spielzeug oder eine neue Person kennenzulernen, werden positiv bewertet und werden begleitet durch Lächeln, verbale Äußerungen und/oder motorische Aktivitäten, z. B. Greifen eines Spielzeugs, aktives Spielen usw. Rückzugsreaktionen sind demgegenüber negativ definiert und zeigen sich in emotionalen Reaktionen wie Weinen, Lärmen, Grimassenschneiden, entsprechende verbale Bemerkungen und/oder durch motorisches Abwenden, Ausspucken von Lebensmitteln, Wegstoßen von Spielsachen.

Unter *Anpassungsfähigkeit* wird die Reaktion auf neue oder veränderte Stimuli verstanden, und zwar nicht die Art der ersten Reaktion, sondern die Leichtigkeit, mit der das Kind diese Reaktionen in eine von der Umwelt gewünschte Richtung verändert. Als *sensorische Reizschwelle* wird die Reizintensität definiert, die erforderlich ist, um eine Reaktion zu provozieren. *Reaktionsintensität* bedeutet die Energie, die in einer Reaktion zum Ausdruck kommt, unabhängig von der Qualität oder Richtung der Reaktion. Bei der *Stimmungslage* wird der Anteil von positiven Affekten (angenehmes, freundliches oder freudvolles Verhalten) im Vergleich zu negativen Affekten (unangenehmes, trauriges, unfreundliches Verhalten) eingeschätzt. Unter *Ablenkbarkeit* wird verstanden, inwieweit bedeutende Umweltreize ein bestehendes Verhalten stören und seine Richtung ändern. Die miteinander verbundenen Dimensionen *Aufmerksamkeit und Durchhaltevermögen (Beharrlichkeit)* beziehen sich einerseits auf die Zeitspanne, in der eine Handlung vom Kind ausgeführt wird, andererseits auf die Weiterführung einer Aktivität trotz möglicher Hindernisse.

Eine qualitative Datenauswertung und eine Faktorenanalyse führten schließlich zur Generierung von drei Temperamentstypen: Das einfache, das schwierige sowie das langsam reagierende Kind *(Thomas u. Chess 1977 a; b; Thomas et al. 1963)*.

Das »einfache Kind« zeichnet sich durch eine Regelmäßigkeit und Unkompliziertheit des Verhaltens aus. Es geht positiv auf neue Reize ein, zeigt eine gute Anpassungsfähigkeit, eine ausgeglichene Stimmungslage, regelmäßige Schlaf- und Essgewohnheiten sowie eine gute Frustrationstoleranz. In der NYLS-Stichprobe nimmt dieser Typus einen Anteil von 40% ein.

Das »schwierige Kind« ist demgegenüber durch eine Unregelmäßigkeit des Verhaltens sowie durch Probleme der Verhaltensanpassung charakterisiert. Es zeichnet sich durch eine Unregelmäßigkeit der biologischen Funktionen (Schlaf- und Essgewohnheiten), Rückzugsverhalten gegenüber neuen Reizen, Unfähigkeit zur Anpassung bzw. verlangsamten Anpassung gegenüber Umweltveränderungen, Reaktionsintensität, negative Stimmung (Neigung zum Weinen, lautstarken Affekten) sowie geringe Frustrationstoleranz aus. In der NYLS-Stichprobe machte diese Gruppe einen Anteil von 10% aus.

Das »langsam reagierende Kind« zeichnet sich einerseits durch leicht negative Reaktionen auf neue Reize sowie eine langsamere Anpassungsgeschwindigkeit an neue Situationen aus. Im Gegensatz zum schwierigen Kind sind die Reaktionen jedoch gemäßigter, weniger stark ausgeprägt. Es zeigen sich jedoch gegenüber dem »einfachen Kind« Verhaltensauffälligkeiten. In der NYLS-Stichprobe nimmt dieser Typus einen Anteil von 15% ein.

25% aller Kinder konnten keinem dieser Temperamentstypen zugeordnet werden.

Die bei der Bezeichnung ihrer Temperamentstypen verwendeten Termini »einfach« und »schwierig« erschienen den Autoren aufgrund ihrer impliziten Bewertung unangemessen. Zudem suggerierten diese Bezeichnungen, dass Kinder ohne Berücksichtigung ihrer Lebensumwelt ausschließlich aufgrund ihres Temperaments als »einfach« bzw. »schwierig« zu bezeichnen seien. Daraufhin entwickelten die Autoren auf der Grundlage ihres interaktionellen Verhaltensmodells ihre Theorie des »Goodness of Fit« *(Chess u. Thomas 1989; Thomas et al. 1968)*.

Diese besagt, dass solche Verhaltens- bzw. Temperamentsmerkmale, die in Übereinstimmung mit den Herausforderungen und Anpassungen des Lebens stehen, eine optimale Anpassung des Individuums an veränderte Umweltanforderungen ermöglichen. Bei bestehender Diskrepanz zwischen individuellem Temperament und Umweltanforderungen können demgegenüber Fehlanpassungen bis hin zu Verhaltens- und psychischen Störungen die Folge sein. Vor diesem theoretischen Hintergrund ist das dysfunktionale Verhalten des »schwierigen Kindes« als Resultat einer Interaktion von Temperament und Umwelt zu begreifen.

Hinsichtlich einer Generalisierbarkeit ihrer Studienergebnisse, der Stabilität und prognostischen Bedeutung ihrer Temperamentsdimensionen in den einzelnen Entwicklungsphasen sowie zum Zusammenhang von Temperament und Verhaltens- bzw. psychischen Störungen führten die Autoren weitere Studien durch.

In einer Studie an 95 Kindern aus puertoricanischen Arbeiterfamilien konnte eine vergleichbare Verteilung der Temperamentstypen nachgewiesen werden *(Thomas u. Chess 1977 a; b)*. Hinsichtlich der Stabilität ihrer Temperamentsdimensionen und ihrer prognostischen Qualität waren die Ergebnisse allerdings enttäuschend: Die Korrelationen der neun Temperamentsdimensionen im Alter von ein bis fünf Jahren mit denen des Erwachsenenalters erreichten lediglich .30 und waren auch statistisch nicht signifikant. Verglich man die Temperamentsdimensionen von Kindern im Alter von drei Jahren mit denen des Erwachsenenalters, so zeigten sich zwar statistisch signifikante, in der Höhe aber niedrige Korrelationen *(Chess u. Thomas 1984)*.

In weiteren Studien wurde der Zusammenhang von Temperamentsdimensionen, Entwicklungsverläufen und der Entstehung von Verhaltens- bzw. psychischen Störungen (DSM-III-Diagnose *[APA 1980]* Anpassungsstörungen, Beziehungs- und Angststörungen) untersucht. *Thomas und Chess (1977 a; b)* konnten an 42 der 108 untersuchten NYLS-Kinder im Alter von drei, vier und fünf Jahren zeigen, dass sich Kinder mit Verhaltensstörungen signifikant von einer klinisch unauffälligen Gruppe hinsichtlich der Ausprägung in den meisten Temperamentsdimensionen unterschieden. In einer Studie mit 52 leicht behinderten Kindern im Alter von acht bis elf Jahren war das »schwierige« Temperament signifikant häufiger bei solchen Kindern festzustellen, die auch Verhaltensstörungen aufwiesen. Im Sechs-Jahres-Follow-up von 44 Kindern erwiesen sich Merkmale des »schwierigen Kindes« als prädiktiv für spätere Verhaltensstörungen.

Schließlich zeigten *Chess et al. (1971)* an 243 zweieinhalb- bis vierjährigen Kindern nach einer kongenitalen Rötelnvirusinfektion, dass »schwierige« Kinder deutlich mehr Verhaltensauffälligkeiten aufwiesen als solche ohne dieses Temperament.

Kritische Diskussion

Thomas und Chess sind als Pioniere der entwicklungspsychologischen Temperamentsforschung zu bezeichnen.

Ihnen kommt das Verdienst zu, erstmals systematisch mit einem multimethodalen Forschungsansatz in einer über Jahrzehnte fortgeführten Längsschnittstudie Temperamentsdimensionen hinsichtlich ihrer Bedeutung für die normale Entwicklung wie auch für Verhaltensstörungen untersucht zu haben.

Ausgehend von ihrer empirischen Forschung entwickelten sie ihre Temperamentstheorie mit operationalisierbaren Einzeldimensionen. Ihnen ist es gelungen, früh beobachtbare und relativ zeitstabile Verhaltensmerkmale zu definieren, die sie als grundlegend und wesentlich biologisch bestimmt interpretierten.

Insbesondere durch ihre Langzeitstudie ist es ihnen gelungen, die Bedeutung dieser von ihnen unter das Temperament subsummierten Verhaltensdimensionen für die weitere individuelle Entwicklung herauszuarbeiten. Die Konstanz und Konsequenz ihres Forschungsprojekts ist insbesondere für die Temperamentsforschung als besonders wertvoll zu bezeichnen, da nur derartige Längsschnittstudien im Übergang des Kindes- und Jugend- zum Erwachsenenalter geeignet sind, die langfristige Bedeutung des Temperaments für die menschliche Entwicklung herauszuarbeiten.

Bedauerlicherweise fehlen in der Temperamentsforschung weitgehend Studien mit diesem Forschungsansatz auch in der wesentlichen »Brückenfunktion« einer ausschließlich auf das Kindes- und Jugendalter oder Erwachsenenalter fokussierten Forschung. Für die Gültigkeit ihres Forschungsansatzes spricht, dass einzelne empirische Befunde auf die Kulturunabhängigkeit ihrer Temperamentsdimensionen hinweisen.

Der besonders innovative Beitrag von Thomas und Chess für die Temperamentsforschung besteht in der Einführung ihres interaktionellen Temperament-Umwelt-Modells (»Goodness of

Fit«), das erstmals die Funktionalität des Temperaments in Abhängigkeit von spezifischen Umweltanforderungen und -anpassungen betont. Dieses entwicklungspsychologische Modell betrachteten die Autoren als Ergebnis ihrer jahrzehntelangen Forschung, es wurde z. B. für *Strelau (1998; 2008)* zum Vorbild seiner eigenen, primär für das Erwachsenenalter konzipierten Temperamentstheorie (▶ Abschn. 4.2.2).

Auf der theoretischen Ebene ist die Unschärfe des Temperamentsbegriffs von Thomas und Chess kritisch zu diskutieren. So wird nicht ausreichend zwischen den formalen und inhaltlichen (emotionalen) Merkmalen des Temperaments und den damit assoziierten Verhaltensmerkmalen differenziert. Die einzelnen, den drei Temperamentstypen zugeordneten Verhaltensweisen sind ausgesprochen heterogen und vermutlich in unterschiedlicher Weise von Erziehungs- und Umwelteinflüssen abhängig.

Für die Anwendung ihrer Temperamentsdimensionen auf die Adoleszenz bzw. das Erwachsenenalter fehlt die notwendige Differenzierung zu Persönlichkeitsmerkmalen, die in diesen Entwicklungsabschnitten einen deutlichen Einfluss auf das Verhalten gewinnen *(Cloninger 2004)*.

Zudem wird diskutiert, ob die Anzahl der Temperamentsdimensionen bereits für das Kindesalter hätte reduziert werden können, um die Validität der verbleibenden Temperamentsdimensionen zu erhöhen *(Hagekull 1989; Buss u. Plomin 1984)*. So hielten auch *Thomas et al. (1982)* eine Reduktion der Temperamentsdimensionen von neun auf drei ohne Einbußen ihrer Validität für möglich. Diese theoretische Vermutung wird auch dadurch untermauert, dass die einzelnen Temperamentsdimensionen bereits zwischen .32 und .47 korrelieren.

Rothbarth (1989 a; b; c) diskutierte das Problem, dass sich die Beobachtung von Temperamentsdimensionen in den einzelnen Entwicklungsstufen ändert, sodass differenzierte, entwicklungsabhängige Untersuchungsverfahren notwendig sind.

Bezüglich der Varianz ihrer Temperamentsdimensionen über die unterschiedlichen Entwicklungsperioden hinweg wiesen *Thomas et al. (1982)* selbst darauf hin, dass die psychometrische Qualität ihrer Untersuchungsverfahren eingeschränkt sei. So könnte die Einschätzung des Temperaments im frühen Säuglings- und Kindesalter durch die Eltern im Sinne sozialer Erwünschtheit verfälscht sein.

Ein letzter Kritikpunkt bezieht sich auf die unzureichende Standardisierung und Operationalisierung ihrer Untersuchungsverfahren bei den Studien zum Zusammenhang von Temperament und Verhaltensauffälligkeiten bzw. psychischen Störungen.

Die empirischen Studien zeigen nur eine mäßige Übereinstimmung der Temperamentsdimensionen zwischen dem frühen Kindes- und dem Erwachsenenalter. Dieses Ergebnis muss nicht überraschen, da bei Temperamentsdimensionen an sich keine absolute Merkmalsstabilität insbesondere über einen Zeitraum von Jahrzehnten erwartet werden kann. Möglicherweise handelt es sich hierbei aber lediglich um ein methodisches Artefakt (s. o.).

4.5.2 Die Theorie von Buss und Plomin

Theoretische Grundlagen und empirische Forschung

Die US-amerikanischen Psychologen Arnold H. Buss und Robert Plomin publizierten 1975 ihre Temperamentstheorie, die mit dem Kürzel EAS die drei von ihnen postulierten Temperamentsdimensionen Emotionalität (emotionality), Aktivität (activity) sowie Geselligkeit (sociability) zusammenfasst *(Buss 1991; Buss u. Plomin 1975; 1984; 1986)*.

Hinsichtlich ihrer theoretischen Merkmale lässt sie sich als mehrdimensional, biologisch basiert, auf die Kindheit fokussiert, aber auch auf das Erwachsenenalter anwendbar charakterisieren.

Theoretischer Hintergrund bildete hierbei sowohl die Rezeption der Persönlichkeits- bzw. Temperamentstheorien von *Allport (1937/1949)* und *Diamond (1957)* mit den vier von diesen postulierten Temperamentsdimensionen Furcht, Aggressivität, soziale Orientierung sowie Impulsivität, als auch von Eysencks Extraversions- und Introversionstheorie (▶ Abschn. 4.3.1).

Buss hatte sich zunächst mit der Aggressionsforschung *(Buss 1961)*, anschließend mit entwicklungspsychologischen Ansätzen der Persönlichkeitsforschung *(Buss 1988)* befasst. Plomin, ein

Schüler von Buss, hatte sich schon früh für die Bedeutung des Temperaments für die Eltern-Kind-Interaktion interessiert und verhaltensgenetische Studien durchgeführt *(Plomin 1974)*.

In Verbindung beider Forschungsbereiche begründete sich die gemeinsame Suche nach fundamentalen, genetisch bedingten Entwicklungsfaktoren, die schon in der frühen Kindheit beobachtbar sowie genetisch basiert für die weitere Persönlichkeitsentwicklung grundlegend sein sollten.

Im Gegensatz zu Persönlichkeitsmerkmalen definierten Buss und Plomin ihre Temperamentsdimensionen als angeboren, innerhalb der ersten beiden Lebensjahre nachweisbar und genetisch bedingt. Diese wurden als Grundlage für die weitere Persönlichkeitsentwicklung angesehen *(Buss u. Plomin 1984, S. 84)*. Ihrer Auffassung nach dominiert das Temperament in der frühen Kindheit infolge noch nicht entwickelter kognitiver Strukturen oder mangelnder Sozialisationserfahrung, während im weiteren Entwicklungsverlauf die Persönlichkeit, bedingt durch Erfahrungsbildung und Reifungsprozesse, in den Vordergrund tritt.

Aufgrund seiner zentralen Rolle für die Persönlichkeitsorganisation und Verhaltensanpassung muss das Temperament nach Buss und Plomin inhaltlich breit definiert sein. Daher postulierten sie ihre drei Temperamentsdimensionen (EAS) *(Buss 1991; Buss u. Plomin 1984; 1986)*. In ihrem ersten theoretischen Entwurf, der sog. EASI-Theorie *(Buss u. Plomin 1975)*, war als vierte Temperamentsdimension Impulsivität angenommen worden. Diese wurde aber theoretisch nicht weiterverfolgt, da angenommen wurde, dass sie nur in geringem Maße biologisch-genetisch begründet ist. Als weiteres Problem wurde die inhaltliche Konfundierung mit solchen Merkmalen gesehen, die in den ersten beiden Lebensjahren nicht beobachtet werden können, wie beispielsweise Sensation Seeking (▶ Abschn. 4.4.3) oder inhibitorische Kontrolle.

In ihrem theoretischen Modell von Emotionalität fokussieren Buss und Plomin ausschließlich auf negative Emotionen wie Kummer, Furcht und Ärger. Sie verstehen hierunter die Tendenz, schnell und intensiv erregt zu sein. Emotionalität manifestiert sich ihrer Auffassung nach im Kleinkindalter als Kummer (distress), der sich im Alter von zwei bis drei Monaten als Furcht, im Alter von sechs Monaten als Ärger zeigt. Beide Emotionen können auf der Verhaltensebene unmittelbar beobachtet werden.

Die Autoren vermuten drei Komponenten ihrer Emotionen, nämlich Ausdrucksverhalten, Gefühl und Erregung (Arousal), wobei lediglich bei Erregung eine genetische Grundlage angenommen wird.

Den Ausschluss positiver Emotionen in ihrem Emotionsmodell begründen sie damit, dass das für das Temperament wesentliche Erregungsniveau bei diesen nicht so ausgeprägt sei wie bei negativen Emotionen und sich dadurch für die Temperamentsforschung weniger eignen.

Unter *Aktivität* wird eine »Energie« verstanden, die sich in Bewegungen ausdrückt und aus den Komponenten Kraft und Geschwindigkeit besteht. Beide Merkmale korrelieren im Regelfall positiv miteinander, es sind aber auch Ausnahmen denkbar.

Geselligkeit wird als Verhaltenstendenz definiert, die Anwesenheit anderer dem Alleinsein vorzuziehen *(Buss u. Plomin 1984, S. 63)*. Verhaltensentscheidend ist hierfür das Bedürfnis nach Belohnungen infolge sozialer Interaktionen, wobei fünf Belohnungsquellen angenommen werden: Anwesenheit durch andere, Teilnahme an Aktivitäten, Aufmerksamkeit durch andere, Empfänglichkeit für Zustimmung, Nichtzustimmung und überraschendes Interesse sowie die Initiierung sozialer Kontakte. Mangelnde soziale Stimulation führt demgegenüber zu einer geringeren Belohnung, verbunden mit einem verringerten Arousal. Geselligkeit manifestiert sich in den einzelnen Entwicklungsstufen unterschiedlich, so im frühkindlichen Bindungsverhalten (Mutter-Kind-Interaktion), später aber in weiteren sozialen Beziehungen (Peer-Gruppen).

Ein zentrales theoretisches Merkmal der Temperamentstheorie von Buss und Plomin ist die Annahme einer biologischen Basis, die insbesondere in einem verhaltensbezogenen und autonomen Arousal im Zentralnervensystem vermutet wird.

In ihrem neurobiologischen Modell beziehen sie sich auf Eysencks Extraversionskonzept mit dessen Annahme eines zentralnervösen Arousal (ARAS) (▶ Abschn. 4.3.1). Emotionalität wird von ihnen als unmittelbarer Ausdruck des autonomen

Arousal verstanden, wobei auch dem sympathischen Nervensystem eine wichtige Rolle zugemessen wird. Die Ausprägung der Emotionalität entspricht der Arousalstärke, unabhängig davon, welche Emotionsqualität (Kummer, Furcht oder Ärger) gezeigt wird.

Der Aktivitätsgrad ist demgegenüber mit dem Verhaltensarousal assoziiert, das vom tiefen Schlaf bis zu hoher Erregung reicht. Für Geselligkeit formulieren sie keine spezifische (neuro-)biologische Theorie.

Während die Autoren zu ihrem Arousalmodell keine eigene empirische Forschung durchführten, untersuchten sie die genetische Basis ihrer Temperamentsdimensionen in fünf Zwillingsstudien mit insgesamt 228 eineiigen Zwillingen (EZ) und 172 zweieiigen Zwillingspaaren (DZ) *(Plomin 1974; Buss u. Plomin 1984; 1975; Plomin u. Rowe 1977)*. Gemessen mit dem Elternfragebogen für Kinder *(EAS-TSC)* ergaben sich für Emotionalität bei EZ Korrelationen zwischen .58 und .70 (DZ .03 bis .27), für Aktivität bei EZ zwischen .49 und .73 (DZ –.38 und .09) sowie für Geselligkeit bei EZ .74 bis .62 (DZ –.16 bis .05).

Zur Messung ihrer Temperamentsdimensionen wurden von den Autoren zwei Fragebogen entwickelt. Für die Untersuchung von Kindern im Alter von ein bis neun Jahren wurde der *EAS* als Selbstrating-Skala für Eltern mit 20 Items und den vier Skalen Emotionalität (Kummer), Aktivität, Scheu und Geselligkeit konstruiert *(Buss u. Plomin 1975, Plomin u. Rowe 1977)*, für Adoleszente und Erwachsene das *EAS-Temperament-Survey (EAS-TS; Buss u. Plomin 1984)* mit den Dimensionen Kummer, Furcht, Ärger, Aktivität und Geselligkeit (fünf Skalen mit jeweils vier Items auf einer Fünf-Punkte-Skala).

Für die Reliabilität beider Fragebogen wurden Werte zwischen .75 und .85 angegeben. Es zeigten sich Korrelationen der einzelnen Temperamentsdimensionen untereinander, für Emotionalität wurden hierbei Werte zwischen .28 und .63 ermittelt.

Beide Fragebogen sind aufgrund ihrer Kürze sowie der eindeutigen Formulierung der Items überzeugend. Ihre psychometrische Qualität ist jedoch nur eingeschränkt positiv zu bewerten, da Angaben zur Validität fehlen.

Kritische Diskussion

Buss und Plomins EAS-Temperamentstheorie ist unter mehreren Aspekten für die Temperamentsforschung bedeutsam.

Für die Zugehörigkeit ihrer Theorie zum Temperament spricht zum einen, dass sie Dimensionen in den Mittelpunkt stellt, die genetisch bedingt, früh beobachtbar und als für die Verhaltensregulation zentral angesehen werden können, zum anderen die Tatsache, dass sie eine Gültigkeit sowohl für das Kindes- und Jugend- wie für das Erwachsenenalter beansprucht. Insbesondere das letzte Kriterium hebt ihre Theorie von den meisten ausschließlich auf das Kindes- und Jugendalter fokussierten Temperamentstheorien ab und macht ihren besonderen Wert für eine allgemeine Temperamentstheorie aus.

Mit ihren drei Temperamentsdimensionen genügt sie auch dem Anspruch einer Temperamentsdefinition mit einer Differenzierung in formale wie inhaltliche (emotionale) Merkmale *(Wundt 1893)*. Mit Aktivität (Kraft und Geschwindigkeit) werden die formalen Aspekte, mit Emotionalität der inhaltliche Aspekt des Temperaments abgebildet. Die dritte Dimension Geselligkeit lässt sich allerdings keinem dieser beiden Merkmale eindeutig zuordnen (s. u.).

Wie bereits Thomas und Chess (► Abschn. 4.5.1) sind auch Buss und Plomin davon überzeugt, dass das Temperament von zentraler Bedeutung für die Regulation der Individuum-Umwelt-Interaktion ist. Nach *Buss (1991)* nimmt das Individuum, vermittelt über beide konstituierenden Dimensionen des Temperaments, in spezifischer Weise Einfluss auf die Umwelt, umgekehrt beeinflusst die Umwelt das Temperament.

Von besonderem Stellenwert ist, dass *Buss und Plomin (1975; 1984)* Hypothesen zur Bedeutung des Temperaments für die Entwicklung von Verhaltens- und psychischen Störungen entwickeln. Für sie entstehen z. B. Depressionen als Ergebnis einer spezifischen Interaktion von Temperaments- und Umweltmerkmalen. Des Weiteren betonen sie die Bedeutung spezieller Mutter-Kind-Interaktionen für die Entwicklung von kindlichen Verhaltensauffälligkeiten bzw. -störungen. Nach ihrer Hypothese verstärken Mütter mit hoher Emotionalität durch ihre tendenziellen Überreaktionen eher die kindliche Furcht, die somit zu neurotischem Verhalten der Kinder führen kann.

Für die in ihrer Temperamentstheorie behauptete biologische Basis des Temperaments spricht, dass zumindest die genetischen Studien partiell erwartungskonforme Ergebnisse zeigten.

Dennoch lassen sich einige theoretische wie auch empirische Schwächen von Buss und Plomins Temperamentstheorie benennen. Buss und Plomin reduzieren Emotionalität ausschließlich auf Kummer. Die gesamte Bandbreite von Emotionalität, wie sie in der psychologischen Emotionsforschung *(Plutchik 1980)* betont wird und auch für das Temperament von Bedeutung ist, bleibt ausgespart, ohne dass hierfür plausible Gründe genannt werden. So sind beispielsweise Traurigkeit bzw. Trauer oder Depressivität ebenso wie positive Emotionen schon sehr früh beobachtbar sowie in hohem Maße genetisch bedingt *(Plutchik 1980)* und eignen sich daher als zentrale emotionale Dimensionen des Temperamentsbegriffs.

Ihr Argument, dass sich positive Emotionen deshalb nicht als Temperamentsdimensionen eignen, weil sie nicht mit einem hohen Arousal assoziiert sind, ist kontraintuitiv und entspricht im Übrigen auch nicht dem Stand neurobiologischer Forschung *(Henning u. Netter 2005)*.

Der Ausschluss positiver Emotionen ist auch im Hinblick auf tradierte Temperamentstheorien nicht nachvollziehbar, da auch diesen Emotionen eine wichtige Bedeutung in der Temperamentslehre zugemessen wurde. Für diesen theoretischen Bias ist möglicherweise mit verantwortlich, dass die Autoren weitgehend auf eine Rezeption der historischen wie zeitgenössischen Temperamentsforschung verzichten.

Der Stellenwert der dritten Temperamentsdimension ist nicht nur wegen der fehlenden eindeutigen Zugehörigkeit zu formalen oder inhaltlichen Dimensionen des Temperamentsbegriffs problematisch. Inhaltsanalytisch zeigt sich auch eine deutliche Übereinstimmung mit Extraversion des Eysenck'schen Temperamentsmodells (► Abschn. 4.3.1). Schließlich wurde die behauptete Unabhängigkeit der Temperamentsdimensionen nicht bestätigt.

Auch auf der empirischen Forschungsebene lassen sich Kritikpunkte anführen. Die Forschungsstrategie, Temperamentsdimensionen – speziell in frühen Entwicklungsperioden – ausschließlich durch Elternfragebogen zu erfassen, ist fragwürdig, da deren Ergebnisse durch soziale Erwünschtheit verfälscht sein können. Stattdessen sind multimethodale Forschungsstrategien mit dem Einsatz systematischer Verhaltensbeobachtungen wesentlich besser geeignet, Temperamentsdimensionen in dieser frühen Entwicklungsphase zu erfassen.

Die vorgelegten Fragebogen sind hinsichtlich ihrer psychometrischen Qualität als fragwürdig anzusehen, da insbesondere Validitätsstudien fehlen. Hierbei wäre insbesondere der Vergleich mit Eysencks Extraversion interessant. Trotz des Anspruchs, dass diese Temperamentstheorie für alle Entwicklungs- und Altersstufen gelten soll, fehlt bisher hierzu ein empirischer Beleg.

Schließlich wurde bis auf genetische Studien auf eine konsequente neurobiologische Forschung verzichtet. Bezüglich der genetischen Studien ist methodenkritisch festzustellen, dass deren Ergebnisse auf einer möglicherweise invaliden Einschätzung des kindlichen Temperaments (ausschließlich Elternurteil) basieren.

Buss und Plomins Temperamentstheorie stellt somit einen theoretisch und empirisch partiell überzeugenden Entwurf dar, der aber in weiten Teilen hinter den eigenen Ansprüchen zurückbleibt.

4.5.3 Die Theorie von Rothbart und Derryberry

Theoretische Grundlagen und empirische Forschung

Die US-amerikanischen Psychologen Mary Rothbart und Douglas Derryberry vertreten eine systemisch-kybernetische Temperamentstheorie, die eine dynamische Interaktion spezifischer verhaltensbezogener und biologischer Dimensionen vorsieht.

Einen umfassenden Überblick zu ihrer Temperamentsauffassung gibt *Rothbart (2011)*. Hierbei erweitert sie ihre Perspektive auch auf das Erwachsenenalter. Trotz ihrer Auffassung, dass es sich bei dem Temperament um eine relativ zeitstabile Struktur handelt, sieht sie Möglichkeiten der Beeinflussung insbesondere negativer Temperamentsmerkmale durch Veränderung unserer Umwelt wie auch unserer Sichtweise von uns selbst und der Welt *(dto., S. 246)*.

Rothbarth und Derryberry wurden durch verschiedene Temperamentstheorien und -forschungsansätze beeinflusst. Hierzu zählen neurobiologische Temperamentstheorien mit ihrer Fokussierung auf die Konzepte von Excitation/Inhibition und Arousal *(Pawlow 1951–1952; Nebylitsyn 1972; Gray 1972; Zuckerman 1979; Eysenck u. Eysenck 1985)* sowie die Temperamentstheorien von *Thomas und Chess (1977 a; b)* und *Diamond (1957)*. Schließlich war für sie die entwicklungspsychologische Forschung des Kindesalters mit dem Nachweis charakteristischer individueller Verhaltensunterschiede als Äquivalente des Temperaments impulsgebend.

Rothbart und Derryberrys Temperamentstheorie basiert auf den Hauptdimensionen Reaktivität und Selbstregulation, für die sie eine komplexe, entwicklungsabhängige Interaktion annehmen *(Rothbart 1989 a; b; c; 1991; Rothbart u. Ahadi 1994; Rothbart u. Derryberry 1981)*.

Unter Temperament verstehen sie konstitutionelle Unterschiede auf diesen Dimensionen, die sich durch die Wechselwirkung von Vererbung, Reifung und Erfahrung erklären.

In ihrem komplexen kybernetischen System werden die Hauptdimensionen Reaktivität und Selbstregulation durch den Willen sowie die Stimulusqualität beeinflusst (■ Abb. 4.7).

Das Konstrukt *Reaktivität* wird in eine positive und negative Komponente differenziert, die jeweils als Ergebnis von Arousalprozessen mit somatischen, autonomen, neuroendokrinen und kognitiven Parametern verstanden wird. Reaktivität wird hierbei operational durch Reizschwellen sowie Latenz, Intensität und Erholungszeit des Antwortverhaltens charakterisiert und unmittelbar durch Stimulusqualitäten beeinflusst.

Die Autoren formulierten die Hypothese, dass bei geringer bis mäßiger Stimulation positive Reaktionen (angenehme Gefühle) entstehen, bei starker Stimulation negative Reaktionen (unangenehme Gefühle). In Abhängigkeit von dem individuellen Reaktionstyp (stark oder schwach) fallen Reizschwellen, Reaktionsintensitäten und -zeiten von positiven und negativen Reaktionen unterschiedlich aus. Reaktivität steht zudem in Wechselwirkung mit Selbstregulationsprozessen sowie dem individuellen Willen.

Unter *Selbstregulation* verstanden Rothbart und Derryberry ein komplexes Konstrukt, das mehrere Verhaltensdimensionen aufweist und in Wechselwirkung mit Stimulusqualität, positiver/negativer Reaktivität und dem individuellen Willen steht. Wille wurde schließlich als Fähigkeit des Individuums definiert, unmittelbare Reaktionen zur Erreichung längerfristiger Ziele zu unterdrücken. Auch der Wille steht in Wechselwirkung mit Selbstregulation und Reaktivität.

Rothbart und Derryberry postulierten, dass selbstregulatorische Prozesse die Reaktivität beeinflussen, beispielsweise dahingehend, dass sie den Wert eines positiven oder negativen Reizes verringern oder erhöhen.

Mit zunehmendem Alter übernehmen diese Prozesse die bewusste Verhaltenssteuerung. Im Unterschied zu Neugeborenen, die primär umwelt- und objektabhängig reagieren, gelingt es beispielsweise Vorschulkindern eher, eine effektive Verhaltenskontrolle aufzubauen, wobei insbesondere die verbale Kontrolle bedeutsam wird.

Rothbart und Derryberry betonten die biologische Basis ihrer Temperamentsdimensionen. In Abhängigkeit von dem Reifungsgrad des Zentralnervensystems (ZNS) gewinnen unterschiedliche Hirnstrukturen eine Bedeutung für die Verhaltensorganisation. So sind im Säuglingsalter insbesondere die Hirnstammfunktionen relevant. Mit zunehmender Reifung gewinnt die inhibitorische Kontrolle aufgrund der Ausreifung der limbischen und kortikalen Areale des ZNS an Bedeutung, die selbstregulatorischen Prozesse werden insbesondere durch die Reifung des Frontalhirns möglich.

Zur Erklärung ihrer Temperamentstheorie formulierten Rothbart und Derryberry eine komplexe neurobiologische Theorie, bei der die Erregbarkeit zentralnervöser Strukturen, die hemisphärische Lateralität, spezifische Neurotransmitter sowie endokrine Prozesse involviert sind *(Rothbart 1989 a)*. Allerdings bleiben ihre neurobiologischen Hypothesen weitgehend spekulativ, da von ihnen keine

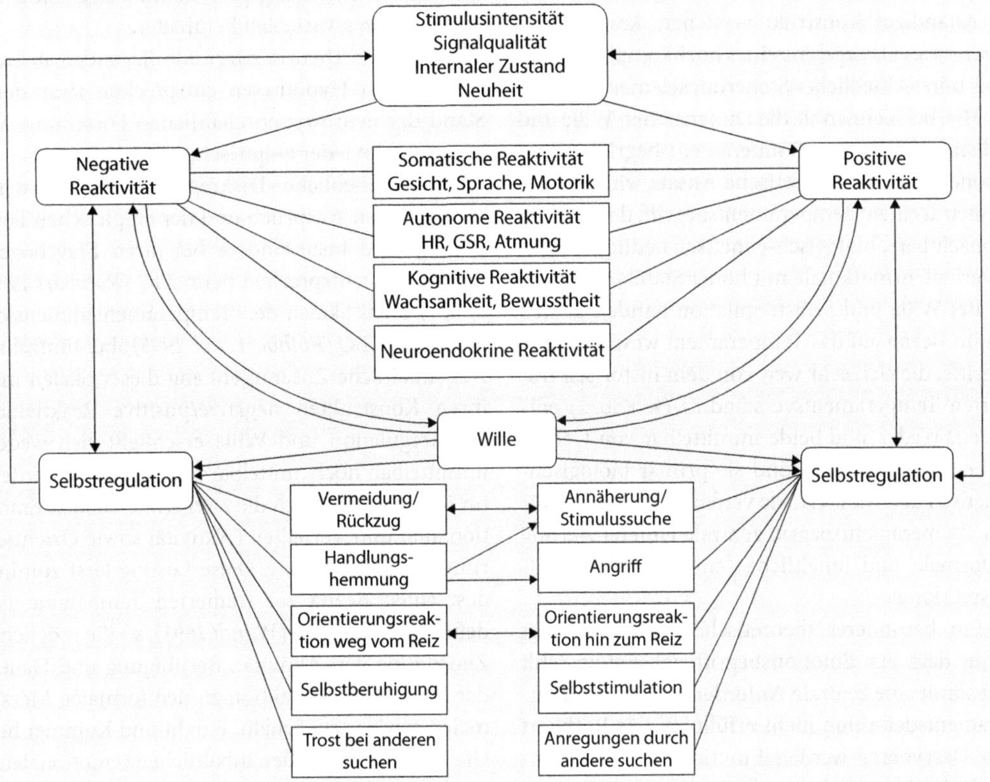

Abb. 4.7 Das entwicklungsabhängige, dynamische Temperamentsmodell von Rothbart und Derryberry; HR = Herzrate, GSR = Elektrodermale Aktivität. (Nach *Rothbart 1991, S. 7*; eigene Übersetzung)

systematische empirische neurobiologische Forschung durchgeführt wurde.

Zur empirischen Prüfung ihrer Temperamentstheorie konzipierten sie zunächst das *Infant Behavior Questionnaire (IBQ) (Rothbart 1989 a, b, c)* als Elternfragebogen für drei- bis zwölfjährige Kinder. Dieser beinhaltet sechs Dimensionen (Aktivität, Dauer der Orientierungsreaktion, Lächeln, Furcht, Kummer bei Grenzsetzungen und Beruhigung) mit 87 Items. Für den *IBQ* wurden befriedigende psychometrische Kennwerte nachgewiesen *(Rothbart 1986)*.

Da durch ihn jedoch nur ein Teil ihrer Temperamentsdimensionen abgebildet wurden, erfolgte eine Weiterentwicklung zum *Children's Behavior Questionnaire (CBQ, Rothbart et al. 1995)*, einem Elternfragebogen mit 15 Dimensionen (Skalen) und 195 Items für die Untersuchung von Kindern im Alter von drei bis acht Jahren. Auch für diesen Fragebogen wurden ausreichende psychometrische Kennwerte gezeigt, so wiesen *Ahadi et al. (1993)* die Faktorenstabilität im interkulturellen Vergleich einer amerikanischen, chinesischen und japanischen Stichprobe von Kindern nach.

Schließlich wurde von *Goldsmith u. Rothbart (1992 b)* ein standardisiertes Beobachtungsinventar mit den Dimensionen Furcht, Ärger, Freude, Interesse und Aktivität für sechs bis zwölf Monate alte Kinder entwickelt.

Kritische Diskussion

Rothbart und Derryberrys systemisch-kybernetische Temperamentstheorie ist die einzige, bei der die Entwicklungsdynamik und Interaktion von Temperamentsdimensionen in den Mittelpunkt gerückt wird. Im Unterschied zu allen anderen

Temperamentstheorien, die Temperament als eigenständiges Konstrukt verstehen, konzeptualisieren sie es als Ergebnis eines hochkomplexen Systems unterschiedlicher Steuerungselemente.

Hierbei rechnen sie die Dimensionen Wille und Selbstregulation dem Temperamentsbegriff zu. Insbesondere dieser theoretische Ansatz widerspricht diametral einem Temperamentsbegriff, der auf früh beobachtbare, biologisch-genetisch bedingte, basale Verhaltensmerkmale mit hoher Stabilität zielt.

Bei Wille und Selbstregulation handelt es sich um im Bezug auf das Temperament wesensfremde Begriffe, die sich sehr weit von dem historisch tradierten Temperamentsverständnis (► Kap. 2) entfernen. Weder sind beide unmittelbar von Geburt an beobachtbar, noch sind sie primär biologisch-genetisch determiniert. Sie verfehlen zudem die für den Temperamentsbegriff zentrale Differenzierung in formale und inhaltliche (emotionale) Verhaltensmerkmale.

Ein besonderes theoretisches Defizit besteht darin, dass ein Emotionsbegriff vollständig fehlt und somit eine zentrale Anforderung an eine Temperamentsdefinition nicht erfüllt ist. Für Rothbart und Derryberry werden Emotionen lediglich als Ergebnis einer Verhaltensbeurteilung konzeptualisiert, was einer kognitivistischen Reduktion des Emotionsbegriffs gleich kommt.

Hinsichtlich der formalen Merkmale des Temperamentsbegriffs erfüllt lediglich ihr Konstrukt Reaktivität das Definitionskriterium. Allerdings wird selbst dieser Begriff inkonsistent operationalisiert, zum einen im Sinne einer Gleichsetzung mit Arousal, dann als Prozessvariable, schließlich synonym mit der Verhaltensebene.

Die Temperamentstheorie von Rothbart und Derryberry ist zudem derart komplex und metatheoretisch, dass sie sich zwar für die Ableitung von Forschungshypothesen eignet, allerdings ist eine unmittelbare Falsifizierbarkeit ihrer einzelnen Dimensionen nicht möglich.

Die Beschränkung des Gültigkeitsanspruchs ihrer Theorie auf die frühe Kindheit ist theoretisch hinsichtlich ihrer temperamentsassoziierten Dimensionen wie Selbstregulation und Wille kontraintuitiv, da sich diese erst später entwickeln. Im Gegenteil wäre ihr Modell grundsätzlich auch für andere Entwicklungsphasen anwendbar, da es über die frühe Entwicklungsperiode hinausgehende relevante Prozessvariablen beinhaltet.

Die ihrer Theorie zugrunde liegenden neurobiologischen Hypothesen entsprechen zwar dem Stand der neurowissenschaftlichen Forschung, allerdings fehlt jeder empirische Nachweis.

Eine erhebliche Diskrepanz zwischen dem theoretischen Anspruch und der empirischen Forschung wird insbesondere bei ihren Fragebogen deutlich. So entsprechen beim *IBQ (Rothbart 1989 a; b; c)* sechs Skalen den Temperamentsdimensionen, beim *CBQ (Rothbart et al. 1995)* aber fünfzehn. Der inhaltliche Zusammenhang dieser Skalen mit ihren Konstrukten negative/positive Reaktivität, Selbstregulation und Wille erschließt sich weder unmittelbar noch mittelbar. Andererseits werden im *IBQ* ausschließlich die zwei Dimensionen Emotionalität und Verhalten (Aktivität sowie Orientierungsreaktion) erfasst. Diese Lösung lässt zumindest einen Bezug zur tradierten Temperamentsdefinition erkennen *(Wundt 1893)*, so die mögliche Zuordnung von Aktivität, Beruhigung und Dauer der Orientierungsreaktion zu den formalen Merkmalen sowie von Lächeln, Furcht und Kummer bei Grenzsetzungen zu den inhaltlichen (emotionalen) Merkmalen des Temperaments.

Allerdings stellt sich in dem Fall die Frage, welche deskriptive bzw. explikative Bedeutung den von Rothbart und Derryberry eingeführten Kategorien ihres Temperamentsmodells überhaupt noch zukommt.

Schließlich muss – wie bereits bei Thomas und Chess (► Abschn. 4.5.1) sowie Buss und Plomin (► Abschn. 4.5.2) – der ausschließliche Einsatz von Elternfragebogen insbesondere in der frühen Entwicklungsphase von Kindern als problematisch angesehen werden (invalides Elternurteil).

Rothbart und Derryberrys Temperamentstheorie ist somit möglicherweise heuristisch interessant, da sie die komplexe Interaktion unterschiedlicher Faktoren für die Entwicklung von Kindern deutlich macht. Allerdings ist ihre Zugehörigkeit zum Temperament fragwürdig. Tatsächlich aber sind beide Autoren davon überzeugt, mit ihrer Theorie sehr frühe, basale, biologisch bedingte Verhaltensmerkmale identifiziert zu haben, die auch für die spätere Entwicklung bedeutsam sind.

4.5.4 Die Theorie von Kagan

Theoretische Grundlagen und empirische Forschung

Auf den US-amerikanischen Psychologen Jerome Kagan geht eine, auf die Dimensionen Gehemmtheit versus Ungehemmtheit fokussierte und auf das Kindesalter begrenzte Temperamentstheorie zurück *(Kagan 1989 a; b; 1994)*.

Ausgangspunkt seines Interesses für die Temperamentsforschung bildeten empirische Studien an Kindern, die umweltunabhängige individualspezifische Verhaltensunterschiede zeigten.

Kagan war bei seiner Theoriebildung einerseits beeinflusst durch Jungs Extraversions- und Introversionstheorie *(Jung 1921)*, die Forschungsarbeiten und Studien von Thomas und Chess *(Kagan 1982)* sowie die tierexperimentelle Forschung *(Scott u. Fuller 1965)*.

Kagan versteht unter Temperament ein angeborenes Verhaltensprofil, das sich schon in der frühen Kindheit zeigt und nur unwesentlich durch Umwelteinflüsse modifiziert werden kann. Obwohl Kagan einige Temperamentstheorien und ihre Pluralität von Temperamentsdimensionen kannte, glaubte er, Temperament auf die Dimensionen Gehemmtheit vs. Ungehemmtheit reduzieren zu können. Hierbei versteht er beide Temperamentstypen als Extrempole eines Verhaltenskontinuums, das von Schüchternheit bis hin zur Geselligkeit mit affektiver Spontanität reicht *(Kagan et al. 1989, S. 838)*.

Das Temperament wird für ihn individualtypisch erkennbar, wenn Kinder mit für sie unbekannten Reizen (Menschen, Objekte, Situationen) konfrontiert werden. Bei gehemmten Kindern zeigt sich ihr Temperament in scheuem, ruhigem, vorsichtigem und emotional zurückhaltendem Verhalten, bei ungehemmten Kindern durch sozial offenes Verhalten, Gesprächsbereitschaft, affektive Spontanität und minimale Furchtreaktionen.

Kagans Temperamentstypen sind durch spezifische verhaltensgenetische und physiologische Muster charakterisiert. Zur neurobiologischen Basis werden von ihm differenzierte theoretische Hypothesen formuliert *(Kagan 1989 a; b; 1994; Kagan et al. 1987)*. Für ihn sind hierbei verschiedene neuroanatomische ZNS-Strukturen relevant. Hierzu gehören das limbische System, speziell die Amygdala, sowie der Hypothalamus mit seinen Verbindungen beispielsweise zum aufsteigenden retikulären System (ARAS) sowie die HPA-Achse (Hypothalamus-Hypophysen-Nebennierenrinden-Achse) mit ihren Verbindungen zu den sympathischen Nervenkernen.

Seine zentrale neurobiologische Hypothese lautet, dass gehemmte Kinder durch eine geringere neuronale Reizschwelle in diesen ZNS-Systemen charakterisiert sind. Dies hat bei bereits minimal neuen Reizen eine erhöhte Muskelspannung, Herzratenbeschleunigung sowie einen erhöhten Cortisolanstieg zur Folge.

Zahlreiche Studien für die Überprüfung des Zusammenhangs seiner Temperamentsdimensionen mit unterschiedlichen biologischen Parametern schlossen sich an. Hierzu gehörten u. a. die Bestimmung der Herzratenfrequenz sowie der Pupillendilatation bei neuen und ungewohnten Reizen. Daneben wurde die Katecholaminaktivität als Ausdruck der Aktivierung des sympathischen Nervensystems durch die Bestimmung von Adrenalin- und Noradrenalin-Abbauprodukten im Urin gemessen und mit seinen Temperamentsdimensionen sowie bestimmten Stresssituationen korreliert.

Darüber hinaus wurde die Bedeutung der Stresshormonachse (HPA-System) für den Unterschied beider Temperamentsdimensionen durch die Messung von Cortisol in Speichelproben untersucht. Als Indikator für die Aktivierung des limbischen Systems wurde die Muskelspannung gemessen.

Da diese neurobiologischen Parameter aufgrund ihrer Spezifität nur eine geringe Interkorrelation aufweisen, führte Kagan einen sog. Aggregationsindex als Summenscore dieser Parameter ein. Für diesen konnten positive Korrelationen mit der über die gezielte experimentelle Verhaltensbeobachtung gemessenen Hemmung bei Kindern nachgewiesen werden *(Kagan et al. 1988)*. In Zwillingsstudien konnte die genetische Basis der beschriebenen Temperamentsdimensionen gezeigt werden *(Emde et al. 1992)*.

Im Vergleich zu anderen entwicklungspsychologischen Forschungsansätzen führte Kagan ausschließlich eine Laborforschung durch, bei der Kinder mit standardisierten experimentellen

Aufgaben konfrontiert wurden. Hierzu gehörten u. a. die Trennung von der Mutter oder die Reaktion auf neue Objekte (Spielzeuge oder Töne, unbekannte Personen oder Gruppen). Das in diesen Situationen gezeigte Verhalten der Kinder wurde hinsichtlich der Zuordnung zum gehemmten bzw. ungehemmten Temperament durch externe Bewerter eingeschätzt, wobei für die Inter-Rater-Reliabilität sehr hohe Werte mit bis zu .90 nachgewiesen wurden.

In empirischen Studien an kaukasischen Kindern konnten annähernd 10% dem gehemmten und 25% dem ungehemmten Typ zugeordnet werden, bei den übrigen Kindern war keine eindeutige Zuordnung möglich *(Kagan et al. 1989).*

Kritische Diskussion

Kagans zweidimensionale Temperamentstheorie nimmt unmittelbar Bezug auf Jungs Extraversions-/Introversionskonzept *(Jung 1921;* ▶ Abschn. 3.1*)* und überträgt somit einen wichtigen Temperamentstyp des Erwachsenen- auf das Kindesalter. Allerdings beschreiben Gehemmtheit vs. Ungehemmtheit nur einen Teilaspekt der von Jung formulierten umfassenden Temperamentstypen, Kagan ist aber der Auffassung, eine inhaltlich ausreichende Temperamentsdefinition vorgenommen zu haben. Für seine Annahme sprechen sowohl die im Vorfeld durchgeführte tierexperimentelle Forschung wie auch – zumindest teilweise – seine eigenen laborexperimentellen Studien bei Kindern.

Im Unterschied zu anderen Temperamentsforschern des Kindes- und Jugendalters stützte sich Kagan bei seiner Forschung nicht auf Fragebogendaten der Eltern, sondern auf die wesentlich validere unmittelbare Verhaltensbeobachtung bei Kindern in spezifischen Aufgabensituationen. Dies gibt seiner Forschung ein besonderes Gewicht.

Insbesondere die hohe Übereinstimmung der Zuordnung diverser Verhaltensmerkmale zu beiden Temperamentsdimensionen zeigt, dass es sich hierbei offensichtlich um ein inhaltlich valides und empirisch fundiertes Temperamentsmodell handelt. Für die Tatsache, dass seine beiden Temperamentsdimensionen wesentliche Kriterien des Temperamentsbegriffs erfüllen, spricht auch, dass sie früh beobachtbar sind und eine genetische Basis aufweisen.

Dass sich seine Temperamentstheorie grundsätzlich für eine Klassifikation der Temperamente eignet zeigt sich daran, dass sich immerhin 35% aller untersuchten Kinder eindeutig einer der beiden Temperamentsdimensionen zuordnen ließen, ein vergleichsweise beachtlicher Wert, wenn man die rare epidemiologische Forschung für andere Temperamentstheorien zum Maßstab nimmt.

Im Vergleich zu anderen Temperamentsforschern des Kindes- und Jugendalters verfolgte Kagan konsequent einen neurobiologischen Forschungsansatz mit unterschiedlichen Parametern, durch den einige seiner Hypothesen bestätigt werden konnten.

Kagans Temperamentstheorie besticht somit durch die Klarheit und Eindeutigkeit ihrer Dimensionen, wie auch ihrer Entsprechung durch die empirische Forschung. Dennoch lassen sich wichtige Kritikpunkte benennen.

Wenn auch die Reduktion des Temperaments auf lediglich zwei Dimensionen zumindest partiell überzeugt, so bleibt es fragwürdig, die inhaltliche Vielfalt des Temperaments für die Beschreibung menschlichen Verhaltens derart zu vereinfachen. Es wäre daher angemessener, lediglich von einem durch Kagans Theorie beschriebenen Teilaspekt des emotionalen Temperamentsbegriffs zu sprechen.

Im Hinblick auf die inhaltliche Operationalisierung von Kagans Temperamentsdimensionen bleibt ungeklärt, ob diese tatsächlich – wie von Kagan behauptet – unabhängig sind oder es sich nicht lediglich um unterschiedliche Ausprägungen nur einer Dimension, nämlich Ängstlichkeit, handelt.

Ohne dass dies von Kagan diskutiert wurde, zeigen sich deutliche inhaltliche Übereinstimmungen mit Grays Theorie des Verhaltenshemmungs- und -aktivierungssystems *(Gray 1967; 1981; 1991;* ▶ Abschn. 4.3.2*)* und dessen Konzeptualisierung von Temperamentsdimensionen für das Erwachsenenalter. Dass dieser Vergleich von beiden Forschern nicht durchgeführt wurde, ist wohl nur auf dem Hintergrund zu verstehen, dass zwischen der Temperamentsforschung des Kindes-/Jugend- und des Erwachsenenalters kein systematischer wissenschaftlicher Austausch stattfindet. Dabei hätte aus diesem Dialog ein gemeinsamer theoretischer Bezugsrahmen entwickelt werden können, der der Angst als zentraler Temperamentsdimension (▶ Abschn. 8.5) zu mehr Geltung verholfen hätte.

Dass sich Kagan auf Jung bezieht, gleichzeitig aber Eysencks PEN-Theorie *(Eysenck 1947 a; b; 1967; Eysenck u. Eysenck 1985;* ▶ Abschn. 4.3.1*)* nicht zitiert, ist wenig nachvollziehbar, zumal sich zu dessen Extraversionskonstrukt inhaltliche Übereinstimmungen ergeben.

Kagans Temperamentsdimensionen nehmen keine Differenzierung von formalen und inhaltlichen Temperamentsdimensionen vor, obwohl es sich hier um ein Kernstück der Temperamentsdefinition im Unterschied zu Persönlichkeitsmerkmalen handelt. Dabei wäre gerade dies bei Kagans Temperamentsdimensionen durchaus möglich gewesen.

Im Vergleich zu anderen Temperamentstheorien des Kindes- und Jugendalters hat Kagan zwar am konsequentesten die neurobiologischen Korrelate seiner Temperamentsdimensionen untersucht, hierbei wurde allerdings nicht auf spekulative Konzepte wie den sog. Aggregationsindex verzichtet, der die Unterschiedlichkeit neurobiologischer Funktionen verwischt.

Wenn sich auch eine relevante Teilpopulation seinen Temperamentsdimensionen eindeutig zuordnen ließ, so war dies für die überwiegende Mehrheit nicht möglich. Diese Einschränkung gilt jedoch für nahezu alle Temperamentstheorien.

Kagans Temperamentstheorie stellt sich somit als ein durchaus überzeugender theoretischer Entwurf dar, der auf wichtige Temperamentsdimensionen des Kindesalters fokussiert, die auch jenseits dieser Altersgruppe für die Temperamentsforschung relevant sind.

4.5.5 Die Theorie von Goldsmith und Campos

Theoretische Grundlagen und empirische Forschung

Die US-amerikanischen Psychologen H. Hill Goldsmith und Joseph Campos *(Goldsmith u. Campos 1982; 1986)* sowie *Goldsmith (1993)* nahmen in ihrer auf Emotionen fokussierten Temperamentstheorie unmittelbar Bezug auf die antike Temperamentslehre von Hippokrates und Galen sowie die Temperaments- bzw. Persönlichkeitstheorie von *Allport (1937/1949)*. Darüber hinaus griffen sie die Emotionstheorien von *Izard (1977), Tomkins (1982), Plutchik (1980)* sowie die Forschung zu nonverbalem Verhalten *(Scherer u. Ekman 1982)* auf.

Über einige Jahre arbeitete Goldsmith mit Rothbart (▶ Abschn. 4.5.3) am selben Psychologischen Institut der Universität Oregon zusammen *(Goldsmith u. Rothbart 1991; Rothbart u. Goldsmith 1985)*.

In genetischen Forschungsprojekten zu individuellen Verhaltensunterschieden des frühen Kindesalters wurden Extraversion und Introversion als die am deutlichsten genetisch bedingten Temperamentsdimensionen bestätigt *(Carey et al. 1978)*. In einer Längsschnittstudie an Zwillingen zeigte sich, dass der genetische Anteil der untersuchten Temperamentsdimensionen entwicklungsabhängig unterschiedlich war *(Goldsmith u. Gottesman 1981)*.

Goldsmith u. Campos (1982; 1986) definierten Temperament als die typischen, genetisch bedingten, interindividuellen Unterschiede emotionaler Reaktionen, wobei die gesamte Bandbreite von Emotionen wie Freude, Traurigkeit, Überraschung, Leid, Widerwille, Furcht, Ärger und Interesse eingeschlossen ist. Die Fokussierung auf Emotionen bei dieser Temperamentsdefinition begründen sie dadurch, dass diese in der ersten Entwicklungsperiode der Mutter-Kind-Interaktion das dominierende psychologische Merkmal darstellen.

Goldsmith (1993) publizierte schließlich als Ergebnis seiner Forschung eine systemtheoretische Weiterentwicklung dieser Emotionstheorie.

Die Autoren beschränken den Gültigkeitsbereich ihrer Temperamentstheorie auf das Kindesalter. Die Übertragbarkeit auf das Erwachsenenalter ist für sie nur bedingt möglich, da sich Emotionen durch Entwicklungsprozesse ändern können.

Ihre Forschungsmethodik zur Erfassung von Emotionen beruht hierbei ausschließlich auf dem beobachtbaren nonverbalen Verhalten (Gesichtsausdruck, Stimmqualität, Psychomotorik) von Kindern, da ihrer Auffassung nach Emotionen in der frühen Entwicklungsperiode sinnvollerweise valide nur über Verhaltensbeobachtungen zu erfassen sind. Entsprechend ihrer theoretischen und methodischen Prämissen legten Goldsmith und

Campos großen Wert auf die Entwicklung präziser Methoden zur Erfassung des kindlichen Temperaments, denen bestimmte Prinzipien zugrunde lagen: Die gewählte Methodik sollte theoriekompatibel sein, zur Messung eines Verhaltens sollte der situative Kontext der Verhaltensbeobachtung sowie das Entwicklungsalter des Kindes berücksichtigt werden, schließlich wurde eine ausschließlich elterliche Beurteilung des kindlichen Temperaments aufgrund möglicher Beurteilungsfehler als nicht ausreichend angesehen. Daher entwickelten die Autoren eine multimethodale Untersuchungsstrategie, die Fragebogen, standardisierte Verhaltensbeobachtungen in experimentellen Laborsituationen wie auch die Elternbefragung einschloss *(Goldsmith u. Rothbart 1991; 1992 a; b)*. *Goldsmith u. Rothbart (1991)* konzipierten einen spezifischen Fragebogen zur Erfassung des kindlichen Temperaments im Alter von 16 bis 36 Monaten, das *Toddler-Behavior-Assessment-Questionnaire (TBAQ)*, eine Parallelform von Rothbarts *IBQ (Rothbart 1981)*. Das *TBAQ* besteht aus fünf Skalen (Aktivitätsniveau, Befinden, soziale Furcht, Ärger, Interesse) mit 108 Items.

Für die einzelnen Skalen konnten befriedigende Reliabilitätswerte festgestellt werden. Ihre Interkorrelationen waren so niedrig, dass die Unabhängigkeit der Temperamentsdimensionen vermutet werden konnte.

Validitätsstudien zeigten gute Übereinstimmungen mit der Temperamentsskala von *Fullard et al. (1984)*, der *Toddler-Temperament-Skala*, dem *EASI* von *Buss u. Plomin (1986)* sowie mit der *Laboratory Temperament Assessment Battery (LAB-TAB) (Goldsmith u. Rothbart 1991)*. Mit dem *LAB-TAB* war es möglich, das in standardisierten Laborsituationen von Kindern gezeigte, auf Video aufgezeichnete, Verhalten systematisch auszuwerten. Die Kombination dieses Verfahrens mit dem *TBAQ* erfüllt den multimethodalen Anspruch von Goldsmith und Campos, Temperamentsdimensionen auf unterschiedlichen Ebenen zu validieren.

Kritische Diskussion

Die Temperamentstheorie von *Goldsmith u. Campos (1982; 1986)* sowie *Goldsmith (1993)* ist die einzige für das Kindesalter, die inhaltlich ausschließlich auf Emotionen fokussiert. Begründet wird dies mit dem von den Autoren hergestellten Bezug auf diverse Forschungsansätze einschließlich der antiken Temperamentslehre. Hierbei wird größter Wert auf die methodische Qualität der Untersuchungsverfahren gelegt, für die überzeugende Validitätsnachweise erbracht werden konnten. Im Unterschied zu anderen entwicklungspsychologischen Temperamentstheorien vermeiden sie es, ihre Studien ausschließlich auf artefaktanfällige Aussagen von Elternfragebogen zu stützen und betonen demgegenüber zu Recht die Notwendigkeit des Einsatzes von multimethodalen Forschungsstrategien mit dem Vorrang systematischer Verhaltensbeobachtung.

Für einige ihrer Temperamentsdimensionen, beispielsweise Kummer (distress), konnten Goldsmith und Campos eine deutliche genetische Basis nachweisen *(Goldsmith 1983)*, dies spricht für deren Zugehörigkeit zum Temperament.

Den Gültigkeitsbereich ihrer Theorie beschränken sie hierbei strikt auf die frühe Entwicklungsperiode und verzichten auf spekulative Annahmen einer altersunabhängigen Gültigkeit. Dennoch waren Goldsmith und Campos davon überzeugt, mit ihrer Temperamentstheorie einen grundlegenden Beitrag zur Aufklärung interindividueller Verhaltensunterschiede geleistet zu haben.

Gegen ihre Temperamentstheorie können jedoch wichtige Kritikpunkte vorgebracht werden. Obwohl sich die Autoren explizit auf andere Temperamentstheorien beziehen, bleibt ihre Rezeption der Temperamentsforschung rudimentär und einseitig. So fehlt ihnen ein Temperamentsbegriff, der eine notwendige Differenzierung von formalen Verhaltensdimensionen und Emotionalität *(Wundt 1893)* vorsieht. Daher ist ihre Temperamentstheorie in einem entscheidenden Punkt unvollständig, blendet sie doch die formalen Aspekte des Temperaments aus. Dieses theoretischen Defizits waren sich Goldsmith und Campos offensichtlich bewusst, da sie in ihrem Fragebogen eine eigene Aktivitätsskala einführten, die nur einen bedingten Zusammenhang mit dem Emotionskonstrukt aufweist.

Es stellt sich somit die Frage, ob Goldsmith und Campos nicht ausschließlich eine Emotionstheorie des Kindesalters formuliert haben, die in einem entscheidenden Punkt die Zuordnung zum Temperamentsbegriff verfehlt. Hierzu gehört auch eine nicht befriedigende Abgrenzung zum Persönlichkeitsbegriff, da sie beispielsweise keinen Unterschied hinsichtlich der hereditären Basis zwischen Temperamentsdimensionen und Persönlichkeit vermuten oder inhaltlich zu diesem wesentlichen Punkt Stellung genommen hätten *(Goldsmith u. Campos 1986)*.

Die strikte Begrenzung ihrer Theorie auf das frühe Kindesalter ist hinsichtlich der Zuordnung zum Temperamentsbegriff problematisch, da Emotionen jenseits dieser Altersgruppe auch als Teil des Temperamentsbegriffs aufgefasst werden müssen. Diese Einschränkung lässt sich lediglich im Sinne eines konsequent empirischen Standpunkts nachvollziehen.

Im Vergleich zu anderen entwicklungspsychologischen Theorien verzichten Goldsmith und Campos auf eine eigene biologische Theorie des Temperaments. Sie beziehen sich zwar auf das für den Temperamentsbegriff zentrale Arousalkonzept und führen dies auch als eigene Dimension zumindest in ihren Fragebogen ein, ohne jedoch zu diesem theoretisch genauere Ausführungen vorzunehmen und im Zusammenhang mit Emotionalität zu begründen.

Goldsmith und Campos Temperamentstheorie ist wegen ihrer Betonung der herausragenden Bedeutung der Emotionalität sowie ihres multimethodalen Forschungsansatzes nicht nur für die Temperamentsforschung des Kindes- und Jugendalters, sondern auch für eine allgemeine Temperamentstheorie bedeutsam, macht sie doch auf die Vernachlässigung von Emotionalität in einigen Temperamentstheorien aufmerksam.

Körperbau und Temperament

Reinhard J. Boerner

R. J. Boerner, *Temperament*, Psychotherapie: Praxis,
DOI 10.1007/978-3-642-39505-5_5, © Springer-Verlag Berlin Heidelberg 2015

5.1 Konstitutionslehren und -typologien bis zum 20. Jahrhundert

Die Idee, dass es zwischen Körperbau und Psyche spezifische Zusammenhänge geben könnte und somit Rückschlüsse vom Körperbau auf die menschliche Seele möglich sind, lässt sich durchgängig von der Antike bis in die Neuzeit hinein verfolgen.

Bei der wissenschaftlichen Bearbeitung der Thematik Körperbau und Temperament handelt es sich um ein komplexes interdisziplinäres Forschungsgebiet, das sowohl medizinische, im Besonderen psychiatrische, als auch psychologische, anthropologische, kulturwissenschaftliche, philosophische etc. Aspekte aufweist.

Dies erschwert in erheblichem Ausmaß den Überblick über die Vielzahl von Theorien und empirischer Forschung, geschweige denn, dass es möglich ist, detaillierte Wissensbestände aus den beteiligten Fachrichtungen zu verarbeiten und im Zusammenhang zu bewerten.

Während die Thematik Körperbau und Temperament noch bis in die 1970er-Jahre sowohl in der Psychiatrie *(vgl. Handbuchartikel von Conrad 1967 sowie von Zerssen 1980)* wie auch in der Psychologie *(Eysenck 1953/1970, S. 318–349)* diskutiert wurde, ist sie heute gänzlich aus der wissenschaftlichen Literatur dieser Fächer verschwunden und wird allenfalls noch unter psychiatriehistorischen Gesichtspunkten erwähnt. Unabhängig davon finden Körperbautypologien unter Bezugnahme auf prominente Theorien der Psychiatrie und Psychologie *(Kretschmer 1921,* ► Abschn. 5.2; *Sheldon u. Stevens 1942; Sheldon et al. 1940,* ► Abschn. 5.5*)* in der Medizin sowie Anthropologie – speziell in der Sportwissenschaft – weniger in Deutschland, aber im angloamerikanischen Raum weiterhin wissenschaftliche Beachtung *(Raschka 2006; persönliche Mitteilung 2013)*.

In dieser Situation stellt sich daher die Frage, ob der gänzliche Verzicht auf diese Forschungsthematik in der Psychiatrie wie auch in anderen psychologischen Fachdisziplinen, insbesondere für die Temperamentsforschung, wirklich angemessen ist.

Der Fokus dieses Kapitels soll hierbei insbesondere auf dem Zusammenhang von Körperbau und Temperament liegen.

Der folgende Überblick über Theorien von der Antike bis zu Beginn des 20. Jahrhunderts – wie auch die weiteren Unterkapitel – erfordern zunächst den Versuch einer Begriffsklärung. Diese wird dadurch erschwert, dass zentrale Begriffe dieses Forschungskontextes sowohl in den einzelnen Fachgebieten wie auch in den unterschiedlichen historischen Epochen verschieden definiert wurden.

Ein für die Körperbau- und Temperamentsthematik wesentlicher Begriff ist der der *Konstitution*. Bei der hier andeutenden Komplexität des Gefüges von körperlichen und seelischen Faktoren sind vermutlich Definitionsprobleme bzw. -divergenzen zu erwarten. Bei dem Umfang der Literatur können hier nur einzelne Definitionen als Orientierung wiedergegeben werden.

Eine der ersten Ausführungen zu Konstitution und Temperament findet sich Anfang des 19. Jahrhunderts bei Heinroth (► Abschn. 2.3).

Der Mediziner Carus (s. u.) versteht in seiner »Symbolik der menschlichen Gestalt« (Carus 1853/1858, S. 28, s. u.) unter Konstitution die »Besonderheiten der menschlichen Individualität, je nach den verschiedenen Verhältnissen ihres inneren organischen Lebens«. Kretschmer fasst unter diesem Terminus in »Körperbau und Charakter« *(Kretschmer 1921)* das Gesamt »aller individuellen Eigenschaften, die auf Vererbung beruhen, d. h. genotypisch verankert sind« *(dto., S. 184;* ► Abschn. 5.2*)* und hält den Konstitutionsbegriff für *»psychophysisch, gesamtbiologisch, auf das Ineinander von Körperlichem und Psychischem bezogen« (dto., S. 184)*.

Conrad und von Zerssen definieren den Konstitutionsbegriff allgemein jenseits einer psychiatrischen Kontextualisierung (s. ► Abschn. 5.3 u. ► Abschn. 5.4).

Aus der Anthropologie sind vergleichbare Definitionen bekannt, so stellt für *Knußmann (1968, S. 360)* Konstitution *»das relativ überdauernde, ganzheitliche Gefüge der körperlichen und seelischen Grundzüge des Individuums [dar]«*. *Schwidetzky (1970, S. 89)* definiert Konstitution als *»das Gesamte Erscheinungs-, Funktions- und Leistungsgefüge eines Individuums in seiner Erbbedingtheit und Umweltgeformtheit«*. Er betont die Bedeutung der vergleichsweise *»dauerhaften Züge«* und der

»funktionell wichtigen Merkmale«, die das Verhalten des Menschen bestimmen. Jaspers nimmt eine vergleichbare Definition vor *(Jaspers 1973, S. 532f;* ▶ Abschn. 5.2.2*)*.

Unter *Physiognomik* wird unter Bezug auf Aristoteles (s. u.) die Idee verstanden, aus der als im Wesentlichen als unveränderbar definierten körperlichen Gestalt, insbesondere des Gesichts, auf die psychischen Merkmale des Menschen zu schließen. Im Unterschied hierzu wird unter *Pathognomik* eine Richtung verstanden, aus den Veränderungen des Körpers, hauptsächlich der Gesichtszüge, auf die zugrunde liegende seelische Struktur zu schließen.

Bereits in der Antike befasste man sich mit dem Zusammenhang von Körperbau und seelischen Eigenschaften. So weist *Carus (1853/1858, S. 44–46)* auf die Körper- bzw. Schädeldarstellung von Herrscherfiguren des alten Ägypten hin, deren Normabweichungen man mit bestimmten psychischen oder psychopathologischen Eigenschaften in Verbindung brachte. Von dem griechischen Arzt Hippokrates (5.–4. Jh. v. Chr.) stammt die Differenzierung in drei Körperbautypen, den Habitus phthisicus mit einer schlanken, flachen Brust sowie einer blassen Haut und einem Habitus apoplecticus mit einem gedrungenen kurzen Hals und einem geröteten Gesicht *(Hippokrates nach Lünebrg 1897; Kapferer 1934; Upmann 1847)*.

Wesentlichen Einfluss auf die spätere Physiognomik hatte der griechische Philosoph Aristoteles (384–332 v. Chr.) mit seinem Werk »Physiognomik« *(Aristoteles 1847; 1929)*. Die besondere Bedeutung von Aristoteles hebt Carus hervor: *»Es müsse sich die besondere Richtung des Seelenlebens wol entschieden durch irgend eine besondere Gestaltung des Körpers überhaupt und des Hauptes insbesondere ausdrücken […] [dies habe Aristoteles] damals zum ersten male mit größerer Consequenz verfolgt« (Carus 1853/1858, S. 47)*. In dem vermutlich nicht von Aristoteles stammenden Textteil sind zwei Kasuistiken enthalten, in denen anhand bestimmter Körpermerkmale wie Behaarung, Haltung und Bewegung zwei unterschiedliche Charaktere beschrieben werden. In dem Aristoteles zugeschriebenen methodischen Teil betont dieser, dass zahlreiche Fallbeispiele notwendig seien, um Regelhaftigkeiten der Physiognomie aufstellen zu können.

Bis in das späte Mittelalter hinein wurden immer wieder physiognomische Theorien und Thesen aufgestellt, die sowohl von der antiken Temperamentenlehre wie auch von religiösen und mystischen Ideen geprägt waren. Beispielhaft für die Bedeutung der Physiognomik über die Medizin hinaus sei auf die Proportionenlehre Dürers hingewiesen, um die künstlerische Darstellung von Körperbau und Temperament auf eine mathematische bzw. naturwissenschaftliche Grundlage zu stellen *(z. B. Dürers Stich Melencolia I 1514; Büchsel 2010)*.

In der Renaissance kommt der von dem neapolitanischen Arzt und Universalgelehrten Giambattista della Porta (1535–1615) vorgelegten Physiognomik »De humana physiognomonia« *(della Porta 1586)* eine besondere Bedeutung zu. Als Erster legte della Porta seiner Physiognomie die Analyse des gesamten menschlichen Körpers zugrunde. Im Sinne des Parallelismus waren für ihn alle lebenden Organismen (Pflanzen, Tiere, Menschen) miteinander verbunden und wiesen somit analoge Eigenschaften auf. So finden sich in seinem Werk zahlreiche Abbildungen, die einen unmittelbaren Vergleich von Tier- und Menschenköpfen hinsichtlich gemeinsam zugrunde liegender Eigenschaften enthalten, die auf gemeinsame psychische Eigenschaften verweisen. Carus würdigt Portas Werk wie folgt: *»Jedenfalls verdient er es als der Erste und, ich darf es wol hinzufügen, bis auf die neueste Zeit Einzige betrachtet zu werden, welcher des Gesamtbegriffes Dessen, was sich nun mit einem umfassenden Namen, die Symbolik der menschlichen Gestalt habe, wirklich fähig war« (Carus 1853/1858, S. 48)*.

Im 18. Jahrhundert fand das vierbändige Werk des Schweizer Pfarrers Johann Caspar Lavater »Physiognomische Fragmente zur Beförderung der Menschenkenntnis und Menschenliebe« *(Lavater 1775–1778; 1984)*, an dem sich Goethe beteiligt hatte *(Schögl 1997)*, in ganz Europa eine große Resonanz.

Lavaters Werk, das eine umfassende Portraitsammlung von bedeutenden Persönlichkeiten wie auch einfachen Leuten enthält, ist geprägt durch seine religiösen bzw. missionarischen Ideen sowie durch die damals vorherrschende Naturphilosophie: *»Ich verspreche nicht (denn solches zu versprechen wäre Thorheit und Unsinn) das tausendbuchstäbige Alphabeth zur Entziefferung der unwillkürlichen Natursprache im Antlitze, und* *dem ganzen Aeußerlichen des Menschen, oder auch nur der Schönheiten und Vollkommenheiten des menschlichen Gesichtes zu liefern, aber doch einige Buchstaben dieses göttlichen Alphabeths so leserlich vorzuzeichnen, daß jedes gesunde Auge dieselbe wird finden und erkennen können, wo sie ihm wieder vorkommen« (Lavater 1775–1778; 1984, S. 10).* Carus sieht den Wert von Lavaters Werk darin, dass dieser *»ebenfalls Anregung für viele andere geworden«* sei *(Carus 1853/1858, S. 49).*

Einen rein medizinischen Beitrag stellt die Phrenologie des deutschen Arztes und Anatomen *Franz Joseph Gall (1758–1828)* dar. Auf seine über die Anatomie hinausgehende breite geistige Orientierung verweist seine Publikation mit dem Titel »Philosophisch-medizinische Untersuchungen über Natur und Kunst im kranken und gesunden Zustand des Menschen« *(Gall 1791)*. Gall gehörte zu den ersten Medizinern, die sich konsequent von der bis dahin tradierten antiken Säfte- bzw. Temperamentenlehre löste und die Auffassung vertrat, dass psychische Funktionen ausschließlich im Gehirn zu lokalisieren seien. Er untersuchte systematisch die Anatomie des menschlichen wie tierischen Gehirns und nahm systematische Schädelmessungen (Craniometrie) vor. Seine Phrenologie basiert auf der Annahme der Entsprechung von Schädelform und Gehirn. Gall war davon überzeugt, dass sich die unterschiedlichen psychischen Funktionen und Leistungen (Charakter, Gemüt und Intelligenz) in unterschiedlichen Teilen des Gehirns organisch manifestieren, und diese eine Entsprechung an der Schädelkalotte aufweisen. Von der äußeren Form des Gehirns (Ausbuchtungen) ließ sich nach seiner Auffassung auf die Ausprägung einzelner psychischer Funktionen schließen. So glaubte er z. B., *»Kindesliebe«* und *»Diebssinn«* an der Schädelformation ablesen zu können. *Carus (1853/1858, S. 50–51)* erkennt durchaus einen ernsthaft wissenschaftlichen Kern bei Gall *(»Das ernste Streben eines Mannes«, dto., S. 51; »mit ursprünglich sehr bedeutungsvollen Wahrnehmungen am Kopfbau«, dto., S. 50)*. Allerdings habe seine Organlehre dazu geführt, dass *»selbst das Vortreffliche, was geleistet worden war, […] über dem Absurden, was nun geboten wurde [unterging]« (dto., S. 51).*

Anfang des 19. Jahrhunderts begann eine systematische, empirische Forschung zum Körperbau, die schließlich zur Ableitung unterschiedlicher Konstitutionstypologien führte. In ◘ Tab. 5.1 findet sich eine Übersicht über wesentliche Theorien von Beginn des 19. Jahrhunderts bis in die Mitte des 20. Jahrhunderts.

Diese Übersicht zeigt ein breites Interesse an der Thematik Körperbau bzw. Konstitution in unterschiedlichen Ländern wie Fachrichtungen (Medizin, Psychiatrie etc.). Inhaltlich fällt eine hohe Übereinstimmung sowohl hinsichtlich einer zwei- bzw. dreidimensionalen Strukturgebung wie auch der inhaltlichen Definition der Körperbautypen auf. Auf die ausschließlich medizinischen bzw. anthropologischen Typologien soll im Folgenden nicht näher eingegangen werden.

Für unseren thematischen Zusammenhang soll stattdessen auf die immer wieder zitierten Typologien von *Carus (1953/1858), Kretschmer (1921;* ► Abschn. 5.2*), Conrad (1941)* sowie *Sheldon (Sheldon u. Stevens 1940; Sheldon et al. 1940;* ► Abschn. 5.5*)* ausführlicher eingegangen werden.

Bereits *Heinroth (1823)* entwickelte im Zusammenhang mit seiner Temperamentsauffassung erste Ideen zu einer Körperbautypologie (► Abschn. 2.3).

Carus (► Abschn. 2.3) vertrat eine ganzheitliche Sichtweise des Menschen mit Berücksichtigung seiner somatischen, psychischen wie sozialen Dimension. In diesem Sinne befasste sich Carus auch intensiv mit der Psychologie *(Carus 1846)* und suchte die *»widernatürliche Trennung zwischen Seele und Leib« (Carus 1853/1858, S. 47)* zu überwinden.

In seinem umfassenden Werk zur »Symbolik der menschlichen Gestalt. Ein Handbuch zur Menschenkenntnis« *(Carus 1853/1858)* stellt er auf über 400 Seiten seine Typologie des Menschen vor, die »Constitution«, »geistigen Anlagen« sowie »Temperamente« umfasst. Bereits mit dem für ihn zentralen Begriff der »Symbolik« verdeutlicht er seine über eine ausschließlich naturwissenschaftliche Auffassung des Zusammenhangs von Körperbau und Seele hinausgehende Position. Das Ziel seines Werkes besteht für ihn darin *»die Welt überhaupt als das Symbol des höchsten ewigen Mysteriums der Gottheit, und den Menschen als das Symbol der göttlichen Idee der Seele anschauen und verstehen zu lernen […] die Symbolik [ziehe] eigentlich das Ganze des Kosmos einerseits, wie andererseits das Gebiet der Morphologie und Physiologie in ihren Bereich« (dto, S. 3).*

Tab. 5.1 Übersicht über Konstitutions- und Körperbautypolgien von Beginn des 19. Jahrhunderts bis zur Mitte des 20. Jahrhunderts. (Adaptiert nach *Conrad 1967, S. 93; Eysenck 1953/1970, S. 319; Raschka 1995, S. 765–766*)

Autor	Schmaler Typ	Mittlerer Typ	Breiter Typ
Franzosen			
Hallé (1797) (Eysenck 1953/1970, S. 319)	Kephaler Typ	Muskulärer Typ	Abdominaler Typ
Rostan (1826)	Type cerebral	Type musculaire	Type digestiv
Manouvrier (1902)	Makroskeler Typ	Mesoskeler Typ	Braychskeler Typ
Sigaud (1914)	Type cerebral	Type musculaire und respiratoire	Type digestiv
MacAuliffe (1925)	Type plat	–	Type rond
Schreider (1937)	Vertikaler Typ	–	Horizontaler Typ
Martiny (1948)	Type ectoblastique	–	Type entoblastique
Angloamerikaner			
Bryant (1914)	Carnivorer Typ	Normaler Typ	Herbivorer Typ
Mills (1917)	Hyposthenisch	Sthenisch	Hypersthenisch
Davenport (1923)	Slender biotype	Medium biotype	Fleshy biotype
Stockard (1923)	Längs-linearer Typ	–	Quer-lateraler Typ
Bean (1923)	Hyperontomorpher Typ (Epitheliopathen)	–	Meso-antomorpher Typ (Mesodermopathen)
Sheldon (1940)	Ektomorpher Typ	Mesomorpher Typ	Endomorpher Typ
Rees/ Eysenck (1945)	Leptomorph	–	Eurymorph
Burt (1945)	Leptosomisch	–	Pachysomisch
Parnell (1954)	Ektomorpher Typ	Mesomorpher Typ	Endomorpher Typ
Heath/Carter (1967)	Ektomorpher Typ	Mesomorpher Typ	Endomorpher Typ
Italiener			
de Giovanni (1877)	Phthisischer (langliniger) Habitus	Athletischer (thorakaler) Habitus	Plethorischer (abdominaler) Habitus
Viola (1909)	Longitypus-mikrosplanchnisch	Normotypus-normosplanchnisch	Brachytypus-markosplanchnisch
Pende (1922)	Katabolischer, hypovegetativer Typ	–	Anabolischer, hypervegetativer Typ
Castaldi (1928)	Platitypus	–	Sthenotypus
De Toni (1953)	Leptosom	–	Pachisom
Correnti (1960)	Leptomorfo	–	curimorfo

Tab. 5.1 Fortsetzung

Autor	Schmaler Typ	Mittlerer Typ	Breiter Typ
Deutsche			
von Rokitansky (1826)	Asthenisch	–	Apoplektisch
Carus (1853)	Cerebrale, sensible, asthenische Konstitution	Athletische Konstitution	Plethorische Konstitution
Beneke (1878)	Scrophulös-phthistisch	Rachitisch	Carcinomatös
Huter (1907)	Empfindungsnaturell	Bewegungsnaturell	Ernährungsnaturell
Stiller (1907)	Asthenisch-atonisch	–	Apoplektisch-arthritisch-hypertonisch
Stern (1912)	Hochwuchs	–	Breitwuchs
Tandler (1913)	Hypotonisch	Normaltonisch	Hypertonisch
Brugsch (1918)	Engbrüstig	Normalbrüstig	Weitbrüstig
Bauer (1919)	Asthenischer Habitus	–	Arthritischer Habitus
Borchardt (1921)	Status asthenicus	–	Status irritabilis
Kretschmer (1921)	Leptosom	Athletiker	Pykniker
Aschner (1924)	Schmale Individuen	Mittlere Individuen	Breite Individuen
Mathes (1924)	Zukunftsform	–	Jugendform
Pfuhl (1924)	Longitypus	–	Brachytypus
Jaensch (1926)	T-Typ (basedowoid)	–	B-Typ (tetanoid)
Friedenthal (1925)	Hirtentypus	Jägertypus	Bauerntypus
Weidenreich (1927)	Leptosom	–	Eurysom
Rautmann (1928)	Hyposthenisch-leptosom	Mesosthenisch-mesosom	Hypersthenisch-pyknosom
Buinewitsch (1940)	Hypoplastisch	–	Hyperplastisch
Conrad (1941)	Leptomorph	Metromorph	Pyknomorph
Huttig (1942)	Neurogene Konst.	–	Lymphogene Konst.
Curry (1946)	K-Typ (Kaltfront)	–	W-Typ (Warmfront)
Schlegel (1957)	Andromorphaler Typ	–	Gynakomorpher Typ
Katsch (1959)	Ektodermal-vertebral	–	Entodermal-nutritiv
Klaus/Noack (1961)	Pyknosom	Athletosom	Leptosom
Lampert (1962)	Mikrokinetischer A-Typ	–	Makrokinetischer B-Typ
Knußmann (1965)	Leptomorph	Metromorph	Pyknomorph
Russen			
Virenius (1904)	Type épithelial	–	Type conjonctive
Bunak (1923)	Stenoplastischer Typ	Mesoplastischer Typ	Euryplastischer Typ
Galant (1927)	Stenosome Gruppe	Mesosome Gruppe	Megalosome Gruppe

Carus betont seinen empirischen Standpunkt und bezieht sich ausdrücklich auf Goethes Idee, dass sich der menschliche Charakter nur über seine Taten und Handlungen erschließen lasse. Ausgehend von den Naturwissenschaften wie der Morphologie und Physiologie stelle der *»organische Bau des Menschen« (dto., S. 6)* etwas *»in seiner ganzen Tiefe Unfassbares« (dto., S. 8)* dar, sodass sich die Symbolik der menschlichen Gestalt nur durch eine Verbindung von Wissenschaft und »Kunst« erschließen lasse *(dto., S. 7)*.

»Gestützt auf ein […] vierzigjähriges Studium« (dto., IX) unterschiedlichster Wissenschaften wie Anatomie, Physiologie, Anthropologie, Heilwissenschaft etc. besteht sein Ziel darin, *»also die Besonderheit der Constitution, des Temperaments und der geistigen Anlagen, wie sie in irgend einem Individuum verbunden erscheinen, aus der körperlichen Bildung desselben mit möglichster Bestimmtheit zu erörtern und darzulegen« (Hervorhebung in Kursivschrift durch Carus, dto., S. 11)*.

Im Unterschied zu Vorläufertheorien legt Carus seiner Klassifikation die Analyse des ganzen menschlichen Körpers zugrunde, wobei er seine naturwissenschaftlichen Erkenntnisse wie die der *»Cranioscopie« (Schädellehre; Carus 1841)* integriert.

Konstitution, Temperament sowie geistige Anlagen versteht er als miteinander verbundene, aufeinander aufbauende Schichten der menschlichen Existenz. Er räumt definitorische Probleme für diese Begriffe durchaus ein *(»Während man sonst mit weitschichtigen Definitionen sich plagte«; Carus 1853/1858, S. 11)*, betont aber, dass eine eindeutige Klärung möglich sei. Für ihn stellen sich *»Constitutionen«* als *»Besonderheiten der menschlichen Individualität, je nach den verschiedenen Verhältnissen ihres inneren organischen Lebens« (dto., S. 28)* dar. Sie bilden die physische, organische Grundlage menschlicher Existenz und repräsentieren im *»Leiblichen auf besondere Weise die Idee als Unbewusstes« (dto., S. 11)*. Die »geistigen Anlagen« repräsentieren demgegenüber das Bewusstsein des Menschen.

Temperamente stellen für Carus das Bindeglied zwischen der Konstitution einerseits und den »geistigen Anlagen« andererseits dar. Sie sind zu begreifen als das besondere Verhältnis der *»einzelnen niedern organischen Lebensformen, zu dem der höhern des Seelenlebens« (dto., S. 32)*, wobei im Unterschied zur Konstitution das Temperament das »psychische« Element enthält *(dto., S. 32)*.

Hinsichtlich der Klassifikation der Konstitutionen orientiert sich Carus am Organaufbau und unterscheidet dementsprechend fünf Hauptgruppen und 16 Konstitutionen (cerebral, sensuell, athletisch, phlegmatisch, apathisch, asthenisch, böotisch, plethorisch, pneumatisch, cholerisch, chlorotisch, atrophisch, pthisisch, lasziv, steril) *(dto., S. 29–31)*.

Hinsichtlich der Aufteilung der Temperamente bezieht sich Carus auf die tradierte Temperamentsaufteilung, entwickelt diese aber weiter: Er differenziert Temperamente des Wollens, des Gefühls sowie des Erkennens. In Verbindung mit den antiken Temperamenten gelangt Carus schließlich zu sechs Temperamenten: Das cholerische oder energische, phlegmatische (Temperamente des Wollens), das sanguinische und melancholische (Temperamente des Gefühls) sowie das psychische und elementare Temperament (Temperamente des Erkennens) *(dto., S. 33)*.

Hinsichtlich der »geistigen Anlagen« unterschiedet er einerseits Verschiedenheiten nach dem Grade der »Energie der Seele«, sog. Geistesstufen wie den Genius, das Talent, die »elementare Menschheit« sowie den Idioten *(dto., S. 42)*. Des Weiteren differenziert er Verschiedenheiten nach den einzelnen Anlagen zu Erkenntnis, Gefühle und Wille. Auf diese Weise ergeben sich 32 Gruppierungen.

Carus breitet seine typologische Konzeption detailliert aus und befasst sich hierbei nicht nur u. a. mit der »Symbolik« von Kopf, Antlitz und Gliedmaßen, sondern auch mit der »Symbolik« der menschlichen Gestalt im Allgemeinen *(dto., S. 360 ff.)*, in die er seine philosophischen bzw. weltanschaulichen Positionen mit einfließen lässt.

Carus Werk stellt einen für seine Zeit progressiven Entwurf einer Konstitutionslehre mit ihrer Bedeutung für das Temperament dar, die die Erkenntnisfortschritte der Naturwissenschaften mit einem psychologisch-philosophischen Entwurf zu einem ganzheitlichen Verständnis des Menschen verbindet. Im Unterschied zu früheren Theorien ist die von Carus sehr viel deutlicher von einem naturwissenschaftlich-empirischen Duktus geprägt.

5.2 Die Theorie von Kretschmer

5.2.1 Theoretische Grundlagen und empirische Forschung

Bei der Thematik des Zusammenhangs von Körperbau und Temperament sowie psychischen Störungen wird immer wieder »Körperbau und Charakter. Untersuchungen zum Konstitutionsproblem und zur Lehre von den Temperamenten« *(Kretschmer 1921)* des Psychiaters Ernst Kretschmer (1888–1964) zitiert *(Akiskal 1994; Asendorpf 2007; Eysenck 1947 a; 1950; 1953/1970; Strelau 1998, Amelang et al. 2006)*.

Die englische Ausgabe erschien 1925, sodass sein Werk bereits früh im englischsprachigen Raum rezipiert werden konnte *(Sheldon u. Stevens 1942)*. Auch über fünf Jahrzehnte nach seiner Erstpublikation erschien »Körperbau und Charakter« immer wieder in erneuten und inhaltlich erweiterten Auflagen in deutscher Sprache *(Kretschmer u. Kretschmer 1977)*.

Die Resonanz auf Kretschmers Werk erklärt sich dadurch, dass dieser ebenso wie der US-amerikanische Mediziner und Psychologen Sheldon *(Sheldon u. Stevens 1942; Sheldon et al. 1940)* (▶ Abschn. 5.5) zu den ersten Forschern gehörte, die einen systematischen empirischen Zugang zu dieser Thematik suchten.

Eine umfassende Rezeption von Kretschmers Werk im zeitgenössischen Theoriekontext nahm *Matz (2000)* vor. So stellte der niederländische Psychiater Rümke fest, dass dieses Buch Kretschmer *»mit einem Schlage weltberühmt«* gemacht habe *(Rümke 1965, S. 56)*. Selbst der renommierte Kunsthistoriker Gombrich hob hervor, dass Kretschmers Buch *»the talk of the day«* gewesen sei *(Gombrich 1966, S. 82)*.

Hinsichtlich seiner Biografie und seines Gesamtwerks geben sowohl Kretschmers Autobiografie »Gestalten und Gedanken« *(Kretschmer 1963)* wie auch *Matz (2000, S. 3–17)* und *Priwitzer (2004)* Auskunft. Nach dem Studium der Theologie, Philosophie und Medizin war Kretschmer zunächst ab 1913 als Assistenzarzt an der Psychiatrischen Universitätsklinik Tübingen tätig, promovierte 1914 und habilitierte sich 1918 mit seiner Monografie »Der sensitive Beziehungswahn« *(Kretschmer 1917)*, die laut eigener Aussage sein eigentliches wissenschaftliches Hauptwerk darstellt *(von Zerssen 2010, persönliche Mitteilung)*.

In kurzem zeitlichem Abstand nach »Körperbau und Charakter« *(Kretschmer 1921)* erschienen seine »Medizinische Psychologie« *(dto. 1922)* sowie seine Monografie »Über Hysterie« *(dto. 1923)*. Von 1926 bis 1946 war er Direktor der Psychiatrischen Universitätsklinik in Marburg, 1929 wurde er für den Nobelpreis in Physiologie bzw. Medizin nominiert.

Neben »Körperbau und Temperament« kann Kretschmers Interesse für die ärztliche Psychotherapie als sein zweiter wissenschaftlicher Interessenschwerpunkt ausgemacht werden. Seinem Selbstverständnis nach vertrat er eine ganzheitliche medizinische Auffassung, so sollte der Arzt *»seine medizinisch-naturwissenschaftlichen Gedankenkreise organisch mit dem geisteswissenschaftlichen Horizont verbinde[n]« (Kretschmer 1922, S. 2)*.

Kretschmer fühlte sich dem phänomenologischen Ansatz (Dilthey, Heidegger) in der Psychiatrie durchaus nahe, wie er insbesondere durch die Heidelberger Schule (Jaspers) repräsentiert wurde. Das *»Wesen der Seele«* sollte sich für ihn durch das *»Unmittelbare Erleben«* erschließen *(Kretschmer 1922, S. 6)*. Seine eigene wissenschaftstheoretische Position bezeichnete er als *»spirituellen Monismus«*, der *»unter strenger Betonung einer letzten Einheit aller Dinge den empirisch unzweifelhaften Erkenntnisapparat des Seelischen vor dem Materiellen anerkennt« (Kretschmer 1922, S. 6)*. Kretschmer wurde Gründungsmitglied und Erster Vorsitzender der Allgemeinen Ärztlichen Gesellschaft für Psychotherapie (AÄGP), der ersten ärztlichen psychotherapeutischen Vereinigung in Deutschland. Aus politischen Gründen trat er Anfang 1933 von dieser Funktion zurück, setzte sich aber auch während der NS-Zeit weiterhin für die ärztliche Psychotherapie ein *(Lockot 1985)*.

Kretschmers Position zum NS-Regime war durch eine Ambivalenz gekennzeichnet *(Matz 2000, S. 6–9)*: Einerseits trat er bereits 1933 der SS bei und gehörte auch im November 1933 zu den Mitunterzeichnern des Bekenntnisses der deutschen Professoren zu Adolf Hitler und dem nationalsozialistischen Staat. Auf der anderen Seite verhielt er sich politisch distanziert. Mit dem zuständigen

Gauleiter gab es einen ständigen Streit, der Marburger Romanistikprofessor und Widerstandskämpfer W. Krauss wurde durch Kretschmers Gutachten einer vermeintlichen Geisteskrankheit vor der Hinrichtung gerettet *(Schneider 1977)*. Kretschmer war schließlich von 1946 bis zu seiner Emeritierung 1956 Direktor der Psychiatrischen Universitätsklinik in Tübingen.

Kretschmers Forschung zu Körperbau und Temperament ordnete sich nahtlos in die damaligen wissenschaftlichen und kulturellen Strömungen ein, die sich mit den biologischen Grundlagen der Psyche *(vgl. E. Rüdin; Weber 1993)*, sowie völkerkundlichen Themen befassten. Gemeinsam war diesen Richtungen die Suche nach »seelischen Tiefenstrukturen« und Trieben sowie nach einer »Ganzheitlichkeit« als Verbindung von Psyche und Soma *(Jaensch 1923; 1926; Lewin 1930/31)*.

Im Folgenden sollen Kretschmers Auffassungen zu Körperbau und Charakter auf der Grundlage der 1. Auflage seiner Monografie dargestellt werden. Im ersten Teil befasst er sich mit dem *»Körperbau« (Kretschmer 1921, S. 1–87)*, im zweiten mit den *»Temperamente[n]« (dto., S. 88–192)*.

Kretschmer erklärt zunächst sein Forschungsziel sowie die methodische Abfolge seiner Untersuchung: Seine Absicht bestand darin, zuerst nach den von Kraepelin benannten zwei Hauptgruppen psychiatrischer Erkrankungen, den manisch-depressiven (zirkulären) Psychosen sowie der Gruppe des schizophrenen Irreseins (Dementia praecox) die ihnen *»korrespondierenden Körperbautypen« (Kretschmer 1921, S. 2)* herausarbeiten, um anschließend deren Entsprechung mit den *»normal-psychologischen Temperamentstypen« (dto., S. 2)* nachzuweisen. Hierbei ging er von der Annahme aus, dass Letztere mit den psychiatrischen Temperamentstypen *»enge psychologische und vererbungsbiologische Zusammenhänge«* aufwiesen *(dto., S. 2)*.

Die Untersuchung des Körperbaus bezeichnet Kretschmer als den *»Hauptschlüssel zum Konstitutionsproblem« (dto., S. 2)*, das noch zu einem *»exakte[n] Teilstück der medizinischen Wissenschaft« (dto., S. 2)* werden soll.

Kretschmer legte seiner Untersuchung ein eigenes »Konstitutionsschema« zugrunde, anhand dessen er eine Zuordnung der von ihm untersuchten Patienten sowohl hinsichtlich des Körperbaus wie auch des Temperaments vornahm.

Zu diesem Konstitutionsschema gehörten die Hauptdimensionen Gesicht und Schädel, Körperbau, Körperoberfläche, Drüsen und Eingeweide, Körpermaße, der allgemeine Körperstatus, der Persönlichkeitstypus sowie die Heredität *(dto., S. 2–5)*. Die Einzelmerkmale dieser Hauptdimensionen wurden anhand ihrer jeweiligen dreidimensionalen Ausprägung (Beispiel Muskulatur: dünn, mittel, dick) durch Kretschmer eingeschätzt.

Die Beurteilung der »Persönlichkeit« erfolgte wie zuvor durch Kretschmer persönlich auf der Grundlage unterschiedlicher Informationsquellen, die eine *»gute Anamnese« (Kretschmer 1921, S. 8–9)*, *»schriftliche Selbstschilderungen intelligenter Patienten und amtliche Auskünfte« (Kretschmer 1921, S. 88)* sowie *»mündliche direkte Ausfragung der Angehörigen und sodann der Patienten« (dto., S. 88)* umfassten. Statt eines *»Schemas von Charaktereigenschaften« (Kretschmer 1921, S. 88)* bevorzugte er eine rein intuitive Untersuchungsmethode. *»Ich habe deshalb besonderen Wert darauf gelegt, daß möglichst viel in dieser konkreten Weise gefragt und die direkte Frage nach Charaktereigenschaften (diese stets zur Vermeidung grober Suggestionen als entweder oder formuliert) nur zur Ausfüllung, Zeitersparung und als eingestreute Kontrollfrage zu den konkreten Schilderungen verwendet wird« (Kretschmer 1921, S. 88)*.

Die von Kretschmer untersuchte Patientenstichprobe umfasste *»rund 260 Patienten«*, hiervon 175 Patienten mit Schizophrenie, 85 Patienten mit der Diagnose des *»manisch-depressiven Irreseins«*, sog. *»Zirkuläre«*.

Er untersuchte hierbei *»von allen Typen in sorgfältiger Mischung frische und alte Fälle, Leute jeden Lebensalters und jeder Beschäftigung einzubeziehen« (Kretschmer 1921, S. 9)*, so bezog er *»meist frische(n) Fälle(n) in der Tübinger Klinik« (dto., S. 9)* sowie *»reichhaltiges Anstaltsmaterial von Winnetal« (eine nicht-universitäre Klinik) (Kretschmer 1921, S. 9)*. Somit schloss diese Patientenstichprobe auch eine Subgruppe chronisch-stationärer Patienten ein, wie sie seinerzeit typischerweise in Landeskrankenhäusern und »Nervenheilanstalten« behandelt wurden. Seine Diagnosegruppen waren klinisch heterogen: Laut eigenen Angaben *(Kretschmer 1921, S. 9)* befanden sich unter den schizophrenen Patienten auch solche mit *»Paraphrenien, schizoide Neurastheniker, Psychopathen und Dégénérés«*, unter den zirkulären (manisch-depressiven) Patienten solche mit Involutionsmelancholie, senilen und arteriosklerotischen Depressionen mit *»nicht geisteskranken hypomanischen und habituell depressiven Temperamenten«*.

Auf der Grundlage dieser Untersuchung leitete Kretschmer schließlich *»drei immer wiederkehrende Haupttypen des Körperbaus« (dto., S. 12)* ab, den asthenischen, athletischen sowie den pyknischen Körperbautyp, ergänzt um die Gruppe sog. *«dysplastischer Spezialtypen«*.

Seine drei Körperbauhaupttypen definierte er anhand der Durchschnittswerte der Hauptkörpermaße (Körpergröße, Gewicht, Schulterbreite, Brustumfang, Bauchumfang, Hüftumfang, Vorderarmumfang, Handumfang, Wadenumfang, Beinlänge).

Danach zeichnete sich der asthenische Typus insbesondere aus durch schmale Schultern, magere, muskeldünne Arme, knochenschlanke Hände, einen langen, schmalen, flachen Brustkorb, ein Zurückbleiben des Körpergewichts gegenüber der Körperlänge sowie des Brustumfangs gegenüber dem Hüftumfang *(dto., S. 13–14)*.

Der athletische Typus war demgegenüber charakterisiert durch breite, ausladende Schultern, einen stattlichen Brustkorb, straffen Bauch, einer nach unten hin verjüngenden Rumpfform sowie durch einen derben, rohen Kopf und ein plastisches Muskelrelief *(dto., S. 17)*.

Schließlich war der pyknische Typus gekennzeichnet durch eine starke Umfangsentwicklung von Kopf, Brust, Bauch, die Neigung zum Fettansatz am Stamm bei eher graziler Ausbildung des Bewegungsapparates, einer gedrungenen Figur mit einem weichen, breiten Gesicht, einem kurzen massiven Hals, einem Fettbauch und einen tiefen gewölbten Brustkorb *(dto., S. 21ff.)*.

Die untersuchten 260 Patienten verteilten sich auf folgende Körperbautypen (■ Tab. 5.2).

■ Tab. 5.2 Verteilung der Körperbautypen auf die beiden Gruppen psychiatrischer Erkrankungen. (Nach Kretschmer 1921, S. 27; fettgedruckte Zahlen sind Hervorhebungen durch Kretschmer)

Körperbautyp	Zirkuläre	Schizophrene
Asthenisch	4	**81**
Athletisch	3	**31**
Asthenisch-athletisch gemischt	2	11
Pyknisch	**58**	2
Pyknische Mischformen	**14**	3
Dysplastisch	–	**34**
Verwaschene und nicht rubrizierbare Bilder	**4**	**13**
Insgesamt	85	175

Für Kretschmer war das Ergebnis seiner Untersuchung *»überraschend und von großer biologischer Wichtigkeit« (dto., S. 27)*: Für ihn zeige sich eine *»deutliche biologische Affinität« (dto., S. 28)* der manisch-depressiven Krankheitsgruppe mit dem pyknischen Körperbautyp sowie der schizophrenen Patientengruppe mit den Körperbautypen der Astheniker, Athletiker und Dysplastiker. Andererseits bestand nur eine geringe biologische Affinität zwischen schizophrenen Patienten mit dem pyknischen Körperbautyp sowie »zirkulären« Patienten mit einem asthenisch-athletisch-dysplastischen Körperbau *(dto., S. 2)*.

Einen Großteil seines Kapitels zum »Körperbau« *(dto., S. 28–87)* verwendet Kretschmer auf die ausführliche Darstellung weiterer Körpermerkmale der von ihm beschriebenen Typen, wie des Gesichts- und Schädelbaus, der Körperoberfläche, der Drüsen und Eingeweide sowie des Sexualtriebs und des »Konstitutionsaufbaus«. Hierzu fehlen gruppenstatistische Angaben, stattdessen führt Kretschmer zahlreiche Falldarstellungen an.

Abschließend beschreibt er die Gruppe der »Dysplastischen Spezialtypen« und differenziert hier die Untergruppen »des eunuchoiden Hochwuchses«, des »eunuchoiden und polyglandulären Fettwuchses« sowie der »Infantilen und Hypoplastischen«.

Mit seiner Untersuchungsmethodik führten Kretschmer und seine Mitarbeiter kontinuierlich weitere Studien an psychiatrischen Patienten durch. So stellte Kretschmers Schüler *von Rohden (1927)* die Untersuchungsergebnisse von 23 Auto-

Tab. 5.3 Prozentuale Verteilung der Körperbautypen auf die Gruppen schizophrener, manisch-depressiver und epileptischer Patienten. (Nach *Westphal 1931, S. 97*)

Körperbautyp (N = 8099)	Schizophrene (N = 5233)	Manisch-Depressive (N = 1361)	Epileptiker (N = 1505)
Pyknisch	13.7 %	64.6 %	5.5 %
Athletisch	16.0 %	6.7 %	28.9 %
Leptosom	50.3 %	19.2 %	25.1 %
Dysplastisch	10.5 %	1.1 %	29.5 %
Mischformen	8.6 %	8.4 %	11.0 %

ren an zusammen 3662 Schizophrenen, 981 »manisch-depressiven« Patienten vor. Danach wiesen in der Gruppe der »manisch-depressiven« Patienten 66,7 % einen primär pyknischen Körperbau auf (bei den Schizophrenen 12,8 %), 23,6 % einen leptosomen bzw. athletischen Körperbau (bei den Schizophrenen 66 %).

Im Weiteren wurden auch Patienten mit Epilepsie untersucht. So publizierte Kretschmers Mitarbeiter *Westphal (1931)* die vergleichenden Ergebnisse der Untersuchung von 1505 Epileptikern (Tab. 5.3).

Diese Ergebnisse schienen Kretschmers Haupthypothese zu bestätigen, für die Gruppe der Epileptiker konnte allerdings keine eindeutige Zuordnung zu einem Körperbautyp gezeigt werden.

Aufgrund dieser Daten war Kretschmer der Auffassung, dass lediglich 10 % der psychisch Erkrankten sowie 20–30 % der Allgemeinbevölkerung uncharakteristische Körperbautypen aufwiesen.

Im zweiten Teil seiner Monografie befasste sich Kretschmer mit den »Temperamenten«. Was er unter »*Temperamenten*« genau versteht, lässt er allerdings bis zum Ende des Kapitels (»Theorie der Temperamente«) offen. Bis dahin fällt auf, dass Kretschmer den Begriff Temperament nicht verwendet, so in seinem Konstitutionsschema (*»Persönlichkeitstypus«; Kretschmer 1921, S. 5*), zu Beginn des zweiten Kapitels (*»Persönlichkeitstypen«*) wie auch im Haupttitel seiner Monografie (*»Charakter«*).

Kretschmer vermeidet eine präzise Definition des Temperamentsbegriffs, für ihn sollen die Begriffe Konstitution, Charakter und Temperament *»ungefähr folgenden Sinn bekommen« (dto., S. 184)*.

Zum Temperament: »*Der Ausdruck Temperament endlich ist für uns zunächst noch kein geschlossener Begriff, sondern ein heuristisches Kennwort« (dto., S. 185)*. Seiner Auffassung nach ist das Temperament jedoch der zukünftige »*Richtungspunkt für eine wichtige Hauptdifferenzierung der biologischen Psychologie« (dto., S. 185)*. Das Temperament sei letztlich als ein »*Zusammenwirken zweier ineinander greifende[r] Hauptwirkungskreise« (dto., S. 185)* zu verstehen: Hierzu gehörten die »*seelischen Apparate« (dto., S. 185)* wie die eigentlichen Temperamente, deren körperliche Grundlage er im Gehirndrüsenapparat vermutet. Temperamente greifen seiner Auffassung nach »*Gefühlstöne gebend, hemmend und antreibend« (dto., S. 185)* in das Triebwerk der »*seelischen Apparate« (dto., S. 185)* ein. Sie nähmen Einfluss auf vier »*seelische Qualitäten« (dto., S. 185)*: Psychästhesie, die Stimmungsfarbe, das psychische Tempo sowie die Psychomotilität.

Unter Charakter versteht er demgegenüber »*die Gesamtheit aller affektiv willensmäßigen Reaktionsmöglichkeiten eines Menschen, wie sie im Lauf seiner Lebensentwicklung entstanden sind, also aus Erbanlage und sämtlichen exogenen Faktoren« (dto., S. 184)*. Charakter habe zum einen sehr viel mit dem Begriff Konstitution gemeinsam, er beinhaltet aber »*besonders die Erziehungs- und Milieuresultate als wichtigen Bestandteil in sich« (dto., 185)*.

Konstitution ist für ihn »*die Gesamtheit aller der individuellen Eigenschaften, die auf Vererbung beruhen, d. h. genotypisch verankert sind« (dto., S. 184)*. Der Konstitutionsbegriff ist für ihn ausgesprochen »*psychophysisch, gesamtbiologisch, auf das Ineinander von Körperlichem und Psychischen«* bezogen *(dto., S. 184)*.

◘ Tab. 5.4 Zuordnung von Körperbautyp, psychischer Erkrankung und Temperament nach *Kretschmer (1921; 1955)*

	Körperbautyp			
	Leptosom/ asthenisch	**Pyknisch**	**Athletisch**	**Dysplastisch**
Psychische Erkrankung	Schizophrenie	»Manisch-depressive« Erkrankung	Schizophrene	Schizophrene
Temperament	Schizoid	Zykloid	Viskös	–

Aufbauend auf seiner Körperbautypologie mit der Unterscheidung zwischen leptosom/asthenisch und pyknisch sowie dem von ihm behaupteten Zusammenhang mit schizophrenen und »manisch-depressiven« Erkrankungen ordnet Kretschmer diesen zwei Temperamente zu. In späteren Auflagen ergänzt er diese Dichotomie um einen speziellen Temperamentstyp bei den Athletikern (◘ Tab. 5.4).

Für diese zwei Temperamente führt er entsprechend der zugehörigen Krankheitsgruppe die Begriffe »zykloid« bzw. »schizoid« ein: *»Wir bezeichnen als schizoid und zykloid die zwischen krank und gesund fluktuierenden abnormen Persönlichkeiten, die die psychologischen Grundsymptome der schizophrenen und der zirkulären Psychosen in dem leichteren Grade einer Persönlichkeitsspielart widerspiegeln« (Kretschmer 1921, S. 96).* Untermauert durch Kasuistiken beschreibt Kretschmer ausführlich die zykloiden und schizoiden Temperamente und ihre Unterformen *(dto., S. 96–157).*

Die zykloiden Temperamente sind nach Kretschmer durch eine *»diathetische Proportion« (dto., S. 97)* der Stimmung charakterisiert, d. h. es lassen sich sowohl manisch-heitere wie depressiv-schwerblütige Merkmale in einer jeweils typischen individuellen Ausprägung nachweisen. Patienten dieses Typs sind typischerweise *»gesellig, gutherzig, freundlich, gemütlich, heiter, humoristisch, lebhaft, hitzig, still, ruhig, schwernehmend und weich« (dto., S. 97).* Im Folgenden beschreibt Kretschmer als Sonderformen u. a. einen *»flott-hypomanischen Typus«*, den *»still-vergnügten Typus«* sowie den *»schwerblütigen Typus« (dto., S. 106–111).*

Im Unterschied hierzu charakterisiert er die schizoiden Temperamente durch ihre *»psychästhetische Proportion« (dto., S. 114ff.).* Kretschmer benennt folgende Merkmale: *»ungesellig, still, zurückhaltend, ernsthaft (humorlos), Sonderling; schüchtern, scheu, feinfühlig, empfindlich, nervös, aufgeregt – Natur- und Bücherfreund; lenksam, gutmütig, brav, gleichmütig, stumpf, dumm« (dto., S. 115).*

Die schizoiden Temperamente liegen für Kretschmer *»zwischen den Polen reizbar und stumpf« (dto., S. 115)*, der »Schüssel« zum Verständnis dieser Temperamente liege darin, dass Patienten dieses Typs *»überempfindlich und kühl zugleich sind« (dto., S. 115).* Kretschmer beschreibt einige Sonderformen dieses Temperaments, so einen *»empfindsam-affektlahmen Typus«*, den *»feinsinnig-kühlen Aristokratentypus«*, den *»pathetischen Idealistentypus«*, den *»kalten Despotentypus«*, den *»jähzornig-stumpfen Typus«* sowie den *»zerfahrenen Bummler« (dto., S. 134–151).*

Erst in späteren Auflagen *(Kretschmer 1955)* gibt Kretschmer die Polarität seiner Temperamentstheorie auf und fügt ergänzend das *»visköse«* Temperament des Athletikers hinzu. Charakteristisch sei hier eine sog. Tenazität, dies bedeutet eine Schwerfälligkeit, Umständlichkeit bis hin zur Pedanterie mit einer geringen Reagibilität auf leichte sowie ausgeprägter Ansprechbarkeit auf starke Reize. Im positiven Sinne sind Unerschütterlichkeit, Zuverlässigkeit, Gleichmäßigkeit, Verhaltenstreue bestimmende Merkmale. Das leichte, spielerische ist dieser Temperamentsform fremd, im Sinne der tradierten Temperamentenlehre imponiert das Phlegma.

Kretschmers überträgt seine auf psychiatrische Erkrankungen bezogene Temperamentsauffassung auf psychisch gesunde Personen *(»Durchschnittsmenschen«; Kretschmer 1921, S. 152).* Dieses Vorgehen begründet er damit, dass *»die endogenen Psychosen nichts anderes als pointierte Zuspitzungen normaler Temperamentstypen« (dto., S. 91)* sind:

■ **Tab. 5.5** Die Zuordnung von seelischen Qualitäten und zwei Temperamentstypen. (Nach *Kretschmer 1921, S. 189*)

Seelische Qualitäten	Zyklothymiker	Schizothymiker
Psychästhesie und Stimmung	Diästhetische Proportion: zwischen gehoben (heiter) und depressiv (traurig)	Psychästhetische Proportion zwischen hyperästhetisch (empfindlich) und anästhetisch (kühl)
Psychisches Tempo	Schwingende Temperamentskurve: zwischen beweglich und behäbig	Springende Temperamentskurve: zwischen sprunghaft und zäh, alternative Denk- und Fühlweise
Psychomotilität	Reizadäquat, rund, natürlich, weich	Öfters reizinadäquat: verhalten, lahm, gesperrt, steif usw.
Affiner Körperbautypus	Pyknisch	Asthenisch, athletisch, dysplastisch und ihre Mischungen

»*Wir machen mit diesem Hinüberschreiten ins Normalpsychologische keinen Sprung [...]. Wir erkennen darin als wohlvertraute normale Prägung dieselben Züge wieder, die wir dort in Verzerrung kennen gelernt hatten«(dto., S. 152).* Kretschmer nimmt somit ein Kontinuum von Temperamentseigenschaften an, das von gesunden Temperamenten über die Gruppe der *»abnormen Persönlichkeiten« (dto., S. 96)* bis hin zu psychischen Erkrankungen reicht (Kontinuitätshypothese). Die einzelnen Temperamente unterscheiden sich hierbei lediglich durch ihre Merkmalsausprägung.

Im Unterschied zu den krankheitsbezogenen Temperamenten *»schizoid«* und *»zykloid«* bezeichnet Kretschmer die Temperamente psychisch gesunder Personen als *»zyklothym«* und *»schizothym« (dto., S. 152 ff.).* Die Beschreibung dieser Temperamente basiert auf einer persönlichen Untersuchung von »etwa« 150 Personen aus einigen Hundert gesunden Menschen, die ihm *»durch persönlichen Umgang in ihrem körperlichen und psychischen Habitus genau bekannt [waren und die] in ihrem Körperbau prägnante und eindeutige Zeichen eines asthenischen, athletischen oder pyknischen Typus [aufwiesen]« (dto., S. 153).*

Kretschmer unterscheidet allgemein in der Gruppe der zyklothymen Temperamente *»geschwätzige Heitere«, »ruhige Humoristen«, »stille Gemütsmenschen«, »bequeme Genießer«, »tatkräftige Praktiker« (dto., S. 153–156).* Demgegenüber lassen sich in der Gruppe der schizothymen Temperamente *»vornehm Feinsinnige«, »weltfremde Idealisten«, »kühle Herrennaturen«* und *»Egoisten«* sowie *»Trockene und Lahme«* differenzieren *(dto., S. 156–158).*

Kretschmer fasst am Ende seiner Monografie die wesentlichen Merkmale des zyklothymen und schizothymen Temperaments tabellarisch zusammen (■ Tab. 5.5).

In besonders prägnanter Form lassen sich nach Kretschmers Auffassung diese beiden Temperamente bei *»Genialen Menschen« (dto., S. 158ff.)* nachweisen. In »Geniale Menschen« *(Kretschmer 1929)* führt er seine Grundgedanken hierzu weiter aus.

Kretschmer differenziert die Gruppe der »Künstler, der Gelehrten und Forscher« sowie der »Führer und Helden«. Zu den zyklothymen Künstlern zählt er u. a. Keller, Reuter und Busch, zu den schizothymen Schiller, Körner, Uhland, Tasso, Hölderlin und Novalis. Goethe und von Humboldt entsprechen für ihn dem Typ des zyklothymen, Kant und Locke dem des schizothymen Forschers. In der Gruppe der »Führer und Helden« führt er Mirabeau, Blücher und Luther als Beispiele eines zyklothymen Temperaments auf, Wallenstein, Savonarola, Calvin, Robespierre, Metternich sowie Friedrich II. von Preußen für ein schizothymes Temperament.

In den weiteren Auflagen nahm Kretschmer zwar einige inhaltliche Korrekturen vor, seine Methodik sowie die wesentlichen Aussagen der Erstausgabe wurden jedoch nicht verändert. In der 19. Auflage (1948) fügte er ein eigenes Kapitel

Tab. 5.6 Nachweis der Differenzierung der Temperamentstypen Kretschmers auf experimentalpsychologischer Grundlage. (Nach *Rohracher 1965, S. 70;* mit freundlicher Genehmigung des Autors)

Psychologische Merkmale	Zyklothym	Schizothym
Persönliches Tempo	Langsam	Rasch
Arbeitsweise	Ungleichmäßig	Gleichmäßig
Ermüdung	Allmählich auftretend	Plötzlich auftretend
Form – Farbe	Farbbeachter	Formbeachter
Auffassungsumfang	Groß	Klein
Aufmerksamkeitsleistung	Quantitativ gut, qualitativ schlecht, synthetisch; mehr auf das Ganze verteilt	Quantitativ schlecht, qualitativ gut, analytisch; mehr auf das Einzelne konzentriert
Intrapsychische Spannung	Rasch wechselnd	Verharrend
Vorstellungsverlauf	Assoziativ	Perseverativ
Umstellbarkeit	Leicht umstellbar	Schwer umstellbar
Verhalten:		
a) zu Gegenständen	Rasche Objektion mit schwacher Nachwirkung	Langsame Objektion mit starker Nachwirkung
b) in neuen Situationen	Schwache Anfangserregung mit kurzer Nachwirkung	Starke Anfangserregung mit langer Nachwirkung, »nervös«
c) in Erregung	Explosiv	Beherrscht
d) zu Aufgaben	Mit den leichteren beginnend	Mit den schwereren beginnend

»Konstitution und Leistung« ein *(vgl. Thomas 1951).* In der 20. Auflage (1951) ändert er das Kapitel »Drüsen und Gewebe. Der Sexualtrieb« und versieht es mit einem neuen Titel »Vegetative und endokrine Funktionen. Stoffwechsel und körperliche Krankheitsneigungen« und nimmt gleichzeitig eine erhebliche Umfangserweiterung vor. Gleichzeitig erscheint ein neues Kapitel »Konstitutionelle Entwicklungsphysiologie«. Schließlich fügt er erstmals einen dritten Teil mit dem Titel »Theorie der Temperamente und Typen« mit 19 Seiten ein, der ein neues Unterkapitel zum »Konstitutionstypus als naturwissenschaftliches und erkenntnistheoretisches Problem« enthält.

Nach Erscheinen der Erstauflage wandte sich Kretschmer insbesondere der experimentalpsychologischen Forschung zu. Sein Ziel war es, seine Typologie in ihrer Bedeutung auf unterschiedlichen Anwendungsgebieten zu untersuchen, beispielsweise in Leistungssituationen sowie in der Physiologie. Diese Forschungsaufgaben wurden von einem eigens an der Tübinger Klinik eingerichteten »Forschungsstelle für Konstitutions- und Arbeitspsychologie« durchgeführt, die Kretschmer nach seiner Emeritierung (1959) bis zu seinem Tod als Leiter weiterführte.

Zu Kretschmers Theorie wurde über Jahrzehnte eine umfangreiche empirische Forschung von sowohl psychiatrischer wie psychologischer Seite durchgeführt, deren wichtigste Ergebnisse im Folgenden überblicksartig dargestellt werden sollen.

Die experimentalpsychologischen Forschungsarbeiten, die z. T. von Kretschmer und seinen Mitarbeitern selbst durchgeführt wurden, stellte *Rohracher (1965, S. 51–72)* in einer Übersicht dar (Tab. 5.6).

Danach bestätigte sich nach Rohrachers Einschätzung die Kretschmer'sche Differenzierung eines zyklothymen sowie schizothymen Temperaments.

Aus psychiatrischer Perspektive wies bereits *Mauz (1930)* darauf hin, dass Kretschmers Auffassung einer homogenen klinischen Gruppe von Schizophrenen nicht aufrechtzuerhalten war. So wiesen paraphrene, paranoide und periodische Verlaufsformen der Schizophrenie vorrangig einen pyknischen, die katatonen und hebephrenen Formen jedoch einen leptosom-asthenischen Körperbau auf.

In einer Studie an 429 psychisch »unauffälligen« Studenten konnten *Klineberg et al. (1934)* mit einem eigenen Körperbauindex sowie einem, allerdings methodisch fragwürdigen, Fragebogen keine Gruppenunterschiede in Bezug auf Körperbau und Temperamentsmerkmale nachweisen. Der US-amerikanische Psychologe *Burchard (1936)* verwandte in seiner Studie an psychiatrischen Patienten ein objektives Maß (Wertheimer-Hesketh-Index) der Körperbautypisierung, um subjektive Eindrucksurteile zu vermeiden. Die Hypothesen Kretschmers bestätigten sich im Grundsatz, allerdings nur dann, wenn das unterschiedliche Lebensalter der psychiatrischen Gruppen nicht berücksichtigt wurde. Bei Alterskorrektur waren die Gruppenunterschiede zwar noch in ihrer Richtung nachweisbar, allerdings deutlich geringer ausgeprägt.

Elsässer (1950) verglich in seiner Studie 1113 Patienten psychiatrischer Kliniken mit 400 »Durchschnittspersonen« hinsichtlich ihres Körperbaus. In allen Gruppen dominierten zahlenmäßig untypische Körperbautypen. Bei den Schizophrenen war der leptosome Typ nur unwesentlich häufiger als in der Durchschnittsbevölkerung. Es zeigte sich auch keine – wie von Kretschmer behauptet – besondere Häufung dysplastischer Körperbauformen. Im Vergleich zur Allgemeinbevölkerung wiesen schizophrene Patienten genauso häufig einen dysplastischen Typ auf, der leptosome Körperbau war nur gering häufiger vertreten. Ähnlich wie *Mautz (1930)* nahm Elsässer eine Differenzierung der schizophrenen Krankheitsgruppe in unterschiedliche Verlaufsformen vor. Danach war bei Hebephrenien und Katatonien der leptosome Typus führend, die paranoiden Verlaufsformen unterschieden sich jedoch hinsichtlich ihres Körperbaus nicht von Durchschnittspersonen. Schizophrene Patienten mit hebephrenen, katatonen und paranoiden Symptomen unterschieden sich in ihrem Körperbautyp ebenfalls nicht von Durchschnittspersonen.

Im Unterschied hierzu fand sich bei »manisch-depressiven« Patienten ein Überwiegen des pyknischen Körperbautyps, Dysplasien waren nicht nennenswert vertreten.

Anfang der 1950er-Jahre fand eine theoretische Kontroverse zwischen dem deutschen Psychologen Brengelmann und Schick, einem Mitarbeiter von Kretschmers Tübinger Arbeitsgruppe, über die wissenschaftliche Qualität von Kretschmers Theorie statt, die durch Brengelmanns empirische Forschung angeregt wurde *(Brengelmann 1952a; b; 1954; Schick 1952 a; b; 1954)*. In seiner Studie an psychisch gesunden Personen konnte Brengelmann unter Zugrundelegung der von ihm geforderten methodischen Standards einer empirischen Psychologie die Kretschmer'sche Typendifferenzierung von Zyklothymie und Schizothymie nicht bestätigen *(Brengelmann 1952 a)*. Brengelmann wirft Kretschmer vor, dass dieser in seiner Forschung die methodischen Standards eines psychologischen Experiments verfehlt habe. Er kritisiert die geringe Zahl von Versuchspersonen, die Subjektivität seiner Typendiagnose sowie die Nichtdurchführung statistischer Signifikanztests. In einer späteren methodenkritischen Publikation *(Brengelmann 1954)*, die er an Eysencks Londoner Institut of Psychiatry vorbereitete, konnte er die Insuffizienz der Forschung zu Körperbau und Charakter im Zeitraum 1924–1952 nachweisen. Am selben Institut widerlegte *Payne (1955)* in eigenen experimentellen Studien Kretschmers Konstrukt der »Spaltungsfähigkeit«, das Schizothymie und Schizophrenie verbinden sollte.

In dieser Kontroverse bezieht Schick eindeutig Position und stellt – ganz im Sinne von Kretschmers wissenschaftstheoretischer Position *(Kretschmer 1951, S. 339–349)* – generell infrage, ob »*quantitative Methoden der Differenziertheit psychischer Phänomene überhaupt adäquat*« sind *(Schick 1952 b, S. 133)*. Stattdessen betont er die Unverzichtbarkeit von »*unmittelbarer Beobachtung*« *(Schick 1954, S. 552)* für die Erforschung des »*Grundvorgangs seelischer Dynamik*«, die »*von jedem geschulten Beobachter gesehen und darum nie in Zweifel gezogen werden*« könne *(dto., S. 552)*. Den »*orthodoxen Methoden*« Eysencks wirft er vor, »*keine oder nur wenig brauchbare Resultate*« erbracht zu haben *(dto., S. 553)*.

5.2.2 Kritische Diskussion

Frühe Kritik

Zu den prominentesten zeitgenössischen Kritikern Kretschmers gehörte der Psychiater und Philosoph Karl Jaspers (1883–1969), der von 1920 bis 1937 an der Universität Heidelberg Philosophie lehrte und dessen Habilitationsschrift »Allgemeine Psychopathologie« *(Jaspers 1913)* bis heute als ein Standardwerk der Psychiatrie anzusehen ist. In der 3. Auflage seiner »Allgemeinen Psychopathologie« formulierte er seine Kritik an Kretschmer über mehrere Seiten als Fußnoten *(Jaspers 1923, S. 177–180)*. Kretschmer sei zwar *»ein interessantes und verdienstvolles Buch«* gelungen, mit seinen Aussagen treffe er eine *»Stimmung, als ob alles erschüttert sei, eine ganz neue Psychiatrie entstehe, ein tieferes Eindringen in die letzten dynamischen Faktoren gegeben sei« (Jaspers 1923, S. 177)*.

Jaspers kritisiert Kretschmers methodisches Vorgehen scharf: Kretschmer vollziehe *»die Einhüllung«* einer Intuition in ein *»pseudoexaktes naturwissenschaftliches Gewand« (Jaspers 1923, S. 178)*. Keineswegs synthetisiere er angemessen eine phänomenologische mit einer naturwissenschaftlichen Methodik, sondern betreibe eine *»Vermischung«*. In seinen *»Durchschnittsfeststellungen [werde die] anfangs klare Intuition einer einheitlichen Gestalt verwaschen [. Kretschmer] vergleicht nicht einmal die Zahlenwerte – wodurch allein sie Sinn hätten –, sondern setzt einfach die Tabellen hin, die dann weiter keine Rolle spielen« (Jaspers 1923, S. 178)*. Seine Stichprobenzusammensetzung sei unsauber *(Jaspers 1923, S. 177–180)*. Kretschmer habe sich nicht auf *»klarste Fälle beschränkt«*, sondern *»die höchst problematischen schizoiden Neurastheniker, Psychopathen und Dégénérés«* einbezogen und wirft ihm vor, nicht *»einzelne, von jeder Mann in gleicher Weise zählbare einfache Merkmale, greifbare Tatsachen«* zum Ausgangspunkt seiner Untersuchung zu nehmen, sondern sich in *»Wortgebilde zu verirren«* und stellt fest: *»Wenn man zählen will, muß man nicht nur sicher greifbare Merkmale haben, die wirklich zählbar sind, sei es, daß sie klar begrenzt sind oder daß sie messbar abgestuft sind, so daß jedenfalls ein bestimmter Zahlenwert da ist, sondern man muß auch mit Kontrollen verfahren« (Jaspers 1923, S. 177–180)*.

Der Hauptvorwurf von Jaspers besteht darin, dass sich Kretschmers Typologie sowohl hinsichtlich ihrer theoretischen Konzeption wie auch ihrer Methodik grundsätzlich jeder wissenschaftlichen Überprüfung entziehe und somit letztlich unwissenschaftlich ist. *»Damit ist es unmöglich geworden, daß irgendein Fall vorkäme, der nicht zu interpretieren wäre. Kein Fall kann die Lehre widerlegen. Wenn es so liegt, kann diese Lehre durch die Wirklichkeit auch nicht bewiesen werden« (Jaspers 1923, S. 180)*.

In der 5. Auflage seiner »Psychopathologie« *(Jaspers 1948)* wiederholt Jaspers zwar seine Kritik, fügt aber hinzu, dass er die Wirkung von Kretschmer sowie die theoretische Bedeutung seines Ansatzes unterschätzt habe, sodass er jetzt »aus meiner unklaren und unzureichenden zu einer klaren Bejahung gekommen« sei *(dto., 543)*.

Kurt Schneider (1887–1967), von 1946 bis 1955 Direktor der Psychiatrischen Universitätsklinik in Heidelberg, formulierte in einem Zeitschriftenbeitrag von 1922 eine ähnlich deutliche Kritik an Kretschmer. Kretschmer bediene sich *»gefährlicher Hilfstheorien« (Schneider 1922, S. 375)*. Er führe zu Unrecht *»den Beweis durch Verwandte bei ungeklärter Wesensgleichheit der Erscheinung« (Schneider 1922, S. 375)* und gehöre *»durchaus zu den Schilderern, die künstlerischer schauen und plastisch hinstellen und nicht zu den Analytikern« (Schneider 1922, S. 375)*. Er kommt zu dem Schluss, dass seine Aussagen *»der wissenschaftlichen psychologischen Strenge [entbehren]« (Schneider 1922, S. 370)*.

Für Franz Sioli (1882–1942), Lehrstuhlinhaber für Psychiatrie an der Universität Düsseldorf, sowie den Psychiater Adolf Meyer sind Kretschmers Thesen eingebettet in eine geistige Zeitströmung, in der Logik und Sachlichkeit durch fragwürdige Deutungen in Phänomenologie, Psychoanalyse oder Geschichtsmythologie abgelöst werden *(Sioli u. Meyer 1923)*.

Auch der Psychiater Gottfried Ewald (▶ Abschn. 6.3) setzt sich mit Kretschmers Werk kritisch auseinander (▶ Abschn. 6.3). Hauptkritikpunkte sind für ihn Kretschmers Gleichsetzung von Temperament und Charakter sowie seine Inklusion des Triebbegriffs in die Temperamentsauffassung.

Wolfgang Köhler (1887–1967), von 1922 bis 1935 Direktor des Psychologischen Instituts der

Friedrich-Wilhelms-Universität Berlin, hebt zwar hervor, dass die phänomenologische Beschreibung Kretschmers *»mehrfach vortrefflich«* ausfalle, sein Werk jedoch den Anforderungen an eine wissenschaftliche Psychologie nicht genüge, da ihr die nötige *»Klarheit und Folgerichtigkeit«* fehle *(Köhler 1922)*. Köhler wirft ihm einen vollständig verfehlten methodischen Ansatz vor, da Kretschmer seine Studienergebnisse mit psychiatrischen Patienten auf die psychisch gesunde Allgemeinbevölkerung übertrage. *»Die vermeindlich neue Art zu denken sei nirgends so peinlich als ausgedacht, als Wesentliches belanglos und dabei anspruchsvoll wirkt wie in der Psychiatrie« (Köhler 1922, S. 158)*.

Selbst der Anthropologe und Eugeniker Walter Scheidt (1895–1976), ein Befürworter der Rassenbiologie des Nationalsozialismus, kritisiert die Körperbautypologie Kretschmers *(Scheidt 1921)*. Er hält es für unangemessen, Körpervermessungen lediglich mit mathematischen Methoden vorzunehmen, bevor nicht zuerst eine anthropologische Definition der relevanten Merkmale vorgenommen worden sei, die Kretschmer jedoch versäumt habe.

Homburger (1926) wies schließlich darauf hin, dass den Geschlechterunterschieden eine wichtige Rolle für die Differenzierung von Temperamentsdimensionen zukommt, eine Dimension, die Kretschmer unberücksichtigt lasse.

Kretschmer ging in unterschiedlicher Weise auf diese Kritik ein. Dem von *Scheidt (1921)* formulierten Vorwurf einer unzureichenden Definition seiner Theorie entgegnete er, dass er keineswegs die Absicht verfolgt hätte, einer naturwissenschaftlich-mathematischen Methodik zu folgen, zumal nur wenige Mediziner in der Lage seien, diesen Anforderungen gerecht zu werden. In seiner Studie habe er lediglich die ärztliche Untersuchungskunst (*»möglichst anschauliches und genaues Sehen und Tasten«*) in den Mittelpunkt rücken wollen, mathematische Werte könnten demgegenüber somit lediglich *»Annäherungswerte«* darstellen *(Kretschmer 1927)*. Offensichtlich mit dem Ziel, seinen Kritikern einer unzureichenden Forschungsmethodik entgegenzutreten, fügte *Kretschmer (1925)* im Kapel 2 der 4. Auflage seiner Monografie schließlich noch ein Unterkapitel mit verschiedenen Berechnungen hinzu. Dieses trägt bezeichnenderweise den ironischen Titel: *»Für Freunde einer rein mathematischen Behandlungsweise […]« (dto., S. 36)*. Bereits diese Formulierung zeigt deutlich, dass Kretschmer sein »Zahlenwerk« lediglich aus Legitimationsgründen hinzufügte.

Auch seine spätere Einlassung, sein Begriff der »Affinität« sei ausschließlich statistisch zu verstehen *(Kretschmer 1927, S. 755,)* sowie seine Forderung, dass die typologischen Zusammenhänge *»nur rein korrelationsstatistisch zu erheben [seien]« (Kretschmer 1929)*, stellen einen Versuch dar, seiner Forschung nachträglich einen naturwissenschaftlichen Charakter zu verleihen.

Jung kannte Kretschmers Monografie und erkannte in dieser einen wichtigen Beitrag für eine Theorie der »physiologischen Konstitution« in Verbindung mit seiner Theorie der »Psychologischen Typen« (▶ Abschn. 3.1.2).

Darüber hinaus stellte Kretschmers Werk eine der wegweisenden theoretischen Grundlagen und Ideengeber für die Theorie Sheldons dar (▶ Abschn. 5.5).

Pawlow (▶ Abschn. 4.2.1., »Die Theorie von Pawlow«) hat sich bei seiner Temperamentstheorie wiederholt auf Kretschmer bezogen. Dessen Typologie wurde von ihm allerdings als *»fehlerhaft und ungenügend« (Pawlow 1935 a, S. 510)* kritisiert, weil Kretschmer irrtümlicherweise von psychiatrischen Patienten auf psychisch Gesunde geschlossen habe. Zudem sei seine Klassifikation unzureichend, weil sie *»nur einen Teil aller menschlichen Typen« (dto.)* umfasse. Kretschmers Zyklothymie entspreche seinem erregbaren, zügellosen Typ bzw. dem Choleriker nach Hippokrates, Kretschmers schizothymer Typ bzw. Schizophrenie seinem schwachen Typ bzw. dem Melancholiker *(dto.)*.

Spätere Kritik

Der Psychiater Conrad (▶ Abschn. 5.3), zeitweise Oberarzt von Kretschmer, verstand seine eigene Körperbaulehre als Weiterentwicklung von Kretschmers Theorie *(Conrad 1941; 1967)*.

Kretschmer habe eine *»fundamentale Erkenntnis von den Beziehungen zwischen Körperbautypus und Psychose« (Conrad 1967, S. 137)* gewonnen, ihm sei eine *»glänzende Beschreibung der Körperbautypen und der zu ihnen gehörenden Charakterbilder« (dto., S. 137)* gelungen. Dennoch konstatiert er, dass *»seine entscheidende These eines inneren*

Zusammenhangs zwischen Psychoseform und Körperbau oder zwischen Psychose und prämorbider Charakterstruktur sich keineswegs allgemein durchgesetzt hat« (dto., S. 71). Kretschmers Lehre habe die Diagnostik bzw. Therapie in der Psychiatrie kaum beeinflusst und führe ein *»fast sonderlinghaftes Eigenleben neben der Psychiatrie« (dto., S. 71).*

Conrad führt eine Reihe wesentlicher Kritikpunkte an Kretschmers Theorie auf. So hält er es für unangemessen, den allgemeinen Konstitutionsbegriff zu pathologisieren, wie es Kretschmer tut. Kretschmers Typologie hält er bereits vom theoretischen Ansatz her wegen dessen statischer Auffassung des Körperbaus für problematisch und hält diesem eine entwicklungs- und altersabhängige Theorie des Körperbaus entgegen (»Wuchstendenzen« bzw. Wuchsprinzipien) *(dto., S. 124).*

Conrad kritisiert Kretschmers Forschungsmethodik, da dessen Einschätzung des Körperbaus in erster Linie nur auf dem persönlichen Eindruck basiere: Sie wird *»nicht durch ein Denk- oder Einteilungsschema, eine Konstruktion geleitet [...], sondern lediglich durch das Auge. Ganz von selbst springt ihm anschaulich das ‚Typische' entgegen, wie dem Maler das geeignete Bildmotiv« (dto., S. 100).* An anderer Stelle spricht er von einem *»ausschließlich auf ein taxierendes Sich-anmuten-lassen« (dto., S. 137).* Kretschmer habe zwar *»selbst immer vom Maßband Gebrauch gemacht, aber doch auch das viel zitierte Wort geprägt: das Maßband sieht nichts. Wir können darauf freilich entgegnen: das Maßband sieht auch nichts hinein« (dto., S. 109).*

Des Weiteren hält Conrad Kretschmers Typologie, insbesondere dessen Auffassung des leptosomen Typs für falsch. Dieser bestehe in Wirklichkeit aus zwei Typen, Kretschmer verbinde unzulässig eine *»asthenische Kümmerform«* mit einer *»sehnig-kräftigen Streckform« (dto., S. 105).* Unter Bezugnahme auf die tradierte Typengegenüberstellung des »kurzen Dicken« und des »langen Dünnen« sei Kretschmers leptosomer Typ wenig plausibel, da Pykniker und Astheniker bei Kretschmer eine nahezu gleiche durchschnittliche Körpergröße aufwiesen (Leptosomer 168,4 cm, Pykniker 167,8 cm; *Kretschmer 1955*).

Conrad ist zudem der Auffassung, dass es sich bei den übrigen Körperbautypen keineswegs um eine Mischung der drei Primärvarianten handele, sondern um jeweils eigene Typen. Kretschmer könne zudem mit seiner Typologie nur max. 50 % der Population beschreiben.

Auch der von Kretschmer behauptete Zusammenhang von Körperbau und psychischen Störungen ist für Conrad falsch. Er weist zunächst – im Unterschied zu Kretschmers Uniformitätshypothese – auf die Heterogenität der psychiatrischen Diagnosegruppen mit den vermutbaren Unterschieden des Körperbaus hin und bezieht sich auf die Studien von *Mauz (1930)* sowie *Elsässer (1950)* (► *Abschn. 5.2.1*). Hinsichtlich des Körperbaus unterscheiden sich für Conrad schizophrene wie »manisch-depressive« Patienten als Gruppe nicht von der psychisch gesunden Bevölkerung. Es bestehe lediglich ein Zusammenhang zwischen Körperbau- und *Verlaufstyp* der psychischen Erkrankung: *»Wie aber die Psychose verläuft, ist wesentlich mit abhängig vom (zufällig) betroffenen Konstitutionstypus« (dto., S. 136).* Seine eigene Konstitutionslehre versteht er als Weiterentwicklung der Ideen Kretschmers.

Auch Eysenck (► Abschn. 4.3.1) hat sich ausführlich mit Kretschmers Theorie auseinandergesetzt *(Eysenck 1947 a; 1950; 1953/1970, S. 319–321; 1964).* Er gelangt hierbei zu einer durchaus differenzierten Stellungnahme. Auf der Grundlage eines Literaturreviews stellt er fest, dass tatsächlich die von Kretschmer behauptete »genuine« Differenz des Körperbautyps zwischen Schizophrenen und »manisch-depressiven« Patienten nachgewiesen sei. Im Unterschied hierzu sei aber die Beziehung von Körperbautyp und Epilepsie nicht geklärt *(Eysenck 1947 a; 1953/1970, S. 320).*

Den für die empirische Persönlichkeitsforschung wichtigen Beitrag Kretschmers erkennt er allerdings in dessen Differenzierung von Schizothymie und Zyklothymie als fundamentalen Dimensionen der Persönlichkeit. Hierzu habe Kretschmer durch seine differenzierte Beobachtung psychologischer Merkmale die Voraussetzung für eine experimentelle Prüfung geleistet *(Eysenck 1950; 1953/1970; S. 321).*

Aus Sicht der Methodik der empirischen Psychologie kritisiert er jedoch Kretschmers Forschungsansatz grundsätzlich als rein subjektiv und somit als verfehlt. Hieraus resultiert, dass Kretschmer seine Hypothesen so formuliert habe, dass sie die Forderung der empirischen Psychologie nach Falsifizierbarkeit verfehle. Als inhaltlich unzureichend führt er neben der Subjektivität seiner Ratings in Bezug auf Körperbautyp und klinische Diagnose die fehlende statistische Auswertung seiner Daten, die Nichtkorrektur von Körperbau und Temperament in Bezug auf das Lebensalter sowie die unterschiedlichen methodischen Standards bei verschiedenen Untersuchern an *(Eysenck 1953/1970; S. 320)*.

Im Kontext seiner psychomorphologischen Forschung hat sich von Zerssen (► Abschn. 6.6) kritisch mit Kretschmers Theorie auseinandergesetzt *(► Abschn. 5.4; von Zerssen 1976 a; 1980, S. 665–667)*. Von Zerssen führt die von Kretschmer wie Sheldon (► Abschn. 5.5.2) behaupteten Beziehungen von Körperbautypen, Temperamenten und endogenen Psychosen »*im wesentlichen auf Beobachtungs- und Interpretationsfehler zurück*« *(von Zerssen 1980, S. 665)*.

Insbesondere wirft von Zerssen Kretschmer vor, dass sowohl die Einschätzung des jeweiligen Körperbautyps, des Charakters sowie die psychiatrische Diagnostik »*zumeist vom selben Untersucher aufgrund subjektiver Einschätzungen vorgenommen worden [sei] […,] was zu einer systematischen Überschätzung der zwischen den verschiedenen Phänomenbereichen bestehenden Korrelationen geführt hat*« *(dto., S. 665)*. Die von Kretschmer behaupteten Unterschiede des Körperbaus zwischen den beiden Gruppen psychiatrischer Erkrankungen entsprächen einem Artefact, da sie dem allgemeinen Altersfaktor sowohl des unterschiedlichen Beginns der Erkrankungen wie auch der Veränderung des Körperbaus nicht Rechnung trügen. Von Zerssen verweist beispielsweise darauf, dass aufgrund der Altersentwicklung generell mit einer »*relativen Pyknomorphierung*« des Körperbaus zu rechnen sei. Dies gelte besonders für Patienten mit affektiven Erkrankungen, die erst später erkranken als Patienten mit schizophrenen Psychosen. Zudem müssten Geschlechterunterschiede bei diesen beiden Krankheitsgruppen berücksichtigt werden.

Von Zerssen weist auf die Ergebnisse eigener Studien unter Verwendung objektivierender Verfahren sowie statistischer Auswertungsmethoden sowohl zur Untersuchung des Körperbaus wie der Persönlichkeit bzw. des Temperaments hin. Diese hätten gezeigt, dass die vermuteten »*psychomorphologischen Korrelationen*« zwischen Körperbauform und psychiatrischer Krankheitsgruppe entweder überhaupt nicht oder allenfalls nur in einem quantitativ geringen Ausmaß bestanden *(von Zerssen 1965 a; b)* oder inhaltlich sogar in eine andere Richtung gewiesen hätten *(von Zerssen 1966 a, b)*.

In Studien mit einer Selbstbeurteilungsskala, die anhand einer Stichprobe von psychisch gesunden Probanden konstruiert wurde, konnten zudem keine Unterschiede des Temperaments zwischen schizophrenen Patienten und solchen mit affektiven Erkrankungen nachgewiesen werden *(von Zerssen 1966 a; b)*.

Schließlich zeigten sich in einer Studie an gesunden jungen Männern unter Verwendung dieser Skala keine signifikanten Korrelationen der gemessenen Persönlichkeitsmerkmale mit einem leptosomen oder pyknischen Körperbautyp *(von Zerssen 1980, S. 667)*.

Der Psychologe Rohracher widmet Kretschmer ein umfangreiches Kapitel in seiner »Kleine[n] Charakterkunde« *(Rohracher 1965, S. 13–71)*. Rohracher kommt insgesamt zu einer überaus positiven Beurteilung von Kretschmers Theorie. Dessen behaupteter Zweidrittel-Korrelation zwischen leptosom-schizothym und pyknisch-zyklothym spricht er eine »*hohe Beweiskraft*« zu (»*daß bestimmte Körpermerkmale in auffälliger, die Wahrscheinlichkeit übersteigender Häufung mit bestimmten psychischen Merkmalen verbunden sind*«; *dto., S. 75)*.

Die Forschung habe gezeigt, »*daß zwischen Körperbau und Charakter naturgesetzliche Zusammenhänge bestehen*« *(dto., S. 75). Als Ergebnis von Kretschmers Forschung steht für Rohracher »außer Zweifel […], daß andererseits das psychische Geschehen von den Vorgängen im Gehirn bestimmt wird« (dto., S. 72)*.

Diese positive Einschätzung schränkt Rohracher nur geringfügig, aber nicht grundsätzlich ein. Kretschmer könne mit seinen »Biotypen« zweifellos nur ein Teil der Menschen adäquat beschreiben. Es existierten »*noch viele andere, psychologisch gut abgrenzbare und wahrscheinlich auch körperlich stigmatisierte Grundformen […,] die man bisher nicht aufgefunden hat und die man auch nicht als »Mischformen« der bisher festgestellten Typen betrachten kann*« *(dto., 75)*. Auch weise nicht jeder

Pykniker bzw. Leptosome alle zyklothymen bzw. schizothymen Eigenschaften auf, stattdessen gebe es bei diesen Temperamenten *»tiefgreifende individuelle Unterschiede« (dto., S. 75).*

Der Psychologe Amelang billigt Kretschmers Forschung zumindest einen *»substanziellen, vom Ausmaß allerdings geringen erklärungsbedürftigen Effekt [zu]« (Amelang et al. 2006, S. 248).* Der Psychologe *Asendorpf (2007)* hält mit Bezug auf *Anastasi (1971)* die Typologie Kretschmers für empirisch widerlegt. *»Die gefundenen Korrelationen erwiesen sich bei nachfolgender kritischer Prüfung weitgehend als Scheinkorrelationen, bedingt durch das Alter der Beurteilten und Urteilsverzerrungen bei den Urteilern« (Asendorpf 2007, S. 175).*

Zusammenfassende Kritik

Bereits der Textaufbau seiner Monografie weist auf wesentliche wissenschaftliche Defizite seiner Arbeit hin. So fehlt in den einzelnen Kapiteln ein systematischer Theorieteil, zentrale Begriffe wie Temperament, Charakter und Konstitution werden erst post hoc aufgegriffen und erläutert. Die Bezugnahme auf die relevante Literatur fehlt nahezu vollständig, sodass unklar bleibt, aus welchen Quellen Kretschmer seine Ideen für Körperbau und Temperament entnimmt. Hierzu passt sein Schreibstil, der eher erzählend-impressionistisch ist, als dass er einem wissenschaftlichen Duktus folgt.

Kretschmers Definition von Charakter und Temperament bleibt vage, ist inhaltlich unzureichend bzw. unangemessen und teilweise widersprüchlich. Dies gilt im Besonderen für den Temperamentsbegriff, den er in unzulässiger Weise psychiatrisiert, indem er psychische Erkrankungen als abnorme Temperamente auffasst. Dieser zentrale theoretische Irrtum tradiert sich bedauerlicherweise bis hin zur heutigen Temperamentsforschung (Akiskal, ► Abschn. 6.7).

In ebenfalls unzulässiger Weise schließt Kretschmer von einem psychiatrischen Temperamentsbegriff auf den der Allgemeinbevölkerung. Seine Körperbautypologie ist statisch und vernachlässigt den wesentlichen Entwicklungs- und Altersprozess. Seine Definition der Körperbautypen ist teilweise auch inhaltlich unplausibel (siehe die Definition des leptosomen Typs bei *Conrad 1941/1967;* ► Abschn. 5.2.2, »Spätere Kritik«). Kretschmers Körperbautypologie eignet sich zudem rein deskriptiv nur für einen Teil der psychiatrischen Patienten wie auch der Allgemeinbevölkerung *(»Problem der Mitte«; Conrad 1967, S. 108).*

Kretschmers Forschungsansatz ist in hohem Maße subjektiv (»somatoskopisch«) und verfehlt somit das entscheidende wissenschaftliche Kriterium der Objektivität. Dies gilt sowohl für die Einschätzung des jeweiligen Körperbautyps, für die Maßeinheiten eher sekundär sind, als auch insbesondere für die Beschreibung der Temperamentstypen, für die jedes objektivierende Messinstrument selbst in den letzten Auflagen seiner Monografie *(Kretschmer 1955; Kretschmer u. Kretschmer 1977)* fehlt bzw. für entbehrlich gehalten wird.

Inhaltlich konnten die von Kretschmer behaupteten Zusammenhänge des Körperbaus mit »manisch-depressiven« sowie schizophrenen Erkrankungen empirisch nicht bestätigt werden, sofern das Lebensalter sowie die klinische Heterogenität dieser Krankheitsgruppen berücksichtigt wurde.

In Anbetracht dieser fundamentalen Kritik an Theorie, Methodik sowie Inhalt von Kretschmers Forschung ist es erstaunlich, dass Kretschmer dennoch – etwa im Unterschied zu Conrad (► Abschn. 5.3) – immer wieder zitiert wird. So finden sich im US-amerikanischen Lehrbuch »Oxford Textbook of Psychiatry« *(Gelder et al. 1989)* immerhin noch 10 Nennungen im Vergleich zu Freud (14) und Kraepelin (11). Auch in der heutigen Temperamentsforschung wird immer wieder auf Kretschmer verwiesen (vgl. Akiskal; ► Abschn. 6.7). Kretschmers Körperbautypologie wurde unabhängig von möglichen Zusammenhängen mit psychischen Faktoren bzw. Störungen bis zur Wiedervereinigung in der DDR-Sportwissenschaft verwendet *(Raschka 2013, persönliche Mitteilung).* In Anbetracht der o. g. Kritik muss es zudem erstaunen, dass renommierte Autoren wie *Rohracher (1995;* ► Abschn. 5.2.2, »Spätere Kritik«*)* Kretschmers Theorie durchweg positiv beurteilen. Selbst Eysenck hält die von Kretschmer beschriebenen Zusammenhänge von Körperbau und psychischen Störungen für erwiesen *(Eysenck 1953/1970, S. 320).*

In der heutigen Psychiatrie sowie Psychotherapie spielt nicht nur Kretschmer, sondern auch die von ihm bearbeitete Thematik des Zusammenhangs von Körperbau, Persönlichkeit bzw. Temperament und psychischen Störungen allenfalls noch eine historische Rolle. Bereits 1967 konstatierte Conrad, dass Kretschmers Konstitutionsgedanke »*heute ein seltsam stilles, fast sonderlinghaftes Eigenleben neben der Psychiatrie*« *(Conrad, S. 71)* führe.

Dies hat vermutlich unterschiedliche Ursachen bzw. Gründe. Bei der Rezeption von Kretschmers Werk spielt nicht zuletzt die in der Rezeptionsgeschichte wissenschaftlich bisher wenig beachtete »Kontamination« seiner Ideen mit der NS-Medizin und ihrer Rolle im Nationalsozialismus eine nicht unerhebliche Rolle. Dieser Zusammenhang hat über lange Zeit – auch unabhängig von der Person Kretschmers – über Deutschland hinaus die allgemeine Forschungsthematik wissenschafts(-politisch) diskreditiert. Diese Verdrängung einer stark biologisch-genetisch fundierten Theorie entsprach zudem dem wissenschaftlichen Zeitgeist der späteren Nachkriegszeit (insbesondere der 1970er- u. 1980er-Jahre) mit ihrer stark antibiologischen sowie antipsychiatrischen Ausrichtung.

Schließlich schien vermutlich in Anbetracht der größtenteils enttäuschenden Ergebnisse von Kretschmers Forschung sowie des nicht unerheblichen Forschungsaufwands der mögliche wissenschaftliche Ertrag einer weiteren Forschung nicht aussichtsreich genug, um diese Thematik weiter zu verfolgen.

Insofern ist das »Erbe« Kretschmers ambivalent. Einerseits ist es ihm trotz der wissenschaftlichen Fragwürdigkeit seiner Theorie gelungen, die Thematik Körperbau, Temperament und psychische Störungen eng mit seinem Namen zu verbinden und in unterschiedlichen Wissenschaftsbereichen zu implementieren; andererseits ist es gerade die fehlende wissenschaftliche Seriosität sowie die Einbettung in die NS-Ideologie, die dafür gesorgt hat, dass die Forschungsthematik aus dem heutigen wissenschaftlichen Fokus verschwunden ist.

5.3 Die Theorie von Conrad

5.3.1 Theoretische Grundlagen und empirische Forschung

Der Psychiater Klaus Conrad (1905–1961) hat seine Konstitutionslehre in seiner Monografie »Der Konstitutionstypus als genetisches Problem. Versuch einer Konstitutionslehre« *(Conrad 1941)* sowie in einem posthum publizierten Handbuchartikel *(Conrad 1967)* dargelegt. Er begreift sie als Weiterentwicklung der Theorie Kretschmers.

Conrad studierte Medizin in Wien und war danach an der dortigen Psychiatrischen Universitätsklinik, an der Magdeburger Nervenklinik, im Hospital Salpetriere in Paris und ab 1933 am Kaiser-Wilhelm-Institut für Psychiatrie in München (später Max-Planck-Institut für Psychiatrie, MPI) tätig. In diesen Jahren befasste er sich mit der Erbbiologie der Epilepsie. 1939 wurde er Kretschmers Oberarzt an der Psychiatrischen Universitätsklinik in Marburg. 1941 erfolgte seine Einberufung als Truppenarzt. In den nächsten Jahren waren Hirnverletzungen sein wichtigstes Forschungsgebiet. Nachdem er 1948 den neu geschaffenen Lehrstuhl für Psychiatrie an der Saaruniversität übernommen hatte, wurde er schließlich 1958 Direktor an der Psychiatrischen Universitätsklinik in Göttingen. Im selben Jahr erschien sein Hauptwerk »Die beginnende Schizophrenie. Versuch einer Gestaltanalyse des Wahns« *(Conrad 1958)*.

Für Conrad ist der Konstitutionsbegriff weiterhin aktuell, er betont aber, dass dieser »*selbst voll von Problematik und Widersprüchen [sei ...,] niemand vermag ihn recht zu definieren*« *(Conrad 1967, S. 71)*. Im Gegensatz zu *Kretschmer (1921)* hält er jedoch die Pathologisierung des Konstitutionsbegriffs für falsch und betont demgegenüber, dass Konstitution »*immer nur* Bereitschaften *des an sich gesunden Organismus [meine], auf Einwirkungen aller Art auf einer definierbaren Weise zu reagieren oder nicht zu reagieren*« *(Conrad 1967, S. 72–73, Hervorhebung durch Conrad)*.

Entsprechend dieser Definition hält Conrad im Unterschied zu Kretschmer an psychiatrischen Patienten gewonnene Erkenntnisse für problematisch: »*Denn Schlussfolgerungen vom Kranken auf das Gesunde sind immer misslich und irreführend, wogegen Schlussfolgerungen vom Gesunden auf das Kranke nicht so leicht fehlgehen können*« *(dto., S. 80)*.

Unter Bezugnahme auf *Tandler u. Gross (1913)* sowie *Bauer (1917)* differenziert er – ähnlich wie von Zerssen (▶ Abschn. 5.4) – Konstitution und Kondition, Letztere definiert als umweltbedingte aktuelle Verfassung. Ein weiteres Merkmal des Konstitutionsbegriffes ist die »*Ganzheitlichkeit*« *(Conrad 1967, S. 74)* des Organismus. Für Conrad besitzt jeder Mensch eine individuelle, d. h. unverwechselbare und einmalige Konstitution. Dies erklärt, warum Menschen beispielsweise hinsichtlich ihres allgemeinen Stoffwechsels wie auch bei Krankheiten individualtypisch reagieren.

Den »Charakter« hält Conrad für konstitutionell mitbestimmt *(dto., S. 79)*. Hinsichtlich des Zusammenhangs von Körperbau und Charakter hebt er den altersbedingten Wandel der Konstitution aufgrund von Reifungs- und Umwelteinflüssen hervor.

Für seine Theorie des Körperbaus greift Conrad auf die in der Allgemeinpathologie bzw. Inneren Medizin bekannten Konstitutionsvarianten zurück und nennt hier u. a. die »vegetative Labilität«. Daneben weist auf konstitutionelle Unterschiede i. S. einer ergotropen wie auch trophotropen Stoffwechsellage hin *(Eppinger und Hess 1910)*.

Conrad geht auf die in der Anthropologie bekannten Theorien des Körperbaus in den verschiedenen Epochen und Ländern ein, die er tabellarisch zusammenfasst *(Conrad 1967, S. 93;* ► Abschn. 5.1*)*. Ausführlich setzt er sich mit der Körperbautypologie Kretschmers (► Abschn. 5.2.2) sowie Sheldons (► Abschn. 5.2.2) auseinander.

Aus dem Vergleich der historischen wie auch zeitgenössischen Typologien leitet Conrad als durchgehenden Grundzug eine duale Polarität des Körperbaus des »kurzen Dicken vs. langen Dünnen« im Gegensatz zum »kleinen Schwachen« bzw. »großen Starken« ab. Innerhalb dieser Gegensatzpaare ist für Conrad ein grundsätzlicher Wandel nicht möglich, allerdings könne der *»kurze Dicke«* oder der *»lange Dünne«* jeweils Züge der anderen Polarität im Sinne von *»Schwächlichkeit«* oder *»Muskel- und Knochenderbheit« (dto., S. 107)* annehmen. Conrad hebt hervor, dass die bekannten Körperbautypologien, einschließlich der von Kretschmer bzw. Sheldon, nicht als grundsätzlich richtig oder falsch zu bewerten seien, sondern sich hinsichtlich ihrer *»Zweckmäßigkeit« (dto., S. 104)* zu bewähren hätten.

Conrad verfolgt nicht das Ziel einer *»eigenen Typologie«*, es geht ihm nicht um plastische Körperbautypen im Sinne *»eines detaillierten Zeichnens lebendiger Menschenbilder« (dto., S. 115)*, sondern um die Herausarbeitung von *»Wuchstendenzen«* bzw. *»Wuchsprinzipien« (dto., S. 124)* als den den individuellen Körperbau bestimmenden, genetisch determinierten Entwicklungsprinzipien.

Im Gegensatz zu der Idee unveränderlicher Körperbautypen hebt Conrad den in Kindheit und Jugend möglichen Gestaltwandel hervor und postuliert den Gegensatz einer »pyknomorphen« im Unterschied zu einer »leptomorphen« Proportion.

Der pyknomorphen Proportion entspreche ein »konservativer Entfaltungsmodus«, es handelt sich insoweit um ein ontogenetisch früheres Prinzip der Körperbauentwicklung. Dieser Körperbau ist charakterisiert durch einen *»großen Rumpf mit den relativ kurzen Extremitäten […], großen Körperhöhlen mit einem Kopf, der vielleicht noch mehr als ein Sechstel der Gesamtkörperhöhe ausmache« (dto., S. 114)*.

Im Gegensatz dazu entspreche die leptomorphe Proportion einem *»propulsiven Modus« (dto., S. 114)*, der sich ontogenetisch als ein späteres Entwicklungsprinzip darstellt. Diese Proportion ist charakterisiert durch *»eine langgliedrige Streckungsform mit langem Hals, lang gestrecktem, flachem Thorax und relativ kleinem Kopf, der etwa ein Achtel der Körperhöhe ausmacht« (dto., S. 114)*.

Zwischen diesen beiden »Wuchsformen« definiert Conrad eine »metromorphe« Proportionsstufe als Ergebnis eines *»mäßig progressiven Entfaltungsmodus, der einem mittleren Entfaltungstempo entspreche« (dto., S. 114)*.

Als zweites unabhängiges Prinzip der Körperbaubestimmung führt Conrad den Gegensatz von »hypo-« und »hyperplastisch« ein. Dies ermöglicht beispielsweise, einen extrem hypoplastischen Leptomorphen (Astheniker) von einem extrem hyperplastischen Pyknomorphen zu differenzieren.

Im Unterschied zu einer in erster Linie somatoskopischen Bestimmung des Körperbaus wie bei Kretschmer oder Sheldon führt Conrad seine »somatometrische Methodik« ein. Mit dieser verfolgt er das Ziel einer *»quantitative[n] Zuordnung hinsichtlich zweier – wie wir glauben wesentlicher – Wuchstendenzen […,] mit deren Hilfe jede Form bestimmt werden kann« (dto., S. 124)*.

Den »Strömgren-Index« *(Strömgren 1937)*, den er als »metrischen Index« (M. I.) bezeichnet und der durch die Merkmale Körperhöhe, Brustbreite und Brusttiefe definiert ist, ermöglicht die Zuordnung zu einer eher pyknomorphen oder leptomorphen

Proportion. Die genannten Indizes werden in einer Dreiergruppe zusammengefasst, die je nach ihrer Größenordnung die Buchstaben A bis I erhalten.

Der »plastische Index« (P. I.) ermöglicht die Zuordnung zu einer hypoplastischen bzw. hyperplastischen Wuchsform und umfasst die Merkmale »Breite der Akromien«, »Handumfang« sowie den »größten Unterarmumfang in gestreckter Stellung«. Auch für diesen Index werden entsprechend des quantitativen Ausprägungsgrades verschiedene Wertebereiche definiert, aus denen sich eine Rangreihe mit den Gruppen 1 bis 9 ergibt.

Beide Indizes werden schließlich in einem Koordinatensystem (Schachbrettmuster) einander zugeordnet, wobei die Abszisse den P. I., die Ordinate den M. I. kennzeichnet. Im Unterschied zu Kretschmer definiert Conrad für Frauen und Männer unterschiedliche Wertebereiche.

Conrads Auffassung des »Charakters« ist ebenfalls von seinem Grundgedanken zweier unterschiedlicher Entwicklungsprinzipien bestimmt und löst sich somit von der statischen Auffassung Kretschmers. Conrad betont *»den Wandel der psychischen Struktur aus den Stadien vor dem großen Gestaltwandel des Beginns des zweiten Jahrzehnts durch die Pubertät hindurch« (Conrad 1967, S. 117)*.

Für die Kennzeichnung des unterschiedlichen Charakters von Schizophrenien und »manisch-depressiven« Psychosen übernimmt er die Kretschmer'sche Unterscheidung eines schizoiden (»psychästhetische Proportion«) sowie eines zykloiden Temperaments (»diathetische Proportion«) (▶ Abschn. 5.2.1).

Für Conrad stellt das zyklothyme Temperament (er nennt es »homothym«) die ontogenetisch erste Temperamentsform dar, an die sich entwicklungsgenetisch das schizothyme Temperament anschließt, das sich vergleichsweise durch eine *»gewaltige Binnendifferenzierung« (dto., S. 118)* auszeichnet.

Bei beiden Temperamenten handelt es sich somit um *»zwei verschiedene genetisch gesteuerte Determinationsstufen im gleichen ontogenetischen Prozess der fortschreitenden Strukturbildung« (dto., S. 118, im Originaltext durch Conrad kursiv hervorgehoben)*.

Das zyklothyme Temperament beschreibt er als einen Zustand *»naiver, in sich ruhender, realistischer, nach außen gerichteter Seelenverfassung mit ihrem Sicherheitsgefühl, dem hohen Maß an Angepasstheit, dem Kraftüberschuss usw.« (dto., S. 117)*. Das schizothyme Temperament ist demgegenüber charakterisiert durch einen Zustand *»sentimentalischer reflektierter, gespannter, idealistischer Seelenverfassung mit nach innen gewandter Blickrichtung, dem Bedürfnis des Für-sich-seins, der Abhebung vom Kollektiv, dem Erlebnis der Einsamkeit« (dto., S. 117)*. Aus der von Conrad angenommenen Parallelität der Körper- und Temperamentsentwicklung folgt – entsprechend dem ontogenetischen Prinzip einer »konservativen oder progressiven Entfaltung« –, dass dem pyknomorphen Körperbau ein homothymes Temperament entspricht, dem leptomorphen ein schizothymes Temperament.

Conrads Methodik der Körperbaubestimmung erlaubt im Gegensatz zu Kretschmer, einen »echten Astheniker« vom einem »Athletiker« zu unterscheiden. Beiden Körperbautypen entspricht auch ein gegensätzliches Temperament. Während sich der Athletiker – durchaus im Sinne Kretschmers – durch eine »Viskosität« auszeichne (▶ Abschn. 5.2.1), weist der *»echte Astheniker«* gegenteilige Merkmale auf und wird charakterisiert durch *»Wendigkeit, Beweglichkeit, leichte Auffassungsfähigkeit, Ausdrucksbegabung, Verwandlungsfähigkeit, Kosmopolitismus, in seiner negativen Form als Mangel an Substanz, an Bindung, an Halt, an Verwurzelung, als Treuelosigkeit, auch Mangel an Tiefe« (dto., S. 121)*. Für diesen seien dessen *»Geist der Schwerelosigkeit«* sowie *»spirituelle Struktur« (dto., S. 121)* kennzeichnend.

Conrad übernimmt die inhaltliche Entsprechung von Körperbautyp und psychiatrischen Erkrankungen von Kretschmer, legt dieser aber die gesetzmäßige Parallelität der *»Grundmodalitäten« (dto., S. 118)* zugrunde. Letztlich hält er an der grundsätzlichen Bedeutung der Konstitutionsforschung für die Biologische Psychiatrie fest, sofern diese zwei Voraussetzungen erfülle: Zum einen müsse sie nach den tatsächlichen Gesetzmäßigkeiten der Zusammenhänge von Körperbau und Charakter fragen und sich nicht auf phänomenologische Beobachtungen beschränken, zum anderen müsse sie sich *»saubere[r] somatometrische[r] Methode[n] der Bestimmung des Konstitutionstypus« (dto., S. 137)* bedienen.

5.3.2 Kritische Diskussion

Wie bereits im Titel seiner Monografie *(Conrad 1941)* erkennbar, begreift Conrad sein Werk als Teil der psychiatrischen Konstitutionsforschung. Hinsichtlich der inhaltlichen Gewichtung von Körperbau und Temperament fällt auf, dass sich Conrad nahezu ausschließlich der Körperbauthematik zuwendet, seine Ausführungen zu Temperament und psychischen Störungen sind auf lediglich 13 Seiten (S. 235–248) von insgesamt 276 Seiten dargelegt. Diese Schwerpunktsetzung macht sich auch in der theoretischen Qualität der inhaltlichen Bereiche deutlich bemerkbar.

Im Vergleich zu Kretschmers Monografie hebt sich Conrads theoretischer Ansatz in mehrfacher Hinsicht positiv ab: So diskutiert er ausführlich tradierte anthropologische Körperbautheorien hinsichtlich der Prinzipien der Körperbaueinteilung. Er besteht auf einen allgemeinen Konstitutionsbegriff und hält dessen Idee der Übertragbarkeit von an psychiatrischen Patienten gewonnenen Erkenntnissen auf die Allgemeinbevölkerung für falsch. Schließlich erweitert er seinen Untersuchungsansatz auch auf Frauen.

Offensichtlich sah sich Conrad herausgefordert, Kretschmers Subjektivität der Körperbauuntersuchung durch sein »somatometrisches« Prinzip zu ersetzen. Seine Methodik erlaubt eine objektive Körperbaumessung auch im Vergleich zu Sheldon (► Abschn. 5.5). Der von ihm verwendete »Strömgen-Index«*(Strömgren 1937)* weist zudem eine inhaltlich hohe Übereinstimmung mit dem späteren R.-E.-Index auf *(Riess u. Eysenck 1945;* ► Abschn. 5.6*)*.

Die Validität von Conrads Methode ist inhaltlich überzeugend (Augenscheinvalidität). Dies zeigt sich sowohl im Vergleich zu Sheldons Typologie wie zu der Kretschmers (Athletiker). Dies erklärt, warum Conrads Prinzip der Somatometrie – auch unabhängig von ihrem möglichen Bezug zu Persönlichkeit und Temperament – bis heute in der Sportanthropologie bzw. -wissenschaft angewandt und zitiert wird *(Fritzsche 2006; Raschka 1995; 2006; Bernhard u. Jung 1998)*. Dies gilt allerdings nicht für Conrads spekulative Idee der »Wachstumsprinzipien«.

Im Unterschied zu Conrads Körperbautheorie ist sein Beitrag zum Temperament allenfalls von historischem Interesse. Seine beiden mit Schizophrenie und »manisch-depressiven« Erkrankungen assoziierten Temperamente stimmen hinsichtlich ihrer Merkmalsdefinition mit der von Kretschmer überein. Conrads eigene Formulierungen erlauben zudem keine empirische Überprüfung. Die seiner Temperamentsidee zugrunde liegende Auffassung unterschiedlicher, genetisch determinierter »Wuchsprinzipien« ist wie bei dem Körperbautyp spekulativ und widerspricht zudem dem Temperamentsbegriff mit angeborenen, sich unterschiedslos bereits früh manifestierenden, relativ stabilen Verhaltensmerkmalen. Darüber hinaus ist Conrads Gleichsetzung des schizothymen Temperaments mit einer »reiferen« sowie des zyklothymen Temperaments mit einer »unreiferen« Temperamentsform kontraintuitiv.

Conrads Werk löste bei seinen Zeitgenossen ein überwiegend kritisches Echo aus. So setzte sich Jaspers in seiner *»Psychopathologie« (Jaspers 1948, S. 549–558)* mit seinem Werk auseinander: *»Am Ende ist das Gebäude Conrads als Ganzes unhaltbar, es ist ein System sich gegenseitig stützender Hypothesen, die nicht den Unterbau der Erfahrung haben, die sie wirklich trüge, noch zu neuen Erfahrungen geführt haben. Wahrscheinlich wird das ganze trotz seines geistreichen Zuges folgenlos versinken« (dto., S. 558)*.

Conrad selbst beklagte, dass seine Grundthesen *»keine Anerkennung« (Conrad 1967, S. 118)* gefunden hätten, Jaspers ihm eine *»unbewiesene Hypothese« (dto., S. 118)* vorgeworfen habe und Kretschmer erst nach *»fünfzehnjährigem Übergehen« (dto., S. 118)* lediglich in den letzten Auflagen seines Werks diese *»kurz erörtet« (dto., S. 118)* habe. Dieser bezeichnete Conrads Theorie trotz eines »richtigen Kerns« als falsch *(Kretschmer 1955, S. 261–263)*.

Jaspers Prognose *(Jaspers 1948)* hat sich erfüllt. Tatsächlich ist Conrads Werk bis auf eine Somatometrie nahezu vergessen. Dies liegt möglicherweise aber auch daran, dass bis auf die Somatometrie Conrads Werk eher den Charakter eines theoretischen Entwurfs trägt und insbesondere zum Zusammenhang von Körperbau, Temperament und psychischen Störungen von ihm keine empirische Forschung vorgelegt wurde.

5.4 Die Theorie von von Zerssen

5.4.1 Theoretische Grundlagen und empirische Forschung

Der Psychiater und Psychologe Detlev von Zerssen (▶ Abschn. 5.2.2, »Spätere Kritik«; ▶ Abschn. 6.6) stellt seine psychomorphologische Forschung ebenfalls in den Kontext der allgemeinen Konstitutionsforschung. Konstitution definiert er als die relative Konstanz der psychophysischen Struktur des Individuums jenseits von äußeren und inneren Veränderungen bzw. Reizeinflüssen: »*Jeder individuelle Organismus steht in Wechselwirkung mit seiner belebten wie unbelebten Umwelt, wodurch diese und er selbst ständig verändert werden. Dabei hält er aber – allen äußeren Einwirkungen zum Trotz – eine für ihn kennzeichnende* Grundstruktur *aufrecht. Wir bezeichnen sie als seine Konstitution« (von Zerssen 1980, S. 619; 1973 b).*

Unter Bezugnahme auf *von Uexküll (1956)* ist danach jeder Organismus durch die Wechselwirkung von Konstitution, Kondition im Sinne aktueller Befindlichkeit sowie Umwelteinflüssen bestimmt. Die individuelle Grundstruktur (Phänotypus) jedes Individuums ist somit relativ umweltstabil, weitgehend irreversibel und konstant *(von Zerssen 1973 a).*

Für von Zerssen ist die Konstitution (»psychophysische Totalkonstitution«) in einzelne empirisch prüfbare Teilkomponenten differenzierbar. Die »Totalkonstitution« ergibt sich aus einer »somatischen Partialkonstitution« und einer »psychischen Partialkonstitution«. Die somatische Partialkonstitution wiederum lässt sich in eine morphologische (körperlicher Habitus, innere morphologische Struktur) sowie funktionelle Komponente (Chemie, Immunologie und Physiologie) differenzieren. Die psychische Partialkonstitution unterteilt von Zerssen in eine »affektiv-dynamische Komponente« (Triebkonstante, Charakter), einen Bereich »psychischer Eigenschaften« (Intelligenz, spezielle Fähigkeiten) sowie einen »konstanten Anteil anderer psychischer Funktionsbereiche« (Kommunikation, Überzeugungen, Einstellungen, Interessen).

Zunächst überprüfte *von Zerssen (1965)* die Theorie Sheldons (▶ Abschn. 5.5.1) und entwickelte hieraus die Hypothese zweier unabhängiger Komponenten des Somatotyps (Fett- und Muskelentwicklung) sowie einer einzigen assoziierten Temperamentsdimension im Sinne von Eysencks Persönlichkeitskonstrukt Extraversion *(dto., S. 538).*

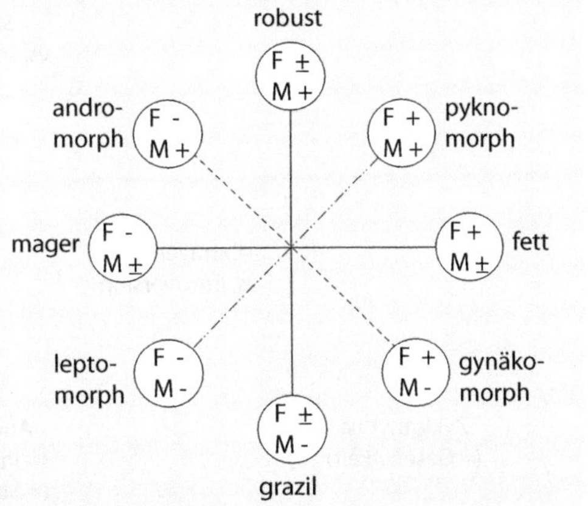

■ **Abb. 5.1** Koordinatenkreuz der Dimensionen morphologischer Habitusvariationen. F = Fettgewebsentwicklung; M = »Muskularität« (Robustheit); + = gleichstarke Ausprägung; – = schwache Ausprägung; +/– = mittlere Ausprägung; durchgezogene Linien = Bezugssystem vor Rotation; gestrichelte Linien = Bezugssystem nach Rotation. (Nach *von Zerssen 1980, S. 668*)

Diese ersten Hypothese überprüfte er in weiteren Studien, aus denen er eine eigene Theorie sowie Methodik der Körperbaubestimmung (Anthropometrie) wie auch ihrer psychischen Korrelate ableitete *(von Zerssen 1966 a, b; 1973 a, b; 1976 a, b).* Bei der Definition des individuellen Körperbautyps (»Morphologische Habitusvariationen«) *(von Zerssen 1980, S. 667)* bezieht sich von Zerssen auf die britische Literatur *(Parnell 1958; Tanner 1962; 1977;* ▶ Abschn. 5.6*).*

Der individuelle Körperbau wird danach durch drei unabhängige Faktoren bestimmt, die allgemeine Skelett-, die Fettgewebsentwicklung sowie die Muskularität. Letztere manifestiert sich durch die »Dickenentwicklung« von Muskeln und Gelenken sowie die Breitenentwicklung des Brustkorbs. Diese Merkmale definieren die *»körperbauliche Robustheit« (von Zerssen 1966 a; b; 1980, S. 668).*

Gleichsinnige bzw. gegenteilige Ausprägungen von Muskularität und Fettgewebe bestimmen die verschiedenen »morphologischen Habitusvariationen«, die sich in einem Koordinatenkreuz darstellen lassen (■ Abb. 5.1).

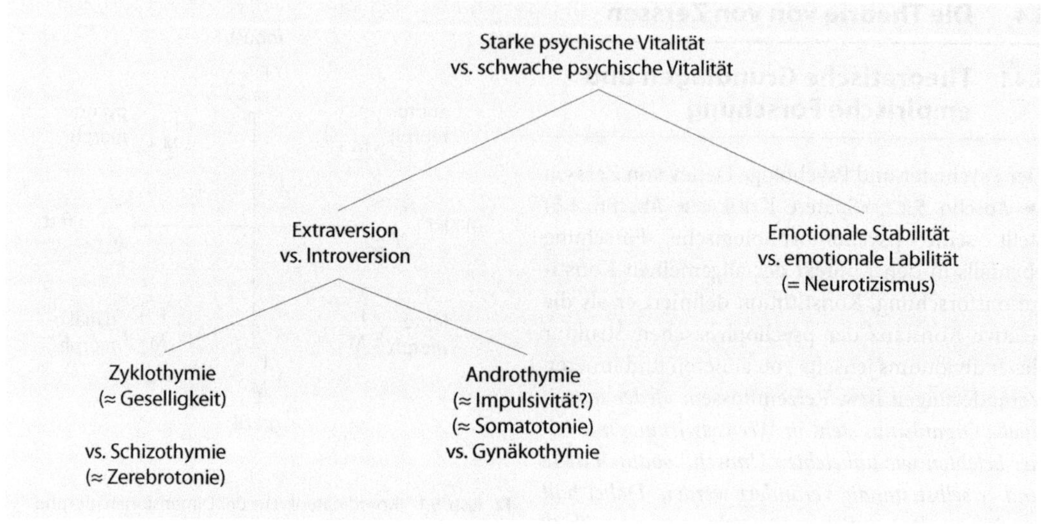

Abb. 5.2 Hierarchisches Modell »dimensionaler Extremtypen« des Charakters in von Zerssens Studien zum Körperbau. (Nach *von Zerssen 1980, S. 670;* adaptiert nach *von Zerssen 1977 b*)

Den beiden orthogonalen Hauptachsen mit den Polen robust vs. grazil sowie mager vs. fett werden als Winkelhalbierende zwei weitere Achsen, die die sog. lepto-pyknomorphe bzw. andro-gynäkomorphe Variationsreihe zeigen, zugeordnet. Der athletische Habitus entspricht danach beispielsweise dem »andromorphen« Extrem.

Der Untersuchung des körperbauassoziierten »Charakters« legt von Zerssen ein hierarchisches Modell von theoretisch abgeleiteten bzw. faktorenanalytisch generierten Persönlichkeitsfaktoren unterschiedlicher Ordnung zugrunde, die Eysencks Primärdimensionen Extraversion und Neurotizismus integrieren *(Eysenck 1953/1970; Eysenck u. Eysenck 1985;* ► Abschn. 4.3.1; Abb. 5.2*)*.

Der Faktor Extraversion wird von von Zerssen in die geschlechtsunabhängigen Faktoren Zyklothymie vs. Schizothymie sowie die geschlechtsabhängigen Androthymie und Gynäkothymie differenziert. Da nach *Guilford (1964/1974)* Extraversion schwach positiv mit emotionaler Stabilität korreliert, bestimmen diese beiden Faktoren zusammen den von von Zerssen neu definierten übergeordneten Persönlichkeitsfaktor der *»psychischen Vitalität« (von Zerssen 1977 b)*. Dieser ließ sich faktorenanalytisch bestätigen *(von Zerssen 1966 a; 1966 b; 1973 b)*.

Mit einer eigens konstruierten Selbstbeurteilungsskala zur Erfassung von Charakterdimensionen konnte von Zerssen in seiner Habilitationsschrift – anders als von Kretschmer behauptet (► Abschn. 5.2.1) – keinen Gruppenunterschied des Charakters zwischen Patienten mit affektiven Störungen und solchen mit schizophrenen Erkrankungen nachweisen *(von Zerssen 1966 a)*.

In weiteren Studien mit derselben Forschungsmethodik, in denen u a. psychisch Gesunde beiderlei Geschlechts mit Patienten mit affektiven Störungen und mit schizophrenen Erkrankungen verglichen wurden, zeigte sich – allerdings nur für Männer – eine positive, wenn auch niedrige ($r = .2$) Korrelation der Komponenten *»psychischer Vitalität«* (sthenisch-vital, extravertiert, emotional stabil) mit *»Muskularität« (»Körperbaulicher Robustheit«) (von Zerssen 1966 a, b; 1976 a; 1977 b)*.

In der Literatur konnten korrelative Beziehungen von körperlicher Robustheit und kriminellem Verhalten gezeigt werden *(Eysenck 1977; Parnell 1958; Seltzer 1964; Sheldon 1949; Glueck u. Glueck 1956)*. Von Zerssen weist in diesem Zusammenhang auf die komplexen ätiologischen Beziehungen von Körperbau und Sozialverhalten hin, in denen jenseits genetischer Faktoren auch psychosoziale Lernprozesse und Verhaltensweisen relevant sind. So seien muskelkräftige Jungen eher handlungsorientiert, körperlich schwächere verhielten sich eher umgekehrt. Bei neurotischen Männern, insbesondere solchen mit einer Dysthymie, besteht demgegenüber eine Tendenz zu körperbaulicher »Grazilität« *(Parnell 1958; Eysenck 1953/1970)*.

Schließlich zeigte sich die verbale Intelligenz bei körperbaulicher Robustheit etwas niedriger als bei grazil gebauten. Eine mögliche Erklärung ist nach von Zerssen darin zu suchen, dass sich körperlich Schwächere eher intellektuellen Tätigkeiten zuwenden, weil sie sich hiervon einen größeren Erfolg versprechen. Des Weiteren zeigte sich eine positive Korrelation von Intelligenz und Körpergröße *(Paterson 1930)*.

5.4.2 Kritische Diskussion

Von Zerssen ist der letzte prominente deutschsprachige Psychiater, der sich systematisch mit Körperbau und Temperament als Teil des Konstitutionsthemas auseinandergesetzt hat *(siehe sein Handbuchartikel, von Zerssen 1980)*.

Von Zerssens Interesse an dieser Forschungsthematik ist nicht zuletzt durch Kretschmers »Körperbau und Charakter« *(Kretschmer 1921)* sowie seine persönliche Kenntnis von Kretschmers Person und Forschungsmethodik entstanden.

Seine Habilitationsschrift *(von Zerssen 1966 b)* stellt eine »moderne« methodologische Antwort auf Kretschmers Subjektivismus dar. Entsprechend seiner Forschung zum Zusammenhang von prämorbider Persönlichkeit bzw. Charakterstruktur und psychischen Störungen (▶ Abschn. 6.6) setzte von Zerssen auch bei der Erfassung des Körperbaus und des Temperaments bzw. der Persönlichkeit objektivierende Untersuchungsverfahren und statistische Auswertungsmethoden ein.

Von Zerssens Forschung imponiert durch die Sorgfalt sowie Qualität seiner Studien. Daher kommt auch den hierdurch gewonnenen Erkenntnissen in Anbetracht der zum Teil eklatanten methodischen Schwächen der Forschung Kretschmers (▶ Abschn. 5.2) sowie Sheldons (▶ Abschn. 5.5) bis heute eine große Bedeutung zu.

Seine von britischen Autoren beeinflusste Methodik der Körperbaumessung hat sich trotz gewisser inhaltlicher Übereinstimmungen beispielsweise zum R.-E.-Index *(Rees u. Eysenck 1945;* ▶ *Abschn. 5.6)* in der Anthropometrie nicht durchgesetzt. Hierfür dürfte nicht nur die Dominanz US-amerikanischer *(Carter u. Heath 1990)* und britischer Forschung verantwortlich gemacht werden, sondern auch die Tatsache, dass seine Forschung im Wesentlichen durch ihn persönlich getragen wurde.

Bewertet man die inhaltlichen Ergebnisse seiner Forschung, so zeigt sich ein widersprüchliches Bild: Von Zerssen konnte Sheldons Grundthesen zu Körperbaukomponenten und Temperament bestätigen *(von Zerssen 1965)*, Kretschmers Theorie jedoch nicht *(von Zerssen 1966 b)*. Insbesondere die Forschungsergebnisse zu Kretschmer blieben trotz des erheblichen methodischen Aufwands enttäuschend, sodass sich von Zerssen vermutlich von weiterer Forschung zu dieser Thematik wenig versprach. Diese Abkehr vollzog sich gleichzeitig mit der Abwendung der Psychiatrie von der Konstitutionsforschung (▶ Abschn. 5.1; ▶ Kap. 9).

Von Zerssens Forschung zeigt aber, dass unter Einsatz differenzierter Methodik durchaus relevante Ergebnisse zum Zusammenhang von Körperbau und Temperament gewonnen werden können. Dies weist darauf hin, dass eine substanzielle Forschung auf diesem Gebiet durchaus als gewinnbringend angesehen werden kann.

5.5 Die Theorie von Sheldon

5.5.1 Theoretische Grundlagen und empirische Forschung

Der US-amerikanische Psychologe und Mediziner William H. Sheldon (1898–1977) hat mit seinen, bis heute immer wieder zitierten Publikationen »The Varieties of Human Physique: An Introduction to constitutional Psychology« *(Sheldon et al. 1940)*, »The Varieties of Temperament: A Psychology of constitutional Differences« *(Sheldon u. Stevens 1942)* die Forschung zu Körperbau und Temperament insbesondere in den USA entscheidend beeinflusst. Aus seiner Methodik der Körperbaumessung wurden international akzeptierte anthropometrische Verfahren entwickelt *(Carter u. Heath 1990; Heath u. Carter 1967;* ▶ Abschn. 5.5.2*)*.

Das wissenschaftliche Werk Sheldons wird erst auf dem Hintergrund der Kenntnis seiner komplexen Biografie verständlich *(Carter u. Heath 1990, S 3–8; Array et al. 1990)*. Dies gilt insbesondere für die z. T. wenig bekannten inhaltlichen wie persönlichen Einflüsse u. a. von Kretschmer und Jung.

Sheldon wurde in Warwick (Rhode Island) geboren. Sein Vater war ein erfolgreicher Fischer und Jäger, die Mutter stammte von dem Revolutionsgeneral Greene ab. Bereits in der Kindheit begann Sheldon mit der Sammlung alter amerikanischer Münzen (old pennies) und wurde später ein landesweit bekannter Münzsammler und -kenner *(Sheldon 1949; 1958)*.

1909 soll der damals 10-jährige William auf Einladung seines Patenonkels, des bekannten Philosophen und Psychologen William James, gemeinsam mit seinen Eltern eine Vorlesung Jungs und Freuds in Boston anlässlich deren erster Amerikareise besucht haben. Nach Beendigung der High School (1915) trat Sheldon in die Brown-University ein. 1917 wurde Sheldon als Leutnant der US-Armee in Europa eingesetzt. Laut eigenen Angaben besuchte er um das Jahr 1919 Freud sowie Kretschmer *(Sheldon 1949, S. 49, 832, 834)*.

Nach Graduierung durch die Brown-University (1918/1919?) beendete er 1925 sein Psychologiestudium mit einer Dissertation zu »Morphologic Types and Mental Ability«. Hierzu wurde er durch die Bekanntschaft mit dem in Chicago tätigen jungen italienischen Anthropologen Naccarati von der »Padua School of Clinical Anthropology« angeregt. Naccarati hatte Sheldon mit der italienischen Anthropologie und Körperbautypologie eines Viola di Giovanni und Pende vertraut gemacht. Gemeinsam planten sie eine Forschung zu Morphologie, Temperament und Intelligenz. Sheldons Dissertation stellte eine Replikation von Naccaratis Forschungsarbeit dar. Durch dessen tödlichen Autounfall im Juli 1929 wurde diese Hoffnung jäh zerstört. Nach eigener Aussage warf diese Tragödie Sheldon in seiner Forschung zu Körperbau und Charakter um viele Jahre zurück.

Ab 1925 unterrichtete Sheldon an der Universität von Chicago, später an der von Wisconsin. Nach dem Vorbild seines Patenonkels James entschloss sich Sheldon zu einem Medizinstudium an der dortigen Universität, das er mit der Promotion 1934 beendete.

Im Anschluss ermöglichte ihm ein zweijähriges Forschungsstipendium bis 1936 einen weiteren Aufenthalt in Europa, bei dem er laut eigenen Angaben Freud, Kretschmer, Jung und Adler traf *(Carter u. Heath 1990, S. 5–6; Arraj et al. 1990, Kap. 7,* S. 4–5). Der Kontakt mit diesen Persönlichkeiten hat Sheldons Auffassung zu Körperbau und Temperament wesentlich beeinflusst, so Jungs »Psychologische Typen« *(Jung 1921; Sheldon u. Stevens 1942, S. 13, 277)*. Zu Kretschmer bestand eine schriftliche Korrespondenz *(Smithsonian Institute 1950)*. Jung äußerte sich positiv über Sheldon, beispielsweise als der bekannte US-amerikanische Psychiater Osmond anlässlich seines Besuchs bei Jung im November 1955 diesem ein von Sheldon Jung persönlich gewidmetes Exemplar von »Atlas of men« *(Sheldon 1954)* überreichte *(Arraj 1986)*.

In England beendete Sheldon »Psychology and the Promethian Will« *(Sheldon 1936)*, in dem er, u. a. beeinflusst durch Jung *(Sheldon 1936, S. 127)*, seine eigenen philosophisch-religiösen Ideen darlegte, die schließlich in seine Forderung nach einer »Biological Humanics« mündeten. In England machte er die Bekanntschaft des Philosophen Russel und des Schriftstellers Huxley, mit dem er freundschaftlich verbunden war. Huxley, der von Sheldons Person wie Ideen überzeugt war, trug in den 1940er Jahren wesentlich zur Popularisierung von Sheldons Theorien in den USA bei.

Nach Rückkehr in die USA kam es in Folge einer unglücklichen Liebesaffäre Sheldons zu einem Skandal, als ein Brief Sheldons an den Ehemann seiner Verehrten mit diskreditierendem Inhalt veröffentlicht wurde und in akademischen Kreisen die Runde machte. Dieser Brief führte nach *Carter u. Heath (1990, S. 6)* schließlich dazu, dass Sheldon fortan eine reguläre Anstellung an einer Universität versagt blieb und er seine Forschung sowie seinen Lebensunterhalt ausschließlich durch Forschungsgelder bzw. Stipendien sicherstellen konnte.

1936/37 lehrte Sheldon am Theologischen Seminar der »Divinity School Of The University Of Chicago«. Dort lernte er den damaligen Studenten Elderkin kennen, der einer seiner treuesten Schüler wurde. 1938 traf Sheldon anlässlich eines Vortrags über seine typologischen Ideen den Anthropologen Dupertois, der im Rahmen eigener Forschungsprojekte bereits 14.000 Personen anthropometrisch untersucht hatte. Dieser macht Sheldon mit dem bekannten Harvard-Professor für Anthropologie Hooton bekannt, der von Sheldons Ideen sehr angetan war und ihn schließlich zu Forschungsarbeiten nach Harvard einlud. In Zusammenarbeit mit dem damaligen Direktor des dortigen psychoakustischen Labors Stevens entstanden schließlich Sheldons bedeutsamste Publikationen.

Ebenfalls 1938 lernte Sheldon auch den Theologen und Psychologen Dr. Hartl, Direktor einer Einrichtung für verhaltensauffällige Jugendliche (»Haydn Goodwill Inn«) kennen, der von Sheldons Ideen begeistert war. Hartl trug ihm die Leitung der neu eröffneten »Youth Guidence Clinic« an. Auf dessen Initiative wurde schließlich ein von Sheldon und dem dort als Sozialarbeiter tätigen Elderkin (s. o.) Forschungsprojekt zu Körperbau und Temperament delinquenter Jugendlicher durchgeführt, dessen Ergebnisse 1949 publiziert wurden *(Sheldon 1949)*. Sheldon beabsichtigte, seine Ideen in therapeutischer Hinsicht weiterzuentwickeln, wozu ihm diese Einrichtung eine geeignete Plattform gewesen wäre. Bedingt durch den Kriegseintritt der USA kam es jedoch nicht dazu.

Nach Veröffentlichung von »The Varieties of Temperament« *(Sheldon u. Stevens 1942)* trat Sheldon als Major in die US-Armee ein und wurde in Texas stationiert. Dort konnte er zunächst seine Forschung zu Somatotyping fortsetzen, wurde jedoch bedingt durch seine Krebserkrankung (Hodgkin-Lymphom) pensioniert. Nach erfolgreicher Strahlentherapie dauerte der Genesungsprozess jedoch Jahre. Sheldon kehrte nach Chicago zurück, heiratete dort ein zweites Mal (seine erste Ehe wurde 1928 geschieden), auch diese Ehe dauerte nur kurz (1948).

Auf Anregung eines seiner treuesten Schüler Dupertois (s. o.), zwischenzeitlich Anthropologe an dem angesehenen »Constitutional Laboratory« an der Medizinischen Fakultät der Columbia Universität in New York, wurde Sheldon 1946 (1947?) nomineller Direktor dieses Instituts als Nachfolger von Dr. Draper, einem Pionier der medizinischen Konstitutionsforschung. Diese Position hatte Sheldon bis 1959 inne. In Zusammenarbeit mit Dupertois wurden ca. 3.800 schizophrene und manisch-depressive männliche Patienten somatometrisch über viele Jahre (nach-)untersucht. Diese Forschung wurde allerdings nur teilweise publiziert *(Sheldon et al. 1969)*.

1948 wurde Barbara Heath (damals Honeyman; ► Abschn. 5.5.2) Mitarbeiterin Sheldons, diese Zusammenarbeit endete wegen inhaltlicher Differenzen 1954. Ebenfalls 1948 lernte Sheldon den Unternehmer McDermott kennen, dem späteren Eigentümer von Texas Instruments. Dieser unterstützte Sheldons Forschung mit einem Fond (»Biological Humanics Foundation«) von 100.000 Dollar. McDermott wurde, ähnlich wie Hartl und Heath, als Koautor in einer von Sheldons Publikationen genannt *(Sheldon 1949)*.

1949 initiierte Sheldon ein Forschungsprojekt zum Somatotyping junger Frauen, an dem zahlreiche Colleges und Universitäten des Mittleren Westens sowie der Ostküste teilnahmen (Heath; ► Abschn. 5.5.2). Gemeinsam mit Heath wurde 1950 zudem eine Langzeitstudie bei Kindern am Gsell Institute in New Haven, Connecticut, initiiert. Auf diese Weise konnten innerhalb von zwei Jahren 12.000 Körperbaufotografien erstellt werden. Gefördert durch Mittel der Rockefeller-Stiftung (1951–1956) wurde Sheldon 1951 Titularprofessor an der Medizinischen Fakultät der Universität von Oregon, an der von ihm ebenfalls eine »Constitutional Clinic« eingerichtet wurde. 1954 erschien »Atlas of men«. Der geplante »Atlas of women« wurde nicht mehr publiziert.

Ab Mitte der 1950er-Jahre zog sich Sheldon zunehmend aus der Öffentlichkeit zurück, gelegentlich hielt er noch Vorträge. Die Gründe dieses Rückzugs blieben unklar, sie werden in seiner akzentuierten Persönlichkeitsstruktur bzw. seinem Temperament vermutet (► Abschn. 5.5.2). Ab Mitte der 1960er-Jahre lebte Sheldon in einem Haus in Cambridge/Massachusetts, dort starb er zurückgezogen 1977. Posthum erschien von seinen ehemaligen Mitarbeitern bzw. Förderern eine Follow-up-Untersuchung seiner Delinquenz-Studie aus dem Jahre 1949 *(Hartl et al. 1982)*.

Bereits Mitte der 1930er-Jahre hatte Sheldon mit seiner Forschung begonnen, mit der er eine »konstitutionelle Psychologie« begründen wollte. Zunächst publizierte er seine Studie zum Körperbau *(Sheldon et al. 1940)*, in der er die Ergebnisse der Untersuchung von über 4.000 männlichen College-Studenten darlegte. Hierzu wurden die entkleideten Versuchspersonen in standardisierter Position (Vorderansicht, seitliche Position, Rückenansicht) fotografiert.

Die individualspezifische Körperformation ist nach Sheldon durch den quantitativen Ausprägungsgrad von drei Körperkomponenten bestimmt, die er unter Bezug auf die von ihm vermutete zugrunde liegende embryonale Entwicklung (Keimblatt-Hypothese) als endomorph, mesomorph und ektomorph bezeichnete. Die endomorphe Komponente ist durch die Ausprägung von Eingeweide und Fettpolster bestimmt und basiert auf der Entwicklung des inneren Keimblattes. Der Körperbau ist typischerweise rund- und weichwüchsig. Die mesomorphe Komponente ist durch die Ausprägung des Knochen- und Muskelsystems bestimmt und basiert auf der mesodermalen Entwicklung. Der Körperbau ist typischerweise derbwüchsig-muskulös. Die ektomorphe Komponente entwickelt sich schließlich aus dem Ektoderm, hierfür sind Sinnesorgane und das Nervensystem bestimmend. Der Körperbau ist typischerweise kleinwüchsig.

Sheldon versteht seine drei Körperbaukomponenten als voneinander unabhängig. Entsprechend seiner Konstitutionshypothese nahm er an, dass der von ihm ermittelte individuelle Körperbautyp altersinvariant ist.

Im Unterschied etwa zu *Kretschmer (1921)* legt Sheldon seiner Körperbaumessung ein dimensionales Prinzip zugrunde. Jede Komponente kann somit durch den Untersucher hinsichtlich ihres Ausprägungsgrades von 1 (ganz schwach ausgeprägt) bis 7 (sehr stark ausgeprägt) eingeschätzt werden. Hieraus ergibt sich für jedes Individuum eine spezifische Zahlenkombination, wobei die Reihenfolge von links nach rechts entwicklungsphysiologisch von der endomorphen über die mesomorphe zur ektomorphen Komponente reicht. Die Extremformen dieser Körperbautypen tragen die Nummernfolgen 711, 171 und 117 *(hierzu siehe die Abb. in Sheldon u. Stevens 1942, S. 9–10)*.

Das Verfahren des Somatotyping besteht nach Sheldon aus zwei Schritten. Zunächst nimmt der Untersucher anhand der vorliegenden Fotografien des Körperbaus (s. o.) eine für die endgültige Körperbaubestimmung entscheidende, zahlenmäßige Einschätzung der individuell vorherrschenden Körperbaukomponente und ihres Verhältnisses zu den beiden anderen vor. Die sich hieraus ergebende Zahlenkombination bleibt für das weitere Verfahren bestimmend, da nach Sheldon eine grundsätzliche Veränderung, beispielsweise eine Umkehrung der Dominanz einer der drei Körperbaukomponenten, nicht möglich ist. Sheldon ging sogar soweit, zu fordern, dass keiner seine Methode anwenden sollte, der nicht in der Lage sei, bereits optisch bis auf jeweils 1 Grad Abweichung in jeder Komponente den individuellen Körperbau exakt einzuschätzen *(vgl. Conrad 1967, S. 110)*.

Anschließend wird dieses somatoskopische Verfahren mit einem somatometrischen Prinzip verbunden. Hierzu definiert Sheldon neben der Körpergröße und dem Gewicht 17 Indizes, die die Kopf-Halsregion (4), den Thorax (3), die Arm-Hand- (3), die Bauch- (3) sowie die Bein-Fuß-Region (4) umfassen. In vier Schritten werden diese Körperindizes anhand vorliegender Tabellen im Vergleich zum zunächst bestimmten Körperbautyp eingeschätzt und führen schließlich zur endgültigen Bestimmung des Körperbaus.

Als Körperbaukomponenten 2. Ordnung führte Sheldon die Dysplasie, Gynandromorphie, die »Textur« (Beschreibung der Hauptlinien, Symmetrie und Schönheit bzw. Ästhetik) sowie den Hirsutismus ein *(Sheldon et al. 1940, S. 7)*.

Sheldon ordnete seine Körperbaukomponenten grafisch innerhalb eines Dreiecks mit den Achsen Endomorphie, Mesomorphie und Ektomorphie an, wobei die Größe der Fläche dem relativen Anteil der Körperbaukomponente in der untersuchten Population entsprach. In der Mitte des Dreiecks positioniert Sheldon die durchschnittlichen Körperbautypen (z. B. 3-4-3, 4-4-4, 4-3-4).

Seine Temperamentsforschung publizierte Sheldon gemeinsam mit seinem Mitarbeiter Stevens *(Sheldon u. Stevens 1942)*.

Auf dem Hintergrund seiner Konstitutionsidee, die er bereits explizit im Titel benennt, war Sheldon der Auffassung, dass Körperbau und Temperament aufs Engste miteinander verbunden sind. Daher ergibt sich, dass die Temperamentsdimensionen, genauso wie der Körperbau, als weitgehend biologisch determiniert und zeitstabil zu verstehen sind. Aufgrund der Parallelität von Körperbau und Temperament ging Sheldon davon aus, dass seinen drei Körperbaukomponenten drei Temperamente, die Viscerotonie, die Somatotonie sowie die Cerebrotonie, entsprechen.

Wie ausgeprägt diese Temperamente in Sheldons Verständnis somatisch determiniert sind, zeigt sich bereits sprachlich darin, dass er die Bezeichnungen für seine Temperamente in bewusster Bezugnahme auf die physiologische Theorie von *Eppinger u. Hess (1911; 1915; Sheldon u. Stevens 1942, S. 18 ff.)* wählte. Diese hatten einen konstitutionell bestimmten Gegensatz der Dominanz entweder der Vagotonie mit visceralen Funktionen im Gegensatz zu einer Sympatheticotonie mit Steuerung durch cerebrale Funktionen angenommen.

Auf eine theoretische Herleitung seiner Temperamentsdimensionen verzichtet Sheldon, wie überhaupt in diesem Werk nur äußerst selten andere Autoren zitiert werden und ein Literaturverzeichnis überhaupt fehlt.

Obwohl Sheldon behauptet, dass sich das Temperament nur durch mehr als zwei Dimensionen charakterisieren lasse, bezieht er sich bei seinem Verfahren der Auswahl relevanter Temperamentsdimensionen unmittelbar auf Jungs Gegensatz von Extraversion vs. Introversion *(Jung 1921)*: Sheldon wählt ein »lexikalisches« Verfahren, in dem er aus einer Liste von 650 temperamentsnahen Begriffen in einem ersten Schritt 50 auswählt, die *»vermutlich mit Extraversion oder Introversion zusammenhängen« (Sheldon u. Stevens 1942, S. 13)*. Aus diesen Begriffen wurde eine fünfstufige Rating-Skala konstruiert. Unter Verwendung dieser Skala wurden in einer ersten Stichprobe mit 33 männlichen College-Studenten, jungen Instruktoren sowie akademischen Mitarbeitern 20 »analytische Interviews« zu unterschiedlichen Zeitpunkten über ein Jahr mit dem Ziel durchgeführt, eine lebensnahe Beurteilung ihrer Temperamentseigenschaften zu ermöglichen. Auf der Grundlage von Korrelationsberechnungen (Thurstones Faktorenanalyse stand nach Angabe der Autoren nicht zur Verfügung) wurden hieraus drei Cluster von Temperamentsdimensionen abgeleitet, aus denen schließlich eine Temperamentsskala mit drei Dimensionen und jeweils 20 Merkmalen sowie eine Kurzform mit jeweils 10 Merkmalen konstruiert wurde *(Sheldon u. Stevens 1942, S. 26)*.

Sheldon beschreibt seine Temperamentsdimensionen wie folgt *(dto., S. 248–257)*: Personen mit viscerotonem Temperament sind gemütlich, bedacht und berechenbar. Sie sind »erdverbunden«, entspannt und warmherzig. Darüber hinaus sind sie kontaktfreudig, lieben das Essen, zeigen eine »angeborene« Toleranz. Sie können sich gut ausdrücken und teilen sich gerne mit. Physiologisch sind sie durch einen guten Schlaf sowie Verdauung charakterisiert.

Der Somatotoniker dagegen liebt die Aktivität sowie die Tat. Erfolgreiche Somatotoniker seien »Erobertypen«. Sie zeigen einen energischen Charakter und lieben das Risiko. In ihrer Denkweise sind sie gegenwartsbezogen, zeichnen sich typischerweise durch einen Mangel an Introspektion aus. Im Beruf sind sie erfolgreich und durchsetzungsstark. Sie reden laut, sind physisch robust, zeigen ein geringes Schlafbedürfnis und weisen darüber hinaus ein geringes Risiko für nervöse und funktionelle Störungen, dagegen ein deutlich höheres für kardio-vaskuläre Erkrankungen auf *(dto., S. 226)*.

Die Eigenschaften des Cerebrotonikers setzt Sheldon explizit denen der »Introversion« Jungs gleich *(dto., S. 277)*. Hauptmerkmale sind Zurückhaltung und Gehemmtheit. Menschen mit diesem Temperament lieben das Alleinsein. In Sozialkontakten sind sie zurückhaltend, scheu und ängstlich. Sie neigen zu Angespanntheit und Agoraphobie. Es besteht eine deutliche Tendenz zu funktionellen Beschwerden (z. B. Verdauungsstörungen), Neurodermitis, verstärktem Schlafbedürfnis, aber auch Schlaflosigkeit sowie chronischer Müdigkeit.

Sheldon fasste die Korrelationen seiner Körperbaukomponenten mit den Temperamentsdimensionen in einer Tabelle zusammen (◘ Tab. 5.7).

Dies bestätigt für Sheldon den engen Zusammenhang von Viscerotonie und Endomorphie, Somatotonie und Mesomorphie sowie Cerebrotonie und Ectomorphie. Die Höhe der berechneten Korrelationen bei annähernd .8 liegt in einer Größenordnung, die es nach von Zerssen ermöglichen sollte, bereits aus dem Temperament auf den assoziierten Körperbau zu schließen. Dies wäre in Anbetracht der Komplexität des Temperaments eine beeindruckende Schlussfolgerung *(von Zerssen 1965, S. 521)*.

Bei den weiteren Körperbaukomponenten führt Sheldon folgende Korrelationen zum Temperament an: Danach korreliert Gynandromorphie (g-index) mit Viscerotonie mit .39 und

■ **Tab. 5.7** Korrelative Beziehungen von Körperbau- und Temperamentstypen nach Sheldon. (Adaptiert nach *Sheldon u. Stevens 1942, S. 400*; alle Korrelationen p < .01; N = 200)

Temperamente	**Körperbautypen**		
	Endomorphie	**Mesomorphie**	**Ectomorphie**
Viscerotonie	.79	–.23	–.40
Somatotonie	–.29	.82	–.53
Cerebrotonie	–.32	–.58	.83

■ **Tab. 5.8** Zuordnung von Körperbaukomponenten, Temperament, neurotischen und psychotischen Störungen nach *Sheldon (1949)*

Ectomorphie (Ectopenia)	**Endomoprphie (Endopenia)**	**Mesomorphie (Mesopenia)**
Cerebrotonie (Cerebropenia)	Viscerotonie (Visceropenia)	Somatotonie (Somatopenia)
Manisch-depressive Psychose/ Hysterie	Paranoide Schizophrenie/ Psychasthenie	Hebephrene Schizophrenie/ Neurasthenie

Cerebrotonie mit .28, mit Somatotonie mit –.63. Die Texturkomponente (t-index) korreliert mit Cerebrotonie mit .36, nicht signifikant mit den zwei anderen Komponenten.

In einem wesentlichen Teil seines Werks beschreibt Sheldon ausführlich die Temperamente seiner 200 Untersuchungsfälle *(Sheldon u. Stevens 1942, S. 280–369)*. In seiner Monografie »*Varieties of Delinquent Youth*« *(Sheldon 1949)* überträgt Sheldon seine Theorie auf neurotische und psychotische Störungen und entwickelt zugleich ein von parareligiösen und weltanschaulichen Ideen geprägtes System der idealen Konfiguration von Körperbau und Temperament.

Seine diesbezüglichen Hypothesen für neurotische und psychotische Störungen veranschaulicht er in Form von zwei ineinander liegenden Dreiecken *(vgl. Eysenck 1953/1970, S. 142)*, deren theoretische Grundlage die Struktur der Beziehung von Körperbau und Temperament für psychisch Gesunde bildet. Als höchste Ebene definiert Sheldon schließlich eine Idealkonfiguration von Körperbau und Temperament.

An den Endpunkten jedes Dreiecks ist jeweils eine Körperbaukomponente mit dem zugehörigen Temperament positioniert. Für psychisch gesunde Personen wird die jeweils volle Ausprägung der Körperbaukomponente mit dem Suffix »-morphy«, die geringstmögliche Ausprägung mit »-penia« bezeichnet. In der Mitte des Dreiecks befinden sich die harmonischen Körperbauformationen. Für die Temperamentsausprägungen werden die Suffixe »-tonia« bzw. »-penia« eingeführt.

Als nächste Schicht definiert Sheldon eine Dreieckskonfiguration ähnlicher Struktur sowohl für neurotische Störungen wie auch Psychosen. Von *Kretschmer (1921)* und *Jung (1921)* übernimmt er einerseits deren Kontinuitätshypothese eines fließenden Übergangs von psychischer Gesundheit über Neurosen bis hin zu Psychosen, andererseits wesentliche inhaltliche Annahmen der Zugehörigkeit von Temperament und psychischen Störungen. Sheldon macht die jeweils geringste Ausprägung seiner Temperamentsdimensionen zum Ankerpunt der Zuordnung psychischer Störungen. So sollen »manisch-depressive« Psychosen und »Hysterien« mit Cerebropenia assoziiert sein, die paranoide Schizophrenie sowie Psychasthenie mit Visceropenia sowie die hebephrene Schizophrenie und Neurasthenie mit Somatopenia (■ Tab. 5.8).

In der Mitte seines Psychosedreiecks erscheint nun eine ausgewogene Konfiguration mit der Bezeichnung »Mixed (katatonic) Psychosis«, an gleicher Stelle im Neurosedreieck eine »Mixed (katatonic) Psychoneurosis«.

Auf der höchsten »Hyperphrenic« genannten Ebene befindet sich die Darstellung einer Idealkonfiguration von Körperbaukomponenten und Temperament, die Sheldon in einem Tetraeder (»Olymp«) veranschaulicht und an dessen Spitze er eine Gottheit (»Zeus«) als Repräsentant idealisierter Harmonie setzt. Die Seitenflächen dieses Tetraeders bezeichnet er als »Dionysos« (aus der manisch-depressiven Psychose hervorgegangen), »Prometheus« (aus der paranoiden Schizophrenie hervorgegangen) sowie »Christus« (aus der Hebephrenie hervorgegangen). Sheldon formuliert hier eine parareligiöse Heilslehre (»biological humanics«), die durch die Balance idealisierter Temperamente definiert ist. Er bettet diese abstruse Ideenbildung in eine diffuse Gesellschafts- und Sozialkritik ein, die mit Begriffen wie »Soziale Psychose«, »Zeitalter der Verwirrung« oder »leichtfertige Überbevölkerung« ihren Ausdruck findet.

Unter Mitarbeit von Sheldon wurde die Assoziation von Körperbaukomponenten und Psychosen bei 155 männlichen Patienten untersucht *(Wittman u. Sheldon 1948; Wittman et al. 1948)*. Die Einschätzung der Körperbaukomponente erfolgte zunächst durch Sheldon persönlich. Die psychiatrischen Ratings erfolgten unabhängig anhand einer Check-Liste, deren Interrater-Reliabilität bei .86 lag. Die Ergebnisse bestätigten im Wesentlichen Sheldon Annahmen. So korrelierten »manisch-depressive« Psychosen mit Ectomorphie (–.59), paranoide Schizophrenie mit Endomorphie (–.04) sowie hebephrene Patienten mit Mesomorphie (–.68).

Des Weiteren wurden die Ergebnisse einer 30-jährigen Follow-up-Studie an 3.800 psychiatrischen Patienten publiziert *(Sheldon et al. 1969)*, die Sheldon laut eigener Aussage bereits 1938 mit dem Psychiater Lewis begonnen hatte und die seine Theorie bestätigten.

In einer Follow-up-Studie der seinerzeit untersuchten jugendlichen Delinquenten der Youth-Guidance-Clinic (s. o.) *(Hartl et al. 1982)* finden sich ebenfalls Daten, die Sheldons Hypothesen bestätigen. Des Weiteren finden sich auch hier die parareligiösen Ideen Sheldons wieder.

Sheldon Theorie war in vielerlei Hinsicht provokativ und zog eine umfangreiche empirische Forschung nach sich. Einige Studien befassten sich mit der Frage, ob die von Sheldon behauptete dreifaktorielle Struktur von Körperbau und Temperament zutrifft. *Ekman (1951)* kam unter Verwendung von Sheldons Untersuchungsmaterial zu dem Ergebnis, dass sowohl hinsichtlich des Körperbaus wie auch des Temperaments eine zweidimensionale Struktur dessen Daten hinreichend erklärt. *Howells (1952)* zeigte faktorenanalytisch, dass Ecotomorphie und Endomorphie keine unabhängigen Dimensionen darstellen, sondern als gegensätzliche Manifestationen einer eigenen Dimension aufzufassen sind. Sowohl *Humphreys (1957)* wie auch *Sills (1950)* konnten faktorenanalytisch lediglich eine zweifaktorielle Struktur in Sheldons Daten nachweisen.

Die von Sheldon behauptete Stabilität seiner Körperbaukomponenten wurde empirisch widerlegt bzw. abgeschwächt, so von *Tanner (1956)* in einer Nachuntersuchung des Körperbaus bei Kindern *(Low 1952)*. *Hammond (1953)* konnte in seiner Drei-Jahres-Follow-up-Studie bei Kindern, unabhängig von Alter, Geschlecht und Rassenzugehörigkeit, immerhin Korrelationen der Körperbaukomponenten zwischen .65 und .92 nachweisen, allerdings änderten 10 % der Jungen sowie 12 % der Mädchen ihren Körperbautyp. In der Langzeitstudie von *Zuc (1958)* zeigten sich bei Jungen und Mädchen im Alter von 12, 17 und 33 Jahren Reliabilitätswerte um .7, die jedoch nach *Eysenck (1953/1970, S. 329)* unter Berücksichtigung der Subjektivität von Sheldons Körperbaueinschätzungen dennoch als unbefriedigend eingestuft werden müssen. In einer Reanalyse von Sheldons Originaldaten wies *Fiske (1944)* nach, dass die von Sheldon behaupteten Korrelationen das Erwartungsniveau nicht überschritten.

Child (1950) verglich die von Sheldon persönlich vorgenommene Einschätzung des Körperbautyps von 414 Yale-Studenten mit den Daten aus einem Fragebogen (Selbstrating) zu den Temperamentsdimensionen Sheldons. Von den 96 vermuteten Korrelationen von Körperbau und Temperament befanden sich bis zu 77 % in der theoretisch erwarteten Richtung. 20 % erreichten das statistische Signifikanzniveau von 5 %, 10 von 1 %. Von den 21 erwartungswidrigen Korrelationen erreichte nur eine das 5 %-Niveau, eine das 1 %-Niveau. Child folgerte, dass sich insbesondere die Körperbaukomponente Endomorphie statistisch nicht ausreichend bestätigt habe. Sheldons Annahmen

Tab. 5.9 Beziehung von Somatotyp und Temperament in den Studien von Sheldon. Von Zerssens Werte befinden sich jeweils in der linken Spalte, die von Child in der rechten oberen Spalte, die von Sheldon in der rechten unteren Spalte. (Nach *Sheldon u. Stevens (1942), Child (1950)* und *von Zerssen (1965, S. 531)*; mit freundlicher Genehmigung des Autors)

Komponenten	Endomorphie		Mesomorphie		Ectomorphie		Psycholog. Methodik
Viscerotonie	–.12	+.13	+.15	+.13	–.03	–.15	Fragebogen
		+.79		–.23		–.40	Exploration
Somatotonie	–.01	+.03	+.31	+.38	–.23	–.37	Fragebogen
		–.29		+.82		–.53	Exploration
Cerebrotonie	+.07	–.03	–.20	–.38	+.10	+.27	Fragebogen
		–.32		–.58		+.83	Exploration

für den Zusammenhang von Somatotonie und Mesomorphie sowie von Cerebrotonie und Ectomorphie wurden bestätigt, die Größenordnung der Korrelationen war allerdings deutlich niedriger als von Sheldon berichtet. Bis auf die Korrelation von Endomorphie mit Somatotonie und Cerebrotonie erreichten alle Korrelationen das 1 %-Niveau.

Von Zerssen (1965) (▶ Abschn. 5.4) untersuchte in seiner Studie 130 19-jährige Wehrpflichtige anhand der drei anthropometrischen Indizes von *Parnell (1958)* (Fett = Endomorphie, Muskularität = Mesomorphie, Linearität = Ectomorphie) und anhand des Temperamentsfragebogens von Child *(Child 1950, s. o.).*

Seine Ergebnisse fasste er in einer Übersicht im Vergleich zu denen von Sheldon *(Sheldon u. Stevens 1942)* und *Child (1950)* zusammen (◘ Tab. 5.9).

Danach bestätigt sich der Zusammenhang von Somatotonie und Mesomorphie, die negative Korrelation von Mesomorphie und Cerebrotonie ist hierzu passend. Nach von Zerssen hat Sheldon das Temperament der »athletisch-mesophorphen Habitusvariation« prägnanter erfasst als Kretschmer und Enke *(von Zerssen 1965, S. 532).* Allerdings stellte von Zerssen fest, dass er keinen empirischen Nachweis für den von Sheldon behaupteten Zusammenhang des Temperaments mit Endomorphie gefunden hat und folgert: *»Die Endomorphie ist also kaum als eine biologisch einheitliche Habitusvariation aufzufassen« (dto., S. 533).*

Bereits Sheldons Korrelationsdaten sprechen nach von Zerssen für eine zweidimensionale Temperamentsstruktur, seine eigenen Daten eher für eine einzige Hauptdimension, die teilweise mit der Extraversion von Eysenck übereinstimmt. Auch hinsichtlich des Körperbaus sprechen seine Daten eher für eine zweidimensionale Struktur (Fett- und Muskelentwicklung).

Auch *Cortés u. Gatti (1965)* bestätigten mit einer objektiven Methode der Körperbaumessung sowie einem Selbstrating des Temperaments grundsätzlich Sheldons Annahmen – wenn auch nicht in der von ihm berichteten Größenordnung. So korrelierte Endomorphie mit Viscerotonie mit .35 (1 % Signifikanzniveau), Mesomorphie mit Somatotonie mit .22 (5 %) und Ectomorphie mit Cerebrotonie mit .34 (1 %).

5.5.2 Kritische Diskussion

Zunächst fällt auf, dass Sheldon hinsichtlich der theoretischen Grundlagen für die Definition seiner Körperbaukomponenten wie auch seiner Temperamente auf eine Rezeption der vorliegenden wissenschaftlichen Literatur verzichtet, was sich auch im Fehlen von Literaturverzeichnissen ausdrückt. Wie aus seiner Biografie (▶ Abschn. 5.5.1) hervorgeht, wurde Sheldon sowohl von Kretschmers »Körperbau und Charakter« *(Kretschmer 1921)* wie auch Jungs »Psychologischen Typen« *(Jung 1921)* maßgeblich beeinflusst. Dies zeigt sich nicht zuletzt bei seiner Definition der Temperamente *(Sheldon u. Stevens 1942)*, bei denen er einen expliziten Hinweis auf Jungs »Psychologische Typen« gibt *(dto., S. 13, 277;* ▶ Abschn. 3.1*)*.

Sheldons A-priori-Festsetzung einer dreidimensionalen Struktur von Körperbau und Temperament wird von ihm theoretisch nicht weiter begründet und konnte zudem empirisch nicht bestätigt werden (▶ Abschn. 4.3.1, ▶ Abschn. 5.5.1).

Sheldons Keimblatt-Hypothese bleibt spekulativ und wurde im Weiteren auch von ihm nicht mehr verfolgt *(Eysenck 1953/1970, S. 327)*.

Inhaltlich sind Sheldons Extremvarianten des Körperbaus (z. B. 7.1.1) als zentrale Orientierungsmarker für eine Klassifikation des menschlichen Körperbaus bereits vom Erscheinungsbild nicht einleuchtend, worauf *Conrad (1967, S. 110–112)* zu Recht hinweist. Hiernach entspricht der extrem Endomorphe eher dem Typ mit hypophysärer Fettsucht, der extrem Mesophorphe dem Athletentypus Kretschmers, der extrem Ectomorphe einem extrem-asthenischen Habitus. Für Conrad scheinen diese *»nun eine seltsame Trias zu bilden, deren Allgemeingültigkeit für eine umfassende Typologie, die auf Biologisches abzielt, nicht recht einleuchten« dto., S. 110)*.

Schließlich konnten Sheldons Annahmen sowohl der Unabhängigkeit der Körperbaukomponenten untereinander *(Heath 1963)* wie auch von deren Stabilität über die Zeit *(Heath 1963; Carter u. Heath 1990)* empirisch nicht bestätigt werden.

Sheldons behaupteter Zusammenhang von Körperbaukomponenten und Temperament konnte unter Berücksichtigung der erheblichen methodischen Schwächen seiner Forschung für psychisch Gesunde in einigen Studien grundsätzlich bestätigt werden *(Child 1950; von Zerssen 1965; Cortés u. Gatti 1965; 1972, S. 57; britische Forschung;* ▶ Abschn. 5.6*)*. Inhaltlich sind zumindest teilweise Übereinstimmungen mit der Theorie Kretschmers (▶ Abschn. 5.2) sowie Jungs (▶ Abschn. 3.1) unverkennbar.

Die Übertragung seiner Theorie auf Neurosen bzw. Psychosen *(Sheldon 1949)* bleibt jedoch weitgehend spekulativ. Bereits vom klassifikatorischen Ansatz, etwa seiner Gegenüberstellung von paranoider sowie hebephrener Schizophrenie mit »manisch-depressiven« Erkrankungen, ist seine Forschung fragwürdig. Sein zugrunde liegender Theorieansatz lässt zudem einen bereits früh erkennbaren Hang *(Sheldon 1936)* zum Irrationalen/Fantastischen, Pseudoreligiösen und Mythologischen erkennen, der sich einem rationalen wissenschaftlichen Diskurs entzieht.

Methodenkritisch wird nahezu einhellig die Subjektivität seiner Forschung als eklatante Verletzung des Prinzips wissenschaftlicher Objektivität kritisiert *(Adcock 1948; Eysenck 1953/1970, S. 334; Hammond 1957, S. 229; Humphreys 1957, S. 222; Tyler 1965; von Zerssen 1965, S. 534)*. So weist *Conrad (1967, S. 109–110)* nach, dass Sheldons Festlegung der Körperbaukomponenten trotz Einführung einer quantitativen Methodik letztlich auf einem subjektiven Eindrucksurteil (Somatoskopie) basiert. Insoweit sind Sheldons Forschungsergebnisse auf einen »Halo-«Effekt zurückzuführen *(von Zerssen 1965, S. 534)*.

Durchgehend wird kritisiert, dass sich Sheldon statistischer Auswertungsverfahren *(z. B. Faktorenanalyse; Thurstone 1946 b)* nicht bedient hat *(Eysenck 1953/70, S. 334)*. Die Problematik dieses Vorgehens wird besonders augenfällig bei der Konstruktion seines Temperamentsfragebogens (▶ Abschn. 5.5.1). Obwohl laut eigener Aussage seine Primärmerkmale der Extra- bzw. Introversion zuzuordnen sind *(Sheldon u. Stevens 1942, S. 13)*, besteht Sheldon im Sinne der Bestätigung seiner A-priori-Hypothese auf einer dreidimensionalen Temperamentsstruktur. Vermutlich hätte eine Faktorenanalyse lediglich eine zweidimensionale Struktur gezeigt.

Schließlich muss die persönliche und wissenschaftliche Seriosität Sheldons angezweifelt werden. So erhebt seine langjährige Mitarbeiterin Heath den Vorwurf, dass Sheldon in seinem »Atlas of men« *(Sheldon 1954)* wahrheitswidrig Längsschnittfotografien in Fünf-Jahres-Intervallen angegeben habe, es sich in Wirklichkeit aber um Fotografien einer reinen Querschnittsuntersuchung gehandelt hätte *(Carter u. Heath 1990, S. 11)*.

In Anbetracht dieser Kritik an Sheldons Forschung stellt sich die Frage, warum diese dennoch eine so breite Resonanz auslöste und bis heute immer wieder hinsichtlich des Zusammenhangs von Körperbau und Temperament zitiert wird. Unstreitig ist, dass Sheldon als Wegbereiter einer eigenständigen US-amerikanischen Konstitutionsforschung bzw. Anthropometrie gelten kann. Moderne Ansätze der Körperbaumessung (»Somatotyping«)

sind aus der kritischen Auseinandersetzung mit Sheldons Forschung entstanden *(Carter u. Heath 1990;* ► Kap. 9*)*.

Seine Monografien können als theoretische Orientierungsmarker angesehen werden, seine Ideen waren zu seiner Zeit durchaus überzeugend, wie z. B. der Anthropologe Bulsin in einem Gespräch mit Heath 1944 darlegte *(Carter u. Heath 1990, S. 8)*. Der Anthropologe Murphy anerkannte Sheldons Ansatz einer Quantifizierung als Fortschritt in der anthropologischen Forschung *(Murphy 1947)*. Auch *Conrad (1967)* räumt ein, dass Sheldons Körperbautypologie nicht grundsätzlich falsch sei und hebt ebenfalls den Ansatz einer Quantifizierung etwa im Vergleich zu Kretschmer positiv hervor.

Schließlich steht Sheldons Theorie zu Körperbau und Temperament durchaus in Übereinstimmung mit bekannten Theorieansätzen und konnte zumindest partiell empirisch untermauert werden (s. o.; *Eysenck 1953/1970, S. 334)*

Carters konstitutionstypologischer Anspruch wurde in der weiteren US-amerikanischen Forschung genauso wenig weiterverfolgt wie die in diesen Kontext eingebettete Fragestellung des Zusammenhangs von Körperbau und Temperament. Wenn heute über »Somatotyping« diskutiert wird, dann wird hierunter lediglich eine spezifische Methode der Körperbaumessung verstanden *(Heath-Carter-Methode; Carter u. Heath 1990)*.

Diese Entwicklung hat zunächst wissenschaftsimmanente Gründe, die mit der Aufgabe der »Großtypologien« (Konstitution, Temperament) in Psychiatrie, Psychologie sowie den Kulturwissenschaften erklärt werden können *(Matz 2000, S. 520–563)*.

Nicht zuletzt ist diese Entwicklung aber auch mit der zweifelhaften wissenschaftlichen Seriosität von Sheldons Forschung und dessen Isolation im akademischen Wissenschaftsbetrieb zu erklären. Sheldon blieb, stigmatisiert durch die »Briefaffäre« (s. o.) lebenslang ein wissenschaftlicher Außenseiter, dem eine akademische Karriere zeitlebens verwehrt blieb. Von daher hatte er keine Möglichkeiten, seine Forschung personell sowie institutionell langfristig zu verankern und Nachfolgern zu übergeben. Diese geradezu tragische Seite seiner beruflichen Laufbahn hängt allerdings aufs Engste mit seiner als schwierig bzw. akzentuiert charakterisierten Persönlichkeit bzw. seinem Temperament zusammen *(Arraj u. Arraj 1988; Carter u. Heath 1990, S. 9)*.

So führte sein früherer Förderer Hooton (s. o.) Sheldons »schwieriges Temperament« an, das es diesem schwer gemacht habe, eine harmonische Beziehung mit seinen Mitarbeitern aufzubauen und auch für seine durchwachsene wissenschaftliche Karriere verantwortlich sei *(Carter u. Heath 1990, S. 8)*. In einer anderen Quelle wird Sheldons komplexe Persönlichkeit beschrieben, die neben durchsetzungsfähig-extravertierten auch deutlich introvertierte Züge zeigte, in der die Suche nach Abgeschiedenheit und Einsamkeit bis hin zum Kontaktabbruch bestimmend war *(Arraj u. Arraj 1988; Arraj et al. 1990)*.

Der Psychologe *Lindzey (1967, S. 227–228)* führte schließlich den Niedergang der Konstitutionsforschung in den USA auf die wissenschaftlichen Defizite von Sheldons Forschung, die Tatsache, dass diese im Wesentlichen von ihm durchgeführt wurde, aber auch auf seine provokante Persönlichkeit zurück.

5.6 Die Theorie von Eysenck

5.6.1 Theoretische Grundlagen und empirische Forschung

Neben der deutschen (► Abschn. 5.2; ► Abschn. 5.3; ► Abschn. 5.4) und der US-amerikanischen (► Abschn. 5.5) hat sich auch die englische Forschung mit Körperbau und Temperament befasst *(Burt 1937; 1938; 1947; Eysenck 1947 a; Parnell 1957 b; Rees 1950; 1960; Tanner 1956; Rees u. Eysenck 1945)*. Einen wesentlichen Anteil hieran hatte Eysenck, der die Körperbaukomponente als integralen Bestandteil seiner Persönlichkeitsdefinition verstand *(Eysenck 1953/1970; S. 2;* ► Abschn. 4.3.1*)*.

Auch diese psychologische Forschung entstand aus der kritischen Auseinandersetzung mit den Theorien Sheldons bzw. Kretschmers *(Eysenck 1950)*. Ihr wesentliches Merkmal ist die Anwendung objektivierender Methoden (z. B. Faktorenanalyse).

Dies führte zu neuen Verfahren der Körperbaumessung wie auch der Erforschung von Körperbau und Temperament.

Zum einen sollte mit faktorenanalytischen Studien eine empirisch fundierte Methodik der Körperbaumessung begründet werden. Übereinstimmend konnte hierbei eine zweifaktorielle Struktur gezeigt werden *(Rees 1960)*.

So konnte *Burt (1938)* an britischen Kindern und Erwachsenen zwei Faktoren nachweisen, einen allgemeinen Faktor des Körperbaus sowie einen weiteren Faktor, der einerseits durch disproportionales Wachstum und Länge, andererseits durch Breite, Umfang und Körpergewicht definiert war. Bei britischen und amerikanischen Männern *(Burt 1944)* sowie bei 30.000 Soldaten der britischen Luftwaffe *(Burt 1947)* fand sich ebenfalls eine zweifaktorielle Struktur.

Auch *Rees u. Eysenck (1945)* fanden in ihrer anthropometrischen Studie an 300 Soldaten mit 18 Körpermessungen diese zweifaktorielle Struktur mit einem allgemeinen Faktor der Körpergröße und einem zweiten, der positiv mit der Körpergröße sowie negative mit Körperbreite und Umfang korrelierte. Eine Bestätigung fand *Rees (1950)* bei 200 Frauen mit derselben Messmethodik.

Ein vergleichbares Resultat fanden *Cohen (1941)* in einer Gruppe von jüdischen Psychiatriepatienten sowie *Hammond (1942)* an 100 irischen Erwachsenen. Eine zweifaktorielle Struktur der Körperbaumessung zeigte sich auch in US-amerikanischen Studien *(Heath 1952; Howells 1951; Thurstone 1946 a)*.

Rees u. Eysenck (1945) definierten auf dieser Grundlage einen eigenen Körperbauindex (Rees-Eysenck-(R.-E.)-Index), definiert als Quotient aus Körperhöhe mal 100 und Brustbreite mal 6. Für diesen Index wurde eine Normalverteilung angenommen. Danach ließ sich für die Körpergestalt ein eurymorpher (Durchschnittstyp), mesomorpher sowie leptomorpher Körperbautyp unterscheiden. Die beiden Letztgenannten wurden durch die jeweilige Standardabweichung des Index vom Durchschnittswert definiert. Unter Zugrundelegung des gleichen Prinzips ließen sich auch für die Körpergröße Makro-, Meso- und Microsomatiker differenzieren.

Die Vor- und Nachteile des R.-E.-Index im Vergleich zu Sheldons Verfahren der Körperbaubestimmung wurde intensiv diskutiert und empirisch erforscht *(Eysenck 1959 b; Parnell 1957 a; b; Tanner 1947; 1956; Tanner u. Burt 1954)*.

Parnell (1957 a) verglich Sheldons Verfahren der Körperbaumessung mit dem R.-E.-Index an 3000 jungen Männern, darunter vielen Studenten, die zwischen 1948 und 1956 untersucht worden waren. Aus dieser Studie leitete *Eysenck (1953/1970, S. 339–340)* eine Übereinstimmung zwischen seinem »leptomorphen« Typ und Sheldons ectomorphen sowie Kretschmers leptosomen Typus ab. Sein »eurymorpher« Typ ließ sich faktorenanalytisch in einen »athletisch-mesomorphen« sowie »pyknisch-endomorphen« Typ differenzieren. Für diese Differenzierung ist die Dominanz von Muskelmasse oder Fett entscheidend. Der durch den hohen Fettanteil charakterisierte eurymorphe Typ entspricht nach Eysenck Sheldons Endomorphen sowie dem Pykniker Kretschmers. Der vorrangig durch seine Muskelmasse charakterisierte Eurymorphe dem Mesomorphen Sheldons sowie dem Athletiker Kretschmers.

Eysenck hebt hervor, dass neben der Differenzierung des Körperbaus nach dem vorrangigen Muskel- bzw. Fettanteil ein zweiter Faktor hinzukommt, die durch das Muskelskelett bestimmte Körpergestalt. Der erste Faktor ist sehr viel stärker durch Umwelteinflüsse (Ernährung) veränderbar als die skelettäre Komponente, die durch seinen R.-E.-Index gemessen wird.

In Bezug zu Sheldon ergibt sich nach Eysenck eine Übereinstimmung von dessen ectomorphem Typ mit dem durch seinen R.-E.-Index definierten leptomorphen Typ.

Hinsichtlich des Zusammenhangs von Körperbau und Temperament entspricht nach Eysenck Sheldons Cerebrotonie weitgehend seiner »Extraversion« bzw. bei pathologischer Ausprägung seinem Verständnis von »Neurose«. Für ihn müsste sich ein spezifischer Zusammenhang von Introversion und ectomorphem Körperbau nach Sheldon nachweisen lassen. *Sahai (1931)* konnte eine Korrelation von pyknischem Körperbau und »Extraversion« von .35 zeigen. *Burt (1937)* wies bei Kindern, Heranwachsenden und Erwachsenen (n = 621) einen statistisch signifikanten, wenn auch in der Höhe eher mäßigen Zusammenhang (max. .32) zwischen eurymorphem Typ und Extraversion bzw. Fröhlichkeit bei deutlich geringerer Ausprägung von neurotischen Merkmalen nach. *Sanford et al. (1943)* untersuchte über Jahre 48 Kinder umfassend, auch unter Einbeziehung projektiver Verfahren sowie Intelligenztests und Informationen zum Erziehungs- bzw. Bildungsmilieu. Trotz einiger methodischer Defizite dieser Studie zeigen nach Eysenck leptomorphe Kinder eine deutliche Tendenz zur Introversion, eurymorphe hingegen zu »Extraversion«.

Für den Zusammenhang von Körperbau, Temperament und psychischen Störungen sind die Studien von *Eysenck (1947 a)* sowie *Rees (1950)* wegweisend. Unter expliziter Bezugnahme auf Jungs Hypothese des Übergangs von Introversion zur Psychasthenie bzw. Dysthymie sowie Extraversion zur Hysterie (► Abschn. 3.1) untersuchte *Eysenck (1947 a)* 1000 unselektierte Neurotiker mit seinem R.-E.-Index. Danach konnten 120 eurymorphe, 150 leptomorphe sowie 730 mesomorphe Körperbautypen identifiziert werden. Eurymorphe Neurotiker wiesen tatsächlich verstärkt Hysteriemerkmale auf, während Leptomorphe durch Ängstlichkeit, Zwanghaftigkeit, Reizbarkeit sowie zahlreiche körperliche Missempfindungen und Beschwerden charakterisiert waren. Diese Ergebnisse replizierte *Rees (1950)* in seiner Studie an 60 leptomorphen, 77 eurymorphen und 263 mesomorphen Frauen.

Schließlich zeigte *Eysenck (1947 a)* einen signifikanten Zusammenhang von Körpergröße und psychischen Störungen bei 156 microsomatischen, 156 macrosomatischen sowie 688 mesosomatischen männlichen neurotischen Soldaten. Solche mit microsomatischer Struktur wiesen vergleichsweise eine geringere Schulbildung, eine größere sexuelle Hemmung sowie eine geringere körperliche Gesundheit auf. Sie wurden darüber hinaus als schwach und abhängig, aggressionsgehemmt, ängstlich-hypochondrisch, depressiv, mit einem geringen muskulären Tonus sowie niedriger Intelligenz beschrieben.

Eysenck fasst diese und andere empirische Befunde dahingehend zusammen, dass zwischen leptomorphem Körperbau und Introversion bzw. Neurotizismus eine signifikante Korrelation zwischen .35 und .5 erwiesen sei *(Eysenck 1953/1970, S. 346)*. Dysthyme Personen weisen danach vorzugsweise einen leptomorphen, durchschnittlich Extravertierte einen eurymorphen Körperbau auf.

Eysenck betont in diesem Zusammenhang die Übereinstimmung seiner Ergebnisse mit den Annahmen Sheldons. Ferner hält er es für möglich, dass zwischen Schizophrenie und leptomorphem Körperbau sowie »manisch-depressiver« Erkrankung und eurymorphem Körperbau eine Korrelation bestehen könnte.

5.6.2 Kritische Diskussion

Eysenck und andere britische Forscher haben wichtige Erkenntnisse zu Körperbau und Temperament gewonnen. Dies betrifft zum einen die Theorie und Methodik der Körperbaumessung. Die zweifaktorielle Lösung von *Rees u. Eysenck (1945)* ist inhaltlich überzeugend, zumal das Längenmaß sehr viel weniger als die Verteilung von Fett- und Muskelgewebe von Umwelteinflüssen wie der Ernährung abhängig ist. Diese Idee wurde auch von *von Zerssen (1965; 1966 a;* ► Abschn. 5.4*)* geteilt. Dennoch hat sich in der internationalen Anthropologie der R.-E.-Index im Vergleich etwa zu dem Verfahren von *Carter u. Heath (1990)* nicht durchgesetzt.

Eysencks Forschung konnte mit der Methodik der empirischen Psychologie eindeutige Zusammenhänge von Körperbau und Temperament nachweisen. Inhaltlich decken sich einige Befunde mit der Theorie Sheldons. Auch der bereits von Jung vermutete Zusammenhang von Extraversion vs. Introversion mit psychischen Störungen (► Abschn. 3.1) ließ sich empirisch bestätigen.

Die Tatsache, dass diese theorieübergreifenden inhaltlich ähnliche Befunde trotz unterschiedlicher, teilweise als fehlerhaft kritisierter Forschungsmethodik (z. B. Sheldon und Kretschmer) gewonnen werden konnten, spricht für deren inhaltliche Substanz.

Trotzdem hat Eysenck als der führende Persönlichkeitsforscher seiner Zeit diese Forschungsrichtung nicht weiter verfolgt. So findet sich in einem späteren Werk *(Eysenck u. Eysenck 1985)* im Unterschied zu seiner Monografie von 1953/1970 kein eigenes Kapitel zu Körperbau und Persönlichkeit, die gesamte Thematik wird allenfalls randständig erwähnt. Die Gründe hierfür sich vermutlich die nahezu vollständige Aufgabe der Forschungsthematik »Konstitution« in Psychologie und Psychiatrie (► Kap. 9), die Komplexität des Forschungsthemas *(»völlig klar, dass der Körperbau weit entfernt davon ist, einfache und klare Beziehungen mit dem Temperament aufzuweisen«; Eysenck 1953/1970, S. 346),* wie auch dessen Zuwendung zu anderen Forschungsthemen.

Psychiatrische Temperamentstheorien

Reinhard J. Boerner

R. J. Boerner, *Temperament*, Psychotherapie: Praxis,
DOI 10.1007/978-3-642-39505-5_6, © Springer-Verlag Berlin Heidelberg 2015

6.1 Der Beitrag von Gross zur Temperamentsforschung

6.1.1 Theoretische Grundlagen

Mit seinem Aufsatz »Die cerebrale Sekundärfunction« *(Gross 1902/2009)* hat der heute nahezu vergessene österreichische Psychiater und Psychoanalytiker Otto Gross (1877–1920) einen wichtigen Beitrag für die Entwicklung einer empirischen Temperamentsforschung geleistet.

Die Biografie von Otto Gross ist komplex und zeigt ein intensives, aber auch unstetes-zerrissenes Leben zwischen Hochbegabung und Krankheit, zwischen Psychoanalyse und Psychiatrie, zwischen bürgerlicher Existenz und revolutionärem Engagement *(Heuer 2002 a; Hurwitz 1979)*.

Als Sohn des berühmten Grazer Kriminologen Hans Gross wuchs er in einem großbürgerlichen Milieu, unterrichtet von Privatlehrern, auf. Bereits in der Jugend zeigten sich erste psychische Auffälligkeiten und Probleme, 1898 begann seine lebenslange Drogenabhängigkeit (Opium, Morphium). Nach der Promotion in Medizin (1899) begann er mit seiner psychiatrischen Ausbildung, die u. a. zu Tätigkeiten an den Psychiatrischen Universitätskliniken München und Graz (1901/1902) führte. In dieser Zeit publizierte er bereits erste wissenschaftliche Arbeiten (Übersicht siehe *Madison 2009*), die schließlich 1906 zur Habilitation im Fach Neuropathologie an der Universität Graz führten. Eine mögliche universitäre Laufbahn musste er jedoch wegen seiner Drogenabhängigkeit bereits kurz danach beenden. Sein fortgesetzter Drogenkonsum führte zu mehreren Entzugsbehandlungen, u. a. in dem Sanatorium Monte Veritá (Ascona/Schweiz) sowie 1902 und 1908 in der Psychiatrischen Universitätsklinik Burghölzli in Zürich. Dort trafen Jung und Gross aufeinander, Gross als Jungs Patient. Während des dortigen Drogenentzugs fand eine psychoanalytische Therapie von Gross durch Jung statt, allerdings wird von Jung auch berichtet, dass dieser von Gross analysiert wurde.

1908 wurde Gross auf persönliche Veranlassung von Freud aus der psychoanalytischen Bewegung ausgeschlossen. Anlass hierzu war nicht nur seine psychische Erkrankung, sondern auch die von Gross intendierte politische Ausrichtung der Psychoanalyse.

Gross lebte in diesen Jahren an verschiedenen Orten in Deutschland, Österreich und der Schweiz. Neben seinen Kontakten zur anarchistischen Szene (u. a. zu Erich Mühsam) verkehrte er auch in der Schwabinger Bohème und hatte zahlreiche Kontakte zu Literaten, Künstlern des aufkommenden Dadaismus bzw. Expressionismus. 1914 wurde er auf Veranlassung seines Vaters aufgrund seiner psychischen Erkrankung entmündigt, nach vorübergehender Tätigkeit als Militärarzt der K.-u.-K.-Monarchie im Ersten Weltkrieg, setzte er sein unstetes Leben fort, publizierte insbesondere in politischen Organen wie der »Rätezeitung«. Er starb einsam und halb verhungert 1920 in Berlin.

Gross befasst sich in seinem Aufsatz mit der Frage, welches neurophysiologische Prinzip *»psychischen Functionen« (Gross 1902, S. 9)* zugrunde liegt. Hierbei geht er von der psychiatrischen Annahme aus, dass *»die psychischen Vorgänge nichts anderes sind als – sit venia verbo – die innere Farbe des jeweiligen Hirnzustands (Gross 1902, S. 53)*. Der *»Ordnung des eigentlichen Denkens« (dto., S. 10)* liegen nach Gross *»nervöse Elemente« (dto., S. 10)* mit einer spezifischen Nervenzelltätigkeit zugrunde.

Zunächst stellt Gross seine Theorie dar und erläutert diese dann am Beispiel psychischer Erkrankungen und überträgt sie schließlich auf die *»Individualpsychologie« (dto., S. 14)*. Gross formuliert eine grundlegende *»physiologische Hypothese« (dto., S. 11)* mit der Unterscheidung in eine sog. Primärfunktion sowie einer Sekundärfunktion der Nervenzelle.

Die zeitlich zuerst auftretende Primärfunktion definiert er als: *»jene Thätigkeit eines nervösen Elementes rsp. Rindenfeldes, welche das Auftreten einer Vorstellung im Bewusstsein bedeutet« (dto. S. 10–11)*. Der mit der Aktivierung der Primärfunktion verbundene *»Verbrauch von Nährsubstanz« (dto., S. 11)* mache eine Regeneration der Nervenzelle (»Nachfunktion«) notwendig, die er als *»Sekundärfunction« (dto., S. 11)* bezeichnet: *»Jedes nervöse Element, dessen functionelle Erregung das Bestehen einer Vorstellung im Bewusstsein bedeutet, verharrt nach dem Austreten dieser Vorstellung aus der Bewusstseinsenge, also nach dem Ablauf seiner eigentlichen Function noch längere Zeit im Zustand einer Nachfunction* *und diese Nachfunction hat kein direktes Correlat im Bewusstsein mehr, ist aber maassgebend für die weitere Richtungnahme der Associationsthätigkeit, d.h. also für die Auswahl der fernerhin sich angliedernden Vorstellungsreihen« (dto., S. 11).*

Für Gross beruht auf dieser Nachfunktion (»Sekundärfunktion«) »*die Ordnung des eigentlichen Denkens, i. e. des Zustandekommens noch nicht vorgebildeter Vorstellungsverbindungen« (dto., S. 10).* Sie stellt somit den Kern seiner Theorie dar. Die Sekundärfunktion bestimmt die »*Einheitlichkeit des Themas«* beim Denkprozess *(dto., S. 16).* Bei anhaltender Sekundärfunktion wird jenen Vorstellungen bzw. Ideen der Vorzug gegeben, »*welche mit der Ausgangsvorstellung associativ verknüpft sind, was soviel heisst als: inhaltlich mit ihr zusammenhängen« (dto., S. 16).* Gross verwendet hierfür den Begriff der »*contractiven Wirkung« (dto., S. 16–17).*

Im Folgenden beschreibt Gross zwei Typen der Sekundärfunktion, die er für konstitutionell bedingt hält *(»degenerative Constitution«; dto., S. 20* bzw. »*constitutionelle Anomalien«; dto., S. 35):* »*Wir sehen also, dass aus diffusen Veränderungen der Sekundärfunction wohl umgrenzte und typische Veränderungen der Bewusstseinsthätigkeit hervorgehen« (dto., S. 18).*

Im ersten Fall ist die Sekundärfunktion hinsichtlich ihrer Dauer und Intensität herabgesetzt. Die Folge ist »*eine Verflachung und event. eine Verbreiterung des Bewusstseins« (dto., S. 18).* Das Individuum verliere hierbei die Fähigkeit, bei einem Thema zu bleiben, »*es resultiert ein aberirrender Gedankengang, welcher aber nicht durch Rededrang und Vorstellungsreichthum complicirt ist« (dto., S. 14).*

Dieser Funktionszustand sei »*häufig nach Erschöpfungen, z. B. nach schweren epileptischen Attaquen« (dto., S. 14)* anzutreffen.

Bei gleichzeitig erhöhter »*Anregbarkeit der Primärfunction« (dto., S. 14)* sei »*ein erleichtertes Ablaufen der associativen Vorgänge, Vorstellungsreichthum, Rededrang, Besthätigungsdrang« (dto., S. 14)* wie bei einer Manie die Folge.

Für den zweiten Typ der Sekundärfunktion mit verlängerter Dauer und erhöhter Intensität ist nach Gross »*eine Verengung und event. eine Vertiefung« (dto., S. 18)* des Bewusstseins charakteristisch. Dadurch bedingt werde »*die Aufmerksamkeit für äussere Reize herabgesetzt, das Individuum wird mehr von inneren Vorgängen beschäftigt als von der Außenwelt und percipiert und verwerthet die äusseren Eindrücke schwerer. Die Mannigfaltigkeit des Denkens wird herabgesetzt, es wird in der Zeiteinheit nur eng Zusammengehöriges gedacht; bei erhaltener Intelligenz resp. bei erhaltener leichter Erregbarkeit der Primärfunction wird dafür eine Vertiefung der Gedankengänge eintreten können« (dto., S. 18).*

Im Folgenden befasst sich Gross mit der Frage, inwieweit sich psychische Erkrankungen auf »*typische constitutionelle Veränderungen der Secundärfunktion zurückführen lassen« (dto., S. 20),* die »*das Auftreten acuter Störungen zu begünstigen« (dto., S. 35)* scheinen.

Dies exemplifiziert er an der Gruppe sog. »*Degenerierter« (dto., S. 19).* Hierunter versteht er »*pathologische Charaktere«,* »*Moralisch Irre«,* »*Sonderlinge«,* »*Paranoetiker«,* »*Hysteriker und Neurastheniker« (dto., S. 19).* Diese Gruppe ordnet er im »Grenzgebiet zwischen dem Normalen und den Psychosen *(dto., S. 19)* ein.

Den »nervösen Typ« mit einer verkürzten Sekundärfunktion, häufig in Verbindung mit einer beschleunigten Primärfunktion, bezeichnet er als »*hypomanische Minderwerthigkeit«* bzw. als »*Minderwerthigkeit mit verflachtem Bewusstsein« (dto., S. 20–21).* Charakteristisch für diesen Typ sei das »*psychologische Bild einer dauernd hypomanischen Bewusstseinsthätigkeit« (dto., S. 20)* bzw. eine »*sanguinische Minderwerthigkeit« (dto., S. 20).* An dieser Stelle verwendet Gross erst- und einmalig den Temperamentsbegriff.

Im Einzelnen beschreibt er dessen »*Unfähigkeit zu complicierten, besonders abstracten Reflexionen, die ein längeres Beharren bei einem und demselben Thema erfordern« (dto., S. 21),* eine starke Beeinflussbarkeit durch äußere Reize sowie eine Herabsetzung der »*Contractivkraft« (»Hiermit geht alles verloren, was wir als ‚Sammlung' bezeichnen«; dto., S. 22).*

Patienten dieses Typs verfügten über eine »*sehr prompte unmittelbare Auffassung der Umgebung [und] fast ausnahmslos über Geistesgegenwart und Verwegenheit« (dto., S. 22).* Die »*unmittelbare Associationsthätigkeit« (dto., S. 22)* sei erleichtert.

Gross benennt demgegenüber aber auch ihre »*geringe Fähigkeit, Wahrnehmungen zu verarbei-*

ten« (dto., S. 23), eine »*Neigung zum Cynismus« (dto., S. 23)* sowie eine »*Nivellierung der Vorstellungen«* mit einer »*Kritiklosigkeit« (dto., S. 24)*. Des Weiteren stellt er dessen »*Unfähigkeit, compliciertere Gedankengänge zu Ende zu verfolgen, der rasche Wechsel des psychischen Inhalts, die Kritiklosigkeit, die hemmungslose Reaktion auf äussere Reize« (dto., S. 24)* heraus.

Für den aus der Sicht von Gross »*weitaus wichtiger – und wohl auch häufiger –» (dto., S. 25)* anzutreffenden konträren Typ mit verlängerter und intensiverer Sekundärfunktion führt er den Begriff »*Minderwerthigkeit bei verengtem Bewusstsein« (dto., S. 25)* ein. Patienten dieses Typs tendieren entweder zu »*Launenhaftigkeit«* oder »*Schwermuth« (dto., S. 28)*.

Aufgrund der »*gesteigerten Contractivwirkung« (dto., S. 26)* seien Patienten dieses Typs in der Lage, »*ein Thema in allen seinen Einzelheiten zu verfolgen und abstrakt durchzudenken (dto., S. 26)*. Sie seien allerdings nur schwer in der Lage, zwischen einzelnen gedanklichen Komplexen engere Zusammenhänge herzustellen. Dies führe zu einem »*Zustand von Sejunction« (dto., S. 27)*, was sich in einer »*disharmonischen Persönlichkeit (dto., S. 27)* zeige. Charakteristisch sei »*der Typus des weltfremden Gelehrten« (dto., S. 29)* mit einem »*unpraktischen Wesen« (dto., S. 30)*, das durch eine »*Einseitigkeit der Leistungen und Fähigkeiten bestimmt sei« (dto., S. 30)*.

Zu dieser Gruppe zählten auch »*Sonderlinge« (dto., S. 29)*, die sich auf bestimmte Themen fixieren. Charakteristisch sei weiterhin eine »*früh aufgetretene Menschenscheu [sowie ein] Hang zur Einsamkeit« (dto., S. 31)* bei Vermeidung größerer Gruppen. Weitere Merkmale seien »*gesteigerte Unlustgefühle [sowie eine] erschwerte psychische Verarbeitung des aufgedrungenen Vorstellungsmaterials« (dto., S. 31)*. Gross beschreibt zudem eine erhöhte Sensitivität sowie ein Misstrauen, das sich bis zu Beziehungsideen steigern könne.

Zusammen mit einer »*kritiklosen Hingabe an eine affectbetonte Idee« (dto., S. 29)* sowie einer »*Neigung zu überwerthigen Ideen« (dto., S. 31)* ist für Gross der Boden für die Entwicklung einer Paranoia bereitet. In der Folge der Tatsache, dass der Betroffene sich von »*affectvoll gefärbten Vorstellungen gleichsam«* nicht lösen könne, bestehe ein »*prädominieren schwermüthiger Stimmungen« (dto., S. 28)*.

Manien entstehen nach Gross auf der Grundlage einer verstärkten Primärfunktion mit erhöhter Erregbarkeit sowie einer verkürzten Sekundärfunktion *(dto., S. 36–37)*. Die Melancholie basiert demgegenüber auf einer Hemmung der Erregbarkeit der Primärfunktion mit einer Erhöhung der Reizschwelle sowie einer verlängerten Sekundärfunktion. Für Gross sind auch die sog. Motilitätspsychosen, Zustände »*acute[r] Verwirrtheit« (dto., S. 44)* sowie die unter dem Terminus »*paranoische Zustände« (dto., S. 49)* subsummierten unterschiedlichen Wahn- bzw. psychotischen Erkrankungen nichts anderes, als Ausdruck einer veränderten Sekundärfunktion.

Gross überträgt schließlich seine Typologie auf psychisch gesunde Personen. Für ihn ist dieser Analogieschluss von der Psychiatrie auf die »Individualpsychologie« legitim: Die Probleme der »Individualpsychologie« erscheinen in der Psychiatrie »*in vergrössertem Maasstabe wider, wie in einem ungeheueren Mikroskop. Hier können sie gefasst, analysiert, gelöst werden, und von hieraus müssen die Ergebnisse der Individualpsychologie zurückgegeben werden« (dto., S. 4)*. »*Die Psychiatrie ist eben nicht nur die Pathologie, sondern auch die Mikroskopik in der Psychologie – dies ist ihr eigentlichster und grösster Werth« (dto., S. 59)*.

Für Gross ist es daher möglich, mit seinen »*beiden Grundtypen« (dto., S. 58)* auch die »*Verschiedenheiten des Charakters« (dto., S. 59)* zu erklären, da es sich hierbei um normalpsychologische Varianten seiner beiden »Constitutionsanomalien« handele. In diesem Sinne formuliert er eine Kontinuitätshypothese: »*Es ist nun selbstverständlich, dass diese beiden Constitutionsanomalien von einem Extrem an über die Mittellage bis zum andern Extrem eine continuierliche Reihe bilden müssen. So sehen wir eine breite Zone von psychischen Constitutionen, die wir als normal bezeichnen müssen und innerhalb derer die Verschiedenheiten der Sekundärfunction resp. der Bewusstseinsbreite nicht mehr als degenerative Anomalieen gelten dürfen, sondern als physiologische Individualitätsverschiedenheiten« (dto., S. 58)*. Beiden »*Grundtypen« (dto., S. 58)* gemeinsam ist lediglich das Merkmal »*affective Kritiklosigkeit« (dto., S. 60)*.

Beim Typ mit verflacht-verbreitertem Bewusstsein dominieren für Gross die *»typisch practischen Charaktere« (dto., S. 60)*. Positiv imponieren bei diesen Merkmale wie *»Geistesgegenwart [...] sie wirken energisch propagierend für die eigene Persönlichkeit« (dto., S. 60), »die Vertretung der Ideale kann eine gewaltige und erfolgreiche sein durch die Energie, den Muth, die Stärke der Affecte« (dto., S. 61)*. Das Gefühlsleben dieser Menschen könne zuweilen *»heroisch« (dto., S. 61)* werden. Demgegenüber beschreibt Gross jedoch eine mangelnde Produktivität, *»Nivellierung der Ideen, der Stärke und Flüchtigkeit der Affecte, [dem] Fehlen geordneter Hemmungen, zum Theil auch äusserlich durch die Neigung zum Cynismus« (dto., S. 60)*. Während Menschen dieses Typs über einen *»ziemlich hohen Formensinn« (dto., S. 62)* verfügen, sei ihnen andererseits ein *»höheres ästhetisches Empfinden unmöglich« (dto., S. 62)*.

Der Typ mit verengt-vertieftem Bewusstsein ist demgegenüber durch eine *»verinnerlichte Individualität« (dto., S. 62)* charakterisiert. *»Anstelle des energischen ‚im Leben stehen' tritt ein Drang zu Verinnerlichung, zur ungestörten Beschäftigung mit der eigenen Gedankenwelt« (dto., S. 63)*.

Gross erkennt bei diesem Typ den *»sensitiven Menschen« (dto., S. 64), dessen Denken durch »große Vorstellungskomplexe« (dto., S. 63), »Abstractionen [sowie durch] Streben nach Einheitlichkeit [charakterisiert sei]« (dto., S. 64)*.

Allerdings verfügten diese Menschen nur über eine geringe Fähigkeit, sich unmittelbar auf die Umwelt einzustellen, sie könnten *»geläufige Ideale und ethische Vorurteile« (dto., S. 64)* nicht übernehmen, ihr Gefühlsleben sei *»häufig social unbrauchbar, immer aber individuell« (dto., S. 65)*. Bei *»Tieferstehenden« (dto., S. 65)* träfe man häufig auf *»absonderliche Ideen, abnorme Charactere« (dto., S. 65)*, bei den *»Höherstehenden«* auf neue *»Ideale« (dto., S. 65)*.

Gross formuliert abschließend eine kulturwissenschaftliche Hypothese zum Stellenwert seiner Typologie. Der Typ mit verflacht-verbreitertem Bewusstsein findet sich bei *»civilisatorischen Genies«* bei *»praktischen Durchsetzern«* sowie *»realistischen Kampfnaturen« (dto., S. 66)*, der Typ mit verengt-vertieftem Bewusstsein dagegen bei *»culturellen Genies«, »abstrahierenden Denkern«* sowie *»einsamen Schöpfern der Ideen« (dto., S. 66)*.

6.1.2 Kritische Diskussion

Da Gross nur ein einziges Mal den Temperamentsbegriff mit Hinweis auf die *»sanguinische Minderwerthigkeit« (dto., S. 47)* verwendet und sich ansonsten auch nicht auf die Temperamentsforschung bezieht, bleibt zu klären, ob sich seine Arbeit überhaupt der Temperamentsforschung zuordnen lässt. Gross verwendet insbesondere im Kapitel zur *»Individualpsychologie« (dto., S. 58ff)* mehrfach den Begriff des Charakters, einmalig den der Persönlichkeit *(dto., S. 27)*. Der Charakterbegriff wurde in seiner Zeit in verschiedener Bedeutung verwendet, zuweilen aber auch synonym mit dem Temperamentsbegriff (vgl. Kretschmer; ▶ Abschn. 5.2). Allerdings muss eingeräumt werden, dass Gross diese Begriffsfrage nicht offen diskutiert. Die wissenschaftliche Rezeption seiner Arbeit begründet allerdings ihre Zuordnung zur Temperamentsforschung.

So übernahmen bereits früh die niederländischen Psychologen Heymans und Wiersma die Gross'sche Typologie als eine ihrer drei Temperamentsdimensionen *(Heymans u. Wiersma 1909; ▶ Abschn. 4.1.2)*.

Des Weiteren greift Jung in seinen »Psychologischen Typen« *(Jung 1921, S. 293–309)* Gross in einem eigenen Kapitel (»Das Typenproblem in der Pathologie«) als einzige biologisch-psychiatrische Theorie auf. Für den Gross-Biografen Heuer basiert die Jung'sche Typologie sogar wesentlich auf der Gross'schen Idee *(Heuer 2002, S. 93)*. Jung selbst hat die Bedeutung von Gross für seine Typologie hervorgehoben: *»Er hat überhaupt nie irgendwelche systematische Arbeit geleistet, mit Ausnahme seiner Schrift über die Sekundärfunktionen, welche eine Theorie über die psychophysische Restitution der Reizfähigkeit enthält. Ich habe seine wesentliche Idee auch in mein Typenbuch aufgenommen. Sie ist an verschiedenen Orten, z. B. in Holland und Amerika gelegentlich von Psychologen wieder aufgenommen worden. Sie ist unzweifelhaft ein glücklicher Gedanke, der als allegorische Formel für gewisse Reaktionsabläufe entschieden verwendungsfähig ist« (Zitat von Jung 1936; in: Heuer 2002 b, S. 97)*. Auch in einer späteren Darstellung der Jung'schen Typologie wird auf Gross verwiesen *(Meyer 1986, S. 23–26)*.

Schließlich würdigt Eysenck Jahrzehnte später Gross' Verdienste für eine experimentelle Temperamentsforschung *(Eysenck 1953/1970, S. 21–23; Eysenck u. Eysenck 1985, S. 46–47)*. Dessen Hypothese eigne sich *»extrem gut für eine experimentelle Verifikation« (Eysenck 1953/1970, S. 22)* und weist auf das Verdienst von Heymans und Wiersma hin, die Gross'sche Hypothese erstmals experimentell überprüft zu haben. Schließlich heben *Eysenck u. Eysenck (1985)* hervor, dass sich die Gross'sche Hypothese durchaus in gewisser Übereinstimmung mit ihrer neurobiologischen Theorie (ARAS) des Temperaments befinde *(dto., S. 47)*. Bei aller gebotenen Zurückhaltung hinsichtlich der Übertragbarkeit historischer Theorien auf die moderne Forschung, wie Eysenck einräumt, zeige sich, *»dass seine Ideen keineswegs so irrelevant für die moderne Theoriebildung seien, als sie zunächst erschienen seien« (dto., S. 47)*.

Gross neurophysiologische Hypothese – er selbst spricht zurückhaltend von *»reiner Speculation« (Gross 1902, S. 11)* – kann auf dem Hintergrund des damaligen Forschungsstandes als innovativ angesehen werden. In endgültiger Abkehrung von der tradierten Humorallehre definiert Gross jetzt explizit die *»nervösen Elemente« (Gross 1902, S. 10)*, also die Nerven- bzw. Ganglienzellen, als biologische Grundlage psychischer Prozesse und wendet dieses Prinzip sowohl auf psychiatrische Erkrankungen wie auch auf die *»Individualpsychologie« (dto., S. 11)* mit ihren Charakterunterschieden an.

Das von Gross vertretene duale Prinzip zeigt zudem eine gewisse inhaltliche Nähe zu Pawlows Erregungs- und Hemmungsthese als Grundprinzip des Aufbaus des Nervensystems (► Abschn. 4.2.1, »Die Theorie von Pawlow«).

Seine Idee der Primär- und Sekundärfunktion als Aktivitätsmuster der Nervenzelle ist somit inhaltlich überzeugend, sodass sie im Weiteren hätte empirisch-experimentell überprüft werden können. Gross war hierzu aufgrund seiner späteren Abkehr von der Psychiatrie und seiner ausschließlich psychoanalytischen Ausrichtung nicht mehr bereit bzw. in der Lage.

Seine neurophysiologsiche Hypothese verbindet Gross mit dem allgemeinen Konstitutionsbegriff *(dto., S. 20, 58;* ► Abschn. 5.1*)*. Er macht auf diese Weise deutlich, dass nicht nur psychiatrische Erkrankungen, sondern auch der individuelle Charakter und das mit ihm aufs Engste verbundene Temperament im Wesentlichen biologisch bedingt sind.

Aus seiner psychiatrischen Perspektive legt er eine neurophysiologische Theorie des Temperaments bzw. der Persönlichkeit vor, die hinsichtlich ihres zweidimensionalen Prinzips mit der Theorie von Pawlow (► Abschn. 4.2.1, »Die Theorie von Pawlow«), Jung (► Abschn. 3.1) sowie Eysenck (► Abschn. 4.3.1) deckungsgleich ist (► Kap. 7). Zudem verbindet Gross einen typologischen mit einem dimensionalen Ansatz, der sich ebenso bei Eysenck wiederfindet.

Gross vertritt in seinen theoretischen Ausführungen die in der folgenden psychiatrischen Literatur immer wieder zitierte Kontinuitätshypothese eines fließenden Übergangs normalpsychologischer Prozesse bis hin zu psychiatrischen Erkrankungen (Kraepelin, ► Abschn. 6.2; Kretschmer, (► Abschn. 5.2; Akiskal, ► Abschn. 6.7 sowie Cloninger, ► Abschn. 6.8). Interessanterweise findet sich eine nahezu wortgleiche Begründung z. B. bei Kretschmer *(Kretschmer 1921/1960, S. 91, 152)*, der sich jedoch nicht auf Gross bezieht.

Unter Zugrundelegung der Kontinuitätshypothese sind für Gross somit psychiatrische Erkrankungen nichts anderes als »extreme« Ausprägungen seiner Grundtypen *(dto., S. 58)*. Diese Auffassung ist jedoch unplausibel, da psychiatrische Erkrankungen zumindest nicht ausschließlich als pathologische Ausprägungen von Charakter bzw. Temperament aufgefasst werden können. In diesem Sinne pathologisiert Gross in unzulässiger Weise Charakter wie Temperament. Zudem vertritt er eine monokausale Sichtweise der komplexen Ätiologie und Pathogenese psychiatrischer Erkrankungen. Anzumerken ist, dass Gross sich schließlich vollständig von der biologisch-psychiatrischen Sichtweise löste und sich ganz der aufkommenden Psychoanalyse anschloss.

Trotz dieser Kritikpunkte stellt die Gross'sche Theorie der Primär- und Sekundärfunktion eine wichtige Wegmarke in Richtung einer modernen, empirischen Temperamentsforschung dar.

6.2 Die Theorie von Kraepelin

6.2.1 Theoretische Grundlagen

Emil Kraepelin (1856–1926) gehört bis heute zu den bedeutendsten deutschsprachigen Vertretern einer biologischen Psychiatrie. Mit seinem Werk schuf er unter anderem die theoretischen Grundlagen der noch heute gültigen Klassifikation psychischer Störungen. So geht auf ihn die bis heute grundsätzlich akzeptierte Unterscheidung der Krankheitsgruppen »Dementia praecox« (Schizophrenie) und »Manisch-depressives Irresein« (bipolare affektive Störungen) zurück *(Kraepelin 1899)*.

Nach Abschluss des Medizinstudiums mit der Promotion 1878 habilitierte er anschließend unter Mitwirkung von Wundt (▶ Abschn. 4.1.1) an der Universität Leipzig für das Fach Medizin. Nachdem er ab 1886 eine Professur an der Universität Tartu in Dorpat innehatte, übernahm er 1891 für zwölf Jahre die Leitung der »Universitäts-Irrenklinik« in Heidelberg. Von 1903 bis 1922 hatte er den Lehrstuhl für Psychiatrie an der Universität München inne und gründete dort 1917 die Deutsche Forschungsanstalt für Psychiatrie (Kaiser-Wilhelm-Institut), das heutige Max-Planck-Institut (MPI) für Psychiatrie.

Kraepelin folgte konsequent dem naturwissenschaftlich-biologischen Paradigma in der Psychiatrie, das insbesondere auf Wilhelm Griesinger (1817–1868) zurückgeht, der in seinem Lehrbuch »Pathologie und Therapie der psychischen Krankheiten« Krankheiten der Seele Gehirnkrankheiten gleichsetzte *(Griesinger 1845, S. 6)*.

Auf der Grundlage einer empirischen Psychopathologie, die auf Längsschnittuntersuchungen an Patienten basierte, entwickelte er o. g. Systematik bzw. Klassifikation psychischer Störungen, die er mit Hypothesen bezüglich ihrer biologischen Ätiologie und Pathogenese verband.

Kraepelin stand allerdings auch anderen Fachrichtungen, wie der sich damals als eigene Wissenschaft etablierenden Psychologie, grundsätzlich positiv gegenüber, sofern diese einem naturwissenschaftlich-empirischen Ansatz folgten, und beabsichtigte, diese mit seinem psychiatrischen Forschungsansatz zu verbinden. *»Andererseits aber dürfen wir von einer wissenschaftlichen Psychologie wertvolle Ergänzungen unserer Vorstellungen über die Entstehung des Irreseins erwarten« (Kraepelin u. Lange 1927, S. 9)*.

Kraepelins Beziehung zur Psychologie war besonders geprägt durch seine persönliche Beziehung zu Wundt (▶ Abschn. 4.1.1), den er während seiner Tätigkeit an der Universität Leipzig kennengelernt hatte. Mit diesem verband ihn eine jahrzehntelange Freundschaft *(Steinberg 2002)*. Beide waren sich darin einig, dass seelische Phänomene wie auch psychische Erkrankungen nur angemessen im Kontext eines naturwissenschaftlichen Paradigmas begriffen werden können.

Kraepelins Credo eines integrierenden naturwissenschaftlichen Ansatzes für die Psychiatrie wird durch folgendes Zitat deutlich: *»Wie wir vielleicht hoffen dürfen, wird uns das Zusammenarbeiten von klinischer, anatomischer und psychologischer Forschung, unterstützt durch andere Hilfswissenschaften, allmählich auch dem letzten, höchsten Ziele unserer Wissenschaft näher bringen, der Aufdeckung der gesetzmäßigen Beziehungen zwischen den körperlichen und seelischen Veränderungen. Wenn auch bei der grundsätzlichen Verschiedenheit beider Reihen von Vorgängen eine eigentliche ‚Erklärung' der einen durch die andere nicht möglich ist, so erscheint doch das Ziel erreichbar, aus den vorliegenden seelischen Störungen auf ganz bestimmte körperliche Veränderungen zu schließen und umgekehrt, ferner die psychischen Erscheinungen vorauszusagen, die im Anschluß an eine bestimmte Art der Hirnschädigung eintreten werden« (Kraepelin u. Lange 1927, S. 10–11)*.

Während Kraepelin die Erkenntnisse einer empirisch-naturwissenschaftlich ausgerichteten Psychologie durchaus respektierte, schenkte er den geisteswissenschaftlichen Richtungen der Psychologie bzw. der aufkommenden Psychoanalyse um Freud, Jung und Adler keine Beachtung bzw. lehnte diese ab.

Umso bemerkenswerter für einen Vertreter einer biologischen Psychiatrie ist, dass Kraepelin den Temperamentsbegriff grundsätzlich akzeptierte, obwohl dieser, wenn er auch in den damaligen Wissenschaften durchaus populär war, keineswegs unmittelbar oder sogar ausschließlich eine naturwissenschaftliche Analyse zulässt (z. B. spekulative Humorallehre).

Kraepelins theoretische Ausführungen zum Temperamentsbegriff wirken bis heute nach, so z. B. als Begründung für zeitgenössische psychiatrische Temperamentstheorien wie der von Akiskal *(Akiskal 1995; 1996; Judd u. Akiskal 2000; Akiskal et al. 1979;* ▶ Abschn. 6.7). Kraepelin ist der Überzeugung, dass dem Temperament – jenseits spekulativer Annahmen und Theorien – eine wichtige Bedeutung für die Ätiologie, Pathogenese sowie Psychopathologie psychischer Störungen zukommt. Für ihn ist das Temperament ein Bestandteil der von ihm so bezeichneten persönlichen Eigenart. *»Unter persönlicher Eigenart verstehen wir den gegliederten Zusammenhang aller festgeprägten Eigenschaften eines Menschen, wie sie Entwicklung und Schicksal aus der Anlage gestaltet haben« (Kraepelin u. Lange 1927, S. 269).*

Diese ergibt sich aus der *»Gesamtheit körperlicher Eigenschaften« (Kraepelin u. Lange 1927, S. 270)* sowie der *»Gesamtheit der seelischen Reaktionsweisen« (Kraepelin u. Lange 1927, S. 270).*

Die Gesamtheit *»der seelischen Reaktionsweisen«* besteht wiederum aus dem Temperament *»als (dem) der Ausdruck der Ablaufsweise und des Stimmungshintergrundes des seelischen Geschehens« (Kraepelin u. Lange 1927, S. 270)*, den seelischen Grundeigenschaften (Ermüdbarkeit, Übungsfähigkeit, Anregbarkeit usw.), dem Charakter als *»der Zusammenhang der seelischen Triebfedern und der schicksalsbestimmten Gewohnheiten« (Kraepelin u. Lange 1927, S. 270)* sowie der intellektuellen Veranlagung und dem Erfahrungserwerb.

In Abgrenzung zum Temperament stellt für Kraepelin die Konstitution *»die Gesamtheit der ererbten und vererbbaren Eigenschaften, die wir als Anlage zusammengefasst haben« (Kraepelin u. Lange 1927, S. 270)* dar sowie eine *»Dauerverfassung, in der sich neben der Anlage die Wirkung des Lebensschicksals ausprägt« (Kraepelin u. Lange 1927, S. 270).*

Ohne expliziten Bezug auf die zeitgenössischen psychologischen Temperamentstheorien, z. B. der von *Wundt (1893)* oder der von *Heymans u. Wiersma (1906 a; b; c; 1907; 1908 a; b; 1909; 1912; 1918;* (▶ Abschn. 4.1.2*)* zu nehmen, gelangt Kraepelin schließlich zu seiner Temperamentsdefinition. *»Dem Temperament weist man nunmehr vorwiegend die formalen Seiten der Persönlichkeit zu, wie sie hauptsächlich schon den vier Temperamenten der Alten zugrunde lagen. Rasche und langsame Ablaufsweise des seelischen Geschehens, schwache und starker Gemütsbewegungen, aber auch die Grade der Willensherrschaft, die in den Gegensatzpaaren energisch und unenergisch, sthenisch und asthenisch Ausdruck finden, und endlich jene der Äußerungsbereitschaft kommen dabei neben der Lebensgrundstimmung in Frage, die sich zwischen heiter und traurig bewegt. Allenthalben gibt es hier von einem Pol zum anderen lückenlose Reihen. Die körperlichen Grundlagen der verschiedenen Temperamente vermutet man, vor allem in Hinblick auf die Schilddrüsenstörungen, in humoralen Eigentümlichkeiten« (Kraepelin u. Lange 1927, S. 281).*

Vermutlich war für Kraepelin die durch diese Definition mögliche empirisch-naturwissenschaftliche Prüfbarkeit des Temperaments überzeugend. In seiner Definition interpretiert Kraepelin die antike Humorallehre mit ihrer Idee einer biologischen Basis des Temperaments zeitgemäß neu und vermutet sie in Veränderungen der Schilddrüsenhormone, ein Gedanke, der später von *Kretschmer (1921)* aufgegriffen wurde (▶ Abschn. 5.2).

Kraepelin betonte die Bedeutung des Temperaments für die Ätiopathogenese affektiver Störungen, ebenfalls eine bereits in der Antike vertretene Auffassung, für die sich eine historische Kontinuität belegen lässt (▶ Abschn. 2.1) und auch von der zeitgenössischen Temperamentsforschung geteilt wird, wie beispielsweise in der Temperamentstheorie von Akiskal (▶ Abschn. 6.7). *»Die ausgesprochenen Temperamente haben, wie erwähnt, gewisse, wenn auch nicht ganz eindeutige Beziehungen zum manisch-depressiven Formenkreis, ja darüber hinaus scheinen, wie Reiß feststellen konnte, heitere Menschen vorwiegend zu manischen, depressive zu melancholischen Erkrankungen veranlagt zu sein« (Kraepelin u. Lange 1927, S. 282).*

Bei allen anderen psychischen Störungen betont Kraepelin demgegenüber lediglich die pathoplastische Bedeutung des zugrunde liegenden Temperaments, ohne dies allerdings näher auszuführen oder gar zu begründen. *»Bei allen anderen Seelenstörungen haben die Temperamentseigenschaften wesentliche Bedeutung wohl nur für die Ausgestaltung der Krankheitsbilder« (Kraepelin u. Lange 1927, S. 282).*

Für diese Einschränkung des Einflusses des Temperaments auf nur bestimmte psychische Störungen war maßgeblich, dass Kraepelin bei nicht affektiven Störungen, wie z. B. der Dementia praecox (Schizophrenie), von der ausschließlichen biologischen Eigengesetzlichkeit überzeugt war und die Bedeutung psychologischer Faktoren negierte. Kraepelin selbst war sich aber bewusst, dass diese Fokussierung auf affektive Störungen auch für die Patientenselektion der in seiner Klinik behandelten Patientengruppen mitverantwortlich war *(Kraepelin 1913, S. 1319–1320)*.

Hierfür ist die damalige Patientenselektion in psychiatrischen Kliniken zu beachten, die dazu führte, dass Patienten mit anderen psychischen Störungen (z. B. Angststörungen, somatoforme Störungen, Persönlichkeitsstörungen etc.) nicht in diesen Kliniken behandelt wurden. Auf dieser empirischen Grundlage ist es daher möglich, dass dem Temperament auch für Patienten mit anderen psychischen Störungen eine Bedeutung zugemessen werden könnte, wenn diese untersucht worden wären.

Kraepelin betont die pathoplastische Bedeutung des Temperaments, also die spezifische Ausgestaltung der psychopathologischen Symptomatik und veranschaulicht dies durch zahlreiche klinische Kasuistiken, die eindrucksvoll zeigen, dass sich die Klinik dieser Patienten bei ein und derselben psychischen Störung in Abhängigkeit von dem zugrunde liegenden Temperament deutlich unterscheiden kann. Somit stellt das Temperament für Kraepelin eine wesentliche Kategorie zur Diagnosestellung und Einordnung einer bestehenden Psychopathologie bei Patienten mit psychischen Störungen dar.

In Kraepelins Temperamentstheorie ist der Begriff der *Grundzustände* zentral. Kraepelin führte diesen in seinem Kapitel XI »Das manisch-depressive Irresein« ein *(Kraepelin 1913, S. 1303–1319)*. Bei den *Grundzuständen* handelt es sich seiner Auffassung nach um vier prototypische Symptom- und Merkmalscluster der *»psychischen Persönlichkeit« (Kraepelin 1913, S. 1304), »die als Vorstufen des manisch-depressiven Irreseins angesehen werden dürfen« (Kraepelin 1913, S. 1304)*.

Kraepelin definierte seine »*Grundzustände*« auf der Basis klinischer Untersuchungen bei Patienten mit manisch-depressiven Erkrankungen. Seine Definition bleibt allerdings ungenau, insbesondere auch hinsichtlich der Abgrenzung zum Temperamentsbegriff. »*Grundzustände*« sind für ihn *»Dauerveränderungen, die wesentlich in Besonderheiten des Gemütslebens bestehen«, »gewisse Veranlagungen«, »eigenartige Gestaltungen der psychischen Persönlichkeit«*, die *»ohne weitere Fortentwicklung das ganze Leben hindurch bestehen bleiben« (Kraepelin 1913, S. 1304)*.

An anderer Stelle bezeichnet er sie als *»krankhafte[n] Dauerzustände« (Kraepelin 1913, S. 1303)* und erläutert: *»Aber auch dort, wo die Krankheit nur wenige Male oder gar nur einmal im Leben hervortritt, wird ihre Wurzel in einer schon längere Zeit vorbereiteten oder von Jugend auf bestehenden Veränderungen des Seelenlebens zu suchen sein« (Kraepelin 1913, S. 1303)*.

Kraepelin verwendet allerdings bei seiner Begriffsdefinition der *Grundzustände* weder den Terminus Temperament noch den der persönlichen Eigenart (s. o.). Im Unterschied zu seiner eigenen Definition des Temperaments, das er ganz im normalpsychologischen Spektrum verankert sieht, betont er, dass es sich bei den Grundzuständen um *»krankhafte Dauerzustände« (Kraepelin 1913, S. 1303)* bzw. *»Krankheitserscheinungen« (Kraepelin 1913, S. 1304)* handelt. An anderer Stelle spricht er sogar von *»klinischen Formen« (Kraepelin 1913, S. 1304)* bzw. *»Veranlagungen«* oder *»konstitutioneller Verstimmung«* bzw. *»konstitutioneller Erregung« (Kraepelin 1913, S. 1304)*.

Kraepelin führt einige Definitionsmerkmale der *Grundzustände* ein. Es könne sich hierbei um eine *»schon das ganze frühe Leben begleitende Störung« (Kraepelin 1913, S. 1303)* handeln, wobei die manifesten psychischen Erkrankungen lediglich als deren besondere klinische Ausprägungen zu verstehen sind. Hierunter können aber auch *»eigenartige Gestaltungen der psychischen Persönlichkeit ohne weitere Fortentwicklung« (Kraepelin 1913, S. 1304)* verstanden werden. Schließlich stellen sie den *»Ausgangspunkt für einen unter besonderen Bedingungen sich ausbildenden, in einzelnen Anfällen verlaufenden Krankheitsvorgang« (Kraepelin 1913, S. 1304)* dar.

Somit lassen sich mindestens drei Varianten seines Begriffs der Grundzustände herausarbeiten.

Sie können als psychische (bzw. Persönlichkeits-) Störungen, Persönlichkeitsakzentuierungen sowie als Disposition für manifeste psychische Störungen verstanden werden.

Kraepelin (1913, S. 1304) unterscheidet vier klinische Ausprägungen seiner »*Grundzustände*« (▶ Übersicht »‚Grundzustände' nach Kraepelin«).

»Grundzustände« nach Kraepelin

- Depressive Veranlagung (»Konstitutionelle Verstimmung«)
- Manische Veranlagung (»Konstitutionelle Erregung«)
- Reizbare Veranlagung
- Zyklothyme Veranlagung

(Nach Kraepelin 1913, S. 1304)

Auf der Basis von eintausend von ihm untersuchten Patienten stellte er zunächst fest, dass 63 % seiner Patienten mit manisch-depressiven Erkrankungen im gesunden Intervall psychisch unauffällig sind und keinem dieser »Grundzustände« zugeordnet werden konnten. Bei 37 % der Gesamtgruppe konnte eine Zuordnung vorgenommen werden, so wurde eine depressive Veranlagung bei 12,1 %, eine manische bei 9 %, eine reizbare bei 12,4 % sowie eine zyklothyme Veranlagung bei 3 % bis 4 % nachgewiesen.

Kraepelin beschreibt ausführlich seine vier Grundzustände, die letztlich zu typologischen Charakterisierungen führen. Zur Illustration sollen die wesentlichen Merkmale seiner »Grundzustände« kurz umrissen werden.

Patienten mit *depressiver Veranlagung* werden von Kraepelin als vorwiegend gedrückt und verzagt, ängstlich und sorgenvoll beschrieben. Sie sind ehrgeizig und erfolgsorientiert, erkennen jedoch bei ihrer Arbeit Fehler und Mängel, neigen zu pflichtmäßiger Selbstverleugnung, sind von Schuldgefühlen geplagt, *»besorgen alles mit quälerischer Genauigkeit und Pünktlichkeit« (Kraepelin 1913, S. 1308)*. Patienten dieses Typs weisen ein mangelndes Selbstvertrauen sowie eine Entschlussunfähigkeit auf. In sozialen Kontakten zeigen sie eine Tendenz zum Rückzug. Sie finden keine Freude an Geselligkeit und Vergnügungen, *»fühlen sich am wohlsten, wenn sie für sich ihren Gedanken nachhängen oder ihren künstlerischen Neigungen folgen können« (Kraepelin 1913, S. 1309)*. Körperlich sind nervöse Beschwerden in Form von Mattigkeit, Abgeschlagenheit, Kopfdruck, unangenehmen Empfindungen, Beklemmungen, Herzklopfen etc. sowie Schlafstörungen charakteristisch.

Patienten mit *manischer Veranlagung* zeigen typischerweise eine gehobene, sorglose, zuversichtliche Stimmung mit ausgeprägt starkem Selbstgefühl. Sie schätzen ihre Leistungen und Fähigkeiten unangemessen hoch ein und fühlen sich ihrer Umgebung teilweise überlegen. Sie zeigen keine Ausdauer beim Lernen und sind leicht ablenkbar. *»Allein ihr Verständnis für Leben und Wert bleibt oberflächlich, die geistige Verarbeitung ihrer Erfahrungen verschwommen und unklar, die Erinnerung an frühere Ereignisse flüchtig« (Kraepelin 1913, S. 1312). »Der Gedankengang ist abspringend, zerfahren, ziellos, das Urteil vorschnell und flach« (Kraepelin 1913, S. 1312).*

Im Verhalten zeigt sich eine *»gewisse Unstetigkeit und Rastlosigkeit« (Kraepelin 1913, S. 1312)*. Sie reden gern und viel, sind schlagfertig. In ihren Entschlüssen seien sie sprunghaft und unberechenbar. Kraepelin betont die problematischen Seiten ihres Verhaltens. Patienten mit *manischer Veranlagung* sind *»unbesonnen, unbotmäßig, liederlich, Rädelsführer bei allen Ungehörigkeiten, sie schwänzen, brennen durch, tun nirgends gut, müssen die Unterrichtsanstalt wechseln« (Kraepelin 1913, S. 1314)*.

In ihrem Sozialverhalten zeigen sie sich auffällig, *»mit ihrer Umgebung leben die Kranken vielfach in steter Fehde« (Kraepelin 1913, S. 1315)*. Kraepelin beschreibt sie zudem als respektlos, flegelhaft, mit der Neigung zu Entschädigungsprozessen und Beleidigungsklagen und fasst zusammen: *»Da sie sich überall als unbrauchbar erweisen, geraten die Kranken regelmäßig in wirtschaftlichen Verfall« (Kraepelin 1913, S. 1315)*. Kraepelin betont allerdings, dass auch leichte Formen dieser Veranlagung nachgewiesen werden können, bei denen es sich um eine Normvariante handelt.

Patienten mit *reizbarer Veranlagung* zeigen *»von Jugend auf ein außerordentlich stark schwankendes, gemütliches Gleichgewicht und werden durch alle Erlebnisse lebhaft berührt, häufig in unangenehmem*

Sinne. Während sie auf der eigenen Seite empfindsam, zur Schwärmerei und Überschwenglichkeit geneigt erscheinen, zeigen sie auf der anderen Seite große Reizbarkeit und Empfindlichkeit. Sie sind leicht gekränkt, hitzig, brausen auf und geraten bei geringfügigen Anlässen in maßlose Zornausbrüche« (Kraepelin 1913, S. 1317). Die Stimmung dieser Patienten ist nach Kraepelin einem ständigen Wechsel unterworfen, ihre intellektuellen Fähigkeiten sowie ihre Berufsfähigkeit werden von ihm allgemein als positiv bewertet.

Patienten mit *zyklothymer Veranlagung* schließlich sind dadurch charakterisiert, *»daß sie dauernd zwischen den beiden Gegenpolen der Stimmung hin und her pendeln, bald »himmelhochjauchzend«, bald »zu Tode betrübt« sind. Heute lebhaft, sprühend, strahlend vor Lebensfreude, Unternehmungslust und Tatendrang, begegnen sie uns nach einiger Zeit gedrückt, abgespannt, missmutig, ruhebedürftig, um wiederum einige Monate später die alte Frische und Spannkraft zu zeigen« (Kraepelin 1913, S. 1319).*

6.2.2 Kritische Diskussion

Kraepelins Ausführungen zum Temperament sowie seinen »Grundzuständen« wirken bis heute auf die psychiatrische Diskussion des Temperamentsbegriffs nach, wie beispielsweise die Rezeption durch Akiskal (▶ Abschn. 6.7) zeigt.

Kraepelin stellt als Kern seines Temperamentsbegriffs die formalen Verhaltenscharakteristika sowie die Emotionen heraus und betont die Kontinuität seines Temperamentsbegriffs mit der antiken Auffassung. Mit dieser Feststellung unterstreicht er einerseits die durchgehende Berechtigung der antiken Temperamentstypologie, andererseits legitimiert er hiermit seine eigene Temperamentsdefinition. Mit dieser Betonung der besonderen Bedeutung der formalen Verhaltenscharakteristika schließt sich Kraepelin der Wundt'schen Temperamentsdefinition *(Wundt 1893)* an, ohne sich jedoch explizit auf diese zu beziehen.

Während auch er die Emotionalität als zentrales Kriterium des Temperamentsbegriffs herausstellt, verengt Kraepelin allerdings die Vielfalt der in der antiken Temperamentstypologie konzeptualisierten Emotionen auf eine Bandbreite zwischen »heiter« und »traurig«. Dies erklärt sich vermutlich durch seinen psychiatrischen Blickpunkt auf die Beziehung von Temperament und affektiven Störungen mit der für diese charakteristische Bipolarität zwischen Manie und Melancholie.

Während Kraepelins Temperamentsbegriff somit eindeutig ist und sich daher für eine Operationalisierung im Sinne eines empirisch-naturwissenschaftlichen Wissenschaftsbegriffs eignet, ist Kraepelins Definition von »Grundzuständen« heterogen, wenig präzise und widersprüchlich, sodass für diese keine eindeutige Operationalisierung bzw. empirische Forschung möglich erscheint.

Unter Temperament versteht Kraepelin einen allgemeinpsychologischen Begriff, dagegen entsprechen seine »Grundzustände« eindeutig pathologienahen bzw. manifesten pathologischen Merkmalen.

Eiine explizite Abgrenzung beider Begriffe wird von Kraepelin nicht vorgenommen. Es ist wahrscheinlich, dass Kraepelin seine »Grundzustände« als spezifische Manifestationen des Temperaments verstanden hat, definiert er sie doch auch als Merkmalscluster der *»psychischen Persönlichkeit« (Kraepelin 1913, S. 1304).*

Die Problematik der fehlenden Abgrenzung von »Grundzuständen« zu Temperamenten im Sinne einer Charakterisierung normalpsychologischer Merkmale wird bei den von Kraepelin in Kasuistiken zusammengefassten typologischen Beschreibungen (»Veranlagungen«) deutlich. Die *depressive Veranlagung* kann hinsichtlich ihrer Merkmale wie Pflichtgefühl, Besorgtheit und melancholische Grundstimmung durchaus als Vorwegnahme des Typus melancholicus von Tellenbach (▶ Abschn. 6.4.2), im Sinne einer präklinischen Temperamentsmanifestation bei depressiven Patienten, aufgefasst werden.

Kraepelins Beschreibung der *manischen Veranlagung* stellt sich demgegenüber eine Mischung von Merkmalen des hyperthymen Temperaments mit psychopathologie-relevanten oder unmittelbar psychopathologischen hypo- bzw. submanischen Merkmalen dar, die von Kraepelin zum Teil moralisch negativ bewertetet werden.

Seine Beschreibungen von Patienten mit *reizbarer* bzw. *zyklothymer Veranlagung* lassen sich wiederum als präklinische temperamentsnahe psychische Zustände interpretieren.

Ohne dass Kraepelin explizit auf die historische Entwicklung des Temperamentsbegriffs und somit auch auf die Kontinuität der Frage des Zusammenhangs von Temperament und psychischen Störungen (▶ Abschn. 2.1) eingeht, setzt er die Tradition dieses Forschungsthemas mit den seinerzeit verfügbaren wissenschaftlichen Erkenntnissen und Forschungsmethoden eindrucksvoll fort und bestätigt somit deren Wert für die wissenschaftliche Forschung.

Seinem naturwissenschaftlichen Paradigma entsprechend führte Kraepelin eine empirische Untersuchung zur Prüfung seiner Hypothesen durch. Hierbei ist die beeindruckende Zahl von über eintausend von ihm untersuchten Patienten hervorzuheben, die seiner Forschung ein besonderes Gewicht verleihen, wenn auch nicht eindeutig zu erkennen ist, inwieweit bei diesen Patienten noch eine floride psychische Symptomatik bestanden hat, die im Sinne eines methodischen Artefakts (vgl. Typus melancholicus; ▶ Abschn. 6.4.2) die Validität seiner Aussagen einschränkt. Tatsächlich legte Kraepelin aber mit dieser ersten großen Studie an psychiatrischen Patienten den Grundstein einer systematischen empirischen Forschung zum Zusammenhang von Temperament und psychischen Störungen, die bis heute als Markstein der psychiatrischen Forschung in diesem Bereich gewürdigt werden muss.

6.3 Die Theorie von Ewald

6.3.1 Theoretische Grundlagen

Ein weiterer theoretischer Beitrag zu einer psychiatrischen Temperamentstheorie des frühen 20. Jahrhunderts stammt von Gottfried Ewald (1888–1963). Seine Überlegungen zum Temperament fasste er in seiner Monografie »Temperament und Charakter« *(Ewald 1924)* zusammen.

Seine dort vertretenen Auffassungen führte er in einer weiteren Publikation »Biologische und ‚reine' Psychologie im Persönlichkeitsaufbau und Prinzipielles und Paralleles (Temperament und Charakter II. Teil)« *(Ewald 1932)* weiter aus im Sinne seiner Idee, *»das Auge des Psychiaters auch wieder auf die körperliche Grundlage der Persönlichkeit zu lenken« (Vorwort, III, dto., S. 1932).*

Ewalds Temperamentstheorie wurde in der deutschsprachigen Psychiatrie in den folgenden Jahrzehnten immer wieder als ein wichtiger Beitrag zur Temperamentsforschung zitiert und soll daher im Folgenden eingehender dargestellt und diskutiert werden.

Nach dem Studium der Medizin promovierte Ewald 1912 zum Doktor med. 1920 wurde er an der Psychiatrischen Universitätsklinik Erlangen mit einem laborchemischen Thema habilitiert und war dort bis 1933 oberärztlich tätig. Nachdem er ab 1933 die Universitätsnervenklinik Greifswald als ordentlicher Professor geleitet hatte, übernahm er als Professor für Psychiatrie 1934 bis zu seiner Emeritierung 1958 die Leitung der Universitätsnervenklinik Göttingen sowie zusätzlich bis 1954 auch die der Landesheil- und Pflegeanstalt Göttingen-Rosdorf. Während des Nationalsozialismus war er Mitglied in zahlreichen NS-Organisationen. Er vertrat einerseits die NS-Rassenideologie und -Gesundheitspolitik wie die Zwangssterilisationen, widersetzte sich jedoch andererseits der NS-Euthanasiepolitik und bewahrte zahlreiche Göttinger Psychiatriepatienten vor der Deportation.

Trotz eines dezidiert biologisch-psychiatrischen Standpunkts betonte Ewald, dass die Psychiatrie sowohl natur- wie geisteswissenschaftliche Wurzeln aufweist: *»Es ist ein Vorzug, aber auch ein Nachteil der Psychiatrie, dass sie gleichsam mit dem einen Fuß in den Realwissenschaften steht, mit dem anderen in den Geisteswissenschaften. Ein Vorzug ist es, weil dieser Umstand den Psychiater zur Auseinandersetzung mit Problemen beider Wissensgebiete drängt, ein Nachteil, weil sich der Psychiater zeitlebens hart herumschlagen muss mit dem Leib-Seele-Problem, und weil sich in seiner Wissenschaft immer zwei Richtungen finden werden, die um die Herrschaft ringen, die somatische und die psychologisch-philosophisch orientierte Betrachtungsweise« (Ewald 1924, S. 3–4).*

Ewald hebt in seiner Monografie *(Ewald 1924)* zunächst die erheblichen Probleme der begrifflichen Differenzierung von Temperament und Charakter in der seinerzeitigen wissenschaftlichen Literatur hervor: *»Die Ansichten darüber, was man*

Temperament, was Charakter nennen soll, überkreuzen, überschneiden, widersprechen sich unausgesetzt« (dto., S. 7) und im Weiteren: »*Was der eine Temperament nennt, nennt der andere Charakter, und mancher gebraucht diese beiden Begriffe bald als Synonyma, bald in seinem besonderen Sinne« (dto., S. 22).*

Neben einer eindeutigen begrifflichen Differenzierung möchte er untersuchen, »*ob wir hinreichend Anhaltspunkte haben, für Temperament und Charakter biologische Grundlagen zu finden, nach denen wir diesen psychologisch abstrahierten Begriffe bestimmtem biologischen Geschehen zuzuordnen vermögen« (dto., S. 7).*

Unter Verzicht auf eine historische Ableitung beider Begriffe verwendet Ewald zur Veranschaulichung seiner Definition von Temperament und Charakter die Analogie einer Dampfmaschine, wobei er das Temperament mit der »*Dampfspannung oder Energiespannung*« vergleicht und hierfür den Begriff des »*Biotonus*« einführt *(dto., S. 10)*. Dieser Biotonus entspreche einer »*dem Organismus innewohnende[n] Lebensenergie« (dto., S. 10)*. Individuen unterscheiden sich für ihn je nach der Ausprägung des Biotonus, der sich in Unterschieden von Intensität und Tempo zeigt. »*Diesen auf den Biotonus zurückzuführenden Faktor unseres Seelenlebens, diese quantitativen Steigerungs- und Senkungsmöglichkeiten der Intensität und des Tempos, gekoppelt mit der Tönung der Vitalgefühle, bezeichnen wir als das Temperament eines Menschen« (dto., S. 12–13).*

Temperamentsmerkmale sind für Ewald »*erbbiologisch festgelegt*« und bleiben »*zeitlebens mit kleinen Schwankungen*« gleich *(dto., S. 13)*: Die Besonderheit des Temperaments zeigt sich für ihn im »*Gleichbleiben der Stimmungslage und des psychischen Tempos« (dto., S. 13).*

Bei seiner Temperamentsdefinition hebt Ewald den Begriff der »*Vitalgefühle*« hervor: Hierunter versteht er »*eine Art seelischer Grundstimmung, auf deren Hintergrund sich alles übrige seelische Leben abspielt und die auf das Seelenleben ‚abfärbt'« (Ewald 1932, S. 20)*. Im Unterschied zu emotionalen Reaktionen auf äußere Ereignisse und Erlebnisse sind für Ewald die Vitalgefühle »*körperlich bedingt und nicht psychisch motiviert« (dto., S. 20)*. »*Die relative Unabhängigkeit der Vitalgefühle von seelischen Erlebnissen, die mit ihrer körperlichen Bedingtheit, mit ihrer Verwurzelung im somatisch-biologischen« (dto., S. 21).*

Ewald nimmt im Folgenden eine wegweisende Differenzierung in unlust- oder lustbetonte Vitalgefühle vor, denen einerseits ein »*vitalgehobene[s] Temperament« (dto., S. 20)* oder ihr Gegenteil, »*das melancholische oder depressive Temperament« (Ewald 1924, S. 21)* entspreche. Für Ewald basiert auf dem biologisch bedingten »*Biotonus*« der »*quantitative Faktor des Seelenlebens, die Plusleistungen oder Minusleistungen auf fast allen psychischen Teilgebieten, als auch die Tönung der Vitalgefühle« (Ewald 1932, S. 21).*

Das »*Hineinwirken dieses quantitativen vitalen Faktors in alle seelischen Teilgebiete« (dto., S. 21)* macht für Ewald verständlich, »*warum [sich] die Psychologie so sehr schwer tat mit der Umgrenzung des Temperamentsbegriffs« (dto., S. 21)*, womit er sich insbesondere auf die für ihn unumstößliche biologische Basis des Temperaments und somit auch deren eminente Bedeutung für die Bestimmtheit psychischer Prozesse bezieht. Schließlich differenziert Ewald drei Temperamente:

»*I. Das sanguinische oder hypomanische Temperament mit straffem Biotonus und einer das psychische Tempo beschleunigenden, die anderen psychischen Qualitäten an Intensität steigernden Wirkung, meist mit lustbetonten Vitalgefühlen, einem heiteren Stimmungshintergrund verbunden, sagen wir kurz gekennzeichnet durch ständige Lebensfreude und ständigen Lebenselan.*

II. Das melancholische oder depressive Temperament mit schlaffen Biotonus, mit einer das psychische Tempo und die psychische Intensität senkenden Wirkung, meist mit unlustbetonten Vitalgefühlen, einem düstern Stimmungshintergrund verbunden; es ist ausgezeichnet durch Beständigkeit des Lebensernstes und dauernden Mangel an Schwungkraft« (Ewald 1924, S. 21; der gesamte Text wurde von Ewald vollständig kursiv hervorgehoben)«.

Schließlich existiert für Ewald noch »*das besonnene oder normale Temperament mit durchschnittlichem Biotonus, durchschnittlichem psychischen Tempo und weder besonders gebremster noch besonders geförderter Intensität der psychischen Erscheinungen, ohne besondere Hervorhebung der Vitalgefühle, ohne besonders gefärbten Stimmungshintergrund«*

(dto.; der gesamte Text wurde von Ewald vollständig kursiv hervorgehoben).

Ewald nimmt hierbei ein Kontinuum von Temperamentseigenschaften *»zwischen diesen beiden Extremen« (dto., S. 21)* des sanguinischen und melancholischen Temperaments und dem als *»Mittelstufe«* definierten besonnenen oder normalen Temperament an.

Die klassische Vierteilung des Temperaments lehnt Ewald grundweg ab. Das cholerische und phlegmatische Temperament ordnet er wegen deren charakterlichen, reaktiven und konstruktiven Eigenschaften dem Charakterbegriff zu *(dto., S. 21)*. Eine weitere Begründung für diese weitreichende Abweichung seiner Temperamentsdefinition von der tradierten Temperamentsauffassung nimmt er nicht vor.

Entsprechen für Ewald die Temperamente der quantitativen Seite des Nervensystems, so ist der Charakter für ihn durch die *»besondere Konstruktion«*, den *»individuellen Aufbau der Nervenelemente« (dto., S. 11)* und somit durch die qualitative Struktur des Zentralnervensystems bestimmt. Hierin erkennt Ewald *»die biologische Grundlage für das, was wir psychisch den Charakter nennen. Auch diese Grundlage ist angeboren, konstitutionell bedingt und festgelegt« (dto., S. 13)*.

Ewald unterscheidet hierbei einen angeborenen und einen erworbenen Charakter. Den angeborenen Charakter definiert er als eine *»erbbiologisch gegebene Funktionsbereitschaft des Zentralnervensystems« (dto., S. 14)*. Dieser stelle die Grundlage für die weitere Charakterentwicklung bereit. Unter dem *»erworbenen Charakter«* versteht er die durch Umwelteinflüsse, Erziehung und Reifung geprägten Charaktereigenschaften, die sich in der Entwicklung des Menschen in seinen späteren Lebensjahren immer deutlicher zeigen. Ewald hält daran fest, dass es prinzipiell möglich sei, zwischen diesen beiden Charakterformen, *»zwischen konstitutiv und konsellativ bedingten Zügen« (dto., S. 14)*, zu unterscheiden.

Im Unterschied zum Temperament ist der Charakter für Ewald jedoch *»eine wenig konstante Größe« (dto., S. 15)*, da er *»ungemein abhängig von äußeren Faktoren (Milieu und Erlebnis) [ist]« (dto., S. 15)*. Der Charakterbegriff umfasst für Ewald auch die »Triebe« als die *»phylogenetisch älteste, primitivste Form der Lebensäußerungen« (dto., S. 14)*, wie z. B. Reflexe und Instinkte.

Seine Definition von Persönlichkeit wiederum veranschaulicht Ewald in Form einer mathematischen Gleichung als Quotienten aus Temperament (Vitalgefühl + Intensitäts- und Tempokomponente = Biotonus) und Charakter (angeboren sowie erworben) sowie Intelligenz *(P = T/Ch+I; Ewald 1932, S. 26)*. Von der Persönlichkeit lässt sich nach Ewald auf die Temperamente *»am besten aus der allgemeinen Stimmungsfarbe und aus dem psychischen Tempo [schließen]« (Ewald 1924, S. 17)*.

Als einen *»spezifisch psychiatrischen Beweis« (dto., S. 17)* für seine Unterscheidung von Temperament und Charakter führt Ewald an, dass *»die manisch-melancholischen Psychosen [...] auf dem gleichen biologischen Boden wie die Temperamente [erwachsen], sie sind in dieser Beziehung als Temperamentskrankheiten aufzufassen« (dto., S. 17)*.

Für Ewald stellen somit manische Erkrankungen einen *»Superlativ«* einer Hypomanie dar, die mit dem sanguinischen Temperament gleichzusetzen ist, genauso wie die Melancholie einer *»bis ins krankhaft gehende[n] Steigerung der depressiven Konstitution«* oder des *»melancholischen Temperaments«* entspreche *(dto., S. 18)*.

Manien wie Melancholien stellen seiner Meinung nach Erkrankungen des biotonischen Systems dar *(dto., S. 19)*, während reaktive, psychogene und hysterische Psychosen als reine Charakterkrankheiten aufzufassen sind. Für die Entstehung Letzterer sei es *»ganz gleichgültig, ob jemand einen guten oder schlechten Biotonus hat, ob er ein sanguinisches oder melancholisches Temperament aufweist.«* Gleichwohl hält er es für möglich, dass der *»Stimmungshintergrund eine Rolle spiele[n]« (dto., S. 20)*. Wenn überhaupt, wirke sich das Temperament hier *»pathoplastisch«* aus, habe aber mit der *»Pathogenese dieser reaktiven Erkrankungen nichts zu tun« (dto., S. 20)*. Aus diesem Unterschied folgt, dass im Gegensatz zu Manien und Melancholien bei diesen Erkrankungen *»eine[r] an der Wurzel eingreifende ätiologische, suggestive oder psychoanalytische Behandlung« (dto., S. 20)* eine zentrale Rolle zukomme.

Hinsichtlich der biologischen Basis von Temperament und Charakter stellt Ewald umfangreiche Überlegungen an, die jedoch weitgehend hypothetischen Charakters sind. Auf dem Hintergrund seiner Unterscheidung von Struktur (Qualität) und Funktion (Quantität) äußert er die Vermutung, dass grundsätzlich die gleichen Organe des Organismus als biologische Grundlage für Temperament und Charakter in Frage kommen. Für das Temperament jedoch seien die quantitativen, für den Charakter die qualitativen Faktoren maßgeblich *(dto., S. 47)*. Den endokrinen Organen wie der Schilddrüse und den Nebennieren komme eine besondere Bedeutung für den individuellen Biotonus zu *(dto., S. 51; Ewald 1932, S. 29)*. Für die Temperamentsunterschiede macht er letztlich ein Überwiegen entweder des *»Stoffwechsel- oder Biotonus fördernden Zentrums oder eines hemmenden Zentrums verantwortlich, die er im verlängerten Mark bis in den Hirnstamm hinauf (Boden des dritten Ventrikels) im Hirn verankert sieht« (Ewald 1932, S. 29)*.

Beim Gleichgewicht beider Systeme (»Equilibrierung«) resultiere *»das besonnene, wenig hervortretende Durchschnittstemperament« (Ewald 1924, S. 51)*.

Für den Charakter hingegen macht er Unterschiede im Organaufbau des Drüsen- bzw. Gehirnapparats verantwortlich. Als Beispiele führt er angeborene Erkrankungen der Schilddrüse bzw. Genitalorgane wie Hypophysen- und Schilddrüsenhormonmangel an. Für charakterbildend hält er auch die Körperbautypologie und bezieht sich hierbei auf Kretschmers Ausführungen *(Kretschmer 1921;* ▶ Abschn. 5.2*)*.

Ewald setzt sich kritisch mit einigen zeitgenössischen Temperaments- und Charaktertheorien auseinander. So diskutiert er ausführlich Wundt (▶ Abschn. 4.1.1). Er weist dessen Auffassung, die Triebe dem Temperament zuzuordnen, ebenso zurück wie dessen Vierteilung der Temperamente und begründet dies damit, dass sich seiner Auffassung nach lediglich das melancholische und sanguinische Temperament durch primäre lust- und unlustbetonte Gefühle auszeichne, während Phlegmatiker und Choleriker diese Gefühle in unterschiedlicher Mischung aufwiesen. Des Weiteren bezieht er sich auf die Temperamentsauffassungen der Psychologen Ach und Höffding.

Einen größeren Raum nimmt schließlich eine eingehende Erörterung des psychologischen Standardwerks von Klages »Prinzipien der Charakterologie« *(Klages 1910)* ein. Trotz dessen Ablehnung jedweder biologischer Grundlagen des Charakters stellt für Ewald die Charakterologie Klages *»ein wissenschaftlich tiefgründiges Werk [dar]« (Ewald 1924, S. 39)*, dem durchaus ein praktischer Wert zuzumessen sei. Ewald hebt zunächst einige Übereinstimmungen mit seiner Temperamentsdefinition hervor, betont dann aber deutliche Unterschiede einerseits hinsichtlich der Einteilung der Temperamente, andererseits in Bezug auf die seiner Meinung nach besondere Bedeutung der biologisch bedingten Vitalgefühle für die Temperamentsdefinition.

Weiterhin setzt sich Ewald ausführlich mit Kretschmers Monografie »Temperament und Charakter« *(Kretschmer 1921;* ▶ Abschn. 5.2*)* auseinander. Ewald kritisiert grundsätzlich, dass Kretschmer *»die Ausdrücke (Temperament und Charakter) wie identische Begriffe handhabt […] Es ist ihm eine eindeutige Abgrenzung nicht gelungen« (Ewald 1924, S. 34)*. Darüber hinaus hält er es für falsch, dass Kretschmer die gesamte Affektivität dem Temperamentsbegriff zuordnet *(»Die Hereinnahme der gesamten Affektivität in die Temperamente führt aber Kretschmer schließlich praktisch in die Irre«; dto., S. 36)*. Schließlich lehnt er auch Kretschmers Idee ab, dass die Triebe Teil des Temperaments seien *(dto., S. 36)*. Kretschmers Charakterbegriff sei fehlerhaft, da er die notwendige Differenzierung von angeborenem und erworbenem Charakter nicht enthalte.

Schließlich betont Ewald aber auch die *»großen Ähnlichkeiten« (dto., S. 34)* mit seiner Definition. So teilt er Kretschmers Auffassung, dass der Charakter eine biologische Grundlage aufweise, ebenso wie dessen Idee der unterschiedlichen biologischen Grundlagen von Temperament und Charakter. Schließlich hebt er die weitgehende Übereinstimmung seiner Temperamentsdefinition mit der von Kretschmer hervor.

6.3.2 Kritische Diskussion

Nahezu zeitgleich mit Kretschmer (▶ Abschn. 5.2) hat sich Ewald in seiner Monografie ausführlich mit dem Temperamentsbegriff aus psychiatrischer Sicht befasst. Im Unterschied zu Kretschmer ist es ihm jedoch gelungen, die von ihm zu Recht beschriebene Begriffskonfusion zu Temperament und Charakter aufzulösen, indem er das Temperament eindeutig vom Charakter differenziert.

Das Temperament stellt für Ewald als Verbindung von Affektivität (Vitalgefühlen) und Biotonus (Tempo und Intensität) eine grundlegende Kategorie zum Verständnis der Psyche wie auch psychischer Störungen dar, da hierdurch Verhaltensunterschiede von Menschen wie auch bestimmte psychische Störungen (s. u.) wesentlich erklärt werden können. Wichtig ist, dass Ewald hierbei zunächst von einer allgemeinen (normalpsychologischen) Temperamentsdefinition ausgeht. Das Temperament ist für Ewald erbbiologisch determiniert und zeichnet sich durch eine hohe Konstanz über die Lebensspanne jenseits von psychosozialen und Entwicklungseinflüssen aus. Schließlich begreift er Temperamentsdimensionen auf einer Kontinuitätsachse zwischen den extremen Ausprägungen des sanguinischen bzw. melancholischen Temperaments mit einem als »Mittelstufe« definierten durchschnittlichen oder »normalen« Temperament.

Seine Definition des Temperaments ordnet sich somit hinsichtlich ihrer Kernmerkmale nahtlos in den Mainstream historischer wie aktueller Temperamentsdefinitionen ein (▶ Kap. 7). So lassen sich beispielsweise deutliche Übereinstimmungen mit der Definition von Jung (▶ Abschn. 3.1), Akiskal (▶ Abschn. 6.7), Cloninger (▶ Abschn. 6.8) oder Strelau (▶ Abschn. 4.2.2, »Die Theorie von Strelau«) finden.

In Abgrenzung zum Temperament ist für Ewald der Charakter als Verbindung angeborener und erworbener Eigenschaften in wesentlich stärkerem Maße durch Umwelteinflüsse bestimmt, obwohl auch ihm eine eindeutig biologische Basis zugrunde liegt.

Ewald verwendet explizit den Begriff der Persönlichkeit als eigene unabhängige Kategorie und definiert diese als Beziehung von Temperament und Charakter, einschließlich Intelligenz. Auch in dieser Hinsicht nimmt er eine modernere Auffassung des Unterschieds von Temperament und Persönlichkeit vorweg, wie sie sich beispielsweise in Cloningers hierarchischem Entwicklungsmodell der Persönlichkeit wiederfindet (▶ Abschn. 6.8).

Schließlich ist seine Kritik an Kretschmer insofern berechtigt, als dass er ihm die Gleichsetzung des Temperaments mit dem Charakterbegriff vorwirft, was in der Folgezeit nicht nur zur fortgesetzten, von Ewald zitierten Begriffskonfusion, sondern letztlich auch zur Diskreditierung des Temperamentsbegriffs als ungenau und somit unwissenschaftlich beitrug.

Schließlich ist es als verdienstvoll zu bezeichnen, dass sich Ewald – wenn auch aus heutiger Sicht unzulänglich – um eine Differenzierung der (neuro-)biologischen Grundlagen von Temperament und Charakter bemühte.

Zu Ewalds Temperamentsdefinition lassen sich jedoch eine Reihe von Einwänden und Kritikpunkten formulieren:

Ähnlich wie Kretschmer (▶ Abschn. 5.2) oder später Tellenbachs Melancholietheorie (▶ Abschn. 6.4.2) verzichtet Ewald auf eine umfassendere wissenschaftliche Ableitung des Temperamentsbegriffs und setzt sich bis auf die Zitierung von Kant lediglich mit den zeitgenössischen Temperamentstheorien, überwiegend psychologischer Provenienz, auseinander. In diesem Zusammenhang ist hervorzuheben, dass er auf eine Diskussion von Kraepelins »Grundzuständen« (▶ Abschn. 6.2) verzichtet, obwohl Kraepelin als einer der führenden psychiatrischen Autoren seiner Zeit galt. Er setzt sich hingegen ausführlicher mit der Temperamentsauffassung Wundts *(Wundt 1893;* ▶ Abschn. 4.1.1*)* bzw. der Charakterlehre von Klages *(Klages 1910)* auseinander, die er jedoch nur teilweise übernimmt. Auf eine Diskussion von Jungs Temperamentstheorie (▶ Abschn. 3.1) verzichtet er vollständig. Dies muss deswegen erstaunen, da er die Bedeutung der Psychoanalyse zum Verständnis von nicht endogenen Psychosen hervorhebt.

Diese – in gewisser Hinsicht – unvollständige »ahistorische« Vorgehensweise erklärt möglicherweise, warum Ewald die klassische Vierteilung der Temperamente aufgibt und – ohne jede Begründung, gewissermaßen apodiktisch – das cholerische und phlegmatische Temperament dem Charakter zuordnet. Seine Argumentation, dass sich diese beiden Temperamente hinsichtlich ihres emotionalen Charakters nicht so eindeutig von den beiden anderen Temperamenten unterscheiden, ist nicht nachvollziehbar, da sich cholerische und phlegmatische Affektzustände nicht nur unter Zugrundelegung des Lust-Unlust-Prinzips eindeutig von den vorgenannten Temperamenten unterscheiden lassen.

Des Weiteren bleibt Ewalds Charakterbegriff hinsichtlich seiner Differenzierung von angeborenen und von erworbenen Merkmalen wenig plausibel bzw. unvollständig, da Ewald nicht erklären kann, wie sich der angeborene Charakter manifestiert, ein Problem, das er selbst einräumt.

Ein entscheidender Einwand gegen Ewalds Temperamentsauffassung muss an der Stelle erhoben werden, an der er seine normalpsychologische Temperamentsdefinition verlässt und seinen Temperamentsbegriff gewissermaßen »psychiatrisiert«. Als einen *»spezifisch-psychiatrischen Beweis« (Ewald 1924, S. 17)* für die Richtigkeit seiner zweidimensionalen Temperamentstheorie führt er nämlich aus, dass psychiatrische Erkrankungen wie Manien oder Melancholien als Extremausprägungen seiner beiden Temperamente, sogar als *»Temperamentskrankheiten« (dto., S. 17)* aufzufassen seien, während bei den reaktiven, psychogenen und hysterischen Psychosen den Temperamenten – wenn überhaupt – nur eine pathoplastische, jedoch keine ätiopathogenetische Bedeutung zukomme.

Diese Argumentation erweist sich jedoch in mehrfacher Hinsicht als fragwürdig: Ewald pathologisiert hiermit in unzulässiger Weise den normalpsychologischen Temperamentsbegriff, den er selbst zuvor auch als solchen definiert hatte. Eine vergleichsweise problematische Analogiesetzung von Temperament und psychischen Störungen lässt sich immer wieder in psychiatrischen Temperamentsauffassungen nachweisen, so bei Kretschmer (▶ Abschn. 5.2) und heute bei Akiskal (▶ Abschn. 6.7).

Ewalds Auffassung enthält zudem in unzulässiger Weise eine monokausale Hypothese zur Ätiopathogenese von Manien und Melancholien, die die Bedeutung anderer als biologischer Faktoren für Entstehung und Verlauf dieser Erkrankungen leugnet.

Ewalds Gleichsetzung seiner beiden Temperamente mit manisch-depressiven Erkrankungen ist zudem klinisch unplausibel, da sich in diesem Fall eine relativ homogene Psychopathologie zeigen müsste. Tatsächlich sind aber bei beiden Erkrankungen sehr unterschiedliche klinische Querschnittssyndrome möglich, wie z. B. die einer agitierten oder gehemmten Depression bzw. einer gereizten bzw. euphorischen Manie. Diese lassen sich auf dem Hintergrund der Verbindung verschiedener Temperamente mit der jeweils führenden klinischen Symptomatik beider Krankheiten erklären, z. B. im Falle der agitierten Depression eines cholerischen Temperaments mit einer depressiven Symptomatik.

Auch unter diesem klinisch-psychiatrischen Blickwinkel ist die von Ewald vorgenommene zweidimensionale Temperamentsauffassung als unvollständig bzw. unplausibel anzusehen.

Schließlich bleibt Ewald einen Beweis dafür schuldig, warum bei den von ihm genannten reaktiven, psychogenen und hysterischen Psychosen die Temperamente nicht in gleicher Weise pathogenetisch und nicht nur pathoplastisch relevant sind, während sie umgekehrt bei Manien und Melancholien nie pathoplastisch bedeutsam sein sollen.

Zudem ist seine Argumentation, dass die genannten Psychosen aufgrund ihrer primär nicht biologischen Basis therapeutisch eine Domäne einer (analytischen) Psychotherapie darstellen, zumindest aus heutiger Sicht zurückzuweisen. Auch bei diesen psychischen Störungen sind im Sinne einer multikausalen Ätiologie sowohl biologische wie auch psychosoziale Einflussfaktoren anzunehmen, genauso wie bei den manisch-depressiven Erkrankungen (bipolaren Störungen) psychosoziale Faktoren relevant sind *(Möller et al. 2011)*.

Schließlich sind Ewalds Ausführungen zur (neuro-)biologischen Basis von Temperament und Charakter als zeitbedingt spekulativ anzusehen. Dies gilt insbesondere für Ewalds Differenzierungsversuch der biologischen Grundlagen von Temperament und Charakter. Auch in diesem Zusammenhang erweist es sich als folgenschwerer Irrtum, dass Ewald – ähnlich wie Kretschmer (▶ Abschn. 5.2) – zeitgenössische biologische Theorien zum Temperament, wie sie von Pawlow (▶ Abschn. 4.2.1, »Die Theorie von Pawlow«), Gross (▶ Abschn. 6.1) bzw. Jung (▶ Abschn. 3.1) ausgearbeitet wurden und die sich primär auf die unterschiedlichen Funktionszustände des Nervensystems beziehen, nicht rezipiert hat.

Trotz der vorgenannten Kritik hat Ewald aus psychiatrischer Sicht eine inhaltlich durchaus überzeugende normalpsychologische Temperamentsdefinition vorgelegt, die zu Recht als Beleg für die Kontinuität des Temperamentsbegriffs über die historischen Zeitepochen und Fachdisziplinen hinweg gelten kann und die es wert ist, auch heute rezipiert zu werden.

6.4 Der Typus melancholicus – japanische und europäische Temperamentstheorien

In der psychiatrischen Literatur des 20. Jahrhunderts lässt sich eine kontinuierliche wissenschaftliche Thematisierung der Bedeutung der prämorbiden Persönlichkeit bzw. des Temperaments für affektive, insbesondere depressive Störungen nachweisen.

Hierzu zählen in erster Linie die Beiträge von *Kraepelin (1913;* ► Abschn. 6.2*)* sowie *Kretschmer (1921;* ► Abschn. 5.2*)*. Auch *Schneider (1922)* erkannte die Bedeutung situativer Einflüsse hinsichtlich der Auslösung endogener depressiver Phasen. In einem sehr viel spezifischeren Sinne stellte *Lange (1926; 1928)* bei »nichtpsychopathischen Depressionen« spezifische Charaktermerkmale wie Ordentlichkeit, Pflichteifrigkeit und Leistung fest.

Um die Mitte des 20. Jahrhunderts setzte eine systematische, empirische Forschung zu prämorbiden Persönlichkeits- bzw. Temperamentsmerkmalen depressiver Patienten ein, die auf früheren theoretischen Ansätzen aufbaute. Der Terminus Melancholie für die Beschreibung spezifischer prämorbider Temperamentsmerkmale wurde hierbei aus der damals üblichen psychiatrischen Terminologie als Synonym für schwere (»endogene«) Depressionen übernommen.

Die Beziehung zur historisch übermittelten Temperamentsforschung war zumeist nur indirekt gegeben. Durch den verwendeten Melancholiebegriff sollte der enge Zusammenhang der spezifischen prämorbiden Persönlichkeitsmerkmale mit depressiven Störungen bereits sprachlich verdeutlicht werden. Andererseits wurde hierdurch der Bezug zum historischen Melancholieverständnis bewusst oder zumindest implizit hergestellt, in dem die möglichen Übergänge des melancholischen Temperaments zur Melancholie als psychischer Erkrankung betont worden waren (► Abschn. 2.1).

Die Thematik prämorbide Persönlichkeit bzw. Temperament und affektive Störungen war offensichtlich von solchem Interesse, dass sie kulturübergreifend und in deutlichem zeitlichem Abstand in Japan *(Shimoda 1932; 1941)* wie auch in Deutschland *(Tellenbach 1961)* aufgegriffen wurde. Shimoda, Direktor der Universitätsnervenklinik Kyusho, wie auch Tellenbach von der Psychiatrischen Universitätsklinik Heidelberg leiteten mit ihrer Typologie eine weiterführende, jahrzehntelange, bis heute andauernde internationale empirische Forschung ein.

Bei der Rezeption der heutigen Forschung zum Typus melancholicus (TM) fällt jedoch auf, das die originären theoretischen Entwürfe in dieser kaum noch erkennbar und überwiegend in Vergessenheit geraten sind. Dies ist bedauerlich, weil auf diese Weise einerseits die historische Kontinuität der TM-Forschung unentdeckt bleibt, andererseits ihre originären theoretischen und methodischen Ansätze nicht erkennbar werden, was durchaus eine nicht unerhebliche Bedeutungsverschiebung und -verkürzung der heutigen TM-Forschung zur Folge hat.

Daher sollen in den folgenden Kapiteln die TM-Theorien von *Shimoda (1932; 1941)* und *Tellenbach (1961)* sowie deren empirische Forschungsarbeiten zusammenhängend und im historischen Kontext des Melancholiebegriffs (► Abschn. 2.1) diskutiert werden.

6.4.1 Die Melancholietheorie von Shimoda

Theoretische Grundlagen

Der japanische Psychiater *Mitsuzō Shimoda (1932; 1941)* entwickelte auf der Grundlage der Untersuchung klinischer Beobachtungen depressiver Patienten seiner Klinik ein theoretisches Modell zum Typus melancholicus mit dem Ziel, deren typische prämorbiden Persönlichkeitsmerkmale herauszuarbeiten. Hierbei integrierte er Ideen anderer japanischer Psychiater wie *Naka (1932; 1935), Ohmaru (1927; 1931), Narimatsu (1932)* sowie *Mukasa (1941).*

Für die Beschreibung seines Typus wählte Shimoda den Begriff »Schuschako-Seikako«, den er mit Immodithymie (später Immobilithymie) übersetzte. Das Wort »Schuschako« ist in Japan gebräuchlich und bedeutet Beharrlichkeit, Anhaften bzw. haften bleiben. Menschen mit dieser Eigenschaft sind in Gedanken vertieft, von ihren Empfindungen geprägt und können sich schwer von Aufgaben frei machen. »Immodicus« bedeutet Übermäßigkeit oder Mäßigkeit überschreitend, »Immobilis« Unbeweglichkeit, Festigkeit, Beständigkeit.

Der Begriff Immobilithymie wurde um 1940 von der Japanischen Gesellschaft für Psychiatrie offiziell als Fachbegriff für die Charakterisierung der Persönlichkeit depressiver Patienten anerkannt. *Shimoda (1941)* stellte drei zentrale Merkmalsgruppen seines Typs heraus (▶ Übersicht »Zentrale Merkmale der Immobilithymie nach Shimoda«).

Zentrale Merkmale der Immobilithymie nach Shimoda (1941)

- Eifrig, sich in eine Sache gänzlich vertiefend, zielfest, beharrlich, unbeugsam bis zum Ende
- Redlich, ordentlich, vollständig
- Gewissenhaft, pflichttreu, verantwortungsvoll

Bei dieser Typenbeschreibung ging Shimoda von der Kontinuitätshypothese aus, dass Merkmale der Immobilithymie auch bei psychisch Gesunden nachweisbar sein können, bei deutlicher Merkmalsausprägung aber eine pathogene Bedeutung für die Entstehung von Depressionen gewinnen. Er behauptete ein Spektrum von »musterhaften« Menschen bei durchschnittlicher Ausprägung seiner Immobilithymie bis hin zu von ihm so bezeichneten Streitsüchtigen bzw. Fanatikern, Querulanten und eigensinnigen Menschen bei starker Ausprägung. Erst wenn alle drei Dimensionen seines Typs sehr ausgeprägt sind und insbesondere eine übermäßig starke und lang anhaltende *Gefühlserregbarkeit* in Situationen, die Pflicht, Verantwortung und Ordnung erfordern, nachweisbar ist, ist nach Shimoda der Übergang zu Depressionen wahrscheinlich.

Nach Shimoda ist Immobilithymie auch nicht unbedingt pathognomisch für Depressionen, sondern kann durchaus auch mit anderen psychischen Störungen assoziiert sein. Immobilithymie wird von ihm als *thymopathische Konstitution* verstanden. Mit dieser Zuordnung hebt er die biologische Grundlage seines Typs hervor und stellt ihn auch in den Kontext des tradierten Temperaments- bzw. Konstitutionsbegriffs (▶ Abschn. 2.1; ▶ Abschn. 5.2).

Klinisch manifestiert sich nach Shimoda Immobilithymie bei depressiven Patienten insbesondere durch neurasthenische Symptome mit Schlafstörungen und Ermüdbarkeit. Depressive Patienten bemerken diese Symptome und leiden auch darunter, sind aber aufgrund ihres melancholischen Typs (Ordentlichkeit und Pflichtbewusstsein) nicht in der Lage, sich auf diese Situation einzustellen und beispielsweise Tätigkeiten oder ihre Arbeit zu beenden. Dies hat bei diesen eine verstärkte Erschöpfung mit Zunahme der depressiven Symptomatik zur Folge. Trotz ihrer depressiven Affektlage und einer auch biologisch mitverursachten Erschöpfung steht diesen Patienten aufgrund ihrer konstitutionellen Temperamentsmerkmale keine andere Möglichkeit zur Verfügung, als unbeirrt ihre Lebensweise weiterzuführen. Schließlich mündet dies in einen Erschöpfungszustand, der klinisch durchaus mit dem heutigen Burnout-Syndrom verglichen werden kann *(Burisch 2006; Freudenberger 1974; 1975)*.

Empirische Forschung

Frühe Studien

In einer ersten empirischen Studie an 92 Patienten (davon fünf mit einer Manie, sieben mit einer Zyklothymie sowie 80 mit einer Depression) *(Shimoda 1950)*, konnte auf der Basis von klinischen Interviews, die Immobilithymie bei 93,4 %, die Zyklothymie nach *Kretschmer (1921)* bei 42,4 % nachgewiesen werden.

Mukasa (1941) untersuchte Patienten und deren Familien im Vergleich zu einer Kontrollgruppe psychisch gesunder Universitätsstudenten. 40 % der Kontrollgruppe wiesen immobilithyme Züge auf, auffallende Merkmalsausprägungen fanden sich bei immerhin 10 %. Von den 117 Patienten mit manisch-depressiver Erkrankung wurden je nach

Subgruppe bei 40–80 % der depressiven Patienten die Typus-melancholicus-(TM-)Merkmale nachgewiesen. Bemerkenswert war, dass sich in den Familien der Patienten diese Typenmerkmale wesentlich häufiger nachweisen ließen als in der Kontrollgruppe.

Hirasawa (1962) untersuchte 362 depressive Patienten. Der erste Merkmalsbereich der Immobilithymie (▶ Übersicht »Zentrale Merkmale der Immobilithymie nach Shimoda«) wurde bei 67,4 % der Patienten bestätigt, das zweite Merkmal bei 40,1 %, das dritte Merkmal bei 31,5 %.

In einer Fragebogenstudie bei 1209 psychisch unauffälligen Personen und 423 »geistig gestörten« Patienten wurde die Immobilithymie am häufigsten bei Patienten mit sog. Involutionsmelancholie nachgewiesen, gefolgt von solchen mit manisch-depressiver Erkrankung *(Sarai 1962)*. Allerdings zeigte sich keine deutliche Differenz der Typenhäufigkeit zwischen depressiven Patienten und Kontrollpersonen.

Bei 67 Schizophrenen, 39 »manisch-depressiven« Patienten sowie 24 Kontrollpersonen wurde die Immobilithymie bei bis zu 53,3 % nachgewiesen, die Zyklothymie nach Kretschmer (▶ Abschn. 5.2) bei bis zu 28,9 % *(Matsumoto 1966)*. In einem anschließenden experimentellen Forschungsansatz wurde die Hirnleistung dieser Patienten bei Lösung einer Rechenaufgabe untersucht. Patienten mit Immobilithymie klagten hierbei häufiger über Müdigkeit, andererseits zeigten sich im CFF (Critical fusion frequency of flicker) keine aufgabenabhängigen Unterschiede zwischen den Untersuchungsgruppen.

Nachfolgende Forschung

Kasahara (1984) sowie *Sato et al. (1993)* publizierten eine 15-Item-Checkliste (Selbstrating-Skala), die sog. *Kasahara-Skala*, in der Probanden aufgefordert werden, die Typus-melancholicus-(TM-) Merkmale für den Zeitpunkt ihrer seelischen Gesundheit (prämorbider Status) einzuschätzen. Jedes der 15 Items wird durch den Probanden auf einer Vier-Punkte-Skala (3, 2, 1, 0 Punkte) bewertet, inverse Items wie bei der *F-Liste* von *von Zerssen (1969 b;* ▶ Abschn. 6.6*)* sind jedoch nicht enthalten, so können maximal 45 Punkte erreicht werden.

Im Unterschied zur *F-Liste* war ursprünglich bei der Konstruktion dieser Skala kein psychometrischer Test mit entsprechendem Anforderungsprofil intendiert. Die *Kasahara-Skala* entwickelte sich jedoch innerhalb von zehn Jahren nach Erstpublikation zum Standardfragebogen für TM-Studien in Japan und konnte sich schließlich auch international durchsetzen.

In verschiedenen Studien wurde die *Kasahara-Skala* entweder als alleiniges Untersuchungsverfahren eingesetzt *(Ogawa u. Suzuki 1987; Sato u. Tanaka 1991 a; b; Sato et al. 1993; 1994; Ueki et al. 2006)* oder in Kombination mit der *F-Liste (Furukawa et al. 1998; Kronmüller et al. 2002; Nakanishi et al. 1993; Sato et al. 1992 a; b; 1994; 1995)*.

Hierdurch konnten wichtige psychometrische Kenndaten erhoben werden, die die *Kasahara-Skala* für die Untersuchung des Typus melancholicus besonders qualifizieren. Neben Studien zur internen Konsistenz, Reliabilität, Validität sowie zu ihrer faktorenanalytischen Struktur sind hierbei insbesondere Vergleiche mit anderen internationalen TM-Skalen sowie Stichprobendaten aus verschiedenen Ländern hervorzuheben.

So zeigten *Sato u. Nishioka (1996)* sowie *Sato et al. (1992 a; b)* für eine japanische Normstichprobe psychisch Gesunder ihre befriedigende Reliabilität und Validität. *Ueki et al. (2006)* konnten im Vergleich zur F-Liste an 121 psychisch gesunden deutschen Probanden vergleichbare Reliabilitäts- und Validitätswerte wie für eine japanische Stichprobe bestätigen.

In einer früheren deutschen Stichprobe konnten *Ueki et al. (2001)* bei 66 Patienten (ICD-10-Diagnosegruppe F3; *WHO 1992*) und 34 Kontrollpersonen mit.65 für Patienten und .67 für die Kontrollen eine gute interne Konsistenz bestätigen.

An 200 stationären psychiatrischen Patienten in Deutschland (42.5 % mit unipolarer depressiver Episode) sowie 64 Kontrollpersonen wurde die interne Konsistenz mit .56 berechnet (*F-Liste*.78; *DRP*.85; AIT-14.81) *(Kronmüller et al. 2002)*.

An einer japanischen Stichprobe von 140 erstuntersuchten psychiatrischen Patienten mit unterschiedlichen Diagnosen (ICD-10, F 30: 34,3 %) zeigte sich eine interne Konsistenz (Cronbach's alpha) von .84 (F-Liste.74) *(Furukawa et al. 1998)*.

Die Validität der *Kasahara-Skala* wurde in verschiedenen Studien geprüft. So wurde eine hochsignifikante positive Korrelation mit der *F-Liste* (.69) ebenso wie mit den Skalen Gewissenhaftigkeit und Verträglichkeit, in einem geringeren Maße mit Extraversion des *NEO-FFI (Costa u. McCrae 1992)* gezeigt *(Furukawa et al. 1998).*

Ueki et al. (2001) errechneten Korrelationen mit der *F-Liste* von .40 (Patienten) sowie.53 (Kontrollen), *Kronmüller et al. (2002)* wiesen hochsignifikante Korrelationen mit der *F-Liste* (.46) sowie mit der *DRP* (.39) und der *AIT-14* (.20) nach. Auch in dieser Studie wurden hochsignifikante Korrelationen mit der *SFT (von Zerssen 1994)*, so mit Neurotizismus .16, Aggression -.26 sowie Religiosität .23 nachgewiesen.

Mit den *TMPI-Skalen* (▶ Abschn. 6.4.2, »Empirische Forschung«) zeigte sich ebenfalls eine hochsignifikante Korrelation mit der *Kasahara-Skala* von .55 *(Kronmüller et al. 2005).*

In einer Faktorenanalyse an einer Stichprobe von 38 endogen Depressiven, 20 nicht endogen Depressiven und 81 gesunden Kontrollpersonen konnten zwei theoriekonforme Hauptfaktoren, Harmonie in interpersonellen Beziehungen und soziale Normen, bestätigt werden *(Ueki et al. 2004).*

In einer Studie an 69 Patienten mit unipolarer Depression sowie 386 gesunden Kontrollpersonen ohne Vorgeschichte einer Depression differenzierte die *Kasahara-Skala* im Vergleich zur *F-Liste* deutlicher zwischen depressiven Patienten und normalen Kontrollpersonen, obwohl beide Skalen eine vergleichbare Sensitivität aufwiesen *(Sato et al. 1994).*

Mit der *Depression-Related-Personality-Trait Scale (DRP)* wurde von *Yoshimatsu et al. (1989)* eine weitere Selbstbeurteilungsskala für den TM entwickelt, die inhaltlich deutliche Übereinstimmungen mit der *F-Liste* aufweist. Sie besteht aus 19 Items, die die Hauptmerkmale Ordentlichkeit, Gewissenhaftigkeit und Normorientierung messen und von den Probanden auf einer Vier-Punkte-Skala eingeschätzt werden. *Miguchi et al. (1990)* wiesen für die *DRP* eine ausreichende Reliabilität und Validität für eine japanische Stichprobe nach. In einer weiteren Studie wurde für die *DRP* die interne Konsistenz mit .85 berechnet, die Validitätsprüfung mit der *F-Liste* sowie der *Kasahara-Skala* ergab jeweils hochsignifikante Korrelationen mit .35 bzw. .39 *(Kronmüller et al. 2002).*

Mit den Skalen der *SFT (von Zerssen 1994)* wurden hochsignifikante Korrelationen bestätigt, so mit Neurotizismus (.27), Gewissenhaftigkeit (.58), Offenheit (.32) sowie Religiosität (.22). Schließlich zeigte sich auch eine Validität der *DRP* mit dem Gesamtscore der *TMPI-Skalen* (.74, hochsignifikant) *(Kronmüller et al. 2005).*

Im Vergleich zu den anderen TM-Fragebogen wird die *DRP* bisher allerdings nur selten in der Forschung eingesetzt.

Kritische Diskussion

Shimodas Immobilithymie *(Shimoda 1941)* stellte den ersten systematischen psychiatrischen Forschungsansatz zum Typus melancholicus (TM) dar, in dem bereits 20 Jahre vor Tellenbach (▶ Abschn. 6.4.2) ähnliche charakteristische prämorbide Persönlichkeitsmerkmale bei Patienten mit depressiven Störungen beschrieben wurden.

Ausgangspunkt von Shimodas Forschung bildete die klinische Untersuchung insbesondere depressiver Patienten, aber auch von Patienten mit anderen psychischen Störungen im Vergleich zu psychisch gesunden Kontrollpersonen.

Die auf der Grundlage eines klinischen Eindrucksurteils zusammengefassten typischen Merkmale des TM begriff Shimoda als Ausdruck einer *»thymopathischen Konstitution« (Shimoda 1941)* und somit letztlich als biologisch bestimmt. Bereits hieraus ergibt sich der Bezug zum Temperamentsbegriff. Ähnlich wie *Kraepelin (1913)* und *Kretschmer (1921)* begriff Shimoda depressive Erkrankungen letztlich als das Ergebnis eines prädisponierenden melancholischen Temperaments. Mit diesem Denkansatz führte er die in der historischen Temperamentsforschung bzw. -literatur durchgehend nachweisbare Hypothese eines engen Zusammenhangs von melancholischem Temperament und Melancholie als psychischer Erkrankung fort (▶ Abschn. 2.1).

Shimodas Auffassung nach lassen sich affektive Störungen wie depressive Erkrankungen als das Ergebnis einer krankhaften Ausprägung prämorbider Temperamentsmerkmale verstehen, eine Kontinuitätshypothese, die sich ebenfalls nahezu durchgehend in der psychiatrischen Literatur des 20. Jahrhunderts nachweisen lässt.

Erstmalig führten Shimoda und nachfolgende japanische Forscher direkte Vergleichsuntersuchungen von Patienten mit in erster Linie depressiven Erkrankungen und psychisch gesunden Kontrollpersonen durch, die tatsächlich die Kontinuitätshypothese bestätigen konnten.

Während Shimodas Forschung noch auf klinischen Eindrucksurteilen basierte, wurde mit der *Kasahara-Skala (Kasahara 1984)* erstmals ein Selbstrating-Fragebogen konstruiert, der mit nur wenigen Items die japanische Version des TM zeitökonomisch erfasst und in zahlreichen internationalen Studien hinsichtlich seiner ausgezeichneten Reliabilität und Validität bestätigt wurde. Sie ist mittlerweile als einer der methodischen Goldstandards der internationalen TM-Forschung etabliert. Mit der *Kasahara-Skala* konnte in methodisch anspruchsvollen Studien der TM zumindest für eine Subgruppe depressiver Patienten als prämorbide Persönlichkeitsstruktur bzw. Temperament bestätigt werden. Die Bedeutung dieser empirischen Befundlage wird dadurch unterstrichen, dass mit dem inhaltlich weitgehend übereinstimmenden, 20 Jahre später von *Tellenbach (1961)* entwickelten phänomenologischen TM-Modell vergleichbare Ergebnisse erzielt wurden (▶ Abschn. 6.4.2, »Empirische Forschung«).

Insbesondere diese Übereinstimmung stellt einen deutlichen Hinweis auf die universelle Gültigkeit des TM-Ansatzes dar und kann somit auch als eine späte empirische Bestätigung des historischen Melancholieverständnisses interpretiert werden (▶ Abschn. 2.1).

Allerdings entfernt sich Shimodas TM deutlich von einem Temperamentsbegriff, der sich im Unterschied zu Persönlichkeitsmerkmalen durch die genaue Differenzierung formaler Verhaltensmerkmale (Tempo, Expressivität etc.) auszeichnet. Shimodas Typenmerkmale der Immobilithymie sind inhaltlich als stark kulturgeprägt bzw. -abhängig zu werten und entsprechen den in der japanischen Gesellschaft vorherrschenden kulturellen und sozialen Normen und Werten. Die hierdurch mögliche Beeinflussung seiner Typenmerkmale wird im Sinne einer sozial- und kulturwissenschaftlichen Perspektive von Shimoda selbst nicht diskutiert. Dies dürfte durch sein zutiefst pathologisches Verständnis seines Typus melancholicus als thymopathische Konstitution begründet sein.

Auch die Bestätigung von Shimodas Immobilithymie durch die internationale empirische TM-Forschung stellt hierbei keinen Ausweg aus diesem theoretischen Dilemma dar, da in westlichen Ländern, vermutlich insbesondere in Deutschland, ähnliche Werteorientierungen – wenn auch nicht mit der gleichen Ausprägung – wie in Japan nachweisbar sind. Dass es sich aber um eine reine Artefaktforschung im Sinne eines ausschließlich kulturell oder gesellschaftlich bestimmten Einstellungstypus handelt, ist wenig wahrscheinlich, da Studien zum TM mit der inhaltlich nahezu identischen Konzeption von *Tellenbach (1961)* auch in Chile (*Dörr u. Viani 1991;* ▶ Abschn. 6.4.2, »Empirische Forschung«) sowie in Italien (*CTM*; ▶ Abschn. 6.4.2, »Empirische Forschung«) mit vergleichbarem Ergebnis durchgeführt wurden.

Allerdings sind zumindest die ersten von Shimoda und seinen Nachfolgern durchgeführten Studien als methodisch zweifelhaft anzusehen, da offensichtlich Patienten mit akuter psychischer Symptomatik, somit Nichtremittierte, untersucht wurden und somit das Problem klinischer Artefakte bei der Beurteilung der prämorbiden Persönlichkeit bzw. des Temperaments depressiver Patienten aufgeworfen wird.

6.4.2 Die Melancholietheorie von Tellenbach

Theoretische Grundlagen

Der Psychiater und Philosoph Hubertus Tellenbach (1914–1994) beeinflusste mit seiner Monografie »Melancholie – Zur Problemgeschichte, Typologie, Pathogenese und Klinik« *(Tellenbach 1961)* wesentlich die Typus-melancholicus-Forschung.

Wegweisend für die inhaltliche Ausrichtung seines wissenschaftlichen Ansatzes wurde seine Begegnung mit dem Philosophen Martin Heidegger (1889–1976) in Freiburg. Nach der Habilitation zu einem neurologischen Thema 1952 wechselte er 1956 nach Heidelberg an die Psychiatrische Universitätsklinik, an der er eine außerordentliche Professur bekleidete. Von 1971 bis 1979 war er dort

Ärztlicher Direktor der eigens für ihn geschaffenen Abteilung Klinische Psychopathologie. Tellenbach gilt als wichtiger Vertreter der Phänomenologischen Psychiatrie, die in den 1950er- und 1960er-Jahren in Deutschland eine für die Psychiatrie führende geistige Strömung darstellte.

In seiner Monografie beschreibt Tellenbach auf der Basis einer systematischen, phänomenologischen Studie charakteristische prämorbide Persönlichkeitsmerkmale von Patienten mit »endogener« Depression, die er zusammenfassend als Typus melancholicus (TM) bezeichnete.

Eine adäquate Rezeption von Tellenbachs Forschung ist ohne Kenntnis des phänomenologischen Ansatzes in der Psychiatrie nicht möglich.

Insbesondere die Heidelberger Universitätspsychiatrie war dieser Richtung von Beginn des letzten Jahrhunderts an sehr verbunden, die sich als geisteswissenschaftlicher Gegenpol zu einer ausschließlich naturwissenschaftlich-biologisch ausgerichteten Psychiatrie verstand. Einer ihrer Hauptvertreter war Karl Jaspers, der das psychiatrische Denken dieser Klinik nachhaltig prägte. Mit seiner Habilitationsschrift *(Jaspers 1913)* führte er die wesentliche Unterscheidung von Verstehen und Erklären und somit die Differenzierung in eine geisteswissenschaftliche und naturwissenschaftliche Denkweise und Methodik in die Psychiatrie ein. Dieses Werk gilt bis heute als richtungsweisend für die theoretischen Grundlagen der Psychiatrie.

Tellenbach stand insbesondere der Daseinsanalyse, einer besonderen Richtung der Phänomenologischen Psychiatrie, nahe. Der Terminus »Daseinsanalyse« bezieht sich auf Heideggers »Analytik des Daseins«, die er in seinem Hauptwerk »Sein und Zeit« *(Heidegger 1927)* ausgeführt hatte. Neben dem philosophischen integrierte die Daseinsanalyse auch psychoanalytisches Denken. In den 1940er-Jahren wurde sie systematisch weiterentwickelt und auf die Psychiatrie bezogen. Einer ihrer prominentesten Vertreter wurde Ludwig Binswanger (1881–1966), ein Schweizer Psychiater, der enge Kontakte mit Jung und Freud pflegte. In dessen Hauptwerk »Grundformen und Erkenntnis menschlichen Daseins« *(Binswanger 1942)* fasste dieser die theoretischen Grundlagen sowie das Menschenbild der Daseinsanalyse zusammen.

Im Unterschied zu einer ausschließlich naturwissenschaftlich ausgerichteten Psychiatrie mit ihrer Tendenz zu einer Objekthaftigkeit der Patienten betont die Daseinsanalyse die Einbettung psychopathologischer Syndrome der Patienten in ihre besondere, biografisch verstehbare Lebens- und Weltanschauung. Der Begriff »Weltentwurf« macht diesen Denkansatz deutlich: *»Es sind die Weltentwürfe, die den Geisteskranken vom Gesunden unterscheiden« (Binswanger 1942, S. 217).*

Auf diesem theoretischen Hintergrund war es Tellenbachs Forschungsziel und -anliegen, die »Weltentwürfe« der (endogen) depressiven Patienten jenseits ihrer Krankheitsmanifestation, d. h. in Remission, systematisch zu erfassen und Zusammenhänge zu ihrer späteren Erkrankung herauszuarbeiten.

Durch einen ausführlichen Exkurs auf die antike Temperamentenlehre macht Tellenbach deutlich, dass sein Melancholiebegriff, aber auch seine eigentliche Forschungsfrage des Zusammenhangs von melancholischem Temperament und Melancholie als Erkrankung in der Kontinuität eines jahrtausendealten Melancholieverständnisses steht.

Er greift hierbei die schon in der Hippokratischen Lehre (▶ Abschn. 2.1) vorgenommene Unterscheidung von melancholischem Temperament und Melancholie als psychischer Erkrankung auf. Während seiner Auffassung nach der Melancholiker (»natürliches« Temperament) dort nicht genau beschrieben worden sei, sei der Unterschied zur Melancholie als Erkrankung umso deutlicher herausgearbeitet worden. Tellenbach geht auch auf Platon ein, der die Melancholie negativ mit »Unbelehrbarkeit« und »Irrsinnigkeit« gleichgesetzt habe. Auf Platon gehe auch die eindeutige Abgrenzung von Manie und Melancholie zurück, die zugleich aber auch den inneren Zusammenhang beider Erkrankungen deutlich mache. Die Manie stehe für Platon als *»Moment der Bewegung aus dem Gleichmaß ins Übermäßige, die Hyperbolie« (Tellenbach 1961, S. 8).*

Besondere Aufmerksamkeit widmet Tellenbach dem Aristotelischen Melancholiebegriff, dem er eine *»epochale Konzeption«* bescheinigt *(Tellenbach 1961, S. 8).* Auf dem Hintergrund der antiken Temperaments- und Säftelehre betone Aristoteles, dass sich der Melancholiker vom Melancholiekranken dadurch unterscheide, dass bei diesem *»die Wärme auf ein Mittelmaß gemildert sei, der vernünftiger und weniger abnorm sei« (Tellenbach 1961, S. 10)*. Beim Melancholiker bestehe ein optimales Mischungsverhältnis von Kalt- und Warmgalligkeit. Wenn die schwarze Galle erkalte, das »rechte Maß« überschreite, so entstehen jedoch beim Melancholiker Lähmungen, Erstarrungen, Depressionen oder Angstzustände, während anderseits eine *Überwärmung* Ausgelassenheit und Ekstase zur Folge hätten.

Tellenbachs Auffassung nach könne die von Aristoteles beschriebene *athymisch-ekstatische Antinomik* als Vorwegnahme der von *Kretschmer (1921;* ▶ Abschn. 5.2*)* beschriebenen Zyklothymie als Vorläufer der zirkulären Psychose (manisch-depressive Erkrankungen) gewertet werden.

Im Unterschied zur moralisch entwertenden Kennzeichnung der Melancholiker durch Platon erkannte Aristoteles für Tellenbach in besonderer Weise, dass unter diesen nicht selten außergewöhnliche Menschen mit allerdings überdurchschnittlicher psychischer Labilität anzutreffen seien *(Tellenbach 1961, S. 10)*. Aristoteles kommt nach Tellenbach das besondere Verdienst zu, mit seinen Anschauungen eine naturwissenschaftliche Forschung zur Melancholie überhaupt erst möglich gemacht und darüber hinaus einen *»auch anthropologisch wesentlichen Befund«* ermittelt zu haben *(Tellenbach 1961, S. 11)*.

Durch diesen historischen Exkurs mit Rückgriff auf den antiken Melancholiebegriff legitimiert Tellenbach seinen Forschungsansatz der zentralen Frage des Zusammenhangs von prämorbidem Temperament und Melancholie, verstanden als Synonym für (endogen) depressive Erkrankungen. Dass sich Tellenbach mit seiner Forschung somit in die Kontinuität eines bereits in der Antike begründeten Melancholieverständnisses stellt, macht er auch dadurch deutlich, dass er den Melancholiebegriff im Titel seiner Monografie zitiert.

Methodik der Studie

Tellenbachs Typus-melancholicus-Beschreibung basiert auf der Nachuntersuchung depressiver Patienten, die 1959 stationär in der Psychiatrischen Universitätsklinik Heidelberg behandelt worden waren. Von insgesamt 140 Patienten wurden schließlich 119 von ihm untersucht, 29 Patienten konnten entweder nicht oder nur unzureichend nachexploriert werden. Unter den 140 Patienten befanden sich 115 Frauen (82 %) und 25 Männer (18 %). Bei 51 % handelte es sich um die erste Phase einer depressiven Erkrankung, bei 33 % um die zweite, bei 21 % um die dritte und bei 24 Patienten um die vierte Phase. In 89 von 140 Fällen wurde eine sog. zyklothyme bzw. endogene Depression diagnostiziert.

82 von 140 Patienten waren Hausfrauen, »nähende« bzw. »schreibende« und »rechnende« Berufe waren mit zusammen 27 Fällen vertreten. In der Stichprobe befanden sich u. a. auch fünf Ärzte, drei Unternehmer und drei Lehrer. Tellenbach hält den überwiegenden Anteil »anspruchsloser und abhängiger Berufe« für typisch und vergleichbar mit dem früherer Studien zur Charakterisierung depressiver Patienten *(Reiss 1910)*.

Zur Untersuchungsmethodik macht Tellenbach keine detaillierten Angaben. Mit den Patienten wurden – vermutlich durch ihn selbst – ausführliche Interviews durchgeführt, die anschließend transkribiert wurden. Für die Auswertung wurden zusätzlich Krankenakten und andere Dokumente herangezogen, diese erfolgte schließlich mit der phänomenologischen Methodik, deren Spezifität Tellenbach in folgendem Zitat deutlich macht: *»Wesenszüge des melancholischen Typus gewinnen wir demnach nicht durch Analyse von Eigenschaften und deren systematische Gliederung, vielmehr gelangen wir in der* begegnenden Erfahrung *mit denen, die melancholisch waren, zu einer ständig sich* verdichtenden Intuition, *in welcher sich kennzeichnende Merkmale immer deutlicher gegen ephemere und zufällige abschatten. Können wir auch erst von der Erfassung eines Wesens sprechen, wenn wir die Gesamtheit konstitutiver Merkmale erschlossen haben – was im Rahmen unserer Untersuchungen nicht geleistet werden kann – so ist doch in einzelnen konstitutiven Grundzügen von Wesen dieses immer ganz enthalten, wenn auch nicht zur Gänze sichtbar« (Tellenbach 1961, S. 51; Hervorhebungen durch Tellenbach)*.

Für die Erfassung prämorbider Temperamentsmerkmale seiner depressiven Patienten legte Tellenbach ein zentrales methodisches Prinzip zugrunde, da er die Notwendigkeit betont, ausschließlich psychopathologisch remittierte Patienten zu untersuchen, um krankheitstypische Verzerrungen ihrer Urteilsfähigkeit zu vermeiden. *»Die Depressiven wissen das Entscheidende nicht mehr. Sie sind in der Regel von der Präsenz ihrer Leiden so absorbiert, daß sie sich der Vordepressivenzeit nicht genügend zuwenden können. Alles außerhalb des präsentischen Liegende scheint ihnen im Vergleich zu dessen Last meist so ungewichtig und im Kontrast zum derzeitigen so positiv getönt, daß sie dort weder Gründe noch Anlässe noch auch Motive hinreichender Dignität entdecken können« (Tellenbach 1961, S. 48–49).*

Charakterisierung des Typus melancholicus

Tellenbach beschreibt den Typus melancholicus (TM) in einer spezifischen Sprache, die einerseits geprägt ist durch die Terminologie der Phänomenologischen Psychiatrie bzw. Daseinsanalyse, andererseits durch die Kultur und den Zeitgeist der 1950er-Jahre. Sein literarisch anmutender Sprachstil mit dem Fehlen von Zusammenfassungen und weitgehend auch Tabellen erschwert zusätzlich eine adäquate Übersetzung seiner Aussagen in die heutige (Wissenschafts-)Sprache.

Unter Berücksichtigung dieser Schwierigkeiten und zur Vermeidung möglicher Interpretationsfehler sollen Tellenbachs typologische Beschreibungen möglichst unverfälscht durch wörtliche Zitierung wiedergegeben werden.

Die wesentlichen Merkmale des TM *(Tellenbach 1961)* sind: Spezifische *»Ordnung«* der Welt und mangelnde Flexibilität der Anpassung an Veränderungen des Lebens *(dto., S. 52, 103ff); »Ordentlichkeit« (dto., S. 52);* überdurchschnittlich hoher Leistungsanspruch in Quantität und Qualität *(dto., S. 53);* starke Gewissenhaftigkeit mit *»überdurchschnittlicher Empfindlichkeit« (dto., S. 70ff);* Verleugnung eigener Bedürfnisse und Ausrichtung auf Andere *(dto., S. 60ff).*

Unter dem TM versteht Tellenbach *»eine gewisse strukturkonstituierte, empirisch vorfindliche Wesensart, welche ihrer Möglichkeit nach zum Schwerefeld der Melancholie inkliniert« (Tellenbach 1961, S. 51). »Eine dieser entscheidenden Strukturen lässt sich am eindeutigsten in einem bestimmten Verhältnis der Melancholischen zur Ordnung ausdrücken und als Ordentlichkeit bezeichnen« (Tellenbach 1961, S. 51).*

Ordnung definiert er in einem *»vortheoretischen schlichten allgemein-alltäglichen Sinne, der eine geregelte Abstimmung in den Personenbezügen meint« (Tellenbach 1961, S. 52).* Und weiter: *»Bei der Ordentlichkeit, die wir als ein Wesensmerkmal des melancholischen Typus ankündigten, handelt es sich nur um eine akzentuierte Version von Ordnung, wie wir sie bei vielen Menschen antreffen, auch bei solchen, die nie melancholisch waren. Wir verstehen unter Ordentlichkeit demnach auch kein Merkmal von Abnormität« (Tellenbach 1961, S. 52).*

Seine zentralen Begriffe Ordnung und Ordentlichkeit werden bei der Rezeption des Tellenbach'schen Typus offenbar immer wieder missverstanden. Unter Ordentlichkeit bei Tellenbach ist keineswegs eine Zwanghaftigkeit gemeint, sondern eine übergeordnete Denkweise mit einem spezifischen Bezug des Depressiven zur Weltordnung und somit eine psychologische Beschreibung eines allgemeinen Temperamentsmerkmals.

Die von Tellenbach im Einzelnen aufgeführten Merkmale sind in der ► Übersicht »Tellenbachs Merkmale der Ordentlichkeit« zusammengefasst *(Tellenbach 1961, S. 52).*

Tellenbachs Merkmale der Ordentlichkeit
- Schlichtheit und Sauberkeit des äußeren Habitus
- Vorbedachtes Aufräumen und Aufgeräumt halten
- Fleiß und Gewissenhaftigkeit
- Pflichtbewusstsein und Solidität
- Konfliktvermeidung
- Vermeidung von Schuldhaftem
- Treue, Dienstwilligkeit und Hilfsbereitschaft
- Respektierung der Rangordnung
- Patriarchalische Familienstruktur
- Anhänglichkeit, aufopfernder Sorgewille
- Feste Verbundenheit mit dem Ehepartner und den Kindern
- Überdurchschnittlicher Leistungsanspruch

Tab. 6.1 Überblick über Depressionskonzepte mit melancholie-ähnlichen Merkmalen. (Nach *Tellenbach 1961, S. 54*)

	Kretschmer (1955)	Mauz (1930)	Reiss (1910)
Diagnose	Cycloide	Einmalig depressive Frauen und periodisch depressive Frauen mit Wahnbildung (Gruppe IV)	Konstitutionelle Verstimmung (mit und ohne cyclothyme Schwankungen)
Wesensart	Hervorragender Fleiß, arbeitstreu, gewissenhaft, solide	Ernst, pedantisch, gewissenhaft, besorgt	Genau, pünktlich, festklebend an Aufgaben; Neigung zur Schulderinnerung, ordentlich
Beruf	Beamte, Prokuristen, überkommene leitende Stellungen (in windstilleren Zeiten)	Ladnerinnen, Verkäuferinnen, Mamsellen, Beschließerinnen, Bürovorsteherinnen	Handarbeitende und ländliche Berufe
	Kielholz (1957)	**Janzarik (1957)**	**Lange (1926)**
Diagnose	»Erschöpfungs«depressionen (Männer) und Involutionsdepressionen	Verarmungswahn-Depression	Reine Melancholien: (Die gleichen Züge aber auch bei provozierten und reaktiven Melancholien)
Wesenart	Überverantwortungsbewusst, übergewissenhaft, pedantisch, hohe Selbstansprüche	Überdurchschnittlich tüchtig und fleißig, gewissenhaft, dem Realen zugewandt, lebenstüchtig, ordentlich	Arbeitstreu, sehr fleißig, tätig, pflichteifrig, peinlich, genau, übersparsam, ordentlich, solid, fromm
Beruf	Keine Angaben	Handarbeitende und ländliche Berufe, kleine und mittlere Geschäftsleute, Beamte; überwiegend Bauern	Keine Angaben

Für Tellenbach ist wesentlich, *»[…] daß die depressive Persönlichkeit entscheidend auf Ordnung festgelegt ist, welche nicht immer in allem, mindestens aber in einem wesentlichen Daseinsbereiche besonders sinnfällig ist. Von dieser Feststellung kann nicht einer der nachuntersuchten Patienten des Jahres 1959 ausgenommen werden – ganz unabhängig davon, welchen klinischen Aufbau die Depression zeigte, die abgelaufen war.« (Tellenbach 1961, S. 52).*

Tellenbach gibt an, bei allen von ihm untersuchten depressiven Patienten die genannten Merkmale nachgewiesen zu haben. Er betont die Übereinstimmung seiner Merkmalsbeschreibung depressiver Patienten mit der früherer Studien anderer Psychiater wie *Reiss (1910), Lange (1926), Mauz (1930), Kretschmer (1955), Kielholz (1957)* sowie *Janzarik (1957)* (Tab. 6.1).

Schließlich stellt Tellenbach fest, dass für den TM eine konstitutionelle, d. h. biologische Basis besteht, ohne dass er diesen Gedanken weiter ausführt.

In Teilen seiner Monografie finden sich ausführliche kasuistische Beschreibungen der einzelnen Typenmerkmale, die mit Originalzitaten von Patienten eindrucksvoll veranschaulicht werden *(Tellenbach 1961, S. 55–108)*.

Hinsichtlich der *»Ordnung der Arbeitswelt« (Tellenbach 1961, S. 55)* stellt er fest, dass das *»Leisten können und Leisten wollen«* entscheidend für ihr Wohlbefinden sei. *»Sein Wohlbefinden ist schlechthin geknüpft an das Schaffen können, da ist nie eine Arbeit zu viel.« (Tellenbach 1961, S. 55)*. Er zitiert eine Patientin, *»wenn ich nicht mehr arbeiten kann, mein ich, ich müßt sterben« (Tellenbach 1961, S. 56)*.

Als ein weiteres Merkmal benennt er eine *»penible Ordentlichkeit bei gleichzeitig großem Selbstanspruch« (Tellenbach 1961, S. 57)*.

Das Sozialverhalten bzw. die sozialen Interaktionen des TM-Patienten sind geprägt durch eine spezielle *»Ordnung der mitmenschlichen Bezüge« (Tellenbach 1961, S. 60)*. *»Die mitmenschlichen*

Bezüge des melancholischen Typus erweisen sich als ein für andere in der Form des Leistens für andere. [Es wird] immer nur für die Familie gelebt« (dto.).

Der depressive Typus ist somit *»für den anderen da« (Tellenbach 1961, S. 60).* Er verhalte sich gegenüber Mitmenschen freundlich und korrekt, er verabscheue das Unrechte, versuche alles im Guten zu regeln. Tellenbachs daseinsanalytisches Denken wird durch folgendes Zitat deutlich: *»Der Depressive kann nicht allein sein, weil er nicht für-sich-sein kann, vielmehr das Für-Sich-Sein-Können ganz im Sein für andere aufgeht. Das Alleinsein – ein Hauptthema der depressiven Welt – bedeutet eine Einengung der Lebenswelt. Allein will das Leben nicht recht weitergehen.« (Tellenbach 1961, S. 62).*

Eine Bedrohung des TM entstehe bei Störungen der *»Ordnung mitmenschlicher Bezüge« (Tellenbach 1961, S. 63).* Tellenbach betont insbesondere seine Bedrohung durch das Alleinsein. *»Die Ordnung der besorgenden Liebe« (Tellenbach 1961, S. 63)* erfahre zumeist ihre Sinnerfüllung in der Ehe. *»Alles was deren Ordnung stören kann ist – daran läßt das Studium der Fälle keinen Zweifel – von bedrohlicher Art« (Tellenbach 1961, S. 63).*

Das Dilemma des TM bestehe darin, dass er die Aufgabe *»sein Dasein als Sein-Für-Sich-Selbst, als Alleinsein zu verwirklichen« (Tellenbach 1961, S. 69)* als Bedrohung seiner Ordnung erlebe.

Ein weiteres zentrales Merkmal des TM ist die Gewissenhaftigkeit. Tellenbach betont, dass dieses bei allen von ihm untersuchten Patienten nachgewiesen wurde. *»Gewissenhaftigkeit bzw. überdurchschnittliche[r] Empfindlichkeit« (Tellenbach 1961, S. 70)* komme für das Leben zunächst eine positive Bedeutung zu, da Patienten sich grundsätzlich vorsichtiger bzw. umsichtiger verhielten. Bei Krankheitsmanifestationen könne diese Haltung jedoch letztlich die Grundlage für die Entwicklung eines melancholischen Versündigungswahns darstellen, weil der Gedanke, dass andere Schuld haben könnten, verleugnet wird bzw. gar nicht entsteht. Eine potenzielle Bedrohung hinsichtlich der Entwicklung einer Depression entstehe für den TM somit durch *»Gewissensbelastung und Gewissenskollision« (Tellenbach 1961, S. 74),* lange zurückliegende Gewissensbelastungen würden erinnert. Für den TM bestehe keine Aussicht, durch Reue, Beichte, Buße etc. seine Gewissensbelastung zu mindern. Tellenbach zitiert einen Patienten: *»Da gibt es Dinge, die kann ich nicht vergessen, die drücken immer wieder« (Tellenbach 1961, S. 74).*

Eine besondere Bedrohung des TM in Richtung einer Krankheitsmanifestation ergebe sich durch körperliche Erkrankungen im Vorfeld. In seiner Studie konnte er bei 44 von 131 Patienten einen solchen Risikofaktor identifizieren, eine krankheitsentscheidende Bedeutung erkannte Tellenbach immerhin bei 13 depressiven Patienten. Durch eine körperliche Erkrankung sieht Tellenbach das innere Ordnungsgefüge der Patienten potenziell infrage gestellt und bedroht, da der TM über keine geeigneten psychischen Kompensationsmöglichkeiten verfüge. *»Es hat etwas Beeindruckendes, Verunsicherndes, wodurch das Ordnungsgefüge erschüttert wird« (Tellenbach 1961, S. 89).* Den typischen innerseelischen Zustand seiner TM-Patienten beschreibt Tellenbach wie folgt: *»Auch hier lässt sich zeigen, daß das Bedrohliche, auf die Melancholie hinwirkende, letzten Endes die Gefährdung der Ordnung ist, in die der melancholische Typus sich birgt, in die nun das Unabsehbare der Krankheit einfällt. Alles bleibt liegen. Die anderen können nicht mehr besorgt werden, müssen vielmehr allein gelassen werden. Man wird vom Sorgefeld abgezogen. Das Leben wird ärmer an Sinnerfüllung. Man kann niemandem mehr etwas bedeuten; im Gegenteil: Man fällt dem anderen zur Last, man wird selbst das Sorgenkind.« (Tellenbach 1961, S. 90–91).*

Ähnlich bedrohliche Situationen ergeben sich nach Tellenbach auch aus *»Generationsvorgängen« (Tellenbach 1961, S. 91),* wie z. B. Schwangerschaften, Tot- und Fehlgeburten sowie involutiven Prozessen bzw. körperlichem Abbau.

Abschließend stellt Tellenbach den zentralen inneren psychologischen Mechanismus des TM heraus, der schließlich zu depressiven Erkrankungen führen kann: *»Nicht die Ordnung und die Ordentlichkeit sind per se die kritisch zu bewertenden Merkmale, sondern die Schwierigkeit oder Unmöglichkeit des Typus melancholicus seine Ordnung den veränderten Lebensverhältnissen und Herausforderungen anzupassen« (Tellenbach 1961, S. 106).*

»Die Akkomodation auf die Welt der Nähe verringert den Überblick im Sinne des über die Grenzen der gesetzten Ordnung Hinausblickens« (Tellenbach 1961, S. 56).

Für Tellenbach ist es somit die »*geometrische starre Konstitution*« dieser Patienten und ihre Schwierigkeit des »*Überstiegs*«, die das Risiko für eine depressive Erkrankung begründen. »*Dagegen ist echte Ordnung immer gegliedertes Gebilde; und das heißt: Abschattung, Perspektive, Proportion. Jede Selbstverwirklichung ist an Ordnung gebunden, in ihnen aber nur dann vollziehbar, wenn sie das Dasein nicht in ein prokrustes Bett zwingen, das der Bestimmung, sich zu wandeln, zuwider ist*« (*Tellenbach 1961, S. 107*).

Der entscheidende Mechanismus für die Entstehung einer klinisch-manifesten Depression liegt für Tellenbach somit in der Unmöglichkeit der durch diese melancholischen Temperamentszüge charakterisierten Depressiven, flexibel auf veränderte Lebensanforderungen zu reagieren.

Empirische Forschung

Von Zerssen (1969 b) entwickelte mit der *F-Liste* einen Fragebogen sowohl zur Erfassung der Typus melancholicus (TM) als auch des zyklothymen Temperaments (Typus manicus) nach *Kretschmer (1921)*. Hierbei wurde die Item-Konstruktion mit großer Sorgfalt durchgeführt, um eine Theorieäquivalenz zu erreichen. Zu diesem Zweck wurden die Items sowohl von Tellenbach persönlich wie auch von Mitarbeitern Kretschmers daraufhin geprüft (*von Zerssen 1969 b; von Zerssen et al. 1970*). Im Vergleich zu anderen TM-Fragebogen wurde somit ein wesentliches Qualitätskriterium im Sinne der Validität sichergestellt.

Die F-Liste besteht aus 104 Items zur retrospektiven Einschätzung prämorbider Persönlichkeitsmerkmale. 66 Items messen TM-Merkmale, 35 das zyklothyme Temperament (Typus manicus). Nach dem Grad ihres Zutreffens sind die einzelnen Items auf einer Vier-Punkte-Skala angeordnet, maximal sind drei Punkte pro Item erreichbar. Zur Optimierung der Antwortqualität wurden inhaltlich inverse Items integriert. Beispielitems der F-Liste sind: »Ich fühle mich sehr schlecht, wenn ich mich in unterschiedliche Meinungen anderer verstrickt sehe« oder »Ich habe eine Tendenz, mich schnell zu schämen«. Für den TM sind somit maximal 198 Punkte erreichbar.

Eine Übersetzung der *F-Liste* ins Japanische wurde durch die Forschergruppe um Sato vorgenommen (*Sato et al. 1992 a*). Die Angemessenheit dieser Übersetzung wurde jeweils durch eine Rückübersetzung gesichert, somit ist eine vergleichende Forschung mit der *Kasahara-Skala (Kasahara 1984)* möglich.

Die *F-Liste* wurde in zahlreichen TM-Studien unterschiedlicher Länder eingesetzt, so in Deutschland (*Frey 1977; von Zerssen 1969 b; Mattussek u. Feil 1980; Mattussek u. Wolfgang 1983; Czernick et al. 1986; Kronmüller et al. 2002; 2005; Ueki et al. 2001; 2006; von Zerssen et al. 1970*), Dänemark (*Bech et al. 1980*), Japan (*Furukawa et al. 1998; Kimura et al. 2000; Nakanishi et al. 1993; Sakado et al. 1992; Sato et al. 1993; 1994; 1995*) bzw. in Chile (*Dörr u. Viani 1991*).

Ihre psychometrische Qualität wurde umfassend untersucht. So wurde die interne Konsistenz von *Furukawa et al. (1998)* mit .74 und von *Kronmüller et al. (2002)* mit.78 angegeben. Schon früh bestätigte sich ihre sehr gute Validität (*Mattussek u. Feil 1980; Mattussek u. Wolfgang 1983; von Zerssen 1969 b*). Auch neuere Studien bestätigen dies. So zeigten *Furukawa et al. (1998)* statistisch signifikante Korrelationen mit einzelnen Skalen des *NEO-FFI (Costa u. McCrae 1992)*, so mit Extraversion (.30), Verträglichkeit (.57) sowie Ordentlichkeit (.59).

Ueki et al. (2001) wiesen statistisch signifikante Korrelationen mit der *Kasahara-Skala* für Patienten mit .40 sowie für gesunde Kontrollpersonen mit .53 nach. Darüber hinaus zeigten *Kronmüller et al. (2002)* statistisch hochsignifikante Korrelationen mit der *Kasahara-Skala* (.46), der *DRP* (.35) sowie der *AIT* (.23). Schließlich konnten *Kronmüller et al. (2005)* die statistisch hoch signifikante Korrelation mit dem *TMPI* (Gesamtscore) mit .57 nachweisen.

Von Zerssen hatte entscheidenden Anteil an der empirischen TM-Forschung. In seinen Studien legte er hierbei größten Wert auf die Beachtung des Tellenbach'schen Grundsatzes, ausschließlich psychopathologisch remittierte depressive Patienten zu untersuchen.

In einer ersten Studie (*von Zerssen 1969 b*) wurden Patienten mit endogener Depression (Melancholie) mit zwei Kontrollgruppen verglichen. Hierbei handelte es sich um schizophrene oder nicht-depressive neurotische Patienten bzw. neurologische Patienten ohne psychische Störungen.

Patienten mit endogener Depression wiesen erwartungsgemäß deutlich höhere Melancholiescores auf als die Kontrollgruppen.

In einer Folgestudie wurden dreißig endogen depressive Patienten mit einer Gruppe schizophrener oder nicht depressiver neurotischer Patienten und einer mit verschiedenen somatischen Erkrankungen verglichen *(von Zerssen et al. 1970)*. Bei depressiven Patienten bestätigten sich erwartungsgemäß deutlich niedrigere Zyklothymiewerte als bei den somatisch erkrankten Patienten sowie deutlich höhere Werte für den melancholischen Typ im Vergleich zu beiden Kontrollgruppen. Diese Ergebnisse wurden auch durch die TM-Einschätzung der Angehörigen bestätigt.

In einem Vergleich einer Gruppe depressiver Patienten mit bipolaren Patienten sowie psychisch gesunden Kontrollpersonen wiesen depressive Patienten im Vergleich zu bipolaren deutliche Abweichungen von den Normwerten auf verschiedenen Skalen mit erwartungsgemäß inhaltlich entgegengesetzter Ausrichtung auf *(von Zerssen 1982)*. Insbesondere die Rigiditätsscores (Selbst- sowie Fremdratings) depressiver Patienten waren signifikant erhöht.

Die zahlreichen Normabweichungen in den Fragebogen für beide Gruppen mit psychischen Störungen wurden durch von Zerssen in dem Konstrukt »generelles Syndrom prämorbider Abnormität« zusammengefasst. Dieses Syndrom war allerdings für die Gesamtgruppe im Vergleich zur Normstichprobe nur schwach nachweisbar, lediglich bei bipolaren Patienten zeigte sich eine stärkere Ausprägung.

Diese Befunde stehen nach Auffassung von Zerssens in guter Übereinstimmung mit einer Spektrumtheorie affektiver Störungen (vgl. Akiskal; ▶ Abschn. 6.7), nach der depressive und manische Patienten am besten in einer Gruppe psychischer Störungen zusammenzufassen sind.

In seinem Kreismodell *(von Zerssen 2000;* ▶ Abschn. 6.6.1, »Spätere Forschung«*)* definiert von Zerssen schließlich einen melancholischen Typ, der hinsichtlich seiner Merkmale eine deutliche Übereinstimmung mit Tellenbachs TM aufweist.

Mit einem *Biographical Personality Inventory (BPI) (von Zerssen et al. 1998 a, b)* konnte im Vergleich unipolar depressiver mit bipolaren Patienten nachgewiesen werden, dass die Scores für Patienten mit melancholischem Typ nicht nur im Vergleich zu den bipolaren, sondern auch zu gesunden Kontrollen statistisch signifikant erhöht waren *(Hecht et al. 1997)*.

Von Zerssen (2000) konnte in einer methodisch anspruchsvollen Studie mit dem *BPI* und weiteren Persönlichkeitsfragebogen eine eindeutige Abgrenzung des melancholischen vom sog. nervös-gespannten Typ vornehmen. Der melancholische Typ konnte demnach als gewissenhaft *(SFT, Sechs-Faktor-Test; von Zerssen 1994)*, rigide *(MPT, Münchner Persönlichkeitstest; von Zerssen et al. 1988)*, nicht aggressiv (*SFT*), religiös (*SFT, BPI*) und stark sozial normorientiert (*MPT*) charakterisiert werden. Auch in dieser Studie zeigte sich eine Übereinstimmung mit *Tellenbachs (1961)* TM.

Rigidität konnte als TM-Hauptmerkmal in weiteren empirischen Studien bestätigt werden, in denen ausschließlich klinisch remittierte depressive Patienten untersucht worden waren *(Heerlein et al. 1996; Kimura et al. 2000; Maier et al. 1992; Mundt et al. 1997; Sauer et al. 1997; von Zerssen et al. 1998 b)*. So verglichen *Kimura et al. (2000)* die Rigiditätsskala des *MPT* mit dem *TCI* (*Cloninger et al. 1994;* ▶ Abschn. 6.8.2, »Temperament and Character Inventory (TCI)«*)*. 131 remittierte depressive Patienten (DSM-IV-Diagnose) sowie 154 psychisch unauffällige Kontrollpersonen wurden miteinander verglichen. Hierbei konnten lediglich 23,6 % der Varianz der Rigiditätsskala durch die Varianz der sieben *TCI-Skalen* aufgeklärt werden, von denen lediglich »Beständigkeit« positiv mit »Rigidität« korrelierte. Die Autoren bewerten dies als deutliche Bestätigung dafür, dass das Temperament depressiver Patienten nicht ausschließlich durch TM-Merkmale charakterisiert werden kann, sondern diesbezüglich weitere dysfunktionale Temperaments- bzw. Persönlichkeitsmerkmale von Bedeutung sind. Die gezeigte Unabhängigkeit der TM-Merkmale von den Persönlichkeitsmerkmalen des *TCI* unterstreicht ihre Unabhängigkeit.

In weiteren Studien bei depressiven Patienten zeigte sich ein geringes Ausmaß an Extraversion *(Hecht et al. 1997; von Zerssen et al. 1998 b)*, eine niedrige Frustrationstoleranz sowie Aggressivität *(von Zerssen et al. 1998 b)* sowie ein erhöhtes Maß an Pflichtbewusstsein *(Furukawa et al. 1998)*. Der TM weist darüber hinaus ein hohes Maß an Liebenswürdigkeit *(Furukawa et al. 1998)* im Unterschied zu Aggressivität *(von Zerssen 1994; von Zerssen et al. 1998 b)* auf.

Von der Heidelberger Arbeitsgruppe wurde ein weiterer mehrdimensionaler Fragebogen zur Untersuchung des TM entwickelt, das *Typus Melancholicus Personality Inventory (TMPI) (Kronmüller et al. 2005)*. Dieser Fragebogen integriert Items der *F-Liste (von Zerssen 1969 b)*, des *DRP (Yoshimatsu et al. 1989)*, der *Kasahara-Skala (Kasahara 1984)*, des *AT-14 (Kischkel 1984)* sowie des *Sechs-Faktor-Tests (SFT) (von Zerssen 1994)*.

Ausgangspunkt der Testkonstruktion bildete eine empirische Studie mit diesen Fragebogen an einer Stichprobe von 200 stationär-psychiatrischen Patienten der Universitätsklinik Heidelberg im Vergleich zu 64 psychisch gesunden Kontrollpersonen. Folgende Diagnoseverteilung *(ICD-10; WHO 1992)* wurde angegeben: 42,5 % depressive Episode, 9 % bipolare affektive Störung, 20 % Schizophrenie, 7 % schizoaffektive Störung, 12 % Angst- bzw. neurotische Störung sowie 9 % mit einer Persönlichkeitsstörung. Hinsichtlich soziodemografischer Merkmale bestand kein Gruppenunterschied. Angaben zur Symptomausprägung der Patientengruppen fehlen, einige Patienten der nicht depressiven Diagnosegruppen sowie die mit Persönlichkeitsstörungen waren nur partiell klinisch remittiert. Alle Patienten sowie die Kontrollpersonen erhielten die Instruktion, bei der Beantwortung der Fragen den Zeitpunkt ihrer psychischen Gesundheit zugrunde zu legen.

Für die interne Konsistenz sowie Reliabilität wurden zufriedenstellende Werte berechnet, die Unabhängigkeit der vier Skalen konnte mit einer Korrelationsanalyse bestätigt werden. Bei der Validitätsprüfung ergaben sich jeweils statistisch hochsignifikante und inhaltlich erwartete Übereinstimmungen mit der *Kasahara-Skala* (.55), der *F-Liste* (.57), mit der *AIT-14* (.60) sowie der *DRP* (.74).

Eine Faktorenanalyse führte zu einer Vier-Faktoren-Lösung mit Abhängigkeit, Intoleranz gegenüber Zweifeln, Normorientierung und Perfektionismus, die zusammen 45,4 % der Varianz aufklärte.

Den wesentlichen Vorteil dieses Fragebogens gegenüber etablierten Skalen sehen die Autoren darin, dass nicht nur eine Berechnung des Gesamtwerts für den TM möglich wird, sondern auch eine differenzierte Beurteilung auf den vier Subskalen. Dies erlaubt einerseits eine präzisere Typenbeschreibung, andererseits eine differenzierte Beurteilung klinischer Outcome-Daten hinsichtlich des möglichen Risikoprofils des TM für spätere Depressionen.

Methodenkritisch ist anzumerken, dass aufgrund der Heterogenität der klinischen Stichproben nur bedingt eine Aussage über die störungsspezifische Gültigkeit des *TMPI* bei depressiven Patienten möglich ist. Ein wesentliches methodisches Problem dieser Studie liegt darin, dass die psychopathologische Remission der untersuchten Patienten nicht konsequent beachtet wurde und daher eine Artefaktanfälligkeit der Daten nicht ausgeschlossen werden kann.

Ein weiterer methodischer Ansatz zur Untersuchung des TM wurde durch die italienische Arbeitsgruppe um Stanghellini entwickelt *(Stanghellini u. Bertelli 2000; Stanghellini et al. 2006)*.

Die Autoren beziehen sich bei der theoretischen Herleitung ihres TM, unter dem sie einen *»Verhaltensstil«* verstehen *(Stanghellini et al. 2006, S. 14)*, auf so unterschiedliche Autoren wie *Kraepelin (1913; Kraepelin u. Lange 1927), Kretschmer (1921), Tellenbach (1961), Kraus (1977), Shimoda (1950)* sowie auf die Bipolar-Spektrum-Hypothese von *Akiskal (1983 a)*.

Ihr TM ist durch die vier Hauptdimensionen Ordentlichkeit, Gewissenhaftigkeit, übermäßige Normerfüllung sowie Intoleranz gegenüber Unsicherheiten definiert.

Bei dem von ihnen entwickelten strukturierten klinischen Interview, dem *Criteria for Typus melancholicus (CTM) (Stanghellini u. Bertelli 2000; 2005)* werden diese Subdimensionen des TM von dem Untersucher dichotom als entweder vorhanden oder nicht vorhanden eingeschätzt. Die Kriterien für einen TM sind dann erfüllt, wenn drei von vier Merkmalen zutreffen. Für dieses Verfahren konnte in zwei Studien mit 115 bzw. 116 klinisch stabilen (remittierten) depressiven Patienten (DSM-IV-Diagnose) eine gute psychometrische Qualität hinsichtlich diagnostischer Power, Inter-Rater-Reliabilität, interner Konsistenz sowie Validität (*Kasahara-Skala, TEMPS-I*) nachgewiesen werden *(Stanghellini u. Bertelli 2005; Stanghellini et al. 2006).*

Die Autoren bedauern, dass der TM-Ansatz trotz seiner theoretischen Eindeutigkeit und empirischen Evidenz weder Eingang in die Diagnostik affektiver Störungen gefunden hat, noch als wichtiger differenzierender Parameter der Therapie-Outcome-Forschung eingesetzt wird.

Zusammenfassend zeigt die umfangreiche empirische Forschung, dass der TM zumindest für eine Subpopulation depressiver Patienten bestätigt wurde.

Die Hypothese, dass es sich bei TM lediglich um eine psychopathologische Begleiterscheinung einer Achse-I-Erkrankung handelt, ist nach Datenlage eindeutig zurückzuweisen. Allerdings ist die vermutete Störungsspezifität für depressive Störungen bisher noch nicht abschließend geklärt.

Von Zerssen (2000) diskutiert das inhaltliche Problem, dass in den meisten empirischen Studien zum TM kaum noch ein Bezug zu der originären Theorie von Tellenbach erkennbar ist, obwohl sein Fragebogen eine durch Tellenbach selbst geprüfte Übereinstimmung mit seiner Typenbeschreibung aufweist.

Kritische Diskussion

Tellenbachs klinisch-phänomenologische Studie zum melancholischen Temperament bzw. zur prämorbiden Persönlichkeit bei depressiven Störungen hat die weiterführende theoretische wie empirische Forschung zum Typus melancholicus (TM) wesentlich beeinflusst.

Die von ihm herausgearbeiteten zentralen Merkmale seines Typus wurden Jahrzehnte zuvor bereits in ähnlicher Weise in Japan (»Immobilithymie«) *(Shimoda 1932; 1941; 1950;* ▶ Abschn. 6.4.1*)* und später in Becks Kognitiver Theorie der Depression *(Beck et al. 1979;* ▶ Abschn. 8.4.2*)* beschrieben.

Die Zuordnung von Tellenbachs TM zur Temperamentsforschung ergibt sich zunächst dadurch, dass Tellenbach selbst eine ausführliche Rezeption des antiken Melancholiebegriffs vorgenommen hat. Tatsächlich lässt sich von der Antike, über das Mittelalter und die Renaissance *(Klibansky et al. 1992)* bis zum Beginn des 20. Jahrhunderts eine fortlaufende Thematisierung eines engen Zusammenhangs des melancholischen Temperaments mit der Melancholie als depressiver Erkrankung nachweisen (▶ Abschn. 2.1). Dieselbe theoretische Thematik wird durch Kraepelins »Grundzustände« *(Kraepelin 1913;* ▶ Abschn. 6.2*)* wie durch Kretschmers Konzeption des Zusammenhangs von Temperament, Körperbau und psychischen Störungen *(Kretschmer 1921;* ▶ Abschn. 5.2*)* aufgegriffen.

Tellenbachs Untersuchungsziel bestand in der genauen Prüfung des Zusammenhangs von Melancholie und depressiven Störungen (»endogene« Depressionen) und steht somit in der Kontinuität eines historischen Forschungsthemas.

Auch wenn Tellenbach seinen TM mit Rückgriff auf den antiken Melancholiebegriff begründen kann, so verfehlt sein Typus doch das entscheidende Definitionskriterium des Temperaments, nämlich die Differenzierung in formale (Tempo, Expressivität etc.) und inhaltliche (emotionale) Temperamentsmerkmale.

Die ausschließlich inhaltliche Merkmalsdefinition des TM könnte allerdings auch als Persönlichkeitstrait verstanden werden *(Amelang et al. 2006)*. Für diese Zuordnung könnte sprechen, dass sich in den Tellenbach'schen TM-Merkmalen auch gesellschaftlich bzw. kulturell definierte Werte und Normen ausdrücken, die die Zuordnung zum Persönlichkeitsbegriff nahe legen (▶ Kap. 1; ▶ Abschn. 4.4.4). Tellenbach selbst unterlässt aber – ähnlich wie Shimoda (▶ Abschn. 6.4.1, »Kritische Diskussion«) – eine Diskussion der möglichen gesellschaftlichen bzw. kulturellen Implikationen seines TM-Begriffs. Er konzeptualisiert ihn stattdessen als Ausdruck einer biologischen Konstitution und somit als Manifestation eines melancholischen Temperaments. Somit ergibt sich bei dieser theoretischen Auffassung durchaus die Möglichkeit der Bewertung als einer spezifischen Temperamentstheorie.

Aus der Perspektive eines allgemeinpsychologisch-experimentellen Temperamentsbegriffs *(Strelau 1998; 2008)* kann der phänomenologische Melancholiebegriff tatsächlich ohne inhaltlichen Bedeutungsverlust empirisch in einen allgemeinpsychologischen Temperamentsbegriff übersetzt werden *(vgl. Strelau 2008;* ▶ Abschn. 4.2.2*)*. So lassen sich die ausschließlich inhaltlich definierten

TM-Merkmale als formale Temperamentsdimensionen wie z. B. Flexibilität und Reaktivität *(Strelau 1998; 2008;* ▶ Abschn. 4.2.2*)* darstellen und somit im Sinne eines allgemeinen Temperamentsbegriffs rekonzeptualisieren. Eine solche Vorgehensweise entspricht zudem eher Tellenbachs Intention, dass nicht primär die inhaltlichen Merkmale seines Typs als Risikofaktoren für depressive Störungen aufzufassen sind, sondern die mangelnde Flexibilität (Rigidität) von Patienten im Sinne eines Verhaltensstils, sich auf neue Lebenssituationen einzustellen.

Das mit einem den formalen Aspekten des Temperaments Rechnung tragenden Forschungsansatz klinisch hochrelevante Ergebnisse – ähnlich wie bei Tellenbach – erzielt werden können, zeigt eine polnische Studie *(Korczyńska 2004)*, in der das Risikopotenzial von in dieser Weise beschriebenen melancholischen Patienten für ein Burnout-Syndrom nachgewiesen wurde.

Die internationale TM-Forschung konnte Tellenbachs Annahmen zu einem großen Teil empirisch bestätigen, so in Kreuzvalidierungsstudien mit dem japanischen Melancholietyp *(Furukawa et al. 1998; Kronmüller et al. 2002; Nakanishi et al 1993; Sato et al. 1992 a; b; 1994; 1995; Ueki et al. 2001; 2006)*, mit dem italienischen *(Stanghellini u. Bertelli 2005; Stanghellini et al. 2006)* wie auch in einer chilenischen Studie *(Dörr u. Viani 1991)*.

Somit wird die über Deutschland hinausgehende internationale bzw. interkulturelle Relevanz des Tellenbach'schen TM als Risikofaktor für depressive Störungen deutlich. Hinsichtlich der Qualität dieser internationalen TM-Forschung zum Tellenbach'schen Typ ist hervorzuheben, dass diese mit der *F-Liste (von Zerssen 1969 b)* als einem von Tellenbach selbst hinsichtlich der Theorieäquivalenz geprüften sowie reliablen und validen Fragebogen (s. o) durchgeführt wurde (▶ Abschn. 6.4.2, »Empirische Forschung«).

Zur Vermeidung methodischer Artefakte der Selbsteinschätzung des prämorbiden Temperaments durch eine manifeste klinische depressive Symptomatik wurde darüber hinaus in vielen empirischen Studien das methodische Primat von Tellenbach, nach dem ausschließlich klinisch remittierte Patienten untersucht werden sollen, etwa im Unterschied zu Nachfolgestudien der japanischen Gruppe eingehalten. Dies unterstreicht die Validität der TM-Forschung.

Die Bestätigung des mit Tellenbachs phänomenologischer Methodik abgeleiteten TM durch einen empirisch-nomothetischen Forschungsansatz bestätigt zudem deren Legitimation in der TM-Forschung. Daher ist es auch hinsichtlich der von *von Zerssen (2000)* angemerkten inhaltlichen Verkürzung und Vernachlässigung der theoretischen Konstruktentwicklung durch Fokussierung auf ausschließliche Fragebogenstudien nahe liegend, eine Renaissance der phänomenologischen Methode in der TM-Forschung zu fordern.

In Anbetracht der zuweilen inhaltsarm anmutenden und ausschließlich auf operationale Verfahren fokussierten empirischen TM-Forschung liegt der besondere wissenschaftliche Wert von Tellenbachs Analyse aus heutiger Sicht auch in seiner genauen, einfühlsamen sowie eindrücklichen Beschreibung der subjektiven Erlebniswelt depressiver Patienten, die insbesondere durch seine Kasuistiken verdeutlicht wird. Wenn es auch legitim ist, Tellenbachs Typenmerkmale in Form eines Fragebogens zu operationalisieren, so droht hierdurch gerade der zentrale Gedanke Tellenbachs verloren zu gehen, dass es keineswegs die Typenmerkmale alleine sind, die den Übergang von depressivem Temperament zu depressiven Störungen bedingen, sondern *»die Schwierigkeit oder Unmöglichkeit des Typus melancholicus, seine Ordnung den veränderten Lebensverhältnissen und Herausforderungen anzupassen« (Tellenbach 1961, S. 106)*, ein innerseelischer Vorgang, der durch einen Fragebogen nicht abzubilden ist.

An Tellenbachs Untersuchungsmethode ist kritisch anzumerken, dass er trotz einer hochselektiven Patientenstichprobe mit stationären Patienten einer psychiatrischen Universitätsklinik, die fast ausschließlich aus nicht berufstätigen Frauen bestand, auf die Gesamtgruppe aller depressiven Patienten schlussfolgerte. Trotz der Berechtigung und Bedeutung seiner phänomenologisch-hermeneutischen Methode sind in seiner Monografie keine Ansätze benannt, die Intersubjektivität seiner Forschungsergebnisse zu erhöhen bzw. die mögliche Beeinflussung seiner Interpretationen durch (un-) bewusste A-priori-Forschungshypothesen zu reduzieren.

Schließlich fehlen differenzierende Aussagen Tellenbachs zur klinischen Gültigkeit seines TM. Seine Vermutung, dass die von ihm beschriebenen Typenmerkmale nahezu für alle oder die meisten depressiven Patienten gültig sein sollen, konnte in der nachfolgenden empirischen Forschung nicht bestätigt werden und ist auch unter klinischen Gesichtspunkten nicht plausibel. Neben der fehlenden differenzialdiagnostischen Perspektive für depressive Störungen fehlen auch solche zur Diagnosespezifität. So sind beispielsweise bei Patienten mit Zwangsstörungen aufgrund der Vergleichbarkeit ihrer Symptomatik mit TM-Merkmalen auch erhöhte TM-Scores oder Nachweise des TM denkbar.

Trotz seiner theoretischen Substanz und empirischen Evidenz hat das TM-Konzept bisher kaum Eingang in die theoretische wie klinische Forschung bei depressiven bzw. affektiven Störungen gefunden. Dies ist in Anbetracht seiner vermutbaren Bedeutung sowohl als Risiko-, Verlaufs-, Prognose-, aber auch als Therapie-Outcome-Parameter kaum nachvollziehbar. Eine Erklärung hierfür könnte in der systematischen Vernachlässigung der Bedeutung der prämorbiden Persönlichkeit für psychische Störungen liegen, die sich sowohl in der Psychotherapie(-forschung) wie in der Psychiatrie zeigt.

Statt einer klinisch-phänomenologischen sowie ätiopathogenetischen Differenzierung psychischer Störungen dominiert in beiden Wissenschaften ein Uniformitätsmythos von Einheitsdiagnosen, der der Komplexität von psychischen Störungen nicht gerecht werden kann.

Schließlich ist der TM auch für die Therapieforschung und -praxis von Bedeutung, da Tellenbach bereits selbst auf die Möglichkeit der gezielten Veränderung von TM-Merkmalen durch eine Psychotherapie hingewiesen hat. Tatsächlich hat Beck annähernd 20 Jahre später in seiner kognitiven Theorie bzw. Therapie *(Beck et al. 1979)* eine mit Tellenbachs Typus vergleichbare kognitive Struktur Depressiver (kognitive Triade etc.) herausgearbeitet, für die er eine spezifische und schließlich empirisch validierte eigene Psychotherapie entwickelte (▶ Abschn. 8.4.2). Dies bedeutet, dass der TM-Ansatz als Vorläufer von Becks Kognitiver Verhaltenstherapie angesehen werden muss.

Tellenbachs TM stellt somit sowohl einen wichtigen psychiatrischen Beitrag zur allgemeinen Temperamentsforschung wie zur Forschung bei depressiven bzw. affektiven Störungen dar.

Tellenbach verweist nachdrücklich auf die Bedeutung des Temperaments bzw. der sog. prämorbiden Persönlichkeit für das Risiko, die Ausprägung, den Verlauf wie auch die Therapie depressiver Störungen und macht somit auf eine wesentliche Lücke in der heutigen Grundlagen- wie Therapieforschung affektiver Störungen aufmerksam.

6.5 Weitere Beiträge der Heidelberger Schule

Die Ausrichtung auf philosophische und psychopathologische Fragestellungen der Psychiatrie kann als das zentrale Kennzeichen der Heidelberger Schule angesehen werden. Neben dem phänomenologischen Ansatz mit seiner engen Verbindung zur Philosophie war es ihr zentrales Anliegen, psychopathologische Phänomene in einer ganzheitlichen Sichtweise des Menschen zu verstehen. In diesem Zusammenhang wurden die Begriffe Person und Persönlichkeit mit ihren Bezügen zu psychischen Störungen zu einem zentralen Forschungsthema.

Theoretisch grundlegend für die Heidelberger Schule waren die Arbeiten von Jaspers *(»Allgemeine Psychopathologie«; Jaspers 1913;* ▶ Abschn. 5.2.3 sowie ▶ Abschn. 6.4.2, »Theoretische Grundlagen«*)*. Beginnend mit Schneiders »Psychopathische Persönlichkeiten« *(Schneider 1923/1950)* bis zu *Saß (1987; 2000; 2006)* lässt sich eine historische Kontinuität von wissenschaftlichen Definitionen von Persönlichkeit und Persönlichkeitsstörungen nachweisen, in deren Zusammenhang nicht nur Übergänge von allgemeinpsychologischen zu klinischen Phänomenen aufgegriffen wurden, sondern auch die Bedeutung des Temperaments hervorgehoben wurde.

Neben Tellenbachs TM *(Tellenbach 1961;* ▶ Abschn. 6.4.2*)* ist in diesem Zusammenhang die strukturdynamische Theorie von *Werner Janzarik (1957; 1979; 1988)* hervorzuheben. In ihr werden psychische Prozesse als enge Verbindung von Struktur und Dynamik begriffen. Hierbei versteht Janzarik unter seelischer Struktur ein relativ zeitstabiles, hierarchisches und werteorientiertes Ordnungssystem, das in einer frühen Entwicklungsphase des Menschen ausgebildet wird, jedoch durch individuelle Entwicklung modifizierbar ist. Im Gegensatz dazu stehen Antrieb und Emotionalität als die dynamischen Aspekte der Psyche, die insbesondere bei der Befriedigung vitaler Bedürfnisse wie auch der Abwehr von existenziellen Bedrohungen aktualisiert werden. Diese dynamischen Aspekte entsprechen nach Janzarik dem Temperament des Menschen. Seelische Dynamik und Struktur befinden sich bei psychisch Gesunden in einer strukturdynamischen Kohärenz zueinander.

Entsprechend der psychiatrischen Forschungsfrage der Heidelberger Schule war es Janzariks Ziel, mit seinem Modell die Ätiologie von Zyklothymien (manisch-depressive Erkrankungen) sowie Psychosen zu verstehen. Diese psychischen Störungen entstehen für ihn durch *»Entgleisungen der Dynamik« (Janzarik 1968, S. 130)*, die von der individuellen seelischen Struktur dieser Patienten nicht mehr ausgeglichen werden können. Hierbei lassen sich schizophrene Erkrankungen als strukturelle Störungen, als Desintegration der Struktur (vs. Integration) begreifen. Bei manisch-depressiven Erkrankungen liegt demgegenüber eine Veränderung der dynamischen Dimension in Richtung entweder einer Expansion (manischer Pol) oder einer dynamischen Reduktion bzw. Restriktion (depressiver Pol) vor. Mit seinem Modell macht somit Janzarik die herausragende Bedeutung des Temperaments sowohl zum Verständnis seelischer Prozesse allgemein wie auch für die Entwicklung psychischer Störungen deutlich.

Während es sich hierbei um ein ausschließlich theoretisches Erklärungsmodell handelt, konnte von Zerssen eine empirisch abgeleitete ähnliche Strukturtheorie für Patienten mit affektiven Störungen nachweisen *(von Zerssen 2002;* ► Abschn. 6.6*)*.

Auch Saß, ein Schüler von Janzarik, stellt die Bedeutung des Temperaments für die Definition der Persönlichkeit und ihrer Entwicklung als Grundlage auch zum Verständnis von Persönlichkeitsstörungen heraus *(Saß 1987; 2000; 2006)*. Unter Bezugnahme auf Janzariks strukturdynamisches Modell subsummiert auch er unter dem Temperament die dynamischen Aspekte psychischer Prozesse. Hierbei differenziert er »angelegte« Merkmale des Temperaments, die er pathologischen Faktoren zuordnet, von »gewachsenen« Merkmalen als Teil des Persönlichkeitsbegriffs. Der Charakter des Menschen wird von ihm in Abgrenzung hierzu entsprechend der Theorie von Janzarik als Struktur aufgefasst *(Saß 2006, 402)*.

In seinem Modell der Persönlichkeitsentwicklung wird schließlich die komplexe Interaktion von deutlich biologisch bestimmten Faktoren wie dem Temperament mit psychosozialen Entwicklungseinflüssen sowie individuellen Werten und Wahlentscheidungen betont.

Die Beiträge der Heidelberger Schule der Psychiatrie mit ihrer spezifisch phänomenologisch-ganzheitlichen Perspektive auf die Konzeptualisierung psychischer wie psychopathologischer Prozesse verdeutlicht den Stellenwert des Temperaments als eine beiden zugrunde liegende zentrale anthroplogische Kategorie.

6.6 Die Theorie von von Zerssen

6.6.1 Theoretische Grundlagen und empirische Forschung

Der Münchner Psychologe und Psychiater Detlev von Zerssen (* 1926) hat mit seiner sich über vier Jahrzehnte erstreckenden empirischen Forschung einen wesentlichen Beitrag zur Aufklärung des Zusammenhangs von Persönlichkeit bzw. Temperament und psychischen Störungen geleistet. Hiermit griff von Zerssen eine Thematik auf, die bereits auf die Antike zurückgeht *(Blankenburg 1973)*. Des Weiteren befasste er sich mit der Thematik Körperbau und Temperament als Teil der Konstitutionsforschung *(von Zerssen 1980; s.* ► Kap. 5.2.2.2; ► Abschn. 5.4*)*.

In der Tradition der psychiatrischen Temperamentsforschung stehend *(Kraepelin 1913, Kretschmer 1921; Tellenbach 1961)* führte er durch den Einsatz objektivierender Untersuchungsverfahren sowie einer statistischen Methodik (Faktorenanalyse) erstmals eine empirisch-psychologische Methodik systematisch in dieses psychiatrische Forschungsfeld ein.

Seine wissenschaftlichen Interessen waren darüber hinaus auf die Schlafforschung, die Chronobiologie, die Neuroendokrinologie sowie die Entwicklung psychometrischer Tests zur Diagnostik und Therapieevaluation psychischer Störungen gerichtet.

Von Zerssen studierte Psychologie und Medizin an den Universitäten Hamburg und Tübingen. Nach der Diplomprüfung in Psychologie 1952 und dem Medizinischen Staatsexamen 1953 promovierte er 1954 in Medizin. 1966 habilitierte er an der Heidelberger Universität im Fach Psychiatrie mit einer empirischen Studie zur Temperaments- und Körperbautypologie Kretschmers (▶ Abschn. 5.2). Im selben Jahr übernahm er die Leitung der psychiatrischen Abteilung am Max-Planck-Institut in München. 1972 erfolgte die Ernennung zum apl. Professor für Psychiatrie an der Münchner Ludwig-Maximilians-Universität. Von Zerssen war Mitglied der Psychiatrie-Enquete-Kommission, die mit ihrem Bericht zur Lage der Psychiatrie in Deutschland *(Deutscher Bundestag 1975)* maßgebliche Impulse für ein neues Selbstverständnis der Psychiatrie sowie zur Reform der psychiatrischen Versorgung setzte. 2006 wurde ihm wegen seiner herausragenden Leistungen bei der Entwicklung einer quantitativen Psychopathometrie in der Psychiatrie die »Goldene Kraepelinmedaille« als eine der höchsten Auszeichnungen in diesem Fachgebiet verliehen.

In seiner Forschung hat von Zerssen den Temperamentsbegriff vermieden. Zu Beginn verwendete er den Charakterbegriff *(von Zerssen 1980)*, später den der Persönlichkeit. Der Charakter ist nach von Zerssen Teil der »affektiv-dynamischen Partialkonstitution« als Teil der »psychischen Partialkonstitution«. Gemeinsam mit der »somatischen Partialkonstitution« definiert sie die »psychophysische Totalkonstitution« *(von Zerssen 1980, S. 623; 1973 a;* ▶ Abschn. 5.4*)*. Das Temperament ist für ihn als der *»unmittelbar biologisch bedingte[n] Anteil des Charakters« (von Zerssen 1980, S. 626)* zu verstehen. Hieraus folgt, dass das Temperament in seinem Charakter- und Persönlichkeitsbegriff aufgeht und daher seine Forschung auch als Beitrag zur Temperamentsforschung verstanden werden muss.

Von Zerssens Theorieentwicklung basiert zudem auf einer umfassenden Rezeption der historischen psychiatrischen wie psychologischen Persönlichkeits- und Temperamentsforschung. Hierzu gehörten u. a. Kraepelins Theorie der »Grundzustände« als temperamentsnahe Vorstufen affektiver Störungen *(Kraepelin 1913; Kraepelin u. Lange 1927;* ▶ Abschn. 6.2*)*, Bleulers Idee der schizoiden Persönlichkeit *(Bleuler 1911)*, Schneiders Psychopathietheorie *(Schneider 1923)*, Kretschmers Theorie von Körperbau und Temperament *(von Zerssen 1966 b;* ▶ Abschn. 5.2.2, »Spätere Kritik«; ▶ Abschn. 5.4*)* sowie die Typus-melancholicus-Theorie *(Tellenbach 1961;* ▶ Abschn. 6.4.2*)*. Von Zerssen nimmt auch auf die PEN-Theorie Eysencks (▶ Abschn. 4.3.1) als Teil des »Big-Five«-Persönlichkeitsmodells Bezug.

In einem persönlichen Gespräch (26.10.2010) benannte von Zerssen die Gründe für die Wahl seiner Terminologie: Er habe sich für den Persönlichkeitsbegriff entschieden, da er sich in Anbetracht der Komplexität des Temperamentsbegriffs unter Zugrundelegung der Methodologie der empirischen Persönlichkeitsforschung auf prüfbare Hypothesen habe beschränken wollen. Hiermit habe er die Absicht verfolgt, die zuweilen mit dem Temperamentsbegriff assoziierten theoretischen Spekulationen sowie Begriffsunschärfen zu vermeiden. Beispielhaft verwies er auf *Kretschmer (1921/1925)*, der irrtümlich den Charakterbegriff verwendet habe, obwohl er eigentlich die Persönlichkeit gemeint habe. Von Zerssen stellt ausdrücklich fest, dass der Temperamentsbegriff trotz seiner Komplexität keineswegs wissenschaftlich wie klinisch obsolet ist.

Bei Würdigung seines wissenschaftlichen Gesamtwerkes wird deutlich, dass sich von Zerssens Persönlichkeitsforschung prozessual über Jahrzehnte hin zu einer immer komplexeren, empirisch fundierten Theoriebildung entwickelt hat *(von Zerssen 1965 a; b; 2002)*.

Aufgrund der vielerorts beschriebenen Beobachtung des Zusammenhangs von Persönlichkeit und psychischen Störungen (▶ Abschn. 6.6.1, »Frühe Forschung«) forderte von Zerssen unter Bezugnahme auf *Jaspers (1913, S. 26)*, der seinerzeit auf das Fehlen statistischer Untersuchungsmethoden hingewiesen hatte, empirische Studien mit einer systematischen Prüfung theoretischer Hypothesen.

Von Zerssen erkannte hierbei das für diese Forschungsthematik wichtige Problem möglicher methodischer Artefakte durch den Einsatz von Selbst- und Fremdbeurteilungsskalen zur Erfassung von prämorbiden Charakter- bzw. Persönlichkeitsmerkmalen. Bedingt durch die floride Krankheitssymptomatik können potenzielle Erinnerungsfehler der Patienten (z. B. kognitive Verzerrungen bei manifester Depression) bzw. Fehleinschätzungen durch die Fremdbeurteilung eine valide Erfassung der prämorbiden Persönlichkeit erschweren bzw. unmöglich machen. Nach von Zerssen war es daher unbedingt erforderlich, dass vor der Untersuchung *»das verbale Verständnis anhand eines entsprechenden Intelligenztests kontrolliert wurde oder aber die Erhebung nach Abklingen florider Krankheitserscheinungen erfolgte« (von Zerssen 1980, S. 684–685)*.

Zusätzlich wurden Patienten wie auch psychisch gesunde Kontrollpersonen in einer mündlichen oder schriftlichen Testinstruktion ausdrücklich darauf hingewiesen, dass sich ihre Beurteilung der prämorbiden Persönlichkeit auf Zeiten seelischer Gesundheit und nicht auf krankheitsbedingte Veränderungen des Erlebens und Verhaltens beziehen sollen.

In seinem multivariaten Forschungsansatz wurden größtenteils parallel mehrere psychometrisch geprüfte Fragebogen zur Selbst- und Fremdeinschätzung eingesetzt. Diese Daten wurden teilweise ergänzt durch Informationen zur Lebensgeschichte *(BPI; von Zerssen 1998 a, b.)*, deren Validierung durch unabhängige, hinsichtlich der Diagnose der Patienten verblindete Untersucher erfolgte.

In den folgenden beiden Kapiteln wird die Forschung von Zerssens ausführlich vorgestellt, wobei die Gliederung aufgrund ihres Umfangs nach Zeitabschnitten erfolgt. Seine Forschung zu Körperbau bzw. Temperament findet sich in einem gesonderten Kapitel (► Abschn. 5.4).

Frühe Forschung

Ausgehend von dem Begriff der Konstitution hat sich von Zerssen ausführlich mit dem »Charakter« als Bestandteil der »Psychischen Partialkonstitution« befasst (► Abschn. 5.4). Den seinerzeitigen Forschungsstand fasst von Zerssen in einem Handbuchbeitrag zusammen *(von Zerssen 1980)*.

Die prämorbide Charakterstruktur kann nach von Zerssen für psychische Störungen in mehrfacher Hinsicht bedeutsam sein (► Übersicht »Die Relevanz der prämorbiden Charakterstruktur für die Diagnose psychischer Störungen«).

Die Relevanz der prämorbiden Charakterstruktur für die Diagnose psychischer Störungen

- Die klinische Symptomatik lässt sich häufig erst in Kenntnis des prämorbiden Charakters adäquat erfassen.
- Charaktereigenschaften können die klinische Symptomatik prägen und/oder durch die Erkrankung akzentuiert werden.
- Infolge psychischer Erkrankungen sind irreversible Charakteränderungen möglich.
- Vor der manifesten psychischen Erkrankung kann ein abnormer Charakter bestehen.
- Charakter bzw. Persönlichkeit können die psychiatrische Behandlung behindern oder erleichtern.
- Der prämorbide Charakter hat zudem einen gravierenden Einfluss darauf, ob und wie traumatische Lebensereignisse bewältigt werden.

(Nach *von Zerssen 1980, S. 684)*

Von Zerssen verweist auf eine Fülle von psychiatrischen Theorien und Befunden zum Zusammenhang von typischer prämorbider Charakterstruktur und psychischen Störungen seit Beginn des 20. Jahrhunderts *(u. a. Angst 1966; Arieti 1959; Buss 1966; Dietrich 1961; Fenichel 1967; Haase 1976; Kielholz 1971; Kraepelin 1909; 1913; Leonhard 1968; Reiss 1910; Tellenbach 1961; 1975; Mayer-Gross et al. 1969)*.

Unter Bezugnahme auf *Bräutigam (1974)* sowie *Fritsch (1976)* sieht von Zerssen den Zusammenhang von schizoider Charakterstruktur und Schizophrenie als erwiesen an. Schizophrene Patienten sind danach in ihrer prämorbiden Persönlichkeit typischerweise durch die bereits von Kretschmer beschriebene Merkmalskombination von Empfindlichkeit und kühler Distanz charakterisiert

(Kretschmer 1921; ▶ Abschn. 5.2*).* Auf dem Hintergrund dieser Charakterstruktur ist auch die häufige Berufs- bzw. Studienwahl dieser Patienten mit Schwerpunkt Kunst, Philosophie, Theologie sowie Physik verständlich *(Vogl 1976).* Bei diesen Patienten besteht offensichtlich der Wunsch, *»die eigene Individualität in schöpferischer Tätigkeit zu verwirklichen oder letzte Geheimnisse des Daseins zu enträtseln« (dto., S. 685).*

Von Zerssen führte vorwiegend empirische Studien bei Patienten mit affektiven Psychosen durch, in erster Linie bei überwiegend manisch verlaufenden bipolaren Erkrankungen bzw. monopolaren Depressionen.

Für die Gesamtgruppe affektiver Psychosen konnte er hierbei keine einheitliche prämorbide Persönlichkeitsstruktur nachweisen *(von Zerssen 1977 a),* dies wurde ebenso für die stark zirkulären Verlaufsformen dieser Erkrankung festgestellt *(Frey 1977; Hofmann 1973).*

Ausgehend von historischen Beobachtungen des Zusammenhangs von Manien mit einem sanguinischen Temperament *(Esquirol 1816)* wies von Zerssen bei überwiegend manischer Verlaufsform gehäuft einen Typus manicus nach *(von Zerssen 1977 a; von Zerssen 1988).* Den Begriff Typus manicus hat von Zerssen laut eigener Aussage *(persönliche Mitteilung von Zerssen 2012)* als Antipode zum Typus melancholicus von *Tellenbach (1961)* gewählt. Während Kretschmer diesen Begriff nie verwandte, geht das inhaltliche Konstrukt dieses Typus sehr wahrscheinlich auf Kraepelin (▶ Abschn. 6.2) zurück.

Der Typus manicus wurde durch die *F-Liste (von Zerssen 1969 b)* erfasst, die sowohl Merkmale des Typus melancholicus *(Tellenbach 1961)* wie auch der »Zyklothymie« *(Kretschmer 1921)* enthält. Dessen typische Merkmale sind: *»Einfallsreich, lebhaft, unbeschwert, unstet, risikofreudig, manchmal etwas überspannt, dabei kontaktfähig, aber stark egozentrisch und dominierend, nicht jedoch besonders anpassungsfähig und gemütlich-humorvoll« (von Zerssen 1980, S. 686).* Diese Merkmalskombination steht teilweise in Übereinstimmung sowohl mit *Jung (1921)* wie auch Eysencks Extraversionstyp (▶ Abschn. 4.3.1). Von Zerssen hebt hervor, dass die als »hypomanisch« oder »hyperthym« zu bezeichnenden Persönlichkeitszüge *»wie eine habituelle Form abgeschwächter Symptomatik der Erkrankung«* erscheinen *(von Zerssen 1980, S. 686).* Merkmale des Typus manicus können sich bei Krankheitsbeginn akzentuieren. Diese Akzentuierung kann während der Krankheitsepisoden bestehen bleiben, woraus sich differentialdiagnostische Probleme der Abgrenzung zwischen Krankheit und Persönlichkeitsstruktur ergeben können.

Im Fokus seiner Forschung bei monopolar depressiven Störungen stand der Typus melancholicus (TM) von *Tellenbach (1961).* In deutlichem Unterschied zu manischen bzw. bipolaren Störungen sind nach von Zerssen die prämorbiden Persönlichkeitszüge von monopolar Depressiven nicht als minore Form der Erkrankung zu begreifen, *»vielmehr scheint diese einige der typischen Merkmale des Typus melancholicus geradezu in ihr Gegenteil zu verkehren« (von Zerssen 1980, S. 687).* Auch unter Beibehaltung ihrer melancholischen Grundstruktur mit Gewissenhaftigkeit und Leistungsbetontheit sind diese Patienten durchaus anpassungsfähig und *»sehr anhänglich« (dto., S. 687) (Frey 1977; Haase 1976; Markert 1972, Matcalfe 1968, Strandman 1978; von Zerssen 1969 c; 1976 b; 1977 a; Perris u. Strandman 1979; Julian et al. 1963; von Zerssen et al. 1970).* Monopolar Depressive mit dieser Persönlichkeitsstruktur können sich während akuter Krankheitsmanifestationen unterschiedlich verhalten, einerseits sich zurückziehen, sich und andere vernachlässigen, andererseits ist aber auch eine Akzentuierung ihrer Gewissenhaftigkeit mit assoziierten Schuldgefühlen möglich.

Von Zerssen betont, dass beim TM somit die Beziehung von Persönlichkeit und Krankheit im Vergleich zum Typus manicus als wesentlich komplexer anzusehen ist. So konnte bei monopolar Depressiven weder ein »sub-depressives«, noch ein »zyklothymes« Temperament nachgewiesen werden. Diese Patienten zeigten im Gegenteil sogar eine deutlich geringere Ausprägung zyklothymer Merkmale als der Bevölkerungsdurchschnitt *(Eiband 1979; von Zerssen et al. 1970).*

Trotz des gehäuften Auftretens des TM bei monopolaren Depressionen (▶ Abschn. 6.6.1, »Spätere Forschung«) muss dieser Typus nicht zwangsläufig zu depressiven Phasen bzw. Depressionen führen *(Eiband 1979).*

Die »konstitutionelle« bzw. biologische Basis der beschriebenen prämorbiden Persönlichkeitstypen wird nach von Zerssen dadurch bestätigt, dass in beiden Fällen eine Therapie mit Lithium nicht nur die Krankheitssymptomatik, sondern auch die zugehörige prämorbide Persönlichkeitsstruktur günstig beeinflusse. Bei manischen Patienten führe der Einsatz von Lithium dazu, *»anscheinend auch den zur Ausgangspersönlichkeit gehörenden Antriebsüberschuss und die mit ihm verbundene erhöhte emotionale Ansprechbarkeit zu dämpfen« (von Zerssen 1980, S. 686) (Bech et al. 1976; Bonetti et al. 1977)*. Bei monopolar Depressiven wirke sich die prophylaktische Lithiumtherapie dahingehend aus, dass sich die *»Übergewissenhaftigkeit«* sowie das *»perfektionistische Leistungsstreben«* zurückbilde *(von Zerssen 1980, S. 687) (Baastrup 1969; Glatzel 1974)*.

Hinsichtlich der Gruppe der »Neurotiker« nach ICD-9 *(WHO 1976)* stellt von Zerssen zusammenfassend fest, dass Symptomneurosen häufig auf dem Boden einer neurotisch geprägten Charakterstruktur entstehen bzw. die »Symptomwahl« von deren Besonderheiten mitbestimmt wird, die auch *»unabhängig von einer neurotischen Disposition vorkommen« (von Zerssen 1980, S. 688)*. Er verweist hier auf den engen Zusammenhang von hysterischer Struktur und Hysterie *(Jaspers 1973)* sowie der passiv-abhängigen Charakterstruktur bei neurotisch depressiven Patienten. Er betont hier somit die Unterschiede der Beziehungen der prämorbiden Persönlichkeit bei neurotisch Depressiven im Vergleich zum Typus melancholicus bei monopolar »endogen« Depressiven *(von Zerssen 1977 a)*. Von Zerssen macht jedoch darauf aufmerksam, dass diese in psychometrischen Studien erhobenen Zusammenhänge keineswegs diagnosespezifisch sind.

Spätere Forschung

Von Zerssen verfolgte langfristig das Ziel, auf der Grundlage seiner empirischen Forschung sowie seiner theoretischen Überlegungen eine Taxonomie des Zusammenhangs von prämorbiden Persönlichkeitstypen, psychischen Störungen und Persönlichkeitsstörungen zu entwickeln *(von Zerssen 2000; 2002; Pössl u. von Zerssen 1990 a, b; 1996; von Zerssen u. Pössl 1990; von Zerssen et al. 1994)*.

Grundlage hierfür waren die Daten von *»mehr als 500« (von Zerssen 2000, S. 235)* Patienten unterschiedlicher psychischer Störungen (Schizophrenie, affektive und Angststörungen, andere) einschließlich solcher aus einer früheren Studie *(Tellenbach 1975)*. Diese Patienten waren hinsichtlich ihrer floriden psychischen Symptomatik remittiert, die Diagnosestellung erfolgte unabhängig von der Untersuchung.

Die Informationen zur prämorbiden Persönlichkeit wurden mit dem *Biographical Personality Inventory (BPI) (von Zerssen et al. 1998 a, b)* erhoben. Hierbei handelt es sich um ein neues mehrstufiges Verfahren zur Erhebung von biografischen sowie von Persönlichkeitsdaten für die prämorbide Lebensphase der Patienten, das von trainierten Untersuchern durchgeführt wird. Im *BPI* werden in einem strukturierten Interview zunächst Informationen zur äußeren Lebensgeschichte (»externale Lebensgeschichte«) wie auch zu Gedanken, Gefühlen und Verhaltensweisen der Patienten im Vorfeld der Erkrankung (»externale Lebensgeschichte«, »life-charts« nach dem schweizerisch-US-amerikanischen Psychiater *Meyer (1919/1948)* erhoben. Diese Informationserhebung nimmt bereits zwischen zwei und vier Zeitstunden in Anspruch. Auf der Grundlage des erstellten Interviewprotokolls (vier bis sechs Seiten) werden die Patienten anschließend hinsichtlich ihrer prämorbiden Persönlichkeit anhand einer Liste von 175 Merkmalen durch einen unabhängigen zweiten Untersucher eingeschätzt.

Ergänzend werden die Patienten auf einer mehrstufigen Skala hinsichtlich des allgemeinen Grads an psychopathologischer Normabweichung als Indikator für die Wahrscheinlichkeit des Vorliegens einer Persönlichkeitsstörung eingeschätzt. Diese reicht von »psychiatrisch unauffällig« über »auffällig innerhalb der Norm« bis zu »auffällig außerhalb der Norm«.

Durch statistische Auswertungsverfahren der Primärdaten konnten schließlich sechs prämorbide Persönlichkeitstypen definiert werden, die sich entsprechend ihrer Häufigkeitsverteilung zwei diagnostischen Hauptgruppen zuordnen ließen (◘ Tab. 6.2).

Da der Typus manicus, der sorglos-heitere Typ sowie der Typus melancholicus insbesondere bei Patienten mit affektiven Störungen nachgewiesen

■ Tab. 6.2 Die sechs prämoriden Persönlichkeitstypen nach von Zerssen. (Adaptiert nach von Zerssen 2000, S. 236–237; Übersetzung durch den Autor autorisiert)

Gruppe psychischer Störungen	Typus
Affektive Typen	Typus manicus Sorglos-heiterer Typ Typus melancholicus
Neurotoide Typen	Ängstlich-unsicherer Typ Weltfremd-verträumter Typ Nervös-gespannter Typ

wurde, erhielt diese Gruppe die Bezeichnung »affektive Typen«.

Der ängstlich-unsichere, der weltfremd-verträumte sowie der nervös-gespannte Typ wurde demgegenüber sowohl bei Patienten mit Schizophrenien wie neurotischen Störungen (Angststörungen, Dysthymie und nicht melancholischen Formen der Major-Depression im Kontext von Angststörungen, Dysthymie oder Persönlichkeitsstörungen) nachgewiesen und erhielt daher die Bezeichnung »neurotoide Typen«. Der sorglos-heitere sowie der weltfremd-verträumte Typ war so selten, dass eine Zuordnung zu einer Diagnosegruppe nicht möglich war.

Die Interrater-Übereinstimmung der Typenzuordnung wurde mit einem Kappa von .60 angegeben.

Von Zerssen konnte den neun Merkmalsbereichen dieser sechs prämorbiden Persönlichkeitstypen mit definierten Einzelmerkmalen schließlich jeweils eine Persönlichkeitsdimension des »Big-Five«-Modells *(Goldberg 1990; Costa und McCrae 1985; 1989; 1990; 1992 a; b; s.* ► Kap. 4.4.4.1*)* zuordnen. Eine Übersicht findet sich in ■ Tab. 6.3.

Der Typus manicus wurde gehäuft bei der Gruppe bipolarer Patienten mit einem deutlichen Übergewicht manischer gegenüber depressiver Episoden (4:1) nachgewiesen.

Unter Berücksichtigung der dimensionalen Ausprägung einzelner Typen-Scores zeigten sich zudem signifikante Unterschiede der Häufigkeiten des Auftretens der Persönlichkeitstypen, sofern Vergleichspaare gebildet wurden: So zwischen dem Typus melancholicus im Vergleich zum nervös-gespannten Typ, dem Typus melancholicus im Vergleich zum Typus manicus, dem Typus manicus im Vergleich zum ängstlich-unsicheren Typ sowie dem sorglos-heiteren Typ im Vergleich zum weltfremd-verträumten Typ *(Gruben 1993).*

Ausgehend von dieser Typologie prämorbider Persönlichkeiten bei affektiven Störungen leitete von Zerssen ein Kreismodell mit dem Ziel ab, die Beziehung dieser Persönlichkeitstypen untereinander darzustellen.

Empirische Grundlage hierfür bildete eine weitere methodisch anspruchsvolle Studie, in der 100 psychiatrische Patienten mit affektiven und Angststörungen, Schizophrenien und weiteren psychischen Störungen im Vergleich zu 20 psychisch Gesunden untersucht wurden *(von Zerssen 2000; von Zerssen et al. 1998 a; b).* Beide Gruppen waren hinsichtlich Alter, Geschlecht und verbalem IQ parallelisiert. In dieser Studie kam ebenfalls der *BPI (von Zerssen et al 1998 a, b)* zum Einsatz.

Als Selbstrating-Fragebogen der prämorbiden Persönlichkeit wurden der *Sechs-Faktor-Test (SFT; von Zerssen 1994)* sowie der *Münchner Persönlichkeitstest (MPT; von Zerssen et al. 1988)* eingesetzt.

Der *SFT* besteht aus 52 Items mit sechs Skalen sowie drei Motivationsitems. Bis auf die Umpolung der Skala Verträglichkeit in Aggressivität sowie einer zusätzlichen Skala Frömmigkeit stimmt der *SFT* mit den fünf Faktoren des »Big-Five«-Persönlichkeitsmodell überein *(Goldberg 1990; Costa u. Mc Crae 1985; 1989; 1990; 1992 a; b;* ► Abschn. 4.4.4, »Der lexikalische Ansatz und das »Big-Five«-Modell der Persönlichkeit«*).* Die Konstruktvalidität des *SFT* erwies sich als höher als beim *NEO-FFI (Costa u. Mc Crae 1989; Steinmeyer et al. 1996).*

Der *MPT* mit 51 Items wurde zur Validierung des *BPI* sowie des *SFT* entwickelt. Von seinen sechs Skalen entsprechen drei (E, N und R) dem *SFT*, die anderen drei Skalen erfassen Frustrationstoleranz (F), Isolationstendenz (Is) sowie esoterische Tendenzen (Es). Die psychometrische Prüfung erfolgte an einer Stichprobe der Allgemeinbevölkerung *(von Zerssen et al. 1988).* Die interne Konsistenz wurde zwischen .67 und .90 angegeben. Die Re-Test-Reliabilität lag zwischen .73 und .85 (6-Wochen-Intervall), nach 7 Jahren lagen die Werte zwischen .43 und .49.

Tab. 6.3 Typen der prämorbiden Persönlichkeit mit Zuordnung hypothetischer Persönlichkeitsdimensionen. (Aus *von Zerssen 2000, S. 236–237*; Übersetzung durch von Zerssen)

Typus manicus	Sorglos-heiterer Typ	Typus melancholicus	Ängstlich-unsicherer Typ	Weltfremd-verträum-ter Typ	Nervöser, gespannter Typ	Hypothetische Persönlichkeitsdimension (Big-Five)
Aktiv			Passiv		Unruhig	Extraversion: Aktivität
Kraftvoll			Kraftlos		Angespannt	
Lebendig			Schwach		Impulsiv	
Eigenwillig			Unentschlossen			
Laut		Ruhig	Ruhig			
Abenteuerlustig		Neophobisch	Neophobisch			Extraversion: Abenteuerlust
Mutig	Sorglos	Vorsichtig	Scheu		Unvorsichtig	
Leichtfertig		Besonnen	Zögerlich			
Gesellig		Anhänglich	Scheu	Ungesellig		Extraversion: Geselligkeit
kontaktfreudig	Locker			Zurückgezogen		
Kommunikativ		Zurückhaltend		Unnahbar		
Aufmerksamkeitssuchend				Gleichgültig		
Witzig	Humorvoll	Ernst			Zynisch	
Sexuell aktiv	Natürliche Sexualität	Sexuell passiv	Sexuell gehemmt	Sexuell indifferent	Sexuell zügellos	
Emotional robust	Emotional ausgeglichen	Emotional eingeschränkt	Emotional labil	Sensitiv	Emotional unkontrolliert	Neurotizismus: Emotionalität
Optimistisch	Leichtlebig		Pessimistisch ängstlich sorgenvoll schnell erschöpft		Ambivalent nervös leicht gekränkt schnell frustriert	
Durchsetzungsfähig			Unsicher			Neurotizismus: Selbstwerterleben

■ Tab. 6.3 Fortsetzung

Typus manicus	Sorglos-heiterer Typ	Typus melancholicus	Ängstlich-unsicherer Typ	Weltfremd-verträum-ter Typ	Nervöser, gespannter Typ	Hypothetische Persönlichkeitsdimension (Big-Five)
Unabhängig		Abhängig	Abhängig			
Selbstsicher			Anklammernd			
Selbstbestimmt			Hilflos hilfesuchend schnell beleidigt selbstabwertend			
Dominierend	Kooperativ	Untergeben	Gehorsam	Gelöst	Unkoope-rativ	Streitsucht: (vs. Verträglichkeit)
Ich-zentriert	Einfühlsam	Selbstlos			Andere herabsetzend	
	Freundlich	Loyal nachgiebig			Reizbar eigensinnig	
	Tolerant	Gutmütig fügsam harmoniestrebend			Aufsässig provokativ streitsüchtig explosiv	
Überheblich		Bescheiden				
Wechselhaft	Flexibel	Ausdauernd			Inkonstant in Gefühlen und Verhalten	Gewissenhaftigkeit
		Ordentlich				
		Starr				
Großzügig		Sorgfältig				
Extravagant		Zuverlässig				
		Verantwortungsvoll			Verantwortungslos	
		Offen, herzlich			Pflichtvergessen	
		Ehrlich			Verlogen	
		Vertrauenswürdig			Unzuverlässig	

Tab. 6.3 Fortsetzung

Typus manicus	Sorglos-heiterer Typ	Typus melancholicus	Ängstlich-unsicherer Typ	Weltfremd-verträum-ter Typ	Nervöser, gespannter Typ	Hypothetische Persönlichkeitsdimension (Big-Five)
		Genau			Treulos	
Vielseitig		Fleißig, sorgfältig			Gleichgültig	
Phantasievoll		Einfallslos		Verträumt		Offenheit
Unkonventionell		Konventionell		Idealistisch		
		Konformistisch		Romantisch	Nonkonformistisch	
Aufgeschlossen	Unvoreingenommen	Engstirnig				
Enthusiastisch	Realistisch			Unrealistisch		
	Pragmatisch	Fromm		Esoterische Interessen	Areligiös	
unkritisch					Überkritisch	

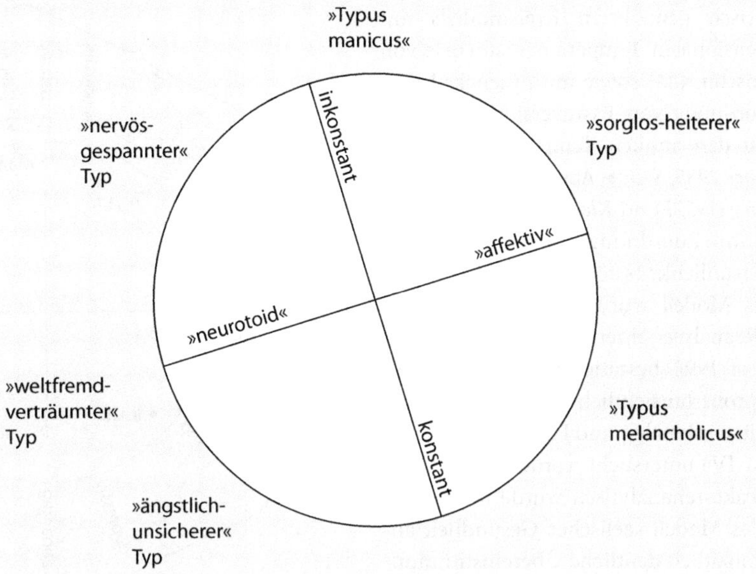

Abb. 6.1 Kreismodell prämorbider Persönlichkeitstypen nach Zuordnung von Typen-Scores. (Aus *von Zerssen: unveröffentlichter Bericht an die Deutsche Forschungsgemeinschaft 1994; von Zerssen 2000, S. 239)*

Insgesamt gingen 22 Skalen (9 für den *BPI*, 6 für den *SFT*, 7 für den *MPT*) in die Endauswertung der Studie ein. Für die Gesamtstichprobe wurden die Interkorrelationen für alle Skalenwerte berechnet, es wurden folgende Korrelationen >=.50 (Signifikanz <.01) mitgeteilt *(von Zerssen 2000, S. 240)*, die den theoretischen Erwartungen entsprachen: So korrelierten der melancholische und der manische Typ mit -.63; der ängstlich-unsichere und der manische Typ mit -.55 (sorglos-heiterer Typ mit -.64); der weltfremd-verträumte und der sorglos-heitere Typ mit -.70 (ängstlich-unsicherer Typ mit .78). Schließlich korrelierten der nervös-gespannte Typ und der manische Typ mit .58 (melancholischer Typ mit -.66). Extraversion (*SFT, MPT*) korrelierte mit dem manischen Typ (.50) sowie mit dem sorglos-heiteren Typ (*SFT*;.55).

Auf der Basis dieser Interkorrelationen erfolgte schließlich die Zuordnung der prämorbiden Persönlichkeitstypen in einem Kreismodell (Abb. 6.1).

In diesem Modell erfolgte die Anordnung der Persönlichkeitstypen entsprechend ihrer inhaltlichen Zusammengehörigkeit, wobei die *affektiven Typen* auf der rechten Seite, die *neurotoiden Typen* auf der linken Seite positioniert wurden.

Innerhalb des Kreises repräsentiert die erste orthogonale Achse das Ausmaß prämorbider Abnormität (*neurotoid* vs. *affektiv*). Die zweite Achse stellt eine von von Zerssen neu eingeführte Dimension dar, die er als *Unbeständigkeit des Lebensstils* (konstant vs. inkonstant) bezeichnete.

In einer Faktorenanalyse der Datensätze konnten schließlich 25 Einzelfaktoren mit einem Eigenwert von >1.0 ermittelt werden. Hierbei erklärten zwei Hauptfaktoren 21,07 % der Varianz. Der erste Faktor repräsentiert den Typus manicus sowie den sorglos-heiteren Typ im Vergleich zum ängstlich-unsicheren sowie dem weltfremd-verträumten Typ, der *zweite Faktor* den Typus melancholicus gegenüber dem nervös-gespannten bzw. weltfremd-verträumten Typ.

Schließlich konnte von Zerssen faktorenanalytisch einen Superfaktor (»mentale Vitalität«) extrahieren, den er – wie bereits in einer früheren Studie – als Kombination von emotionaler Stabilität und Extraversion eingeführt hatte *(von Zerssen 1976 a;* ▶ Abschn. 5.4*)*.

Von Zerssen betont die inhaltliche Analogie seines empirisch generierten Kreismodells mit der zweidimensionalen Temperamentstheorie von Wundt (► Abschn. 4.1.1) sowie mit Eysencks kreisförmiger Zuordnung von Extraversion und Neurotizismus zu den antiken Temperamenten *(Eysenck u. Eysenck 1985, S. 5;* ► Abschn. 4.3.1*)*.

Auch *Leary (1957)* und *Kiesler (1983; 1986)* verwendeten für ihre Zuordnung von Persönlichkeitstypen und Persönlichkeitsstörungen Kreismodelle. Von Zerssens Modell wurde zudem durch eine statistische Reanalyse einer kanadischen Studie *(Schroeder et al. 1992)* bestätigt, in der eine Bevölkerungsstichprobe hinsichtlich des Auftretens von Persönlichkeitsmerkmalen und Persönlichkeitsstörungen (DSM-IV) untersucht worden war *(Becker 1995; 1998)*. Faktorenanalytisch wurde hierbei ein zweifaktorielles Modell seelischer Gesundheit abgeleitet, das inhaltlich deutliche Übereinstimmungen mit dem von von Zerssen aufweist. Der Wert dieser Studie liegt nach von Zerssen darin, dass diese Studie mit einer anderen Forschungsmethodik an einer allgemeinen Bevölkerungsstichprobe durchgeführt wurde.

Auf der Basis seines zweiachsigen Modells prämorbider Persönlichkeitstypen ordnete *von Zerssen (2002)* schließlich mögliche Persönlichkeitsstörungen nach ihrer Cluster-Gruppierung (ICD-10, *WHO 1992*; bzw. DSM-IV, *APA 1994*; Typ A, B, C) nach ihrer inhaltlichen Übereinstimmung den prämorbiden Persönlichkeitstypen außerhalb des Kreises zu (◘ Abb. 6.2).

Diese Anordnung folgt am konsequentesten von Zerssens Idee eines kontinuierlichen Übergangs von prämorbider Persönlichkeit, Persönlichkeitsakzentuierungen und Persönlichkeitsstörungen auf der Basis gemeinsamer Persönlichkeitsfaktoren.

Gleichzeitig beabsichtigt von Zerssen mit dieser Modelldarstellung, die grundsätzliche Unabhängigkeit von Persönlichkeitsstörungen und Achse-I-Störungen hervorzuheben. Damit widerspricht er an diesem Punkt Kretschmers Kontinuitätshypothese.

Von Zerssen setzte sich schließlich mit der Frage auseinander, inwieweit sein Modell bestätigt wird, wenn die aktuelle Psychopathologie von Patienten berücksichtigt wird. In einer Studie *(von Zerssen 1985)* an 1.000 Patienten mit psychotischen Erkrankungen (überwiegend Schizophrenien sowie schwere affektive Störungen) konnten anhand multidimensionaler Skalen zur Erhebung psychopathologischer Syndrome *(IMPS; Lorr u. Klett 1967)* tatsächlich faktorenanalytisch zwei Faktoren extrahiert werden, die zusammen 49,6 % der Varianz erklärten. Vergleichbar einer Studie der Züricher Forschungsgruppe von Jules Angst *(Woggon 1979)* entsprach der erste Faktor einem unidimensionalen Schizophreniefaktor, der zweite einem bipolaren Faktor mit einem manischen und einem depressiven Pol.

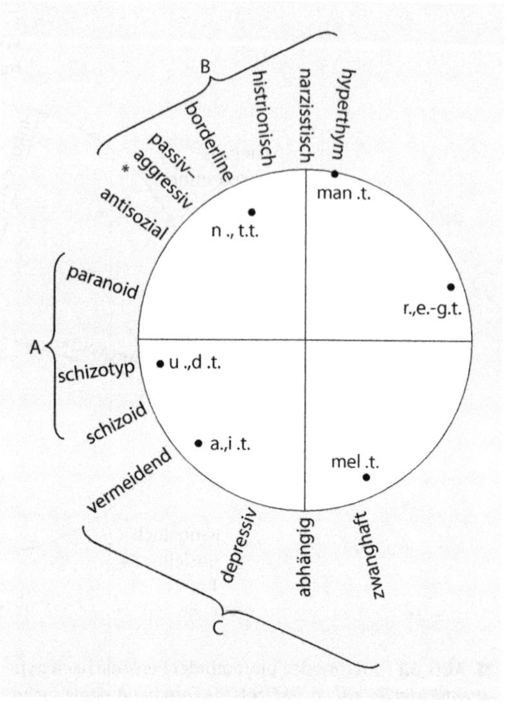

◘ **Abb. 6.2** Modell der prämorbiden Persönlichkeitstypen (pP) mit Zuordnung zu Persönlichkeitsstörungen (PSt). A = Cluster A PSt; B = Cluster B PSt; C = Cluster C PST; man.t. = Typus manicus of pP; r.,e.-g.t. = sorglos-heiterer Typ der pP; mel.t. = Typus melancholicus der pP; a.,i.t. = ängstlich-unsicherer Typ der pP; u.,d.t. = weltfremd-verträumter Typ der pP; n.,t.t. = nervös-gespannter Typ der pP. *hier platziert wegen der hohen Ausprägung von Aggressivität. (Aus *von Zerssen 2000, S. 242*)

Von Zerssen fasste schließlich die von ihm hypothetisch vermutete Zuordnung von prämorbider Persönlichkeit, psychischen Störungen sowie

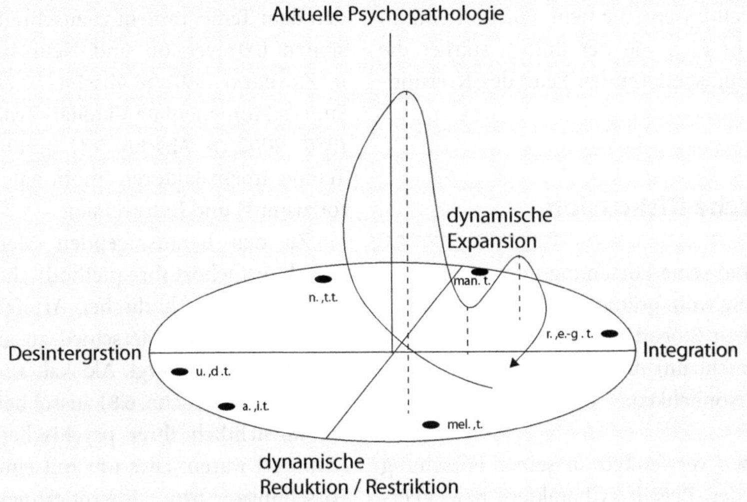

Abb. 6.3 Dreidimensionales Modell der prämorbiden Persönlichkeit und aktueller Psychopathologie: Beispiel eines Patienten mit einer Bipolar-II-Störung und einem Typus melancholicus der prämorbiden Persönlichkeit. Geschwungener Pfeil: Episode einer Bipolar-II-Erkrankung; Gestrichelte Linie: Projektion der maximalen und minimalen Abweichung der Kurve von der Ebene habitueller Varianten des Erlebens und Verhaltens. Erklärung der Abkürzungen Abb. 6.2. (Adaptiert nach *von Zerssen 2002, S. 156*)

Persönlichkeitsstörungen in einem letzten heuristischen Modell zusammen *(von Zerssen 2002,* Abb. 6.3*)*.

Von Zerssen übernimmt hierbei die aus der strukturdynamischen Theorie endogener Psychosen von *Janzarik (1957;* ▶ Abschn. 6.5*)* stammende Achse »Struktur« vs. »Dynamik« und weist darauf hin, dass bereits andere Autoren ähnliche Dimensionen zur Beschreibung des oben beschriebenen Strukturzusammenhangs vorgeschlagen haben *(Zarate u. Tohen 1999; Doyle et al. 1999; Oldham et al. 1995)*.

Sein theoretisches Modell stellt er in einer komplexen Grafik dar, wobei er zur Vereinfachung der Darstellung auf die Einbeziehung von Persönlichkeitsstörungen verzichtete (Abb. 6.3).

Der Patient nimmt hierbei entsprechend seiner prämorbiden Persönlichkeit *(habituelle mentale Eigenschaften)* eine definierte Position innerhalb der im Kreis festgelegten Grundebene (Basisposition) ein. Die mediane Position auf der Kreisebene entspricht einem hypothetischen statistischen Durchschnittswert der Varianz aller Persönlichkeitsdimensionen. Abweichungen von dieser Position können je nach inhaltlicher Ausrichtung der Persönlichkeitsdimension des Patienten in Richtung der Pole Integration vs. Desintegration bzw. dynamische Reduktion/Restriktion vs. dynamische Expansion erfolgen.

Besteht bei dem Patient eine Achse-I-Störung, ändert sich seine räumliche Position innerhalb der Grafik entsprechend der Art und dem Ausprägungsgrad seiner Psychopathologie. Dementsprechend verlässt er seine ursprüngliche Basisposition und nimmt in der Vertikalen der Grafik eine neue Position ein, wobei der dadurch entstehende Abstand zur Basisposition dem Ausprägungsgrad seiner aktuellen Psychopathologie entspricht.

Die inhaltliche Prägung der Psychopathologie des Patienten entscheidet über die Ausrichtung oberhalb der Basisebene. So erfolgt bei einer depressiven Symptomatik eine Positionierung zum depressiven (südlichen) Pol der Grafik, bei einer manischen Symptomatik zum manischen (nördlichen) Pol hin.

Bei vollständiger Symptomremission nimmt der Patient dann wieder seine ursprüngliche Basisposition ein. Bei verbleibender psychischer

Symptomatik erreicht der Patient diese nicht mehr und nimmt stattdessen eine neue Position ein, im Allgemeinen in Richtung der linken, stärker die Abnormität repräsentierenden Seite des Kreismodells.

6.6.2 Kritische Diskussion

Von Zerssen hat seine Forschung dem komplexen Zusammenhang von prämorbider Persönlichkeit und psychischen Störungen gewidmet. Ihm ging es vorrangig nicht um die Entwicklung einer allgemeinen Persönlichkeits- bzw. Temperamentstheorie.

Von Zerssen verwendete in seiner Forschung durchgehend den Begriff »Charakter« bzw. »Persönlichkeit«. Ihre Zuordnung zur Temperamentsforschung ist jedoch möglich, da er das Temperament als biologische Basis der Persönlichkeit verstand *(von Zerssen 1980, S. 625)*. Seine Forschung fügt sich zudem nahtlos in die Tradition der psychiatrischen Persönlichkeits- bzw. Temperamentsforschung ein, die von Kraepelin *(Kraepelin 1913, Krapelin u. Lange 1926;* ▶ Abschn. 6.2*)* über Kretschmer *(1921;* ▶ Abschn. 5.2*)*, Tellenbach *(1961;* ▶ Abschn. 6.4.2*)* bis zu Akiskal *(1995,* ▶ Abschn. 6.7*)* und Cloninger *(1987; Cloninger et al. 1993;* ▶ Abschn. 6.8*)* reicht. Die vorgenannten Autoren haben sich allerdings in unterschiedlicher Weise auf den Temperamentsbegriff bezogen, sodass es sich nicht durchgehend um eine genuine Temperamentsforschung handelt.

Mit der Einbeziehung der Janzarik'schen Persönlichkeitsachse Struktur vs. Dynamik *(Janzarik 1957; 1979; 1988)* führt von Zerssen zudem explizit eine Temperamentsdimension (Dynamik) in seine Modell ein. Hierbei ist hervorzuheben, dass es sich bei von Zerssen um ein empirisch untermauertes Modell handelt.

Einen weiteren Beleg für die Nähe seiner Theorie zur Temperamentsforschung stellt dessen unmittelbarer Bezug auf Tellenbach Typus melancholicus *(Tellenbach 1961;* ▶ Abschn. 6.4.2*)* sowie auf Kretschmers zykloides Temperament bis hin zur Konstruktion seiner *F-Liste (von Zerssen 1969b)* dar.

Sowohl sein *SFT (von Zerssen 1994)* als auch sein *MPT (von Zerssen et al. 1988)* basieren zudem wesentlich auf dem »Big-Five«-Modell mit den dem Temperament zuzuschreibenden Dimensionen Extraversion und Neurotizismus *(Strelau u. Zawadzki 1997;* ▶ Abschn. 7.2.2*)*. Von Zerssens Superfaktor »mentale Vitalität« *(von Zerssen 1976a; 1980; 2002;* ▶ Abschn. 5.4*)* beruht auf Eysencks Temperamentsfaktoren emotionale Stabilität (Neurotizismus) und Extraversion.

Zu den herausragenden Merkmalen seiner Forschung gehört ihre methodische Präzision. Zur Vermeidung methodischer Artefakte untersuchte von Zerssen im Unterschied zu anderen Temperamentsforschern (vgl. Akiskal, ▶ Abschn. 6.7; vgl. Cloninger, ▶ Abschn. 6.8) ausschließlich Patienten, die hinsichtlich ihrer psychischen Symptomatik remittiert waren. Dies war mit einem erheblichen Forschungs- bzw. Rekrutierungsaufwand verbunden, der allerdings zur Erreichung qualitativ »sauberer« Ergebnisse in Kauf genommen wurde. Als umso bemerkenswerter sind die erzielten hohen Fallzahlen zu bewerten.

Die in den Studien eingesetzten Fragebogen wie die *F-Liste* (s. ▶ Kap. 6.4.2.4), der *SFT (von Zerssen 1994)* sowie der *MPT (v. Zessen et al. 1988)* zeichnen sich durch ihre hohe psychometrische Qualität (Reliabilität und Validität) aus.

Bereits bei der Itemauswahl der *F-Liste* war durch Mitwirkung und Befragung von Tellenbach (▶ Abschn. 6.4.2) sowie Kretschmer (▶ Abschn. 5.2) die Äquivalenz mit der originären Definition dieser Temperamentsskalen sichergestellt worden.

Neben diesen Fragebogen kommt dem *BPI (von Zerssen et al. 1998 a; b)* ein besonderer Stellenwert für die auch zukünftige Persönlichkeits- wie auch Temperamentsforschung zu, da durch dieses aufwändige Verfahren präzise, valide Erhebungen prämorbider Persönlichkeitsmerkmale möglich sind.

Die Wertigkeit seiner Forschung wird zudem durch die außerordentlich hohe Zahl untersuchter psychiatrischer Patienten wie auch psychisch gesunder Kontrollpersonen (in einer Studie pro psychiatrischer Diagnosegruppe 50 bis 600 Kontrollfälle[!]; *von Zerssen 1982*) unterstrichen.

Auf dieser ausgefeilten methodischen Grundlage sind die von von Zerssen erhobenen Befunde zum Zusammenhang von prämorbider Persönlichkeit und psychischen Störungen als für die weitere Forschung wegweisend hervorzuheben. Seine

Forschung mit quantifizierenden Untersuchungsverfahren zeigte nämlich im Vergleich zu den monokausalen Hypothesen Tellenbachs und Kretschmers wesentlich differenziertere Zusammenhänge von prämorbider Persönlichkeit und psychischen Störungen auf.

Dies gilt insbesondere für das Typus-melancholicus-Konzept. Trotzdem bestätigte sich eine besondere Auftretenshäufigkeit dieses Typs bei monopolaren Depressionen wie auch des Typus manicus bei bipolaren Störungen mit vorwiegend manischen Episoden.

Obwohl von Zerssen die grundsätzliche Trennung von prämorbider Persönlichkeit und psychischen Störungen als zwei unterschiedliche Entitäten vorherhebt, scheint er diese Position beim Typus manicus aufzuweichen, wenn er diesen als mögliche minore Form einer manischen Störung deklariert *(von Zerssen 1980, S. 686)*.

Auch seine Cluster-Bildung von Persönlichkeitstypen mit zwei Hauptgruppen psychiatrischer Erkrankungen ist empirisch fundiert und von der klinischen Erfahrung her einleuchtend.

Von Zerssen gelang zudem der erstmalige empirische Nachweis eines prämorbiden ängstlichen Persönlichkeitstyps mit besonderer Häufigkeit bei neurotoiden psychischen Störungen. Obwohl Angst- bzw. Furchtreaktionen bereits in der Antike (▶ Abschn. 5.2) als symptomatischer Bestandteil der Melancholie beschrieben wurden und auch *Kraepelin (1913)* Ängstlichkeit als mögliche Prädisposition für affektive Störungen angenommen hatte, fehlte bislang jeder systematische empirische Nachweis hierfür. Dass dieser Nachweis auf einer vergleichsweise kleinen Patientenstichprobe basiert, spricht nicht gegen die Richtigkeit dieser Feststellung.

Hervorzuheben ist, dass von Zerssen neben Patienten mit Angststörungen auch solche mit Zwangsstörungen, somatoformen Störungen und Essstörungen, wenn auch in geringer Zahl, untersuchte. Die geringe Fallzahl liegt nicht in dem fehlenden wissenschaftlichen Interesse an diesen Störungsgruppen begründet, sondern an der für die psychiatrische Forschung typischen Situation, dass diese Patienten, wie im Falle von Zerssens (MPI München), in psychiatrischen Universitätskliniken vergleichsweise selten behandelt werden.

Auch für den Zusammenhang zwischen prämorbider Persönlichkeit, psychischen Störungen und Persönlichkeitsstörungen konnte von Zerssen in seiner Forschung richtungsweisende Befunde und Hypothesen beitragen.

Es wurde bereits darauf hingewiesen, dass von Zerssens Theorie indirekt der Temperamentsforschung zugerechnet werden kann. Die von ihm definierten Charakter- bzw. Persönlichkeitsmerkmale sind für eine Temperamentsforschung im engeren Sinne wegen der Nichtunterscheidbarkeit von formalen Verhaltenscharakteristika und inhaltlichen Merkmalen ungeeignet.

Hinsichtlich der Validität seiner Forschung über psychiatrische Patientengruppen hinaus betont von Zerssen aufgrund der hohen Zahl untersuchter gesunder Kontrollpersonen, dass *»die Allgemeingültigkeit des Modells sehr wahrscheinlich«* ist *(persönliche Mitteilung von Zerssens 2013)*. Es ist allerdings festzustellen, dass sich die Ergebnisdarstellung in von Zerssens Publikationen ausschließlich auf psychiatrische Patienten bezieht. Eine gesonderte Auswertung seiner Daten für psychisch gesunde Personen liegt bislang nicht vor. Insofern ist von Zerssens Aussage einer sehr wahrscheinlichen Allgemeingültigkeit zutreffend, bedürfte allerdings weiterer empirischer Prüfung.

Schließlich hat von Zerssen keine neurobiologische Forschung zu seinen Persönlichkeitstypen durchgeführt, weil diese seinem Interessenschwerpunkt nicht entsprach. Von Zerssen war jedoch von der »konstitutionellen« Basis seiner Charakter- bzw. Persönlichkeitstypen überzeugt *(von Zerssen 1980)*, sodass eine derartige Forschung als folgerichtig anzusehen wäre. Für seine Position einer biologischen Fundierung der Persönlichkeitstypen spricht auch, dass von Zerssen die Veränderung prämorbider Persönlichkeitsdimensionen durch Psychopharmaka, wie stimmungsstabilisierende Medikamente, für möglich und auch sinnvoll erachtet hat *(von Zerssen 1980, S. 686–687)*.

Hinsichtlich seiner persönlichkeitstheoretischen Auffassung zeigt sich letztlich ein Widerspruch zwischen seiner *»entschiedenen Ablehnung«* von Eysencks PEN-Theorie *(von Zerssen persönliche Mitteilung Juni 2012)* und seiner Bezugnahme auf genau dessen Temperamentsdimensionen im Kontext des sowohl in seinen Fragebogen *(SFT,*

MPT) wie auch in seiner Persönlichkeitstypologie *(von Zerssen 2000; S. 236–237)* aufgegriffenen »Big-Five«-Modells.

Abschließend ist festzustellen, dass von Zerssen mit seiner psychiatrische Persönlichkeitsforschung auch für die zukünftige Temperamentsforschung in mehrfacher Hinsicht Maßstäbe gesetzt hat.

6.7 Die Theorie von Akiskal

6.7.1 Theoretische Grundlagen

In der gegenwärtigen psychiatrischen Diskussion hat Akiskals Theorie der »affektiven Temperamente« wesentlich zur Renaissance des Temperamentsbegriffs, insbesondere in der US-amerikanischen Psychiatrie, beigetragen.

Hagop S. Akiskal (* 1944) stammt aus einer armenischen Familie, wurde in Syrien geboren und schloss das Medizinstudium 1969 in Beirut ab. Nach seiner psychiatrischen Ausbildung an der Universität von Wisconsin-Madison/USA begann er seine akademische Karriere an der Universität von Tennessee in Memphis/USA, wo er die »Mood-Clinic« zur ambulanten Therapie von Patienten mit affektiven Störungen gründete. Dies bildete den Ausgangspunkt seiner jahrzehntelangen Forschung zur Bedeutung des Temperaments bei affektiven Störungen. Nach einer wissenschaftlichen Beratertätigkeit am National Institut of Mental Health (NIMH) zwischen 1990 und 1994 übernahm er schließlich eine Professur für Psychiatrie an der Universität in San Diego, an der er bis heute tätig ist.

Neben seinen Beiträgen zur Temperamentsforschung fokussiert sein wissenschaftliches Werk auf die Thematik der Klassifikation und Therapie affektiver Störungen, wobei insbesondere sein Modell der »bipolar spectrum disorder« *(Akiskal 1983 a; 1994; Judd u. Akiskal 2000, Akiskal et al. 2000 b)* hervorzuheben ist, in dem er – basierend auf historischen Vorläufermodellen – eine Einheit von depressiven und manischen Störungen mit kontinuierlichen Übergängen annimmt. Sein Modell hat die Diskussion zur Klassifikation affektiver Störungen bis heute beeinflusst.

Akiskals Temperamentstheorie lässt sich hinsichtlich ihrer Merkmale zusammenfassend als psychiatrisch, deskriptiv, mehrdimensional und empirisch-operational beschreiben.

Hierbei richtet sich sein Blickwinkel auf den engen Zusammenhang des Temperaments mit affektiven Störungen. Seine Grundthese ist, dass *»bestimmte Temperamente der Boden sind, auf dem sich affektive Störungen entwickeln, die weitgehend dem entsprechen, was Kraepelin als ‚Grundzustände' bezeichnet hatte« (Akiskal et al. 2002, S. 264).*

Akiskal zielt somit nicht auf die Entwicklung einer allgemeinen Temperamentstheorie ab, sondern auf eine bereichsspezifische Temperamentsdefinition, indem er ihren Gültigkeitsbereich in einem doppelten Sinne eingrenzt, einmal auf psychische Störungen allgemein und dann auf affektive Störungen im Besonderen.

Bei der theoretischen Herleitung seiner Temperamentsauffassung bezieht sich Akiskal auf die antike Temperamentenlehre (▶ Abschn. 2.1), die frühen Beiträge der deutschsprachigen Psychiatrie *(Kraepelin 1899; 1913; Kretschmer 1921; Schneider 1923/1950; Kraepelin u. Lange 1927)* sowie die der Psychologie *(Wundt 1893)*. Er selbst sieht seinen theoretischen Ansatz wesentlich durch seine klinische Erfahrung bei ambulanten Patienten mit affektiven Störungen geprägt, die er bei seinen klinischen Studien kennengelernt hatte und betont, dass seine Patienten ihm einen tiefen Einblick in ihre Lebenswirklichkeit und somit auch die Bedeutung des Temperaments ermöglicht hätten *(Akiskal 1995, S. 102)*.

Als historisches Pendant seiner Temperamentsauffassung zitiert er – wie oben bereits erwähnt – insbesondere die Kraepelin'sche Konzeption der »Grundzustände« *(Kraepelin 1899; 1913; Kraepelin u. Lange 1927)* sowie dessen empirische Studien (▶ Abschn. 6.2). Des Weiteren bezieht er sich auf Kretschmers Temperamentstheorie *(Kretschmer 1921;* ▶ Abschn. 5.2*)*. Schließlich zitiert Akiskal Schneiders »Psychopathische Persönlichkeiten« *(Schneider 1923/1950)*. Bei seiner erstmaligen Beschreibung von Persönlichkeitsstörungen ging Schneider von der Kontinuitätshypothese aus, dass seine *»abnorme[n] Persönlichkeiten [als] Variationen, Abweichungen von einer uns vorschwebenden, aber nicht näher bestimmbaren Durchschnittsbreite* *von Persönlichkeiten [zu verstehen sind]« (Schneider 1950, S. 3).* Schneider beschrieb zehn psychopathische Typen, von denen seine hyperthymen, depressiven, stimmungslabilen und explosiven Psychopathen von ihrer klinischen Symptomatik her deutliche Beziehungen einerseits zu den Temperamenten, andererseits zu Bipolar-Spektrum-Störungen aufweisen.

Auf diesen theoretischen Grundlagen basierend formuliert Akiskal seine Temperamentsdefinition: *»Das Temperament bezieht sich auf den individuellen Aktivitätsgrad, den grundlegenden affektiven Tonus, ihre Stimmungen, ihre Intensität, Reaktivität und Variabilität. Von diesen Ausdrucksformen wird angenommen, daß sie aufs Engste mit einer zugrunde liegenden biologischen Dysregulation verbunden sind. Persönlichkeit und Persönlichkeitsstörungen repräsentieren stärker distale Phänotypen und beziehen sich in erster Linie auf interpersonelle Handlungen und ihre Pathologie« (Akiskal 1995, S. 100).*

Seine Temperamentsdefinition ist vielschichtig. Zum einen greift er eine allgemeinpsychologische Temperamentsdefinition auf, die deutliche Ähnlichkeiten mit der von *Wundt (1893)* erkennen lässt. Gleichzeitig verknüpft er diesen allgemeinen Temperamentsbegriff mit der Idee einer *»biologischen Dysregulation«*. Schließlich nimmt er eine Abgrenzung zum Persönlichkeitsbegriff vor, wobei er auch bei diesem unmittelbar eine Verknüpfung von allgemeinpsychologischen mit pathologischen Merkmalen vornimmt.

In seiner Temperamentsdefinition ist der Begriff »affektive Temperamente« zentral und verdeutlicht seine spezifische Auffassung des Temperaments. *»Affektive Temperamente sind intermediäre Prozesse zwischen genetischer Prädisposition, Entwicklungsfaktoren, Geschlecht, Stressoren auf der einen Seite und klinischen Episoden der Depression auf der anderen Seite« (Akiskal 1995, S. 101).*

Bereits der Begriff *»affektive Temperamente«* verdeutlicht durch die Verknüpfung mit dem aus der psychiatrischen Terminologie entlehnten Begriff »affektiv«, wie eng Akiskal das Temperament mit psychischen Störungen assoziiert.

Für Akiskal können hierbei Umwelt- und spezifische Faktoren zu einer *»subaffektiven Dysregulation auf der Temperamentsebene [führen]« (Akiskal 1995, S. 101).* Andererseits können Temperamente die Verhaltens- und Lebensführung so verändern, dass affektive Störungen entstehen. Die pathologische Einbettung von Akiskals Temperamentsbegriff wird durch folgendes Zitat deutlich: *»Um es zu wiederholen, diese Temperamente repräsentieren Formes frostés (vollendete, abgeschwächte Manifestationen) von majoren affektiven Störungen und weisen auf eine inhärente Disposition von Stimmungsschwankungen auf einem subaktiven Niveau hin. Dementsprechend wird bei Individuen mit diesen Temperamenten angenommen, daß eine Prädisposition für eine Majoraffektive Episode immer subklinisch aktiv ist« (Akiskal 1995, S. 101).*

Temperamente stellen also nach Akiskal nichts anderes dar als »minore« affektive Störungen. Damit verlässt Akiskal endgültig seinen ursprünglichen Ansatz einer allgemeinpsychologisch orientierten Temperamentsdefinition.

Die Inkorporation seines Temperamentsbegriffs in den Kontext psychischer Störungen wird auch darin deutlich, dass Akiskal von Temperamenten als *Anlagen* für affektive Störungen spricht. Indem er ausdrücklich den deutschen Begriff *Anlage* verwendet, wird die Bedeutung dieser Positionierung des Temperaments unterstrichen. Instabilitäten repräsentieren für ihn *»maximale behaviorale Phänotypen einer genetischen Diathese, die wiederkehrenden affektiven Störungen zugrunde liegt« (Akiskal 1995, S. 100).*

Akiskal KK u. Akiskal HS (2005) stellten schließlich ein »evolutionäres Modell affektiver Temperamente« vor, in dem sie deren phylogenetische Bedeutung sowohl für die Entwicklung bipolarer Störungen als auch für die allgemeine menschliche Entwicklung hervorheben. Danach sind die unterschiedlichen Temperamente für die Anpassungsfähigkeit der menschlichen Rasse wesentlich. Dies vollzieht sich durch die temperamentsbedingten Verhaltensmerkmale Exploration, Territorialität, Führungsqualitäten, soziales Handeln, Auswahl der Lebenspartner, Sorge für andere etc. Jede Temperamentsdimension, auch in ihrer extremen Ausprägung, hält demnach einen genetischen Schlüssel für differenzierte menschliche Anpassungsleistungen bereit und ist hierdurch wertvoll. Bei dieser evolutionären Perspektive wird ein Bezug zu den von Cloninger beschriebenen Temperamentsdimensionen Neugierverhalten und

Kreativität (► Abschn. 6.8) hergestellt. Gleichzeitig wird die angenommene Assoziation von Temperamentsdimensionen und klinischen Merkmalen bipolarer affektiver Störungen durchaus auch als Chance einer psychologischen Entwicklungsreifung des Menschen begriffen *(Akiskal KK u. Akiskal HS 2005)*.

Auf dieser theoretischen Grundlage postuliert Akiskal schließlich fünf Temperamente *(Akiskal et al. 1979; 2000 a; 2002)*: Ein zyklothymes, reizbares, depressives, hyperthymes sowie ein phobisch-ängstliches Temperament.

Während Akiskal zunächst lediglich vier Temperamentsdimensionen angenommen hatte, fügte er 20 Jahre später das phobisch-ängstliche Temperament hinzu *(Akiskal 1998)*.

Das zyklothyme Temperament markierte den Beginn von Akiskals Temperamentsforschung *(Akiskal et al. 1979)*. Die Einführung dieses Temperaments erscheint angesichts des von Akiskal gewählten Forschungs- und Arbeitsschwerpunkts bipolare affektive Störung und des von ihm hergestellten theoretischen Zusammenhangs dieser Störung mit dem Temperament folgerichtig. In einer Längsschnittstudie konnte bei 47 Patienten, die erst später eine bipolare Störung entwickelten, ein charakteristisches psychopathologisches Merkmalsprofil mit einem Wechsel von kurzer hypomaner zu depressiver Symptomatik mit allerdings nur geringer Dauer von wenigen Tagen und – wenn auch seltenen – euthymen Episoden nachgewiesen werden *(Akiskal et al. 1979)*.

Das zyklothyme Temperament zeichnet sich aus durch einen Wechsel von Hypersomnie mit vermindertem Schlafbedürfnis, kreativen mit unkreativen Zeiten, Phasen mit großen Selbstzweifeln mit solchen von Selbstüberschätzung sowie Zurückgezogenheit mit einem verstärkten Bedürfnis nach sozialen Kontakten. Einige Patienten nehmen diese Befindlichkeitsänderungen als problematisch wahr, andere bemerken diese nicht.

Patienten mit diesem Temperament zeigen unter Umständen deutliche psychosoziale Auffälligkeiten mit kurzen, aber stürmischen Liebesbeziehungen, zeitweiliger Promiskuität, einem häufigen Wechsel von Wohnorten und Arbeitsstätten und einer Unstetigkeit in der schulischen und beruflichen Entwicklung. Esoterisches Denken, Substanzgebrauch oder -missbrauch von Alkohol, Sedativa und Stimulanzien sind möglich.

Eine Zusammenfassung und Operationalisierung der Merkmale des zyklothymen Temperaments erfolgt mit dem *TEMPS-A-Fragebogen* (► Abschn. 6.7.2, »Untersuchungen zum TEMPS-I und TEMPS-A«).

Für Akiskal ist das zyklothyme Temperament eine Kombination von Merkmalen des hyperthymen, dysthymen-depressiven sowie reizbaren Temperaments. Besonders charakteristisch für dieses Temperament sind der Wechsel sowie die Unterschiedlichkeit der Merkmalsausprägung über die Zeitachse.

Die Merkmale des zyklothymen Temperaments stimmen durchaus mit denen der zyklothymen Störung *(DSM-IV; APA 1994)* bzw. Zyklothymia *(ICD-10; WHO 1992)* als sog. minore psychische Störungen überein und folgen Akiskals Idee, Temperamente als Vorstufen manifester psychischer Störungen zu konzeptualisieren.

Bei der Feststellung bzw. Diagnose dieser Temperamentsdimension wird ausdrücklich auf die unzureichende Reliabilität und Validität der Selbstauskünfte der Patienten hingewiesen und die Notwendigkeit einer Fremdanamnese bzw. die Validierung durch objektive biografische Nachweise hingewiesen. Die Artefaktanfälligkeit der Patientenselbsteinschätzung wird auf die durch die Psychopathologie bedingte Urteilsverzerrung zurückgeführt, beispielsweise eine übermäßig positive Selbsteinschätzung bei akuter manischer Symptomatik *(Akiskal et al. 2002)*. Auf dieses Problem (geringe Reliabilität) für die zyklothyme Störung bzw. Zyklothymia wurde bereits hingewiesen *(Brieger u. Marneros 1997)*.

Die klinische Relevanz dieser Temperamentsdimension wird durch die Komorbidität von Zyklothymia und Angststörungen (Panikstörung, soziale Phobie) sowie mit Zwangsstörungen deutlich *(Brieger 2000; Perugi et al. 1999)*.

Für das reizbare Temperament wurden die im Folgenden genannten Merkmale definiert *(Akiskal 1983 b; 1992)*. Hierzu gehören eine reizbar-ärgerliche Grundstimmung, eine intensive Emotionalität, die üblicherweise angenehme Aktivitäten unerträglich macht, eine Getriebenheit durch innere Anspannung und dysphorische Unruhe, eine

Unzufriedenheit und Übellaunigkeit, ein bitterer Humor sowie eine Distanzlosigkeit und Aufdringlichkeit.

Eine Zusammenfassung und Operationalisierung der Merkmale des reizbaren Temperaments erfolgt im *TEMPS-A-Fragebogen* (▶ Abschn. 6.7.2, »Untersuchungen zum TEMPS-I und TEMPS-A«).

Akiskal selbst wirft die Frage auf, ob das reizbare Temperament überhaupt als eine eigenständige Temperamentsform definiert werden kann oder ob es sich nicht eher um einen Subtyp des zyklothymen Temperaments handelt *(Akiskal 1995; Akiskal et al. 2002)*. Gegen eine eigenständige Entität dieses Temperaments spricht seiner Auffassung nach, dass es offensichtlich nur selten nachzuweisen ist. So fanden sich in einer Kohortenstudie von fünfzig zyklothymen Patienten lediglich sieben mit eindeutig reizbaren Zügen *(Akiskal 1992)*.

Das depressive Temperament wird von Akiskal unmittelbar mit dem antiken Melancholiekonzept (▶ Abschn. 2.1) in Verbindung gebracht. Zeitweise verwendet Akiskal aber auch die Bezeichnung dysthymes Temperament *(Akiskal 1994)*.

Für dieses Temperament nimmt er eine enge Beziehung mit der dysthymen Störung *(ICD-10; WHO 1992)* an, die als eine mindestens zwei Jahre andauernde Depression mit geringer Symptomausprägung definiert ist *(Akiskal et al. 2002)*.

Personen mit diesem Temperament sind charakterisiert durch niedrige Energie, bedrückte Stimmung, negative Kognitionen, Gedanken und Gefühle der Unzulänglichkeit, Rastlosigkeit, Introvertiertheit und Humorlosigkeit. Sie konzentrieren ihre Energie auf ihre Arbeitstätigkeit und zeichnen sich hierbei durch konstante Leistungen bei Vernachlässigung von Muße- und Ruhephasen aus. Sie treten besonders durch ihr aufopferndes und hingebungsvolles Verhalten in Erscheinung, welches als positive Tugend bewertet werden kann. Diese Merkmale zeigen eine hohe Übereinstimmung mit dem von Tellenbach beschriebenen Typus melancholicus (▶ Abschn. 6.4.2). Akiskal bezieht sich bei dieser Beschreibung des depressiven Temperaments auf Aristoteles (▶ Abschn. 2.1), der Kreativität und herausragende intellektuelle Leistungen als besondere Merkmale des Melancholikers herausstellte. Somit handelt es sich nach Akiskal keineswegs um ein primär negatives Temperament.

Eine Zusammenfassung und Operationalisierung der Merkmale des depressiven Temperaments erfolgt im *TEMPS-A-Fragebogen* (▶ Abschn. 6.7.2, »Untersuchungen zum TEMPS-I und TEMPS-A«).

Dass im ICD-10 *(WHO 1992)* der depressive Persönlichkeitstyp nicht als eigene Störungskategorie aufgenommen wurde, bewertet Akiskal kritisch. Er sieht sich jedoch in seiner Auffassung der Störungsrelevanz des depressiven Typus dadurch bestätigt, dass im Anhang des DSM-IV die depressive Persönlichkeitsstörung zumindest genannt ist, allerdings mit der Einschränkung, dass zu dieser Störung noch weitere Forschung notwendig ist.

Akiskal betrachtet das depressive Temperament sowie die Dysthymia als Synonym und macht dies schon im Titel der Erstpublikation des depressiven Temperaments (»Dysthyme Störung«) deutlich *(Akiskal 1983)*. *Akiskal (1994)* sieht sich in seiner Auffassung von Dysthymia als klinisch relevanter Depressionssubgruppe durch die diagnostische Idee der »double depression« *(Keller et al. 1983)* bestätigt, verstanden als Kombination von Dysthymia und Major-Depression. Ein empirischer Nachweis für diese diagnostische Konzeption stellt eine Studie dar, in der gezeigt wurde, dass nahezu alle Patienten mit depressivem Temperament (Dysthymia) im Verlauf ihres Lebens schwere depressive Episoden entwickeln *(Keller u. Shapiro 1982)*.

Für die klinische Relevanz des depressiven Temperaments spricht auch, dass Patienten mit diesem Temperament, die später eine manische Episode entwickeln, häufiger sog. gemischte klinische Symptomkomplexe (»mixed states«) aufwiesen, also solche ohne depressives Temperament *(Akiskal et al. 1998 a; Dell'Osso et al. 1991)*.

Das hyperthyme Temperament leitet Akiskal unmittelbar vom sanguinischen Typ der antiken Temperamentslehre (▶ Abschn. 2.1) ab *(Akiskal 1995, S. 101)*. Tatsächlich ähnelt Akiskals Beschreibung der in der antiken Typologie.

Für Akiskal ist das hyperthyme Temperament durch positive Merkmale charakterisiert wie Fröhlichkeit, Selbstsicherheit, Energiegeladenheit, Vielseitigkeit, Warmherzigkeit, Extravertiertheit und Redegewandtheit *(Akiskal 1995; Akiskal et al. 2002)*. Hyperthymiker sind wegen dieser Eigenschaften vor allem in Führungs- und Leitungsfunktionen anzutreffen.

Ihr ausgeprägtes Bedürfnis nach immer neuen Reizen und befriedigenden Aktivitäten führt allerdings nicht selten auch zu sozial auffälligem bzw. deviantem Verhalten wie Drogen-/Alkoholmissbrauch/-abhängigkeit, Promiskuität und auch zu Gesetzesübertretungen. Durch ihre Ungehemmtheit und Unbeherrschtheit entstehen berufliche wie interpersonelle Probleme. Selbst Angehörige und Freunde fühlen sich durchaus gelegentlich durch ihr Verhalten bedrängt, gekränkt und verletzt, auch wenn dies nicht von den Hyperthymikern beabsichtigt ist.

Eine Zusammenfassung und Operationalisierung der Merkmale des hyperthymen Temperaments erfolgt im *TEMPS-A-Fragebogen* (▶ Abschn. 6.7.2, »Untersuchungen zum TEMPS-I und TEMPS-A«).

Aufgrund der nur geringen Merkmalsstabilität fordert Akiskal – wie beim zyklothymen Temperament (s. o.) – für die valide Feststellung (Diagnose) dieses Temperaments eine Fremdanamnese bzw. Heranziehung objektiver Informationsquellen.

Im Vergleich zum depressiven Temperament hat das hyperthyme jedoch nicht Eingang in die Klassifikation psychischer Störungen (DSM-IV, *APA 1994*; bzw. ICD-10, *WHO 1992*) gefunden, da ihm offensichtlich auch keine psychopathologische Bedeutung zuerkannt wurde. Akiskal verweist allerdings darauf, dass bereits Kraepelin auf die »manische Veranlagung« in ihrer Bedeutung für das Auftreten von manisch-depressiven Erkrankungen hingewiesen hat. Des Weiteren bezieht er sich auf Schneiders Beschreibung des *»hyperthymischen Psychopathen« (Schneider 1923/1950, S. 69–77)*.

Das hyperthyme Temperament führt nach Akiskal *»in der Regel nicht zu unmittelbarer psychischer Beeinträchtigung« (Akiskal et al. 2002, S. 267–268)*, er ist jedoch davon überzeugt, *»daß das hyperthyme Temperament im bipolaren affektiven Spektrum anzusiedeln ist« (Akiskal et al. 2002, S. 268)*. Auch diese Position wird mit dem Hinweis auf die klinische Beobachtung gerechtfertigt, dass Hyperthymiker im Verlauf ihres Lebens häufig hypomane Episoden entwickeln, dann aber wieder in einen »euthymen« Zustand zurückkehren.

Einige Studien konnten die prospektive psychopathologische Relevanz dieses Temperaments sowohl in Richtung manischer Episoden *(Akiskal et al. 1998; Perugi et al. 1999)*, depressiver Episoden *(Cassano et al. 1989; Klein et al. 1996; Perugi et al. 2000)* wie auch zu gemischten Episoden zeigen *(Perugi et al. 2000)*. Schließlich verweist Akiskal auf die mögliche pathoplastische Bedeutung dieses Temperaments, wenn es beim Auftreten von Depressionen zu symptomatischen Mischformen kommt, die als »mixed states« beschrieben werden *(Koukopoulos u. Koukopoulus 1999)*.

Das ängstliche (phobische) Temperament schließlich spielt in Akiskals Theorie nur eine marginale Rolle (s. o.) *(Akiskal 1998)*. Für dieses Temperament fehlt jede systematische theoretische Begründung und Herleitung. Dies zeigt sich bereits in der unpräzisen Benennung: Einmal wird vom »generalisierten ängstlichen Temperament« *(Akiskal 1998)* gesprochen, ein anderes Mal vom phobischen Temperament *(Akiskal et al. 2000 a; 2002)*.

Akiskal hat sich vermutlich eher durch den engen Zusammenhang von Persönlichkeitsfaktoren und Angststörungen *(Watson 2000)* sowie durch die bekannte hohe Komorbidität von Angst- und affektiven Störungen zu der späten Einfügung dieses Temperaments entschlossen, da er dessen Bedeutung für affektive Störungen Rechnung tragen wollte. Das ängstliche Temperament ist durch eine sorgenvolle allgemeine psychische Grundhaltung im Sinne einer Persönlichkeitsdisposition charakterisiert, die er auch mit »altruistischer Ängstlichkeit« umschreibt *(Akiskal 1998)*.

Eine Zusammenfassung und Operationalisierung der Merkmale des phobischen Temperaments erfolgt im *TEMPS-A-Fragebogen* (▶ Abschn. 6.7.2, »Untersuchungen zum TEMPS-I und TEMPS-A«).

Hinsichtlich des theoretisch von Akiskal als wesentlich angesehenen Zusammenhangs von Temperament und psychischen Störungen äußerte er die Idee, dass das phobische Temperament eine mögliche Voraussetzung für die Entwicklung einer Panikstörung und Agoraphobie darstellen könne. Ein erster empirischer Hinweis für die Richtigkeit dieser These kann aus einer retrospektiven Studie gewonnen werden, in der bei 30 % der Panik- und Agoraphobiepatienten dieses Temperament (*TEMPS-Skala*) im Vorfeld der Angststörung nachgewiesen werden konnte *(Perugi et al. 1998)*.

6.7.2 Empirische Forschung

Untersuchungen zum TEMPS-I und TEMPS-A

Akiskals Temperamentsforschung basiert auf zwei psychometrischen Verfahren, dem semistrukturierten Interview *TEMPS-I (Temperament Evaluation of Memphis, Pisa and San Diego Interview; Akiskal u. Mallya 1987)* sowie dem Fragebogen *TEMPS-A (Temperament Evulation of Memphis, Pisa and San Diego Autoquestionnaire; Akiskal et al. 2002).*

Beide Verfahren wurden nacheinander konstruiert. Die psychometrische Qualitätsprüfung war für Akiskal zweitrangig und erfolgte unsystematisch zu einem sehr viel späteren Zeitpunkt, nachdem beide Verfahren bereits in Temperamentsstudien von Akiskal eingesetzt wurden.

Am Anfang der Entwicklung stand ein selbstkonstruierter Fragebogen der Memphis-Klinik zur Erfassung des zyklothymen, hyperthymen und depressiven Temperaments *(Akiskal et al. 1978)*, in dem später Fragen zum reizbaren Temperament integriert wurden *(Akiskal u. Mallya 1987).*

Auf dieser Basis erfolgte die Konstruktion des *TEMPS-I* als semistrukturiertes Interview *(Akiskal u. Mallya 1987)*. Später wurde dieses Format mit randomisierten Fragen publiziert *(Placidi et al. 1998)*. Eine erste Studie zur Reliabilität und Validitätsprüfung des *depressiven Temperaments* wurde an einer Stichprobe von Studenten und ambulanten Patienten mit affektiven Störungen durchgeführt *(Klein 1990; Klein u. Miller 1993)*. Anschließend erfolgte eine Standardisierung des *TEMPS-I*, sodass es möglich war, für jeden Probanden das führende Temperament zu bestimmen *(Placidi et al. 1998):* Eine erste systematische Überprüfung der psychometrischen Qualität des *TEMPS-I* erfolgte an 1010 italienischen Studenten im Alter von 14 bis 26 Jahren *(Akiskal et al. 1998 b)*. Auf der Grundlage des jeweils maximalen Z-Wertes jeder Skala wurde für jeden Probanden das führende Temperament bestimmt. Für alle Temperamentsdimensionen konnte hierbei bis auf das reizbare Temperament eine gute interne Konsistenz nachgewiesen werden. Die theoretisch behauptete vierdimensionale Temperamentsstruktur wurde in einer Faktorenanalyse bestätigt. Das zyklothyme Temperament stellte sich hierbei als der inhaltlich am besten zu charakterisierende Faktor mit der höchsten Ladung heraus. Der zweite Faktor (depressives Temperament) wies eine deutliche Affinität zur Zyklothymie bei negativen Ladungen mit dem hyperthymen Temperament auf. Das reizbare Temperament wies demgegenüber keine signifikante Ladung auf irgendeinen Faktor auf. Als zentrale inhaltliche Dimension des *TEMPS-I* wurde von den Autoren die Zyklothymie ausgewiesen. 10 % der untersuchten Personen konnten auf der Grundlage ihrer Cut-Off-Scores einem führenden Temperament zugeordnet werden.

Zeitlich parallel zum *TEMPS-I* wurde der *TEMPS-A* entwickelt. Dieser Fragebogen beinhaltet auch eine Skala zur Erfassung des ängstlich-phobischen Temperaments, die von der mit Akiskal assoziierten französischen Forschungsgruppe um Hantouche ergänzt wurde *(Akiskal et al. 2002)*. Eine erste psychometrische Prüfung des *TEMPS-A* erfolgte an 398 ambulanten Patienten mit einer affektiven Störung *(Akiskal et al. 2005 a)*. Wie in weiteren Studien (s. u.) bestand das explizite Untersuchungsziel darin, den *TEMPS-A* für die Untersuchung des Temperaments bei Patienten mit manifesten affektiven Störungen zu standardisieren. Daher war es nicht gefordert, hinsichtlich ihrer klinischen Symptomatik remittierte Patienten mit diesen Diagnosen zu untersuchen. 50,9 % der Patienten wiesen eine Diagnose innerhalb des bipolaren Spektrums auf, die andere Gruppe umfasste Patienten mit Major-Depression, Dysthymia und Angststörungen *(DSM-IV; APA 1994)*. Bei 59 Patienten erfolgte eine Follow-up-Untersuchung nach 6 bzw. 12 Monaten. Für die interne Konsistenz der einzelnen Skalen wurden Werte zwischen.76 und .88 angegeben, für die Reliabilität (Test-Re-Test) Werte von .58 bis .70. Die Faktorenanalyse bestätigte eine vierfaktorielle Struktur, wobei die zyklothyme Temperamentsskala am deutlichsten, allerdings mit nur 14 %, die Gesamtvarianz erklärte. Daneben wurden zwei »Superfaktoren« ermittelt. Der erste wies Ladungen auf der zyklothymen, reizbaren und dysthymen Skala auf, der zweite auf der hyperthymen Skala.

Aufgrund der Cut-Off-Scores für die einzelnen Skalen konstruierten die Autoren eine Kurzversion mit 50 bzw. 69 Items. Eine andere Kurzversion des

Tab. 6.4 Beziehung des TEMPS-A zum TCI. Dys = Dysthymes Temperament; Cyc = Cyclothymes Temperament; Hyp = Hyperthymes Temperament; Irr = Reizbares Temperament; Anx = Ängstliches Temperament. (Adaptiert nach *Akiskal u. Akiskal 2005, S. 234*)

	Dys	Cyc	Hyp	Irr	Anx
Neugierverhalten	–.10	.35	.34	.26	–.14
Schadensvermeidung	.58	.49	–.53	.32	.48

TEMPS-A mit 39 Items wurde auf der Basis einer Studie mit 184 Patienten mit affektiven Störungen, 131 Angehörigen von Patienten mit bipolaren Störungen *(DSM-III-R-Diagnose; APA 1987)* sowie 95 Kontrollpersonen entwickelt *(Akiskal et al. 2005 c)*. In einer Faktorenanalyse wurden fünf Faktoren berechnet, die inhaltlich dem zyklothymen, depressiven, reizbaren, hyperthymen und ängstlichen Temperament entsprachen. Die interne Konsistenz für die einzelnen Skalen bewegte sich zwischen.19 (zyklothym) und .67 (ängstlich). Zur Validitätsprüfung mit einem anderen Temperamentsfragebogen wurde ein Vergleich mit dem *TCI (Cloninger et al. 1994;* ▶ Abschn. 6.8*)* durchgeführt *(Akiskal u. Akiskal 2005)*. Die Korrelationen zwischen den Temperamentsdimensionen des *TEMPS-A* und den *TCI*-Dimensionen Neugierverhalten und Schadensvermeidung sind ◘ Tab. 6.4 zu entnehmen.

Ähnlich wie bei *Akiskal et al. (2005 a)* bestand die Zielsetzung dieser Studie in einer Validierung des *TEMPS-A* an einer Stichprobe von Patienten mit symptomatischen affektiven Störungen. Die Ergebnisse entsprachen durchaus den theoretischen Erwartungen. So war Neugierverhalten erwartungsgemäß statistisch signifikant negativ mit dem ängstlichen und dysthymen Temperament des *TEMPS-A* korreliert, während alle anderen Temperamentsdimensionen niedrigere, aber signifikant positive Korrelationen mit dieser Dimension aufwiesen. Für die Schadensvermeidung (ängstliches Temperament) wurden erwartungsgemäß signifikant positive Korrelationen mit dem ängstlichen, dysthymen und zyklothymen Temperament angegeben. Das hyperthyme Temperament war mit diesen Dimensionen statistisch signifikant negativ korreliert.

Des Weiteren zeigten sich positive Korrelationen für das hyperthyme Temperament mit Belohnungsabhängigkeit, Beharrungsvermögen sowie Selbstlenkungsfähigkeit. Für das zyklothyme, hyperthyme und ängstliche Temperament konnten signifikant positive Korrelationen mit Selbsttranszendenz nachgewiesen werden. Schließlich ergaben sich negative Korrelationen zwischen Kooperativität mit dem depressiven, zyklothymen, reizbaren und ängstlichen Temperament.

Eine französische Vorläuferversion des *TEMPS-A* wurde in einer Studie an 452 Patienten mit einer Major-Depression erprobt, die von 42 Psychiatern in 15 Studienzentren durchgeführt wurde *(Akiskal et al. 2005 b)*. Hierbei zeigte sich eine hohe Übereinstimmung der Patientenselbsteinschätzung ihres Temperaments in dieser *TEMPS-A-Version* bei Fremdbeurteilung durch Kliniker von .71. In einer Komponentenanalyse konnten für jede Subskala (Hyperthymie, Depression und Zyklothymie) hohe Eigenwerte berechnet werden. Zwischen den Patienten mit bipolarer Depression und Bipolar-II-Störungen wurden signifikante Unterschiede der Temperamente nachgewiesen.

In einer italienischen Stichprobe an 984 Probanden *(Pompili et al. 2008)* konnte in einer Faktorenanalyse eine dreifaktorielle Lösung gezeigt werden, wobei der erste Faktor die Dimensionen Dysthymie, Zyklothymie und Ängstlichkeit umfasste, der zweite Faktor Reizbarkeit repräsentierte, der dritte Faktor das hyperthyme Temperament. Die interne Konsistenz der Skalen reichte von .74 bis .89. Dieses Ergebnis stimmt nach Ansicht der Autoren sehr gut mit Eysencks zwei Temperamentsdimensionen Neurotizismus und Extraversion überein *(Eysenck u. Eysenck 1985;* ▶ Abschn. 4.3.1*)*.

Mittlerweile liegen zwei deutsche Versionen des *TEMPS-A* vor *(Victor et al. 2006; Erfurth et al. 2005)*. In der ersten Studie wurden 62 stationär psychiatrisch behandelte Patienten mit einer Major-Depression untersucht. Hierbei zeigten sich statistisch signifikante positive Korrelationen in mittlerer Größenordnung bei fünf Temperamentsskalen mit den fünf Persönlichkeitsfaktoren des »Big-Five«-Modells (▶ Abschn. 4.4.4, »Der lexikalische Ansatz und das »Big-Five«-Modell der Persönlichkeit«). Alle Temperamentsdimensionen des *TEMPS-A* korrelierten signifikant positiv mit Neurotizismus. Auf der Basis einer Faktorenanalyse wurde schließlich eine Kurzform mit 30 Items entwickelt. Auch für diese Studie gilt, dass Patienten mit manifester klinischer Symptomatik untersucht wurden, sodass methodische Artefakte nicht ausgeschlossen werden können (▶ Abschn. 6.4.2, »Empirische Forschung«; ▶ Abschn. 6.6; ▶ Abschn. 6.7.1). Die Autoren sind jedoch der Auffassung, dass sich der *TEMPS-A* insbesondere für die Untersuchung des Zusammenhangs von Temperament und affektiven Störungen eignet. Eine eigens entwickelte, mit Akiskal inhaltlich abgestimmte Übersetzung des *TEMPS-A* wurde an 1056 Studenten der Universität Münster untersucht *(Erfurth et al. 2005)*. Auf dieser Datenbasis wurde eine neue Kurz-Skala (*TEMPS-M*) konstruiert. Für die einzelnen Temperamentsdimensionen wurde eine befriedigende interne Konsistenz und (Test-Re-Test-)Reliabilität angegeben, darüber hinaus wurde die faktorielle Struktur der originären *TEMPS-A-Version* bestätigt. Eine erste Validitätsprüfung mit dem *Beck Depression Inventory (BDI) (Beck et al. 1961)* bestätigte erwartungsgemäß die inhaltliche Differenzierung der Temperamentsskalen. In dieser Studie wurde auf eine Objektivierung der Temperamentseinschätzung verzichtet.

Epidemiologie, Geschlechterverteilung und Genetik von Temperamenten

Die Auftretenshäufigkeit bzw. die Verteilung von Temperamentsdimensionen in der Allgemeinbevölkerung wurde bisher kaum systematisch untersucht.

So konnte das zyklothyme Temperament bei 6 % der Gesamtbevölkerung nachgewiesen werden *(Depue et al. 1981)*. In einer Subgruppe sog. »trübsinniger« Personen zeigten sich bei 6 % jähzornige und aufbrausende Persönlichkeitsmerkmale *(Casey u. Tyrer 1986)*. In der Züricher Langzeitstudie *(Wicki u. Angst 1991)* wurde die Prävalenz intermittierender Hypomanien, die nach Akiskal mit dem hyperthymen Temperament gleichzusetzen sind, mit 4 % angegeben. Danach soll höchstens 1 % der Bevölkerung, Männer häufiger als Frauen, eine Akzentuierung hyperthymer Temperamentsmerkmale aufweisen.

In anderen Studien erfolgte eine systematische Untersuchung der Häufigkeit der Temperamente unter Verwendung des *TEMPS-A* bzw. *TEMPS-I*.

In der Studie von *Pompili et al. (2008)* wurde auf der Grundlage der Z-Scores das dysthyme Temperament bei 2,7 % nachgewiesen, das zyklothyme bei 1,7 %, das hyperthyme bei 7 %, das reizbare bei 3,5 % sowie das ängstliche Temperament bei 3 % der Allgemeinbevölkerung. 16 % der Personen mit hyperthymem Temperament befanden sich hinsichtlich ihrer Merkmalsausprägung zwischen der ersten und zweiten Standardabweichung der Verteilung von Temperamentsmerkmalen in der Gesamtgruppe. Dies bedeutet, dass dieses Temperament in deutlicherer Ausprägung in der italienischen Bevölkerung nachzuweisen ist. Dieser Befund deckt sich mit ähnlichen Ergebnissen aus anderen Studien für Bevölkerungsstichproben in Norditalien, dem Libanon und Argentinien *(Pompili et al. 2008)*. Dies spricht für die Kulturabhängigkeit der Verteilung sowie der Ausprägung der Temperamente. Die besondere Ausprägung des hyperthymen Temperaments in den südlichen Ländern entspricht durchaus den alltagspsychologischen Erfahrungen sowie kulturwissenschaftlichem Wissen.

Hinsichtlich der Geschlechterverteilung von Temperamentsdimensionen zeigte sich beispielsweise, dass das depressive sowie zyklothyme Temperament bei Frauen häufiger als bei Männern nachzuweisen ist *(Akiskal et al. 1980; Placidi et al. 1998; Rosenthal et al. 1981)*, das hyperthyme wie reizbare Temperament allerdings häufiger bei Männern *(Placidi et al. 1998)*.

Zu Akiskals Temperamentsdimensionen liegen bisher nur wenige genetische Studien mit dazu widersprüchlichen Ergebnissen vor *(Evans et al. 2005; Kesebir et al. 2005; Mendlowicz et al. 2005)*.

Temperament und affektive Störungen

Zu dem von Akiskal in besonderer Weise wissenschaftlich fokussierten Zusammenhang von Temperament und affektiven Störungen (▶ Abschn. 6.7.1) wurde eine umfangreiche empirische Forschung vorgenommen.

In einer japanischen Studie wurden 351 Angestellte mit depressivem, zyklothymen und hyperthymem Temperament sowie melancholischem Typus *(von Zerssen 1969 b)* in einem Zwei-Jahres-Zeitraum hinsichtlich psychopathologischer Symptome untersucht *(Sakai et al. 2009)*. Zu beiden Messzeitpunkten konnte für alle Temperamente ein signifikant häufigeres Auftreten depressiver Verstimmungen festgestellt werden.

Patienten mit depressivem (dysthymem) Temperament weisen ein höheres Risiko für das Auftreten einer Major-Depression auf als Kontrollpersonen *(Keller u. Shapiro 1982)*. Dieser empirische Befund führte letztlich zur Einführung der Bezeichnung *Double-Depression,* verstanden als Kombination einer Major-Depression mit einer Dysthymia.

Bei Adoleszenten mit einem hypomanen Temperament wurde in einer Längsschnittstudie (dreizehn Jahre) im Vergleich zu Kontrollpersonen zum Follow-up-Zeitpunkt ein deutlich höheres Risiko für bipolare Störungen, Hypomanien, Depressionen und Substanzmissbrauch sowie vermehrte Probleme mit dem Gesetz nachgewiesen *(Kwapil et al. 2000)*. *Meyer u. Hautzinger (2003)* stellten bei Studenten mit einem hypomanen Temperament ebenfalls eine höhere Wahrscheinlichkeit für eine Bipolar-I-Störung sowie häufigere hypomane Episoden in der Vorgeschichte fest.

In einer großen Studie (N = 1709) an Jugendlichen des Oregon Adolescent Depression Project (OADP) zeigte sich bei vorliegendem hyperthymen bzw. hypomanen Temperament ein signifikant erhöhtes Risiko für affektive, insbesondere bipolare Störungen *(Klein et al. 1996)*.

Die genetische Relevanz des hyperthymen Temperaments für das Auftreten bipolarer Störungen wurde in der Studie von *Chiaroni et al. (2004)* nachgewiesen: Geschwister von Bipolar-I-Patienten waren eher durch ein hyperthymes Temperament charakterisiert (15,1 %) als Kontrollpersonen (3 %).

Perugi et al. (2000) zeigten bei 106 Patienten mit einer DSM-IV-diagnostizierten Bipolar-I-Störung, dass solche mit zyklothymem im Vergleich zu hyperthymem Temperament (*TEMPS-A*) eine erhöhte Wahrscheinlichkeit einer Lifetime-Komorbidität mit Panikstörung/Agoraphobie bzw. sozialer Phobie aufwiesen und darüber hinaus auch bei deren Familienmitgliedern ersten Grades häufiger affektive und Angststörungen anzutreffen waren.

In einem Vergleich von monopolaren und bipolaren Patienten mit depressivem und zyklothymem Temperament sowie Typus-melancholicus-(TM-) Merkmalen zu 1391 psychisch gesunden Personen ergaben sich keine signifikanten Unterschiede der Auftretenshäufigkeit des depressiven und zyklothymen Temperaments zur Kontrollgruppe, auch wenn diese Temperamente bei der klinischen Gruppe ausgeprägter waren *(Akiyama et al. 2003)*.

Die TM-Werte differenzierten nicht zwischen den drei Gruppen. Bei monopolaren Patienten zeigte sich eine geringe Korrelation der TM-Werte mit denen des depressiven Temperaments, bei bipolaren Patienten mit denen des depressiven, zyklothymen und reizbaren Temperaments. Die Autoren diskutierten daraufhin, ob der TM nicht eher als unspezifisches Temperament für die Gesamtgruppe der Patienten mit bipolar-affektiven Störungen aufzufassen ist.

Ein anderes Forschungsinteresse bezog sich auf die Frage, ob bipolare Mischzustände (»mixed states«) aus einer Kombination einer akuten affektiven Symptomatik mit einem entgegengesetzten Temperament erklärbar sind, z. B. bei einem Zusammentreffen eines depressiven Temperaments mit einem manischen Syndrom oder eines hyperthymen Temperaments mit einem depressiven Syndrom *(Akiskal et al. 1998 a)*. Das klinische Bild einer sog. »agitierten« Depression ließe sich aus diesem Zusammentreffen erklären.

Für diese »Mischungshypothese« existieren allerdings widersprüchliche Befunde. In der prospektiven Studie von *Bauer et al. (2005)* erfüllten 15,4 % der Patienten die Kriterien einer (Hypo-) Manie, wiesen aber gleichzeitig zu über 90 % auch depressive Symptome auf. Bei den Patienten mit einer depressiven Episode (34,9 %) traten bei über 70 % »unterschwellige« manische Symptome auf. *Brieger et al. (2003)* untersuchten 45 bipolare Patienten (22 Patienten mit einer Vorgeschichte einer gemischten Episode) nach Abklingen der Akutsymptomatik mit dem *TEMPS-A-Fragebogen*. Patienten mit einer sog. »gemischten« Episode zeigten hierbei signifikant höhere Werte für das depressive und ängstliche Temperament sowie deutlich niedrigere Werte für das hyperthyme Temperament. Nach Meinung der Autoren wird die Aussagekraft dieser Ergebnisse durch die geringe Stichprobengröße sowie die nur mäßigen, wenn auch statistisch signifikanten Gruppenunterschiede eingeschränkt.

Das Risiko unipolarer Patienten, eine Bipolar-II-Störung zu entwickeln, ist durch bestimmte Temperamentsmerkmale wie *emotionale Labilität, hohes Maß an Energie* sowie *Tendenz zu Tagträumen* erhöht *(Akiskal et al. 1995).*

6.7.3 Kritische Diskussion

Akiskals Temperamentstheorie stellt einen vielzitierten Beitrag zur psychiatrischen Temperamentsforschung dar und hat nicht unwesentlich zu einer Renaissance des Temperaments insbesondere in der US-amerikanischen Psychiatrie geführt.

Mit seinem klinischen, auf affektive Störungen ausgerichteten Forschungsinteresse stellte er die Bedeutung des Temperaments als prädisponierenden, pathoplastischen sowie prognostischen Faktor für diese Gruppe psychischer Störungen heraus.

Akiskal betonte immer wieder die historische Kontinuität seiner Temperamentsforschung durch Bezugnahme auf frühere Auffassungen insbesondere der deutschen Psychiatrie *(Kraepelin 1913; Kraepelin u. Lange 1926), Kretschmer 1921; Schneider 1923)* sowie Psychologie *(Wundt 1893).*

So sind für Akiskal Temperamente den Kraepelin'schen »Grundzuständen« gleichzusetzen *(Akiskal et al. 2002, S. 264),* was letztlich auch zu seiner Bezeichnung als »affektive Temperamente« geführt hat. Deutlicher als Kraepelin nimmt Akiskal jedoch eine Pathologisierung der Temperamente vor, indem er sie lediglich als abgeschwächte Manifestationen »majorer« affektiver Störungen definiert *(Akiskal 1995, S. 101).* Somit setzt Akiskal die Temperamente letztlich psychischen Störungen gleich und verlässt somit endgültig eine allgemeinpsychologische Temperamentsdefinition.

Diese unzulässige Pathologisierung des Temperamentsbegriffs wird jedoch partiell unterbrochen, da Akiskal – wieder ganz in der Tradition des historischen Temperamentsbegriffs – die formalen Verhaltensmerkmale wie Intensität, Reaktivität und Variabilität sowie auch den »*affektiven Tonus*« als Hauptmerkmale des Temperaments definiert *(Akisal 1995, S. 100).* Diese an *Wundt (1893;* ► Abschn. 4.1.1*)* sowie beispielsweise *Strelau (1998; 2008;* ► Abschn. 4.2.2*)* erinnernde Definition nimmt er jedoch sofort wieder zurück, indem er eine gestörte neurobiologische Basis für das Temperament annimmt und auf diese Weise wiederum eine Pathologisierung vornimmt.

Eine vergleichbare Vermischung der Begriffe ist auch bei seiner Abgrenzung von Temperament und Persönlichkeit mit Hinweis auf deren »*distale Merkmale*« nachweisbar, wenn er Persönlichkeit und Persönlichkeitsstörungen auf eine Stufe stellt *(Akiskal 1995, S. 100).*

Diese Begriffsoszillationen lassen sich bei Akiskal durchgehend nachweisen und wirken sich nachhaltig auch hinsichtlich der Definition seiner Temperamentsdimensionen aus. Wenn Akiskal in seinen Publikationen auch stereotyp auf historische Vorläufertheorien (s. o.) Bezug nimmt, so verzichtet er vollständig auf deren kritische Rezeption sowohl hinsichtlich ihrer theoretischen Grundlagen wie der dazugehörigen empirischen Forschung. Seine Literaturzitate dienen somit lediglich als verbale Ausschmückungen und Legitimationsversuche für seine eigene, allerdings widersprüchliche theoretische Konzeption. Der nachweisbare Mangel an kritischer theoretischer Herleitung führt zu in mehrfacher Hinsicht inhaltlich unbefriedigenden Definitionen seiner Temperamente. Bereits die geforderte inhaltliche Abgrenzung und Unabhängigkeit der Temperamentsdimensionen ist durch deren Merkmalsdefinition nicht gewährleistet, so beispielsweise für das zyklothyme Temperament als Kombination von Merkmalen des hyperthymen, dysthymen sowie reizbaren Temperaments. Für das reizbare Temperament stellt Akiskal selbst in Zweifel, ob es sich überhaupt um eine eigenständige Temperamentsdimension handelt *(Akiskal 1995; Akiskal et al. 2002).*

An keiner Stelle leitet Akiskal seine Temperamentsdefinitionen von einem allgemeinpsychologischen bzw. historischen Kontext des Temperamentsverständnisses ab. Er übernimmt stattdessen lediglich klinische Merkmale der seiner Auffassung nach mit den unterschiedlichen Temperamenten assoziierten psychischen Störungen. So stimmen die Merkmale des depressiven Temperaments im *TEMPS-A (Akiskal et al. 2000 a; 2002)* mit denen der dysthymen Störung *(ICD-10; WHO 1992)* nahezu vollständig überein, die Merkmale des phobischen Temperaments im *TEMPS-A (Akiskal et al. 2002 a; 2002)* mit denen der Generalisierten Angststörung (GAS).

Das Fehlen jeder historisch fundierten Ableitung von Temperamentsmerkmalen wird insbesondere beim depressiven Temperament deutlich, dessen jahrtausendealte Forschungsgeschichte Akiskal schlicht ausblendet.

Diese Vorgehensweise der Merkmalsbestimmung seiner Temperamente ist in Bezug auf Akiskals Definition von Temperamenten als minoren affektiven Störungen einerseits folgerichtig. Andererseits wird hierdurch das Problem aufgeworfen, inwieweit dem Temperament überhaupt noch eine Bedeutung als eine eigenständige Kategorie neben psychischen Störungen zukommt.

Ob Akiskals Temperamenten überhaupt im Vergleich zu bekannten Temperamentstheorien ein wesentlicher Erklärungswert zukommt, darf angezweifelt werden, da sich zumindest in zwei Studien *(Pompili et al. 2008; Victor et al. 2006)* eine deutliche Übereinstimmung mit dem allerdings allgemeinpsychologisch abgeleiteten, empirisch fundierten Eysenck'schen Zweifaktoriellen Persönlichkeitsmodell (► Abschn. 4.3.1) zeigte.

Im Vergleich zu von Zerssens Forschung zum Zusammenhang von prämorbider Persönlichkeit bzw. Temperament und affektiven Störungen (► Abschn. 6.6) ist Akiskals empirische Forschung durch ein bemerkenswertes Defizit an qualitativen Untersuchungsverfahren sowie einer »sauberen« Forschungsmethodik charakterisiert. So wurden seine beiden Untersuchungsansätze *TEMPS-I* bzw. *TEMPS-A* über viele Jahre in Forschungsprojekten eingesetzt, ohne dass überhaupt ein Nachweis ihrer psychometrischen Qualität vorlag. Auch die in den letzten Jahren nachgelieferten psychometrischen Daten sind hinsichtlich Reliabilität und Validität unbefriedigend bzw. unzureichend. Hierbei muss der Wert einiger Studien für die psychometrische Qualitätsprüfung angezweifelt werden, da die von Akiskal selbst formulierten Grundsätze zur validen Einschätzung seiner Temperamentsdimensionen beispielsweise durch objektivierende Fremdbeurteilungen nicht eingehalten wurden. Insoweit ist leider davon auszugehen, dass es sich überwiegend um eine durch die unkontrollierte manifeste psychische Symptomatik bedingte Artefaktforschung handelt. Möglicherweise sind aber sowohl *TEMPS-A* wie *TEMPS-I* bei sachgerechter Anwendung (psychopathologisch remittierte Patienten, objektivierende Datenerhebung) wie auch nachfolgenden psychometrischen Qualitätsnachweisen, auch unabhängig von den Akiskal'schen Annahmen, zur quantifizierenden Untersuchung von Temperamentsdimensionen geeignet (► Abschn. 8.6).

Hier zeigt sich deutlich, wie verhängnisvoll sich Akiskals unklare Definition des Temperaments auch für die Konstruktion seiner Untersuchungsverfahren ausgewirkt hat, da nicht eindeutig entscheidbar ist, ob mit diesen letztlich prämorbide Temperamentsdimensionen erfasst werden sollen (wozu sie ungenügend qualifiziert sind) oder lediglich eine Symptommessung (sub-)klinischer Manifestationen psychischer Störungen stattfindet. Letzteres wäre allerdings entbehrlich. Für die erstgenannte Fragestellung müssten hingegen zur Vermeidung der durch die klinische Symptomatik wahrscheinlichen Verzerrung in der Beurteilung prämorbider Temperamentsdimensionen hinsichtlich ihrer psychischen Symptomatik weitgehend remittierte Patienten untersucht werden.

Insoweit werden Akiskals Fragebogen weder dem einen noch dem anderen Anspruch wirklich gerecht.

Unter Berücksichtigung seines psychiatrischen Forschungshintergrunds ist bemerkenswert, dass Akiskal auf spezifische Hypothesen zur neurobiologischen Basis seiner Temperamentsdimensionen und eine entsprechende Forschung gänzlich verzichtet hat, obwohl er von deren Bedeutung überzeugt ist.

Auch bei Zugrundelegung seines an sich legitimen Forschungsinteresses am Zusammenhang von Temperament und affektiven Störungen verfehlt Akiskal mit seinem Ansatz sowohl theoretisch wie empirisch seinen eigenen Forschungsanspruch deutlich und kann somit auch nicht zur Aufklärung der von ihm fokussierten Forschungsziele beitragen, wie dies beispielsweise von Zerssen mit seinem

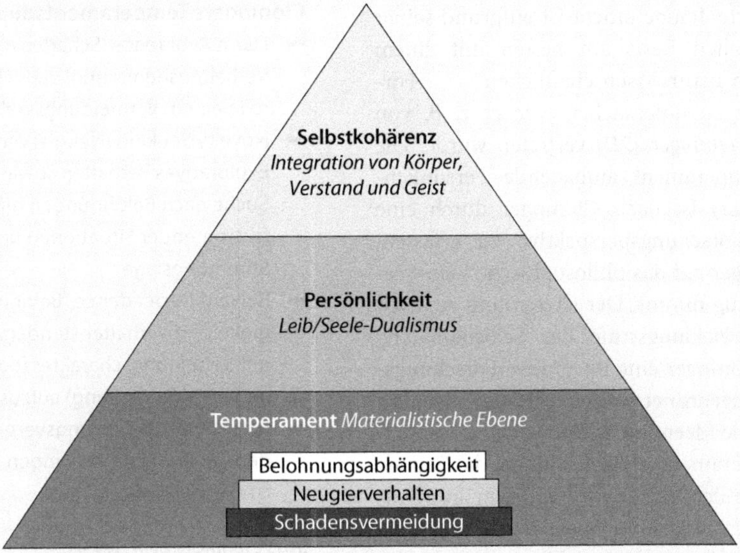

Abb. 6.4 Das hierarchische Temperaments- und Persönlichkeitsmodell nach *Cloninger (2004)*

ausgefeilten theoretischen und empirischen Forschungsansatz gelungen ist (► Abschn. 6.6).

Akiskals Temperamentsansatz ist darüber hinaus für die Entwicklung einer allgemeinen Temperamentstheorie allenfalls von heuristischem Wert, da sein pathologisierender Ansatz von Temperamenten als minoren affektiven Störungen bereits vom Ansatz her den Anspruch auf eine allgemeine Temperamentstheorie verfehlt.

6.8 Die Theorie von Cloninger

6.8.1 Theoretische Grundlagen

Der US-amerikanische Psychiater C. Robert Cloninger (*1944) integriert in seiner psychobiologischen Temperamentstheorie neurobiologische, philosophische, psychologische (entwicklungs- bzw. lernpsychologische), psychiatrische und psychotherapeutische Theorien *(Cloninger 1986; 2003; 2004; Cloninger et al. 1993)*.

Das Temperament stellt für ihn die Grundlage eines allgemeinen menschlichen Entwicklungsprozesses dar, der unter Bezugnahme auf entwicklungspsychologische Stufentheorien *(Kohlberg 1963; 1969)* idealtypisch zu einem immer höheren Grad an individueller seelischer Reife und Differenzierung der Persönlichkeit führt. Cloninger verbindet in seinem Modell eine Temperaments- und eine Persönlichkeitstheorie miteinander, um auf diese Weise die Entwicklung der menschlichen Psyche als ganzheitlichen Prozess nachvollziehbar zu machen.

Cloningers Theorie erlaubt die Ableitung sowie empirische Überprüfung von Hypothesen einerseits hinsichtlich der psychologischen Voraussetzungen für das Erreichen seelischer Gesundheit, andererseits für die Entwicklung von psychischen Störungen und deren Therapie. Daher bezeichnete Cloninger seine Theorie auch als »Science Of Well-Being« *(Cloninger 2004)*.

Den Schichten seines Entwicklungsmodells entspricht nach Cloningers Auffassung jeweils eine spezifische wissenschaftlich-philosophische Perspektive, die auch mit seiner wissenschaftlichen wie persönlichen Entwicklung korrespondiert *(Cloninger 2004, S. 42)*. Abb. 6.4 gibt das hierarchische Temperaments- und Persönlichkeitsmodell von Cloninger wider.

Das an der Basis dieser Entwicklungspyramide positionierte Temperament ist aufgrund seiner neurobiologischen Basis am besten mit einem materialistisch-naturwissenschaftlichen Forschungsansatz zu untersuchen, wie er z. B. von *Hume (vgl. Streminger 1911)* vertreten wurde. Die auf dem Temperament aufbauende Persönlichkeit (Charakter) ist nach Cloninger durch eine dualistische Forschungsperspektive zu erfassen, wobei Cloninger auf das philosophische Leib-Seele-Modell Bezug nimmt. Der letzten und zugleich höchsten Entwicklungsstufe der Selbstkohärenz kann nach Cloninger eine integrative Forschungsperspektive zugeordnet werden, die religiöse und transzendentale Ideen integriert.

Das Temperament ist für Cloninger die Grundlage der Persönlichkeit. Es wird von ihm *»gewöhnlich definiert als solche Komponenten der Persönlichkeit, die vererbt, entwicklungsstabil, emotionsbasiert und unbeeinflusst durch soziokulturelles Lernen sind« (Cloninger 2004, S. 39)*. Temperamentseigenschaften zeigen sich in den *»automatischen assoziativen Antworten auf einfache emotionale Stimuli, Unterschiede in den Verhaltensgewohnheiten und emotionalen Antworten, die Furcht, Ärger und Ekel bedingen« (dto.)*. Das Temperament basiert auf basalen, unbewussten, impliziten und präsynaptischen Wahrnehmungsprozessen und ändert sich nach Cloninger nur geringfügig mit dem Alter sowie durch Psycho- und Pharmakotherapie *(Cloninger 2003; Cloninger 2004, S. 43)*.

Das Temperament manifestiert sich für Cloninger *»in den individuellen Unterschieden assoziativen Lernens als Reaktion auf neue Reize, Gefahr, Bestrafung und Belohnung« (Cloninger et al. 1993, S. 977)*. Nachdem Cloninger ursprünglich drei unabhängige Temperamentsdimensionen angenommen hatte (Schadensvermeidung, Neugierverhalten, Belohnungsabhängigkeit mit Beharrungsvermögen als Subdimension), kam er aufgrund faktorenanalytischer Studien zu dem Ergebnis, dass Beharrungsvermögen eine eigenständige Temperamentsdimension darstellt *(Cloninger et al. 1991; Nixon u. Parsons 1989)*. In der ► Übersicht »Cloningers Temperamentsdimensionen« sind die vier Temperamentsdimensionen mit ihren Hauptmerkmalen aufgeführt.

Cloningers Temperamentsdimensionen

- Harm Avoidence (Schadensvermeidung) → Verhaltenshemmung, die sich insbesondere in einem Vermeidungsverhalten zeigt
- Novelty Seeking (Neugierverhalten) → Exploratives Verhalten sowie Impulsivität, Suche nach Belohnungen mit Vermeidung frustrierender Situationen und Wechsel der Stimmungslage
- Reward Dependence (Belohnungsabhängigkeit) → Verhaltenstendenz, Situationen mit Belohnungscharakter (positive oder negative Verstärkung) aufzusuchen
- Persistence (Beharrungsvermögen) → Tendenz, sich von Belohnungen unabhängig zu machen

(Aus *Cloninger et al. 1993*)

Da Cloninger seine vier Temperamente dimensional konzipiert, können Extremgruppen mit hoher bzw. niedriger Merkmalsausprägung definiert werden. Als Beispiel hierfür sei auf die Skalen des *Temperament and Character Inventory (TCI) (Cloninger et al. 1994; Richter et al. 1999)* verwiesen (◘ Tab. 6.5).

Ausgehend von drei Temperamentsdimensionen (Neugierverhalten, Schadensvermeidung sowie Belohnungsabhängigkeit) leitete Cloninger 12 Temperamentstypen 2. Ordnung als spezifische Kombination der Extremausprägungen von jeweils zwei Temperamentsdimensionen ab *(Cloninger et al. 1994; Goth u. Schmeck 2009, S. 36; Svrakic et al. 2002)*.

Bei diesen Temperamentstypen 2. Ordnung ergeben sich für Cloninger deutliche Übereinstimmungen mit Eysencks PEN-Faktoren (► Abschn. 4.3.1; ◘ Tab. 6.6).

Cloninger betont darüber hinaus die Übereinstimmung einiger seiner Typen mit den antiken Temperamenten (► Abschn. 2.1; ◘ Tab. 6.7):

Im Sinne der Kontinuitätshypothese von Temperament und psychischen Störungen (vgl. historische Temperamentstheorien, ► Abschn. 2.1; Kraepelin, ► Abschn. 6.2; Kretschmer, ► Abschn. 5.2; Akiskal, ► Abschn. 6.7) nimmt auch Cloninger an,

Tab. 6.5 Skalen des *TCI* mit Merkmalsbeschreibungen nach Extremgruppen. (Deutsche Version, *Richter et al. 1999;* mit freundlicher Genehmigung des Autors)

Skala	Merkmalsbeschreibung	
	Hohe Punktwerte	Niedrige Punktwerte
Schadensvermeidung (HA)	Besorgt und pessimistisch; ängstlich und verzweifelnd; schüchtern; leicht ermüdbar	Entspannt und optimistisch; unerschrocken und zuversichtlich; mitteilsam; vital
Neugierverhalten (NS)	Erforschend und neugierig; impulsiv, überspannt und begeistert; unordentlich	Gleichgültig, nachdenklich; bescheiden und abgesondert; ordentlich und organisiert
Belohnungsabhängigkeit (RD)	Empfindsam und warm; hingebungsvoll und zugewandt; abhängig	Zweckorientiert und kalt; zurückgezogen und abgesondert; unabhängig
Beharrungsvermögen (PS)	Arbeitsam und fleißig; hart arbeitend; ehrgeizig und leistungsorientiert; beharrlich und perfektionistisch	Inaktiv und träge; gibt schnell auf; anspruchslos und nicht leistungsorientiert; aufgebend und pragmatisch
Selbstlenkungsfähigkeit (SD)	Reif und robust; verantwortlich und verlässlich; entschlossen; einfallsreich und effektiv; sich selbst akzeptierend; Gewohnheiten im Einklang mit überdauernden Zielen	Unreif und zerbrechlich; Verantwortung abweisend und unzuverlässig; unentschlossen; schwerfällig und ineffektiv; sich selbst bekämpfend; Gewohnheiten entgegen überdauernden Zielen
Kooperativität (CO)	Sozial tolerant; einfühlend; hilfsbereit; mitleidsvoll und aufbauend; ethisch und prinzipienfest	Sozial intolerant; kritisch; nicht hilfsbereit; rachsüchtig und destruktiv; ohne feste Grundsätze
Selbsttranszendenz (ST)	Erfahren und geduldig; kreativ und selbstvergessend; verbunden mit dem Universum	Verständnislos; fantasielos und selbstbewusst; Stolz und Fehlen von Demut

Tab. 6.6 Vergleich von Cloningers Temperamentstypen 2. Ordnung mit Eysencks PEN-Faktoren (Nach *Cloninger et al. 1994; Goth u. Schmeck 2009, S. 36; Svrakic et al. 2002)*

Eysencks PEN-Faktoren	Cloningers Temperamentstypen 2. Ordnung
Extraversion	Typ I (Impulsiv/extravertiert): Neugierverhalten ↑, Schadensvermeidung ↓
Introversion	Typ II (Rigide/introvertiert): Neugierverhalten ↓, Schadensvermeidung ↑
Neurotizismus	Typ III (Unterkühlt/entspannt, emotional stabil): Neugierverhalten ↓; Schadensvermeidung ↓
	Typ IV (Hitzig/ambivalent, neurotisch): Neugierverhalten ↑; Schadensvermeidung ↑

↑= Hohe Ausprägung, ↓= Niedrige Ausprägung der Temperamentsdimension

dass extreme Ausprägungen von Temperamenten mit psychischen Störungen bzw. Persönlichkeitsstörungen assoziiert sind *(Cloninger 1987)*.

So betont Cloninger den möglichen Übergang seiner Temperamentstypen 2. Ordnung mit spezifischen Persönlichkeitsstörungen und veranschaulicht dies in einem sog. Temperamentskubus *(Cloninger 2004, S. 42)*. Hierbei nimmt er eine eindeutige Zuordnung seiner drei Temperamente mit den drei Clustertypen (A, B, C) der

Tab. 6.7 Zuordnung von Cloningers Temperamentstypen 2. Ordnung zu den antiken Temperamenten. (Nach *Cloninger et al. 1994; Goth u. Schmeck 2009, S. 36; Svrakic et al. 2002*)

Antike Temperamente	Cloningers Temperamentstypen 2. Ordnung
Melancholie	Typ V Verlässlich (treu, melancholisch): Neugierverhalten ↓; Belohnungsabhängigkeit ↑
Sanguiniker	Typ VI Unbändig (freiheitsliebend, sanguinisch): Neugierverhalten ↑; Belohnungsabhängigkeit ↓
Choleriker	Typ VII Narzisstisch (leidenschaftlich, cholerisch): Neugierverhalten ↑; Belohnungsabhängigkeit ↑
Phlegmatiker	Typ VIII Zurückhaltend (phlegmatisch): Neugierverhalten ↓; Belohnungsabhängigkeit ↓

↑= Hohe Ausprägung, ↓= Niedrige Ausprägung der Temperamentsdimension

Persönlichkeitsstörungen *(DSM-IV; APA 1994)* vor. Patienten mit ängstlichen Persönlichkeitsstörungen (Cluster C) sind demnach durch hohe Werte auf der Dimension Schadensvermeidung charakterisiert, Patienten mit impulsiven Persönlichkeitsstörungen (Cluster B) durch hohe Werte auf der Dimension Neugierverhalten. Patienten mit schizoiden oder schizotypen Persönlichkeitsstörungen (Cluster A) weisen demgegenüber niedrige Werte auf der Dimension Belohnungsabhängigkeit auf.

Bereits in seinen ersten Publikationen formulierte Cloninger einige Hypothesen zur neurobiologischen Basis des Temperaments. Hierbei nahm er ausdrücklich Bezug auf die Temperamentstheorie von *Gray (1967; 1970; 1981;* ► Abschn. 4.3.2, »Theoretische Grundlagen und empirische Forschung«*)*.

Cloningers Überzeugung einer weitgehend biologischen Basis des Temperaments gründet sich auf seiner frühen Forschung zur Genetik der Persönlichkeit, Studien zu verschiedenen neurobiologischen Parametern bei Menschen wie Nagetieren einschließlich phylogenetischer Analysen sowie Arbeiten zur Verhaltenskonditionierung *(Cloninger 1986; 1987; Cloninger et al. 1993)*.

Unter Bezugnahme auf die Pawlow-Schule (► Abschn. 4.2.1, »Die Theorie von Pawlow«) sind für Cloninger Temperamentsdimensionen an Prozessen der klassischen und operanten Konditionierung erkennbar, die in einer funktionellen Architektur neuronaler Netzwerke ihren Ursprung haben. Als deren neuroanatomische Basis nimmt Cloninger das cortico-striato-limbische System an. Temperamentsdimensionen lassen sich somit als grundlegende Verhaltensdispositionen bereits nach einer geringen Anzahl von Verhaltensreaktionen auf spezifische Reizkonstellationen empirisch nachweisen.

Cloninger räumt ein, dass die Idee, menschliches Verhalten sei über das Temperament wesentlich auch biologisch-genetisch bestimmt und erfordere dementsprechend einen naturwissenschaftlichen Forschungsansatz, für viele geisteswissenschaftliche wie psychotherapeutische Forscher schwierig zu akzeptieren ist. Durch einen naturwissenschaftlichen Zugang lassen sich nach Cloninger auch wichtige Erkenntnisse zur Veränderbarkeit menschlichen Verhaltens gewinnen, die auch für die Psychotherapie wie Psychiatrie von großer Bedeutung sind.

Cloninger nahm an, dass seinen Temperamentsdimensionen spezifische Verhaltenssysteme mit einem jeweils führenden Neurotransmitter zugrunde liegen *(Cloninger 1987)*.

Die Schadensvermeidung (behavioral inhibition system) basiert auf funktionellen Veränderungen im serotonergen Transmittersystem mit hoher Serotoninaktivität bei einem gleichzeitig globalen Serotoninmangel. Das neuroanatomische Korrelat dieses Systems wird in den Raphe-Kernen des Hirnstammes mit Projektionen in das limbische System und in den präfrontalen Kortex sowie in den serotonergen Projektionen in die Substanzia nigra sowie in cholinergen Projektionen aus dem ventralen Tegmentum und dem Nucleus basalis Meynert vermutet.

Dem Neugierverhalten (behavioral activation system) sollen funktionelle Veränderungen im dopaminergen Neurotransmittersystem mit niedriger Dopaminaktivität zugrunde liegen. Die neuroanatomisch bedeutsamen Hirnareale liegen nach Cloninger in den neuronalen Systemen des Mittelhirns. Hierzu zählt vor allem das nigrostriatale System mit der Substanzia nigra sowie die Projektionen in das Striatum der Basalganglien. Darüber hinaus sind für dieses Temperament das mesolimbische sowie das mesocorticale System von Bedeutung, die Impulse über das aufsteigende retikuläre Aktivierungssystem (ARAS) erhalten.

Die Belohnungsabhängigkeit (behavioral maintenance system) steht nach Cloninger mit dem noradrenergen Neurotransmittersystem in Zusammenhang, wobei er eine niedrige noradrenerge Aktivität annimmt. Neuroanatomisch sind für diese Temperamentsdimensionen die neuronalen Systeme des Locus coeruleus, des Hirnstamms mit Projektionen in den Hypothalamus sowie die Limbischen Strukturen relevant, insbesondere die Amygdala, das Septum und die Hippocampusformation. Zum Beharrungsvermögen formuliert Cloninger keine separate neurobiologische Hypothese.

Menschliches Verhalten ist für Cloninger durch das Temperament alleine nicht ausreichend zu erklären. Neben theoretischen Überlegungen führte letztlich auch die eigene persönliche wie berufliche Reifung Cloningers *(Cloninger 2004, S. 42)* zur Ergänzung seiner originären Temperamentstheorie durch eine eigene Persönlichkeitstheorie, wobei er den Begriff Persönlichkeit vermied und stattdessen den des Charakters verwandte *(Cloninger et al. 1993)*. Für die Wahl des Charakterbegriffs war für Cloninger die Definition von *Kant (1798;* ▶ Abschn. 2.2*)* ausschlaggebend, der die Willensbestimmtheit sowie Wertebestimmung des Charakters als den zentralen Unterschied zum Temperament herausstellte. Für Cloningers Charakterbegriff sind individuelle Sozialisation und gesellschaftliche Prägung, aber auch individuelle Ziele, Werte und Normen bestimmend.

Nach Cloninger basiert der Charakter auf dem Temperament: »*Der finale Charakter kann vorhergesagt werden als eine nichtlineare Funktion vorbestehender Temperamentseigenschaften, soziokulturellem Druck sowie zufällige Lebensereignisse, die für das Individuum einzigartig sind. Der Charakter optimiert eine Anpassung des frühen Temperaments auf die Umgebung, indem er die besondere Bedeutung früher Wahrnehmung und Affekte, wie sie durch das Temperament reguliert sind, moduliert, also den maladaptiven Einfluss eher »roher« Temperamentseigenschaften reduziert. Durch diese bidirektionale Interaktion reguliert das Temperament unsere Wahrnehmung und umgekehrt modifiziert der Charakter ihre Bedeutung*« *(Svrakic et al. 2002, S. 191)*.

Während Cloninger beim Temperament trotz dessen neurobiologischer Basis durchaus Veränderungen in einem gewissen, allerdings sehr eingeschränkten Umfang für denkbar hält, sind diese beim Charakter, bedingt u. a. durch individuelle Wertentscheidungen, in einem wesentlich größeren Ausmaß möglich.

Dem höheren Komplexitätsgrad menschlichen Verhaltens entspricht beim Charakter im Vergleich zum Temperament auch ein höheres Niveau der zentralnervösen Informationsverarbeitung mit der ihm zugrunde liegenden Neurobiologie. Zu diesen höheren kognitiven Leistungen gehören u. a. formal-logische Konstruktionsprozesse, die symbolische Interpretation sowie propositionale Erinnerungen. Als neuroanatomisches Korrelat der Charakterdimensionen werden insbesondere die hippocampale Formation sowie der zerebrale Neokortex genannt *(Svrakic et al. 2002)*.

Cloninger et al. (1993) definieren drei Charakterdimensionen (Selbstlenkungsfähigkeit, Kooperativität sowie Selbsttranszendenz), die auch ihren Fragebogen zugrunde liegen (▶ Abschn. 6.8.2, »Temperament and Character Inventory (TCI«). ◘ Tab. 6.8 enthält eine Übersicht über die diesen Charakterdimensionen zugeordneten Merkmale.

Unter Selbstlenkungsfähigkeit wird die Fähigkeit des Individuums verstanden, sein Verhalten entsprechend seiner Erfahrungen, Werte und Ziele zu gestalten und der jeweiligen Situation anzupassen. Bei der theoretischen Begründung für diese Dimension bezieht sich Cloninger auf verschiedene psychologische und psychotherapeutische Theorien, so die des »Locus Of Control« *(Rotter 1966)*, die Theorie der Selbstwirksamkeit *(Bandura 1982; Bandura u. Cervone 1983)*, die Logotherapie *(Frankl*

Tab. 6.8 Cloningers Charakterdimensionen mit den zugeordneten Merkmalen. (Nach *Cloninger et al. 1993*)

Charakterdimensionen Cloningers	Zugeordnete Merkmale
Selbstlenkungsfähigkeit	Verantwortung, Sinnorientierung, Einfallsreichtum, Selbstakzeptanz, »erleuchtete« zweite Natur
Kooperativität	Soziale Akzeptanz, Empathie, Hilfsbereitschaft, Mitgefühl, aufrichtiges Gewissen
Selbsttranszendenz	Selbstvergessenheit, transpersonale Identifikation, spirituelle Akzeptanz

1984), die Gesprächspsychotherapie *(Rogers et al. 1989)* sowie die Persönlichkeitstheorie von *Covey (1989)*.

Unter Kooperativität versteht Cloninger eine auf moralischen Werteprinzipien und religiösen Werten basierende Sozialorientierung des Menschen. Bei dieser Temperamentsdimension führt er inhaltsverwandte Theorien an. So die Psychotherapie von *Rogers et al. (1989)*, die Theorie der moralischen Entwicklung von *Kohlberg (1963; 1969)* sowie verschiedene Religionen (Buddhismus, Judentum und Christentum). Hohe Werte in Kooperativität sind für Cloninger mit einem höheren Grad an seelischer Reife und Gesundheit verbunden, während sich umgekehrt niedrige Werte eher bei Persönlichkeitsstörungen nachweisen lassen.

Mit der Selbsttranszendenz wird nach Cloninger die vorletzte Reifungsstufe der (Persönlichkeits-)Charakterentwicklung erreicht. Für diese Dimension ist Spiritualität, wie sie in der sog. transpersonalen Psychologie (*Wilber 1985; Watts 1961)* thematisiert wird, ein zentrales Merkmal. Menschen mit hoher Selbsttranszendenz werden als lebenserfahren und geduldig, kreativ und selbstvergessen sowie *»verbunden mit dem Universum« (Cloninger 2004)* beschrieben. Sie können von ihrer Personalität abstrahieren und (über-)sinnliche Erfahrungen integrieren, die durch analytische Prozesse wie Beobachtungen anderer nicht unmittelbar nachvollzogen werden können. Im Unterschied zu den anderen Charakterdimensionen ist Cloninger der Auffassung, dass sowohl psychisch gesunde Menschen wie solche mit psychischen Störungen durchaus diese Dimension erreichen können. Obwohl sie bei Menschen über 35 Jahre sehr wahrscheinlich eine wichtige Rolle für deren persönliche Zufriedenheit wie soziale Anpassung spielt und somit auch als unmittelbare Erfahrung von Patienten mit psychischen Störungen relevant ist, kritisiert Cloninger, dass Selbsttranszendenz nicht als relevante Persönlichkeitsdimension in die Klassifikation von Persönlichkeitsstörungen Eingang gefunden hat.

In Cloningers Modell wird schließlich Selbstkohärenz als höchste Stufe menschlicher Entwicklung definiert, die dann erreicht wird, wenn die früheren Stufen der Charakterentwicklung abgeschlossen sind. Unter Selbstkohärenz versteht Cloninger eine philosophisch orientierte Lebenseinstellung und -auffassung, in der Körper, Verstand und Geist in einem umfassenden Sinne integriert sind. Dieses höchste Reifungsstadium wird vermutlich von nur wenigen Menschen überhaupt in vollem Umfang erreicht werden können.

6.8.2 Empirische Forschung

Temperament and Character Inventory (TCI)

Basierend auf seiner Temperamentstheorie *(Cloninger 1987)* wurde zunächst das *Tridimensional Personality Questionnaire (TPQ)* als Temperamentsfragebogen entwickelt, welcher 1993 um die drei Charakterdimensionen erweitert wurde und seitdem *Temperament and Character Inventory (TCI)* heißt *(Cloninger et al. 1994)*.

Beim *TCI* handelt es sich um einen Selbstrating-Fragebogen mit 189 Items, die jeweils mit ja oder nein beantwortet werden können *(Richter et al. 1999;* **Tab. 6.5***)*.

Der *TCI* wurde in verschiedene Sprachen übersetzt, so liegt eine schwedische, finnische, französische, japanische, koreanische, chinesische sowie eine deutsche Version *(Richter et al. 1999; 2000)* vor. Zusätzlich wurde ein Format für das Kindes- und Jugendalter entwickelt *(Goth 2000)*.

Der *TCI-R (Cloninger 2008)* wurde von Cloninger konzipiert, um das von ihm vertretene Stufenmodell von Temperament und Persönlichkeit besser abbilden zu können. So sollte durch Modifikationen der Skalen im Charakterteil der Entwicklungspfad der Persönlichkeit als dynamischer Prozess in Richtung der Selbsttranszendenz bzw. des Wohlbefindens (»Well-Being«) messbar gemacht werden. Dennoch stimmt der *TCI-R* in den meisten Items mit dem *TCI* überein, unterscheidet sich von diesem jedoch dadurch, dass für die einzelnen Temperamentsdimensionen neue Subskalen hinzugefügt wurden. Außerdem sind im *TCI-R* Abstufungen der Antwortmöglichkeiten auf einer Fünf-Punkte-Skala vorgesehen. Neben einer englischsprachigen liegt auch eine spanische, französische und italienische Version vor. Cloninger definiert als Anwendungsbereich des *TCI-R* sowohl die allgemeinpsychologische wie auch klinische Temperamentsforschung.

Die psychometrische Qualität beider Fragebogen wurde in einigen Studien überprüft. In einer initialen Studie an einer Stichprobe von 212 College-Studenten *(Cloninger et al. 1993)* wurde für die Temperamentsskalen des *TCI* eine hohe interne Konsistenz zwischen .76 und .87, für die Charakterskalen zwischen .84 und .89 nachgewiesen. Hierbei zeigte sich die prinzipielle Unabhängigkeit der einzelnen Skalen mit einer maximalen Korrelation von .75 für Kooperativität und Selbstlenkungsfähigkeit.

Miettunen et al. (2008) konnten in ihrer Metaanalyse von 16 Studien mit jeweils mindestens 100 psychisch gesunden Personen die Unabhängigkeit der Temperamentsskalen bestätigen. In einer Faktorenanalyse erklärten sieben Faktoren 65 % der Varianz. Es fehlen allerdings Berechnungen zur Reliabilität wie Validität.

In einer experimentellen Studie an 91 psychisch gesunden Erwachsenen waren Neugierverhalten und Schadensvermeidung mit anderen Emotionsskalen assoziiert *(Puttonen et al. 2005)*.

Intelligenz, akademischer Ausbildungsgrad, soziale Kooperation, Aggression sowie Feindseligkeit beeinflussen die Temperamentsdimensionen des *TCI* nicht *(Cloninger et al. 1994)*, darüber hinaus zeigten sich nur geringe Korrelationen mit dem Alter *(Cloninger 2003)*.

Die deutsche Version des *TCI* wurde von *Richter et al. (2000)* untersucht. Die Normstichprobe zur Messung der internen Konsistenz der Skalen umfasste 509 psychisch gesunde Personen, die Stichprobe zur Stabilitätsmessung 75 stationäre Patienten mit verschiedenen psychiatrischen Diagnosen. Die interne Konsistenz für Beharrungsvermögen und Belohnungsabhängigkeit wurde hierbei als befriedigend bewertet. Trotz ihrer grundsätzlich positiven Einschätzung der psychometrischen Qualität halten die Autoren den *TCI* noch für entwicklungsbedürftig.

Berth et al. (2001) bewerteten die deutschsprachige Version deutlich kritischer. Sie wiesen u. a. hin auf die unzureichenden Informationen über die theoretische Entwicklungskonzeption (Übersetzung, Erprobung, Itemkorrekturen) im Testmanual, Unklarheiten hinsichtlich der Itemzusammensetzung einzelner Skalen, das problematische Auswertungsprozedere mit fehlender manueller Auswertungsmöglichkeit, unzureichende Software zur PC-Auswertung und hohem Zeitaufwand sowie die fehlenden Validitätsnachweise.

Bei der deutschsprachigen Version für Kinder und Jugendliche *(Goth 2000)* weicht die inhaltliche Itemdefinition zum Teil deutlich von der des Erwachsenenformats ab.

Für den *TCI-R* wird die originär behauptete Theoriekongruenz von *Farmer u. Goldberg (2008 a; b)* entschieden bestritten. Die inhaltliche Operationalisierung der Charakterdimensionen stehe nicht in Übereinstimmung mit Cloningers Idee eines dynamischen Prozesses. Auch können sie keine empirische Begründung für die vorgenommene inhaltliche Trennung von Temperaments- und Charakterdimensionen erkennen.

Farmer u. Goldberg (2008 b) untersuchten die psychometrische Qualität des *TCI-R* sowie einer weiteren Version, dem *TCI-140*, an einer Stichprobe von 727 Personen. Bei 5 von 29 Skalen zeigte sich eine nur geringe interne Konsistenz ($\alpha < .70$). Eine Faktorenanalyse konnte die angenommene Zuordnung der Items zu den einzelnen Skalen nicht bestätigen. Als besonders gravierender Nachteil stellte sich heraus, dass die Items der

Skalen Schadensvermeidung, Neugierverhalten und Selbstlenkungsfähigkeit nicht zu differenzieren waren.

Neurobiologische Forschung

Cloninger nimmt eine biologische Grundlage für seine Temperaments- und Persönlichkeitstheorie an und bringt dies bereits in seinen Bezeichnungen wie »Biosoziale Theorie« *(Cloninger 1986)* oder »Psychobiologisches Modell von Temperament und Charakter« *(Cloninger et al. 1993)* zum Ausdruck. Hierbei betont er sowohl die genetische Basis wie die hohe Veränderungsstabilität des Temperaments.

Bis auf die Jahre im Vorfeld der Erstveröffentlichung seiner Theorie *(Cloninger 1986)* wurde – im Vergleich zu Gray (► Abschn. 4.3.2) – von Cloninger jedoch keine eigene systematische neurobiologische Forschung durchgeführt.

Dennoch liegen zahlreiche empirische Studien zur Neurobiologie von Cloningers *TCI*-Dimensionen vor. Hierbei lässt sich eine genetische, neurochemische und Neuroimaging-Forschung unterscheiden *(Cloninger 1998; 2000)*.

In genetischen Zwillingsstudien wurde gezeigt, dass die vier Temperamentsdimensionen in bis zu 50 % der Fälle vererbt sind, wobei für die einzelnen Temperamentsdimensionen unterschiedliche Gene identifiziert werden konnten *(Comings et al. 2000; Gillespie et al. 2003)*. Für die Dimension Beharrungsvermögen konnte dies in Zwillingsstudien aus den USA und Australien gezeigt werden *(Heath et al. 1994; Stallings et al. 1996)*.

Auch für die vier Charakterdimensionen wurde – unabhängig voneinander – eine deutliche Erbkomponente mit Assoziation multipler Kandidatengene nachgewiesen *(Comings et al. 2000)*. Des Weiteren zeigte sich ein nur begrenzter Umwelteinfluss auf die Ausprägung von Temperamentsdimensionen bei Zwillingen, die zusammen aufwuchsen *(Gillespie et al. 2003)*.

Peirson et al. (1999) untersuchten die Zusammenhänge zwischen der Serotoninkonzentration, der 5-HT2-Rezeptorsensitivität und dem *TCI*. Entsprechend der neurobiologischen Hypothese von Cloninger konnte eine negative Korrelation von Serotonin und Schadensvermeidung sowie eine positive Korrelation von Serotonin und Selbstlenkungsfähigkeit bestätigt werden. Die Dimension Neugierverhalten war im Gegenteil nicht signifikant mit Serotonin korreliert.

In einigen Neuroimaging-Studien wurden die Zusammenhänge zwischen Cloningers Temperamentsdimensionen und Aktivitätsmustern in den ihnen vermutlich zugrunde liegenden Hirnstrukturen untersucht *(Hakamata et al. 2006; Paulus et al. 2003; Sugiura et al. 2000; Youn et al. 2002)*. Von besonderem Interesse sind hierbei Positron-Emission-Tomographie-(PET)-Studien, die unmittelbaren Aufschluss über die Hirnaktivität zulassen. *Youn et al. (2002)* untersuchten 19 gesunde Probanden. Jede Temperamentsdimension war hierbei signifikant mit Aktivitätsmustern in spezifischen Hirnregionen assoziiert. Die Mehrzahl der Korrelationen wurde in Gebieten der paralimbischen Regionen sowie der Temporallappen nachgewiesen.

Bei 31 gesunden Probanden war das Neugierverhalten signifikant mit Aktivitäten des superioren temporalen Gyrus, des inferioren Parietallappens sowie des Praecuneus korreliert, einer Region, die in besonderem Maße mit Impulsivität assoziiert sein soll *(Hakamata et al. 2006)*. Demgegenüber war Belohnungsabhängigkeit signifikant mit Aktivitäten im Caudatuskopf, der mit Belohnungsprozessen assoziiert wird, korreliert. Beide Autoren bewerten ihre Studien als deutliche Bestätigung für die von Cloninger angenommene neurobiologische bzw. neuroanatomische Basis seiner Temperamente.

In einer fMRI-Studie an 40 gesunden weiblichen Personen wurde der Zusammenhang von Schadensvermeidung und emotionaler Informationsverarbeitung in der Amygdala untersucht *(Baeken et al. 2009)*. Den Versuchspersonen wurden nacheinander Bilder von glücklichen und traurigen Babygesichtern gezeigt. Für die Gesamtgruppe konnte keine reizabhängige lateralisierte Amygdala-Aktivierung nachgewiesen werden. Bei Versuchspersonen mit hoher Schadensvermeidung zeigten sich jedoch bei der Präsentation trauriger Gesichter vorrangig Aktivitätsmuster in der linken Amygdala, nicht jedoch bei der von glücklichen Gesichtern. Danach könnte Schadensvermeidung als eine relevante inhaltlich differenzierende Dimension der emotionalen Informationsverarbeitung aufgefasst werden.

Des Weiteren zeigte sich in einer Studie bei gesunden Probanden, dass Selbstlenkungsfähigkeit hochsignifikant mit der Aktivierung im medialen präfrontalen Kortex (Brodmann-Areale 9/10) korrelierte (r = .74) *(Gusnard et al. 2003).*

Das Ausmaß der Schadensvermeidung war mit r = .49 mit dem Volumen im rechten anterioren Cingulum korreliert *(Pujol et al. 2002).*

Schließlich bestätigten *Gusnard et al. (2003)* eine hohe Korrelation (r = .80) von Beharrungsvermögen mit individuellen Unterschieden im belohnungssuchenden Verhalten, das durch ein neuronales Netzwerk des ventralen Striatums, des orbito-frontalen Kortex (Brodmann-Areal 47) sowie des anterioren Cingulums (Brodmann-Areal 24) moduliert wird.

Klinische Forschung

Cloninger hat aus seinem klinischen Blickwinkel heraus von Anfang an die Bedeutung des Temperaments für psychische Störungen hervorgehoben *(Cloninger 1999).* Seine Theorie beansprucht eine Gültigkeit sowohl für die Beschreibung und Erklärung psychologischen Alltagsverhaltens wie für Verhaltens- bis hin zu psychischen Störungen *(Cloninger 1999; 2004),* für die er einen kontinuierlichen Übergang der Temperaments- und Persönlichkeitsdimensionen annimmt. Die Einordnung als normalpsychologisches oder extremes Temperament wird hierbei durch die quantitative Ausprägung der Temperamentsdimensionen bestimmt.

Die Zusammenhänge von Persönlichkeitsstörungen und *TCI*- Dimensionen bei 109 konsekutiv ambulant behandelten Patienten der Psychiatrischen Universitätsklinik in Washington mit Major-Depression (55 %), Psychose (18 %; zumeist Schizophrenie) sowie einer Angststörung (11 %) wurden durch *Svrakic et al. (2002)* untersucht. Die Patienten waren bei Studieneinschluss ein Jahr kombiniert pharmakologisch und psychotherapeutisch mit Schwerpunkt einer kognitiven Verhaltenstherapie behandelt worden und psychopathologisch unauffällig.

Die Persönlichkeitsdiagnose wurde auf der Grundlage des *PDQ-R (Hyler et al. 1988)* erhoben, eines Selbstrating-Fragebogens zur Erfassung von Persönlichkeitsstörungen entsprechend DSM-III-R *(APA 1987).* Die Symptomerfassung erfolgte mit dem *STAI (Spielberger et al. 1970)* sowie dem *BDI (Beck et al. 1961).* Bis zu 80 % der Patienten wiesen danach eine Persönlichkeitsstörung, zumeist in Kombination mit einer Achse-I-Störung, auf.

Entsprechend der theoretisch erwarteten Zusammenhänge war Schadensvermeidung am deutlichsten mit dem Cluster C korreliert (.61), allerdings ergaben sich vergleichbar hohe Korrelationen auch mit Cluster A (.51) sowie Cluster B (.37). Neugierverhalten war am stärksten mit dem Cluster B (.46), Belohnungsabhängigkeit negativ mit Cluster A (-.41) korreliert. Für die Charakterdimensionen Selbstlenkungsfähigkeit und Kooperativität, nicht aber für Selbsttranszendenz, zeigten sich signifikant negative Korrelationen mit der Ausprägung der psychopathologischen Symptomatik bzw. dem einer bestehenden psychischen Störung. Selbstlenkungsfähigkeit und Kooperativität waren hierbei statistisch signifikant negativ (zwischen -.50 und -.77) korreliert. Auch dieses Ergebnis steht in weitgehender Übereinstimmung mit Cloningers Hypothese, dass hohe Werte auf den Charakterskalen als Ausdruck psychischer Reife und Gesundheit zu verstehen sind und sich daher negative Korrelationen mit bestehenden psychischen Störungen ergeben müssen.

Die Charakterdimensionen korrelierten in dieser Studie signifikant positiv (max. .30) mit den auf der Symptomebene gemessenen Persönlichkeitsstörungen. Der Selbstlenkungsfähigkeit kam hierbei eine besondere Bedeutung zu, da durch sie alleine der größte Anteil dieser Korrelation (.20) erklärt wurde. Den vier Temperamentsdimensionen zusammen kam jedoch kein besonderer Prädiktionswert für die Persönlichkeitsstörungen zu. Alter, Depression und Angst zusammen erklärten das Auftreten von Persönlichkeitsstörungen mit .45.

Die Autoren sehen hierdurch die in einer früheren Studie an stationär-psychiatrischen Patienten erhobenen Befunde weitgehend bestätigt *(Cloninger et al. 1993).* Methodenkritisch führen sie an, dass ihre Diagnose der Persönlichkeitsstörungen lediglich auf Selbstbeurteilungen basierte, ohne eine standardisierte psychiatrische Untersuchung vorzunehmen. Auch die Ergebnisse fielen nicht in jeder Hinsicht erwartungskonform aus. So differenzierte Schadensvermeidung trotz statistischer Signifikanz keineswegs deutlich zwischen den Clustern der Persönlichkeitsstörungen, zudem waren die Korrelationen durchweg niedrig. Selbsttranszendenz korrelierte erwartungswidrig mit psychischen Störungen nicht negativ, im Übrigen fiel der prädiktive bzw. prognostische Wert der Temperamentsdimensionen eher gering aus.

Eine weitere zentrale Forschungsfrage war, ob die Temperaments- und Charakterdimensionen als Vulnerabilitäts- bzw. Prognosefaktoren für die Entstehung und den Verlauf psychischer Störungen, insbesondere affektiver Störungen mit Schwerpunkt Depression verifiziert werden können.

Cloninger bezieht sich hierbei u. a. auf die Züricher Langzeitstudie, in der 6.315 Männer vor Eintritt in den Militärdienst und 12 Jahre später hinsichtlich des Auftretens und des Verlaufs psychischer Störungen untersucht worden waren *(Angst u. Clayton 1986)*. Bei den 19 als depressiv diagnostizierten »Fällen« wurden hierbei deutlich höhere Werte auf der Skala »autonome Labilität« des *Freiburger Persönlichkeits-Inventars (FPI; Fahrenberg et al. 1989)* gemessen, die nach Cloninger mit Schadensvermeidung und niedriger Selbstlenkungsfähigkeit assoziiert sind. Darüber hinaus wies diese Subgruppe hohe Aggressionswerte (*FPI-Skala*) auf, die seiner Ansicht nach mit starkem Neugierverhalten und niedriger Kooperativität in Verbindung stehen. Die prämorbide Persönlichkeit dieser depressiven Probanden wurde als aufbrausend und rachsüchtig beschrieben. Diese Merkmale fanden sich auch bei den Männern, die sich im späteren Verlauf suizidierten oder bei denen eine psychopathische (antisoziale oder Borderline-)Persönlichkeitsstörung diagnostiziert wurde. Somit kommt Aggressivität eine wichtige Bedeutung für die Prognose von Depression und Suizidalität zu. Dies gilt jedoch nicht für alle Depressiven, sondern offensichtlich nur für eine Subgruppe *(Joyce et al. 2003)*.

Von *Akiskal et al. (1995)* stammt ein weiterer Hinweis zur prognostischen Bedeutung von Cloningers Temperaments- und Charakterdimensionen. Depressive Patienten mit emotionaler Labilität, vermehrter Aktivität und Tagträumen wechselten häufiger zu einer Bipolar-II-Störung und waren durch höhere Werte in Kooperativität als Teil der von Cloninger so bezeichneten zyklothymen Charakterkonfiguration charakterisiert.

In einer weiteren Studie bei Patienten mit ausgeprägter Major-Depression und ihren gesunden Zwillingen konnte das Erkrankungsrisiko durch hohe Werte der Schadensvermeidung und niedrige der Selbstlenkungsfähigkeit vorhergesagt werden *(Farmer et al. 2003)*, demgegenüber reduzierte Neugierverhalten das Erkrankungsrisiko, Beharrungsvermögen, Kooperativität und Selbsttranszendenz beeinflussten das familiäre Risiko für eine depressive Störung demgegenüber nicht.

Der prädiktive Stellenwert der Temperaments- und Charakterdimensionen für Depressionen wurde in einer Follow-up-Studie (zwölf Monate) an einer repräsentativen Stichprobe der Allgemeinbevölkerung (N = 631) untersucht (Cloninger et al. 2006). Die depressive Symptomatik wurde mit der Allgemeinen Depressionsskala (*Center for Epidemiological Studies Depression Scale [CES-D]*) erhoben (Myers u. Weissmann 1980), für das eine ausreichende Sensitivität sowie hohe Spezifität für die Diagnose einer Major- oder Minor-Depression nachgewiesen ist. Zum Baseline-Zeitpunkt wurde bei 66 Personen eine Minor-Depression, bei 98 eine Major-Depression diagnostiziert. Die TCI-Dimensionen erwiesen sich im Ein-Jahres-Zeitraum als recht stabil (r =.78 bis.85), was für die theoretisch behauptete Stabilität des Temperaments- und Charakterkonstrukts spricht. Die depressive Stimmung zeigte sich demgegenüber als nur mäßig stabil (.62). Die Depressionswerte der Baseline-Messung erklärten 39 % der Depressionswerte im Follow-up, die wiederum mit zusammen 44 % durch hohe Werte der Schadensvermeidung, niedrige Selbstlenkungsfähigkeit und hohe Werte des Beharrungsvermögens vorhergesagt werden konnten.

Unter Berücksichtigung ihrer Varianz konnten 52 % der Gesamtvarianz durch die Selbstlenkungsfähigkeit und Schadensvermeidung erklärt werden. Schadensvermeidung und Selbstlenkungsfähigkeit können nach Auffassung der Autoren somit als Vulnerabilitätsprädiktoren für eine Major-Depression gelten.

In einer weiteren Studie korrelierte niedrige Kooperativität mit aktuellen Depressionswerten, nicht jedoch mit später auftretenden manifesten Depressionen *(Farmer et al. 2003)*. Methodenkritisch führen die Autoren allerdings an, dass ihre

Stichprobe, bedingt durch die niedrigen Ausgangswerte des Neugierverhaltens, als nicht repräsentativ anzusehen ist. Der zusätzliche prädiktive Wert der *TCI-Skalen* fiel auch im Vergleich zu den Depressionswerten gering aus.

Conrad et al. (2009 a) zeigten an 339 Patienten mit Major-Depression, dass die *TCI-Skalen* signifikant mit weiteren psychopathologischen Merkmalen der Depression korrelierten. Schadensvermeidung erwies sich hierbei als guter Prädiktor für Somatisierung, phobische und allgemeine Ängstlichkeit (*SCL-90-R*; *Derogatis 1977*; *HAMA*; *Hamilton 1959*). Eine niedrige Selbstlenkungsfähigkeit erwies sich als starker Prädiktor für Zwanghaftigkeit und Depressivität *(SCL-90-R; Derogatis 1977; HAMD; Hamilton 1960)* sowie interpersonale Sensitivität und Psychotizismus. Niedrige Kooperativität konnte als deutlichster Prädiktor für Feindseligkeit und paranoides Denken bestätigt werden.

Die *TCI*-Dimensionen sind in bedeutsamer Weise auch mit anderen psychopathologisch relevanten Merkmalen der Depression assoziiert, wie sie im Alexithymie-Konzept *(Nemiah u. Sifneos 1970)* zusammengefasst sind.

Des Weiteren waren bei 394 ambulanten Patienten mit Major-Depression hohe Werte der Schadensvermeidung deutlich mit der Anzahl von Suizidversuchen korreliert, während Suizidgedanken mit niedrigen Werten der Selbstlenkungsfähigkeit und höheren der Selbsttranszendenz assoziiert waren *(Conrad et al. 2009 b)*. Danach repräsentieren Cloningers Temperamentsdimensionen eher emotionale Merkmale, während seine Charakterdimensionen eher die kognitiven Merkmale der Persönlichkeit abbilden.

Die Bedeutung von Cloningers Temperamentsdimensionen für den Verlauf depressiver Stimmungen in der Allgemeinbevölkerung konnten *Farmer u. Seeley (2009)* in ihrer Vier-Jahres-Studie an einer repräsentativen Bevölkerungsstichprobe (N = 5591) nachweisen. Die Depressionswerte wurden mit dem *CES-D*, die Temperamentswerte mit dem *TCI-R* erfasst. Drei von sieben *TCI-R*-Dimensionen erwiesen sich hierbei als initial signifikant mit depressiver Stimmung korreliert. Lediglich Schadensvermeidung konnte als positiver Prädiktor einer depressiven Stimmung zum zweiten Untersuchungszeitpunkt nachgewiesen werden. Bei Personen mit niedrigen Depressionswerten zu Studienbeginn und mäßigen bis höheren Depressionswerten zum Nachuntersuchungszeitpunkt waren Belohnungsabhängigkeit, Selbstlenkungsfähigkeit und Kooperativität geringer ausgeprägt, als bei solchen, die zu beiden Testzeitpunkten niedrige Depressionswerte aufwiesen.

Personen mit mäßigen bis hohen Depressionswerten wiesen im Vergleich zu solchen mit niedrigen Werten zu beiden Zeitpunkten höhere Werte der Schadensvermeidung und niedrigere Werte der Selbstlenkungsfähigkeit auf.

In einer Therapievergleichsstudie von Antidepressiva vs. Psychotherapie bei ambulanten Patienten (N = 372) mit einer Major-Depression war die Schwere der Depression in beiden Gruppen signifikant positiv mit Schadensvermeidung und negativ mit Selbsttranszendenz korreliert *(Spittelhouse et al. 2010)*.

Die Relevanz der Temperaments- und Charakterdimensionen bei anderen psychischen Störungen wurde ebenfalls untersucht.

In einer finnischen Follow-up-Studie (N = 4349) von über 31 Jahren Dauer waren in einer Untergruppe von 41 Patienten mit Psychosen Belohnungsabhängigkeit und Beharrungsvermögen signifikant mit der Positiv- und Negativsymptomatik auf der *PANSS-Skala (Kay 1987)* korreliert *(Poustka et al. 2010)*. Während eine hohe Ausprägung des Beharrungsvermögens die soziale Anpassungsfähigkeit dieser Patienten deutlich vorhersagte, erwies sich eine ausgeprägte Schadensvermeidung als Prädiktor für ein negatives psychosoziales Outcome.

In einer weiteren Studie wurden an klinisch stabilen Patienten mit der Diagnose einer Schizophrenie oder einer Schizophrenie-Spektrumstörung (N = 61) im Vergleich zu 64 gesunden Kontrollpersonen signifikant höhere Werte der Schadensvermeidung und Selbsttranszendenz sowie niedrigere der Selbstlenkungsfähigkeit und Kooperativität nachgewiesen *(Gonzalez-Torres et al. 2009)*. Verwandte 1. Grades zeigten im Vergleich zu Kontrollpersonen ein geringeres Neugierverhalten sowie eine niedrigere Selbsttranszendenz. Die Autoren bewerten dies als Hinweis auf die mögliche prognostische Bedeutung dieser Temperamentsdimensionen für eine psychotische Erkrankung.

Der mögliche Zusammenhang des Chronic-Fatigue-Syndroms mit Dimensionen des *TCI* wurde bei 38 Patienten im Vergleich zu 42 Kontrollpersonen geprüft. Die Patienten wiesen hierbei höhere Scores der Schadensvermeidung sowie des Beharrungsvermögens auf *(van Campen et al. 2009)*.

Anghelescu et al. (2010) stellten bei 144 alkoholabhängigen, komorbiden Patienten u. a. mit dem *TCI* und einem Standardfragebogen zur Erfassung des fünffaktoriellen Persönlichkeitsmodells *(NEO-FFI)* (► Abschn. 4.4.4, »Der lexikalische Ansatzund das »Big-Five«-Modell der Persönlichkeit«) hohe Werte für Schadensvermeidung, Belohnungsabhängigkeit und Selbsttranszendenz sowie niedrige Werte für Selbstlenkungsfähigkeit und Kooperativität fest. In einer türkischen Stichprobe alkoholabhängiger Patienten (N = 111) bestätigte sich ein Zusammenhang von Alexithymie und Temperamentsdimensionen *(Evren et al. 2008)*. Alexithymiemerkmale korrelierten positiv mit Schadensvermeidung und Selbsttranszendenz, jedoch negativ mit Selbstlenkungsfähigkeit und Kooperativität. In einem logistischen Regressionsmodell wurde die prädiktive Bedeutung von Schadensvermeidung und Selbsttranszendenz für das Auftreten alexithymer Merkmale bestätigt.

6.8.3 Kritische Diskussion

Cloningers Temperaments- und Charaktertheorie ist ein theoretisch ambitionierter, komplexer Entwurf, der genetische, neurobiologische, lern-, entwicklungs-, persönlichkeitspsychologische, psychiatrische und psychotherapeutische Aspekte integriert *(Cloninger 2004)*.

Daher stellt seine Theorie einen beachtenswerten, innovativen Ansatz dar, der nicht nur die Bedeutung des Temperaments als Grundlage menschlicher Existenz hervorhebt, sondern dessen Verknüpfung mit einer lebensgeschichtlichen Entwicklungsperspektive wichtige Impulse für eine zukünftige Temperamentsforschung geben kann.

Cloninger verzichtet bei seiner Temperamentstheorie nahezu vollständig auf eine Rezeption der psychologischen und psychiatrischen Temperamentsforschung. Dies gilt z. B. für die Theorie von Strelau (► Abschn. 4.2.2) oder Eysenck (► Abschn. 4.3.1). Lediglich auf *Gray (1982;* ► Abschn. 4.3.2*)* nimmt Cloninger für seine neurobiologische Theorie Bezug. Somit handelt es sich bei Cloningers Temperamentstheorie um einen weitgehend solitären Entwurf, was nicht ohne Konsequenzen auf die Qualität der Theoriebildung wie auch seiner empirischen Forschung geblieben ist (s. u.).

Cloningers Temperamentsdefinition *(Cloninger 2004, S. 39; Cloninger et al. 1993, S. 977)* entspricht in ihren Kernaussagen durchaus anderen international anerkannten Temperamentsdefinitionen für das Kindes- bzw. Erwachsenenalter *(z. B. Goldsmith et al. 1986, S. 524; Shiner et al. 2012; Strelau 1983, S. 117)*, wenn er unter dem Temperament individualtypische, basale, vererbte und weitgehend stabile Reaktionsformen versteht. In seinem hierarchischen Entwicklungsmodell von Temperament und Persönlichkeit *(Cloninger 2004)* gelingt ihm zudem eine im Vergleich zu anderen Autoren (z. B. Eysenck) eindeutige, inhaltlich nachvollziehbare Abgrenzung von Temperament und Persönlichkeit, indem er Persönlichkeit als durch den menschliche Willen wie auch psychosoziale Einflüsse bestimmt begreift. Gezielt greift er hierbei auf Kants Diktum der Entscheidung von Temperament und Charakter zurück *(Kant 1798, S. 285;* ► Abschn. 2.2*)*.

Unter Bezugnahme auf zahlreiche psychologische wie psychotherapeutische Autoren kann Cloninger nachvollziehbar begründen, wie sich menschliche Entwicklung auf dem Boden des Temperaments vollzieht.

Sein Modell erlaubt sowohl für das Temperament wie auch die Persönlichkeit eine Ableitung von gezielten Hypothesen hinsichtlich der Voraussetzungen für gelungene Entwicklungsprozesse wie auch für psychische Störungen. Dies gilt z. B. für den Zusammenhang von Temperamenten mit extremer Merkmalsausprägung und Persönlichkeitsstörungen.

Cloningers inhaltliche Definition seiner Temperamente erweist sich jedoch als in mehrfacher Hinsicht problematisch. Die Beschränkung der Bandbreite temperamentsassoziierter Emotionen auf *»Furcht, Ärger und Ekel« (Cloninger 2004, S. 39)* ist inhaltlich schwer nachzuvollziehen. Cloninger lässt eine Begründung dafür vermissen, warum ausgerechnet diese drei Emotionen das

Temperament charakterisieren sollen. An dieser Stelle wird die Problematik der fehlenden Rezeption auch der historischen Temperamentsforschung durch Cloninger offensichtlich. Diese hätte deutlich gemacht, dass weniger die genannten als vielmehr ganz andere Emotionen wie z. B. Trauer bzw. Melancholie oder Euphorie bis heute als zentral für die Temperamentsdefinition angesehen werden. Theorieimmanent fehlt für die von Cloninger später eingeführte vierte Temperamentdimension (Beharrungsvermögen) eine unabhängige zugrunde liegende Emotion, stattdessen leitet Cloninger diese lediglich als Ergebnis faktorenanalytischer Überlegungen ab.

Zudem folgt Cloninger bei der Definition seiner Temperamentsdimensionen nicht mehr seiner eigenen Temperamentsdefiniton mit der Betonung formaler Verhaltensmerkmale und entscheidet sich – ähnlich wie Eysenck – für rein inhaltliche Merkmale. Hierbei fällt die ausgesprochen hohe Bandbreite bzw. Heterogenität der Merkmalsdefinition seiner Temperamentsdimensionen auf. Diese erschwert eine eindeutige inhaltliche Einordnung des jeweiligen Temperaments (»Augenscheinvalidität«). Diese Problematik zeigt sich umso deutlicher bei Cloningers Temperamentstypen 2. Ordnung *(Cloninger et al. 1994; Goth u. Schmeck 2009, S. 36; Svrakic et al. 2002)*. So sollen Eysencks Faktoren Extraversion und Neurotizismus (▶ Abschn. 4.3.1) jeweils zwei Cloninger-Dimensionen mit polarer Merkmalsausprägung entsprechen. Dies bedeutet, dass Cloningers Temperamentsdimensionen in Eysencks faktorenanalytischem Modell als Faktoren 1. Ordnung anzusehen wären, aus denen sich somit weder eine zusätzliche deskriptive noch explikative Wertigkeit ergibt. Eysencks Faktoren sind zudem vergleichsweise empirisch fundierter, da sie faktorenanalytisch begründet sind.

Für den von Cloninger angestellten Vergleich mit der antiken Typologie ist festzustellen, dass sich für Cloningers Dimensionen ebenfalls keine zusätzliche deskriptive noch explikative Wertigkeit ergibt. Die antike Typologie weist nicht nur eine höhere inhaltliche Plausibilität sowie »Augenscheinvalidität« im Mainstream der Temperamentsforschung auf, Cloningers Zuordnung seiner Dimensionen erscheint inhaltlich schwer nachvollziehbar (z. B. Melancholie).

Cloningers Fragebogen *TCI* bzw. *TCI-R* weisen im Vergleich zu denen von Strelau (▶ Abschn. 4.2.2, »Die Theorie von Strelau – Theoretische Grundlagen und empirische Forschung«), Eysenck (▶ Abschn. 4.3.1, »Theoretische Grundlagen und empirische Forschung«) oder von Zerssen (▶ Abschn. 5.4.1) nur eine mäßige psychometrische Qualität auf. Cloningers Vernachlässigung der psychometrischen Qualitätssicherung zeigt sich z. B. darin, dass er erst 20 Jahre nach Einführung seines Fragebogens Daten zur Reliabilität und Validität nachlieferte. Obwohl der *TCI* von Anfang an für die Untersuchung des allgemeinen Temperaments vorgesehen war, wurden bei seiner Einführung lediglich Daten aus einer einzigen psychiatrischen (!) Stichprobe untersucht.

Cloningers Forschungsinteresse galt insbesondere dem Zusammenhang von Temperaments- und Charaktermerkmalen mit psychischen Störungen.

Hierbei beachtete Cloninger das Problem möglicher methodischer Artefakte bei der Untersuchung von Temperamentsdimensionen bei Patienten mit psychischen Störungen (vgl. von Zerssen, ▶ Abschn. 6.6). Da seine Fragebogen Selbsteinschätzungen der Patienten erfassen, ist bei florider psychischer Symptomatik eine verzerrte Wahrnehmung des prämorbiden Temperaments möglich bzw. wahrscheinlich. Da in den meisten Studien die Validität der Patientenselbstauskünfte nicht gesichert ist (z. B. Remission der klinischen Symptomatik bei Untersuchung, Fremdanamnese), müssen die vorliegenden empirischen Befunde zum Zusammenhang von Cloningers Temperamentsdimensionen mit psychischen Störungen zurückhaltend bzw. kritisch bewertet werden. So zeigten sich für Depressionen konsistente Zusammenhänge mit ausgeprägter Schadensvermeidung *(Cloninger et al. 2006; Farmer u. Seeley 2009; Conrad et al. 2009 a, b; Farmer et al. 2003; Spittelhouse et al. 2010)* sowie geringer Selbstlenkungsfähigkeit *(Cloninger 2006; Conrad 2009 a; Farmer u. Seeley 2009; Farmer et al. 2003)*. Diese Befundkonstellation ist inhaltlich insbesondere für die Schadensvermeidung plausibel. Die Bedeutung der Persönlichkeitsdimension der Selbstlenkungsfähigkeit bedarf weiterer Studien bzw. inhaltlicher Interpretation.

Für Psychosen konnten Befunde hinsichtlich der prädiktiven Bedeutung von hoher Schadensvermeidung *(Conrad 2009 a; Gonzalez-Torres et al. 2009)* wie geringer Selbstlenkungsfähigkeit *(Conrad 2009 a; Gonzalez-Torres et al. 2009)* gewonnen werden. Auch diese Forschungsergebnisse müssen durch weitere Studien erhärtet werden. Obwohl die untersuchten depressiven und psychotischen Patientenstichproben beide hohe Werte auf der Dimension Schadensvermeidung aufwiesen, zeichnen sich bedeutsame Unterschiede in den Persönlichkeitsdimensionen des *TCI* ab (▶ Abschn. 6.8.2, »Klinische Forschung«).

Zur Neurobiologie seiner Temperamentsdimensionen hat Cloninger lediglich unter Bezugnahme auf *Gray (1982)* seine Neurotransmitterhypothese vorgelegt, der jedoch keine konsequente Forschung folgte. Stattdessen ließ er diese im Wesentlichen von der Erstpublikation *(Cloninger 1986)* bis in neuere Publikationen hinein unverändert und bezeichnete sie als spekulative Idee *(Svarkic et al. 2002)*.

In Anbetracht der Komplexität der Einzelmerkmale der jeweiligen Temperamente wie auch der Komplexität und Interaktion von Neurotransmitterprozessen im ZNS *(Henning u. Netter 2005)* ist Cloningers Hypothese, aus der Annahme einer jedem Temperament zugeordneten Neurotransmitteraktivität spezifische, belastbare Hypothesen ableiten zu können, als verkürzt zu sehen. Für die neurobiologische Forschung von Cloningers Temperamentsdimensionen wären demgegenüber differenziertere Hypothesen zu den beteiligten Neurotransmittern und deren Aktivitätsniveau abzuleiten und empirisch zu überprüfen.

Demgegenüber konnten mit Neuroimaging-Verfahren zahlreiche ZNS-Korrelate von Cloningers Temperamentsdimensionen nachgewiesen werden. Unter Berücksichtigung der o. g. Kritik an Cloningers Temperamentskonstrukt selbst, der Problematik der psychometrischen Schwächen von *TCI* bzw. *TCI-R* sowie der Problematik methodischer Artefakte handelt es sich hier offensichtlich um ein zukunftsträchtiges neuropsychiatrisches Forschungsfeld der Temperamentsforschung.

Cloningers Temperamentstheorie konnte sich in der psychiatrischen Temperamentsforschung etablieren und eine beachtliche Popularität gewinnen. Dies überdeckt allerdings nicht nur ihre zahlreichen theoretischen sowie methodischen Schwächen, die zu einem erheblichen Anteil der Tatsache geschuldet sind, dass Cloninger von vorneherein auf eine explizitere Einbettung seiner Theorie im Mainstream psychologischer wie psychiatrischer Temperamentsforschung verzichtete.

Synopsis der Temperamentstheorien und -forschung

Reinhard J. Boerner

R. J. Boerner, *Temperament*, Psychotherapie: Praxis,
DOI 10.1007/978-3-642-39505-5_7, © Springer-Verlag Berlin Heidelberg 2015

7.1 Ableitung einer theorieübergreifenden Temperamentsdefinition

Die Rezeption der historischen und zeitgenössischen psychologischen wie psychiatrischen Temperamentsforschung bestätigt eindrucksvoll, dass zum Temperament eine umfangreiche, differenzierte und fundierte theoretische wie empirische Forschung vorliegt, die zudem eine beispiellose Kontinuität von der Antike bis heute aufweist.

Im Unterschied zu dem weit verbreiteten Missverständnis von Temperament als einer wiederholten unwissenschaftlichen Kategorie konnte schlüssig gezeigt werden dass es sich hierbei um ein wissenschaftlich unbegründetes Vorurteil handelt.

Für die wissenschaftliche Wertigkeit des Temperaments ist in Anbetracht der Heterogenität von Temperamentstheorien hinsichtlich ihrer zeitlichen wie fachlichen Zuordnung sowie ihrer zugrunde liegenden Methodik die Begriffskohärenz ein wesentliches Bestimmungsmerkmal. Ausgehend von einer Übersicht von Temperamentsdefinitionen der in diesem Buch diskutierten Temperamentstheorien soll zunächst die Frage beantwortet werden, inwiefern eine solche Kohärenz überhaupt besteht (siehe hierzu ◘ Tab. 7.1, ◘ Tab. 7.2, ◘ Tab. 7.3, ◘ Tab. 7.4, ◘ Tab. 7.5).

Aus dem Theorievergleich können folgende Basismerkmale des Temperaments abgeleitet werden (► Übersicht »Basismerkmale des Temperaments«).

Basismerkmale des Temperaments

- Das Temperament bildet die Grundlage menschlichen Verhaltens.
- Das Temperament beschreibt in erster Linie die formalen Aspekte des Verhaltens (z. B. Geschwindigkeit, Reaktionsstärke, Verhaltensänderung).
- Das Temperament beinhaltet emotionale Merkmale.
- Temperamentsdimensionen sind bereits von früher Kindheit an beobachtbar und stellen eine lebenslange Disposition für Verhalten dar.
- Temperamentsdimensionen sind biologisch bzw. genetisch verankert.
- Temperamentsdimensionen sind weitgehend veränderungsstabil, jedoch modifizierbar.
- Temperamentsdimensionen lassen sich eindeutig von Persönlichkeits- und anderen Verhaltensmerkmalen abgrenzen (inhaltliche und kognitive Merkmale, Einstellungen, Ziele und Werte).

Zieht man die Heterogenität der aufgeführten Temperamentstheorien hinsichtlich ihrer Zugehörigkeit zu unterschiedlichen Fachrichtungen wie historischen Zeitabschnitten, der Unterschiedlichkeit ihrer theoretischen sowie methodischen Grundlagen, ihrer Bezogenheit auf unterschiedliche Altersgruppen und Regionen in Betracht, so ist die hohe Kohärenz der Temperamentsdefinitionen hervorzuheben. Unter Bezug auf *Herrmann (1976)* spricht dieser Übereinstimmungsgrad der Definitionen für die hohe Konstruktvalidität des Temperaments. Diese ist auch im Vergleich beispielsweise zur Heterogenität von Persönlichkeitsdefinitionen *(Amelang et al. 1981/2006)* oder des Emotionsbegriffs *(Izard 2007)* hervorzuheben und unterstreicht die wissenschaftliche Wertigkeit des Temperaments.

7.2 Temperamentstheorien im Vergleich

7.2.1 Annäherung an eine ideale Temperamentstheorie

Im Folgenden soll diskutiert werden, inwieweit die gängigen psychologischen wie psychiatrischen Temperamentstheorien dem Anforderungsprofil an eine »ideale« Temperamentstheorie entsprechen und sie sich daher als theoretische Orientierung für Klinik, Forschung und Praxis eignen.

Auf der Grundlage der in ► Abschn. 7.1 genannten Temperamentsdefinition lassen sich für diesen Vergleich mehrere Prüfkriterien nennen (► Übersicht »Prüfkriterien zum Vergleich wichtiger Temperamentstheorien«).

Tab. 7.1 Frühe Temperamentsdefinitionen (► Kap. 2)

Autor	Temperamentsdefinition
Hippokrates (ca. 460–375 v. Chr.); Galenos von Pergamon (130–200 n. Chr.)	Beschreibung von vier Temperamentstypen: Sanguiniker, Phlegmatiker, Choleriker und Melancholiker; Zuordnung zu spezifischen Körpersäften (Säftelehre)
Stahl (1723)	»Dannenhero ist nach unserer Meynung das Temperament eine gehörige Verhältniß der festen und flüssigen Theile des Cörpers gegen einander, wodurch in allen beyden die gebührende Bewegung, Reinigung und Erhaltung durch Ab- und Aussonderungen in den flüssigen, und in den festen die gehörige Biegsamkeit erhalten wird. Und eben hiervon leiten wir die verschiedenen Arten der Temperamenten her, deren einige trocken, wie das cholerische, und melancholische, andere feuchte, als das sanguinische und phlegmatische sind: Welches nicht von dem Unterschiede der Mischung kommt« *(Stahl 1723, S. 27–28)*.
Von Haller (1753)	Differenzierung von Irritabilität als physiologische Erregungsantwort von Sensibilität als Empfindungs- und Reizleitungsantwort der Nerven. Temperament als wesentliche Kategorie zur Beschreibung und Erklärung menschlichen Verhaltens. Temperament als Ergebnis der Wechselwirkung von Stärke, Reizbarkeit und Empfindlichkeit der Nerven *(Kirchner u. Michaelis 1907, S. 622–625)*.
Kant (1798)	Naturell und Temperament zeigen an, »was sich aus den Menschen machen lässt« *(Kant 1798, AA VII, S. 285)*. Temperament als körperliche Konstitution; Differenzierung der Temperamente des Gefühls und der Tätigkeit; Beschreibung von vier Temperamenten (sanguinisch, melancholisch, cholerisch, phlegmatisch).
Heinroth (1822)	»Das Temperament ist demnach gleichsam die Temperatur des Lebens, die sich in der Beschaffenheit der Empfänglichkeit und des Reactionsvermögens zeigt, und theils organisch, theils psychisch begründet ist« *(Heinroth 1822, S. 133)*.
Carus (1853/1857)	Sechs Temperamente als Bindeglied zwischen Konstitution und »geistigen Anlagen«, als das besondere Verhältnis der »einzelnen niedern organischen Lebensformen, zu dem der höhern des Seelenlebens« *(dto., S. 32)*.

Tab. 7.2 Psychoanalytische Temperamentsdefinitionen (► Kap. 3)

Autor	Temperamentsdefinition
Jung (1921; 1925; 1936)	Introversion vs. Extraversion »gegründet auf dem Felsboden des angeborenen Temperamentes« *(Jung 1925, S. 566)*. »Sogenannte Typen, oder – wie man sie früher nannte – Temperamente« *(Jung 1936, S. 587)*. »Unzweifelhaft hat Galenos das Verdienst, eine seit 1800 Jahren bestehende psychologische Klassifikation menschlicher Individuen geschaffen zu haben, eine Klassifikation, die sich auf wahrnehmbare Unterschiede der Emotionalität oder Affektivität gründet« *(Jung 1925, S. 552)*.
Kernberg (Kernberg u. Levy 2011)	Temperament als »die wichtigste Brücke zwischen biologischen und psychischen Persönlichkeitsmerkmalen« *(Kernberg u. Levy 2011, S. 286)*. Temperament ist »die angeborene, größtenteils genetische Veranlagung für bestimmte Reaktionen auf Umweltreize, insbesondere für die Intensität, den Rhythmus und die Schwelle affektiver Reaktionen« *(Kernberg u. Levy 2011, S. 286)*.

Tab. 7.3 Psychologische Temperamentsdefinitionen (► Kap. 4)

Autor	Temperamentsdefinition
Wundt (1874; 1893)	»Individuelle Dispositionen der Seele zur Entstehung der Gemüthsbewegungen« *(Wundt 1893, S. 519)*. Vierteilung der Temperamente nach der Stärke sowie Schnelligkeit des Wechsels der Gemütsbewegungen.
Heymans u. Wiersma (1906–1918)	Drei Hauptdimensionen: Emotionalität bzw. emotionale Instabilität, Aktivität (allgemeine Dynamik) sowie ein bipolarer Faktor mit der Dominanz der sog. Primär- oder Sekundärfunktion. Ableitung von acht Temperamentstypen *(Heymans u. Wiersma 1909, S. 6)*.
Pawlow (1927; 1935 a)	»Das Temperament ist die allgemeinste Charakterisierung jedes einzelnen Menschen, die grundlegendste Charakterisierung seines Nervensystems, und es gibt der gesamten Tätigkeit jedes Individuums ein ganz bestimmtes Gepräge« *(Pawlow 1927, S. 351)*. »Unser erregbarer Typ ist das Cholerische, unser hemmbarer das melancholische Temperament. Den zwei Formen des zentralen Typs würden das phlegmatische und sanguinische Temperament entsprechen« *(Pawlow 1927, S. 351)*.
Teplov (1956–1967); Nebylitsyn (1968; 1974)	Temperament bezeichnet angeborene, weitgehend veränderungsstabile Merkmale des ZNS mit vier Dimensionen: Stärke der Erregung, Mobilität, Labilität und Dynamik.
Rusalov (1979; 1989)	»Gesamtheit der normalen Verhaltenscharakteristika in Unterscheidung von der Gesamtheit der inhaltlichen Merkmale, die Persönlichkeitseigenschaften bestimmen.« *(Rusalov 1989, S. 817)*. Temperamentsmerkmale: formale Charakteristika; Aspekte des Verhaltens; zeigt sich in allen Verhaltensweisen; ist seit der Kindheit präsent; Mobilität über die Lebensspanne; enge Beziehung zu Systemen; genetisch bestimmt.
Strelau (1983)	»Temperament bezieht sich auf grundlegende, relativ stabile Persönlichkeitseigenschaften, die sich hauptsächlich in den formalen (energetischen und zeitlichen) Charakteristika der Reaktionen und des Verhaltens ausdrücken. Diese Eigenschaften sind schon in der frühen Kindheit gegenwärtig, finden ihre Entsprechung bei Tieren. Primär determiniert durch angeborene biologische Mechanismen ist das Temperament Veränderungen bedingt durch die Reifung und individuell spezifische Genotyp-Umweltwechselwirkungen unterworfen.« *(Strelau 1983, S. 117)*.
Eysenck (1953/1970) Eysenck u. Eysenck (1985)	Persönlichkeit ist als »die mehr oder weniger feste und überdauernde Organisation des Charakters, des Temperaments, des Intellekts und der Physis eines Menschen [aufzufassen], die Organisation determiniert seine einzigartige Anpassung an die Umwelt.« *(Eysenck 1953/1970, S. 2)*. »Temperament, das sind die nichtkognitiven Aspekte der Persönlichkeit« *(Eysenck u. Eysenck 1985, S. 353)*.
Guilford (1959/1964)	»Die Persönlichkeit eines Individuums [ist] seine einzigartige Struktur von Persönlichkeitszügen (Traits)« *(Guilford 1959/1964, S. 6 ff.)*; Temperament ist ein Trait unter anderen.
Gray (1981; 1991)	»Temperament bezieht sich auf individuelle Unterschiede in den Prädispositionen für einzelne Arten von Emotionen. Emotionen sind Zustände des Zentralnervensystems, die durch Verstärken der Ereignisse hervorgerufen werden. Verstärker ist irgendein Stimulus (oder mehrkomplexes Ereignis), der, sofern er kontingent auf eine Antwort erfolgt, die zukünftige Wahrscheinlichkeit des Auftretens dieses Antwortverhaltens erhöht.« *(Gray 1991, S. 106–107)*.
Mehrabian (1980; 1991)	Emotionale Temperamentstheorie: »Emotionen dienen als vermittelnde Variablen zwischen situativen und Persönlichkeitsvariablen auf der einen Seite und spezifischen Verhaltensvariablen, z. B. Handlungen, Verbalisationen auf der anderen Seite.« *(Mehrabian 1991, S. 75)*; Temperament ist ein charakteristischer emotionaler Zustand (State) oder ein emotionales Merkmal (Trait).

■ **Tab. 7.3** Fortsetzung

Autor	Temperamentsdefinition
Zuckerman (1979)	»Sensation Seeking ist ein Trait, definiert als das Bedürfnis nach unterschiedlichen neuartigen und komplexen Eindrücken und Erfahrungen und die Bereitschaft, körperliche und soziale Risiken für solche Erfahrungen einzugehen.« *(Zuckerman 1979, S. 10).*
Asendorpf (2007)	»Unter dem Temperament einer Person werden ihre individuellen Besonderheiten in Formaspekten ihres Verhaltens verstanden unter Ausschluss manischer Formaspekte intelligenten Handelns. Hier nämlich Besonderheiten in den »3-A der Persönlichkeiten«: Affekt, Aktivierung, Aufmerksamkeit. Diese Formenaspekte werden letztlich in Parametern von Erregungs- und Hemmungsprozessen auf neurophysiologischer Basis gesucht. Die Parameter werden als wissensunabhängig aufgefasst.« *(Asendorpf 2007, S. 178).*
Thomas u. Chess (1977 a; b)	»Phänomenologischer Begriff, beinhaltet keine Implikation hinsichtlich Ätiologie oder Unveränderbarkeit« *(Thomas u. Chess 1977, S. 9).* Temperament erklärt interindividuelle Verhaltensunterschiede bei Kindern; Temperamentsdimensionen (Aktivität, Tagesrhythmus, Annäherung oder Rückzug, Anpassungsfähigkeit, sensorische Reizschwelle, Reaktionsintensität, Stimmungslage, Ablenkbarkeit, Aufmerksamkeit und Durchhaltevermögen [Beharrlichkeit]).
Buss u. Plomin (1975; 1984)	Angeborene Persönlichkeitsmerkmale, die innerhalb der ersten zwei Lebensjahre nachgewiesen werden, entscheidend genetisch bestimmt; drei Temperamentsfaktoren: Emotionalität, Aktivität und Geselligkeit.
Rothbart u. Derryberry (1981); Rothbart (1991)	Komplexe, entwicklungsabhängige Interaktion von Reaktivität, Selbstregulation und Wille *(Rothbart 1991, S. 7).*
Kagan (1989 a; b; 1994)	Angeborenes Verhaltensprofil, schon in früher Kindheit nachweisbar, durch Umwelteinflüsse modifizierbar; Temperamentsdefinition Gehemmtheit vs. Ungehemmtheit.
Goldsmith und Campos (1982; 1986)	Emotionale Temperamentstheorie: Temperament ist gleichzusetzen mit positiven und negativen Emotionen, stark genetisch determiniert.
Goldsmith et al. (1987)	»Temperament besteht aus relativ beständigen Basiseigenschaften einer Person, die den Ausdruck von Aktivität, Reaktivität, Emotionalität und Geselligkeit bestimmen und modulieren. Die Hauptelemente des Temperaments sind in der frühen Phase des Lebens erkennbar, und solche Elemente sind wahrscheinlich stark durch biologische Faktoren beeinflusst. Wenn die Entwicklung fortschreitet, wird der Ausdruck des Temperaments zunehmend stark durch Erfahrung und die Umwelt beeinflusst.« *(Goldsmith et al. 1987, S. 524).*
Oerter u. Montada (2008)	Basis der menschlichen Persönlichkeit mit drei Faktoren: positiver Affekt und Annäherung, negativer Affekt sowie die aktive Bemühung um Kontrolle.

■ **Tab. 7.4** Definitionen zu Körperbau und Temperament (▶ Kap. 5)

Autor	Temperamentsdefinition
Kretschmer (1921)	»Der Ausdruck Temperament endlich ist für uns zunächst noch kein geschlossener Begriff, sondern ein heuristisches Kennwort […] Richtungspunkt für eine wichtige Hauptdifferenzierung der biologischen Psychologie« *(Kretschmer 1921, S. 185).* Temperamente greifen »Gefühlstöne gebend, hemmend und antreibend« *(dto.)* in das Triebwerk der »seelischen Apparate« *(dto.)* ein. Sie nehmen Einfluss auf vier »seelische Qualitäten« *(dto.)*: Psychästhesie, die Stimmungsfarbe, das psychische Tempo sowie die Psychomotilität. »Im großen biologischen Rahmen betrachtet aber sind die endogenen Psychosen nichts anderes als pointierte Zuspitzungen normaler Temperamentstypen« *(dto., S. 91).*
Sheldon u. Stevens (1942)	Temperament als Teil der menschlichen Konstitution. Drei Körperbaukomponenten entsprechen drei Temperamenten (Viscerotonie, Somatotonie, Cerebrotonie).

Tab. 7.5 Psychiatrische Temperamentsdefinitionen (▶ Kap. 6)

Autor	Temperamentsdefinition
Gross (1902)	Theorie der Sekundärfunktion: Konstitutionell begründeter Gegensatz zweier (Temperaments- bzw.) Charaktertypen: Typ mit verflacht-verbreitertem Bewusstsein vs. Typ mit verengt-vertieftem Bewusstsein
Kraepelin (1913); Kraepelin u. Lange (1927)	Temperament ist »der Ausdruck der Ablaufsweise und des Stimmungshintergrundes des seelischen Geschehens« *(Kraepelin u. Lange 1927, S. 270)*; »Dem Temperament weist man nunmehr vorwiegend die formalen Seiten der Persönlichkeit zu, wie sie hauptsächlich schon den vier Temperamenten der alten zugrunde lagen. Rasche und langsame Ablaufsweise des seelischen Geschehens, schwache und starke Gemütsbewegungen, aber auch die Grade der Willensherrschaft, die in Gegensatzpaaren energisch und unenergisch, sthenisch und asthenisch Ausdruck finden, und endlich jene der Äußerungsbereitschaft kommen dabei neben der Lebensgrundstimmung in Frage, die sich zwischen heiter und traurig bewegt. Allenthalben gibt es hier von einem Pol zum anderen lückenlose Reihen.« *(Kraeplin u. Lange 1927, S. 281)*.
Ewald (1924)	Der Charakter ist die Struktur, das Temperament die »Beheizung« der Struktur (»Biotonus«).
Shimoda (1932; 1941)	»Immobilithymie«, Typencharakterisierung mit normalpsychologisch und depressiver (melancholischer) Variation (thymopathische Konstitution).
Tellenbach (1961)	Typus melancholicus zur Beschreibung der prämorbiden Persönlichkeit depressiv Erkrankter.
Von Zerssen (1980; 2000)	Das Temperament ist für ihn der »unmittelbar biologisch bedingte Anteil des Charakters« *(von Zerssen 1980, S. 626)*. Kein expliziter Temperamentsbegriff. Charakter (Persönlichkeit) Teil der sog. psychischen Partialkonstitution *(von Zerssen 1980, S. 622ff)*. Beschreibung von sechs prämorbiden Persönlichkeitstypen im Kontext affektiver Störungen *(von Zerssen 2000, S. 236–237)*.
Akiskal (1995); Akiskal et al. (1977; 2002)	Beschreibung von fünf »affektiven Temperamenten« im Kontext der Bipolar-Spektrum-Hypothese; »Affektive Störungen [entwickeln] sich auf dem Boden bestimmter Temperamente, die weitgehend dem entsprechen, was Kraepelin als ‚Grundzustände' bezeichnet hatte« *(Akiskal et al. 2002,S. 264)*; »Affektive Temperamente [stellen] intermediäre Prozesse zwischen genetischer Prädisposition, Entwicklungsfaktoren, Geschlecht, Stressoren auf der einen Seite und klinischen Episoden der Depression auf der anderen Seite [dar]« *(Akiskal 1995, S. 101)*.
Cloninger (2004)	»Temperament wird gewöhnlich definiert als solche Komponenten der Persönlichkeit, die vererbt, entwicklungsstabil, emotionsbasiert und unbeeinflusst durch soziokulturelles Lernen sind«; Temperamentseigenschaften zeigen sich in den »automatischen assoziativen Antworten auf einfache emotionale Stimuli, Unterschiede in den Verhaltensgewohnheiten und emotionalen Antworten, die Furcht, Ekel und Ärger bedingen« *(Cloninger 2004, S. 39)*.

Prüfkriterien zum Vergleich wichtiger Temperamentstheorien

- Begründung einer allgemeinpsychologischen Temperamentstheorie
- Mehrdimensionaler Temperamentsbegriff
- Formale Merkmale des Temperaments ausgewiesen
- Definition von Emotionalität
- Eigene (neuro-)biologische Theorie
- Nachweis genetischer Studien
- Entwicklung theoriekonformer Test-/Prüfverfahren
- Psychometrische Qualität der Test-/Prüfverfahren
- Grundsätzliche Anwendbarkeit auf psychische Störungen
- Validierung bei psychischen Störungen

■ Tab. 7.6 Übereinstimmung ausgewählter Temperamentstheorien mit einer »idealen« Temperamentstheorie

Theoriemerkmale	Temperamentstheorien					
	Strelau (1983; 1998; 2008)	Rusalov (1985; 1989; 2004); Rusalov u. Trofimova (2007)	Eysenck (1970); Eysenck u. Eysenck (1985); Eysenck et al. (1997)	Cloninger (1987; 1994; 2004); Cloninger et al. (1993)	von Zerssen (1977 a; 2000; 2002)	Akiskal (1983; 1994; 1995); Akiskal et al. (1979; 2002)
Allgemeinpsychologische Temperaments-theorie	+	+	+	+	(+)	–
Mehrdimensional	+	+	+	+	+	+
Formale Merkmale des Temperaments ausgewiesen	+	+	–	–	–	–
Definition von Emotionalität	(+)	(+)	+	+	+	+
Biologische Theorie	+	+	+	(+)	–	–
Genetische Studien	+	+	+	+	–	+
Test-/Prüfverfahren	+	+	+	+	+	+
Psychometrische Qualität der Test-/Prüfverfahren	+	+	+	(+)	+	(+)
Anwendbarkeit bei psychischen Störungen	+	+	+	+	(+)	(+)
Validierung bei psychischen Störungen	+	(+)	+	+	+	(+)

+ Kriterium erfüllt; (+) Kriterium teilweise erfüllt; – Kriterium nicht erfüllt

Der in ■ Tab. 7.6 aufgeführte Vergleich bezieht sich auf die in diesem Buch diskutierten Temperamentstheorien. Hier findet sich eine Übersicht über den Übereinstimmungsgrad der diskutierten empirischen temperamentsnahen bzw. Temperamentstheorien mit dem Anforderungsprofil an eine »ideale« Temperamentstheorie.

Aus ■ Tab. 7.6 ist zu entnehmen, dass die Temperamentstheorie von Strelau (► Abschn. 4.2.2) alle Anforderungen an eine »ideale« Temperamentstheorie erfüllt. Strelaus RTT-Theorie ist allgemeinpsychologisch fundiert, mehrdimensional und beinhaltet eine Differenzierung in formale und inhaltliche (emotionale) Merkmale. Die Definition von Emotionalität erfolgt entsprechend der theoretischen Grundlinie jedoch nach ausschließlich formalen Gesichtspunkten.

Strelau konnte für seine Temperamentsdimensionen richtungsweisende neurobiologische, insbesondere genetische Befunde vorlegen. Seine Temperamentsfragebogen *STI, STI-R* sowie *FCB-TI* weisen eine hervorragende psychometrische Qualität auf und gelten ähnlich wie die von Eysenck als »Goldstandard« der internationalen Temperamentsforschung.

Strelaus Temperamentstheorie erlaubt eine Beschreibung dysfunktionaler bzw. störungsrelevanter Temperamentsdimensionen. Zu ihrem Zusammenhang mit Stressphänomenen, psychosomatischen und psychischen Störungen existiert eine umfangreiche empirische Forschung mit eindeutigen Befunden (▶ Abschn. 8.1).

Die Temperamentstheorie von Rusalov (▶ Abschn. 4.2.1, »Die Theorie von Rusalov«) erfüllt im Vergleich zu der von Strelau nicht alle Kriterien. Auch für Rusalovs Theorie gilt, dass seine Definition von Emotionalität theoretisch unbefriedigend bleibt (▶ Abschn. 4.2.1, »Die Theorie von Rusalov – Kritische Diskussion«). Als allgemeinpsychologisch fundierte, mehrdimensionale Temperamentstheorie liegt zu ihr eine eigene biologische Theorie und darauf bezogene Forschung vor. Sein *STQ* erlaubt eine quantifizierende Messung von Temperamentsdimensionen und wurde hinsichtlich seiner guten psychometrischen Qualität bestätigt (▶ Abschn. 4.2.1, »Die Theorie von Rusalov – Theoretische Grundlagen und empirische Forschung«). Grundsätzlich ist Rusalovs Temperamentstheorie auch für die Untersuchung des Zusammenhangs von Temperament und psychischen Störungen geeignet, allerdings liegt zu dieser Thematik bisher nur eine begrenzte Forschung vor.

Die Temperamentstheorie Eysencks ist allgemeinpsychologisch fundiert und mehrdimensional konzipiert. Seine faktorenanalytisch fundierten PEN-Faktoren erlauben allerdings keine Differenzierung in formale und inhaltliche (emotionale) Merkmale wie bei Strelau und Rusalov.

Zu Extraversion und Neurotizismus legte Eysenck eine eigene neurobiologische Theorie vor, die umfassende experimentelle Forschung bestätigte zumindest deren partielle Evidenz. Auch aufgrund ihrer psychometrischen Qualität gelten seine Fragebogen als »Goldstandard« in der internationalen Temperaments- bzw. Persönlichkeitsforschung.

Eysencks PEN-Faktoren erlauben aufgrund ihrer dimensionalen Konzeption eine Anwendung auf unterschiedliche klinische Fragestellungen. Ihre Korrelation mit psychischer Gesundheit, Stress, körperlichen Erkrankungen wie auch psychischen Störungen wurde umfassend bestätigt (▶ Abschn. 8.1).

Von den im psychiatrischen Forschungskontext entstandenen Temperamentstheorien erfüllt die von Cloninger die meisten Kriterien (▶ Abschn. 6.8). Sie ist allgemeinpsychologisch fundiert und mehrdimensional konzipiert. Eine Differenzierung in formale und inhaltliche (emotionale) Merkmale des Temperaments ist jedoch nicht möglich.

Obwohl Cloninger spezifische neurobiologische Hypothesen für seine Temperamentsdimensionen aufstellte, unterblieb eine systematische empirische Forschung. Dennoch konnten durch Neuroimaging-Studien Hinweise auf deren korrelative Zusammenhänge mit Hirnstrukturen und -funktionen gewonnen werden.

Cloningers Fragebogen (*TCI* bzw. *TCI-R*) ermöglichen eine quantitative Erfassung sowohl seiner Temperaments- wie auch Persönlichkeitsdimensionen, allerdings ist deren psychometrische Qualität unbefriedigend (vgl. Eysenck, Strelau).

Cloningers Temperamentsdimensionen eignen sich grundsätzlich für die Erfassung von dysfunktionalen bzw. störungsrelevanten Temperamentsdimensionen. Die vorliegende klinische Forschung unterstreicht deren Bedeutung als Risiko- bzw. Verlaufsparameter bei unterschiedlichen psychischen Störungen, insbesondere Depressionen.

Von Zerssens Theorie der prämorbiden Persönlichkeitstypen ist nicht primär allgemeinpsychologisch, sondern psychiatrisch fundiert, obwohl seine empirischen Studien mit hohen Fallzahlen gesunder Kontrollpersonen eine allgemeinpsychologische Gültigkeit als möglich erscheinen lassen.

Seine prämorbiden Persönlichkeitstypen basieren auf zahlreichen, methodisch sorgfältigen empirischen Studien bei Patienten mit verschiedenen psychischen, insbesondere schizophrenen und affektiven Störungen.

Von Zerssens Typen erlauben keine Differenzierung in formale und inhaltliche (emotionale) Temperamentsmerkmale. Lediglich in seinem dreidimensionalen Modell der prämorbiden Persönlichkeit und aktuellen Psychopathologie *(von Zerssen 2002, S. 156; s. Abb. 12)* greift er die Theorie Janzariks *(Janzarik 1957; 1979; 1988)* mit der Differenzierung in eine dynamische, dem Temperament zuzuordnenden, und eine strukturelle Komponente auf. Eine eigene neurobiologische Theorie und Forschung fehlt bei von Zerssen.

Seine Fragebogen (*F-Liste*; *MPT)* zeichnen sich durch eine mit Eysencks und Strelaus Fragebogen vergleichbare hohe psychometrische Qualität aus. Im Vergleich zu den Fragebogen von Akiskal und Cloninger ist dies besonders hervorzuheben. Für den Forschungskontext ist von Zerssens biographisches Interview-Verfahren *(BPI)* für die Erhebung von prämorbiden Temperaments- bzw. Persönlichkeitsdimensionen hervorragend geeignet.

Zum Zusammenhang seiner prämorbiden Temperaments- bzw. Persönlichkeitstypen mit psychischen Störungen konnte von Zerssen richtungsweisende Befunde erheben, so für den Typus melancholicus mit depressiven Störungen und dem Typus manicus mit Manien bzw. bipolaren affektiven Störungen mit primär manischen Verlaufsformen.

Akiskal versteht seine Temperamentstheorie (▶ Abschn. 6.7) explizit als psychiatrisch fundierte Temperamentstheorie. Da seine fünf Temperamentsdimensionen lediglich als »minore« psychische Störungen aufzufassen sind, verfehlt Akiskals Forschungsansatz das Kriterium einer allgemeinpsychologischen Temperamentstheorie eindeutig. Es fehlt zudem eine Differenzierung in formale und inhaltliche (emotionale) Merkmale.

Auch Akiskal verzichtet auf eine eigene neurobiologische Theorie. Die vorliegende neurobiologische, bisher weitgehend auf genetische Studien fokussierte Forschung konnte allerdings durchaus Nachweise von biologischen Korrelaten seiner Temperamentsdimensionen erbringen (▶ Abschn. 6.7.2, »Epidemiologie, Geschlechterverteilung und Genetik von Temperamenten«).

Sein klinisches Interview (*TEMPS-I*) sowie Fragebogen (*TEMPS-A*) erlauben zwar eine theorieäquivalente quantitative Messung seiner Temperamentsdimensionen, deren psychometrische Qualität wurde allerdings erst in den letzten Jahren, mit einem bisher jedoch eher unbefriedigenden Ergebnis, untersucht.

Akiskal schränkt den Gültigkeitsbereich seiner Temperamentstheorie ausdrücklich auf affektive Störungen ein, eine Generalisierbarkeit auf andere psychische Störungen ist vom theoretischen Ansatz her nicht intendiert, erscheint jedoch grundsätzlich möglich. Aufgrund erheblicher methodischer Defizite der bisherigen empirischen Forschung ist die Validität seiner Temperamentsdimensionen bei affektiven Störungen insgesamt kritisch zu bewerten.

Legt man bei der vergleichenden Beurteilung den Schwerpunkt auf inhaltlich definierte Temperamentsdimensionen, erfüllt Eysencks PEN-Theorie am deutlichsten die Kriterien einer »idealen« Temperamentstheorie.

Legt man den Fokus des Vergleichs allerdings auf verhaltensnahe »Basisfaktoren«, so kann die Theorie Strelaus, gefolgt von der Rusalovs, als die derzeit am besten validierte angesehen werden. Die psychiatrischen Temperamentstheorien weisen vergleichsweise deutliche theoretische und/oder methodische Schwächen auf. Innerhalb dieses Kontextes erweist sich die Theorie von Zerssens als theoretisch, methodisch und empirisch am besten fundiert.

7.2.2 Empirische Forschung

Zur Frage der konvergenten Validität der aufgeführten Temperamentstheorien liegen eine Reihe von methodisch fundierten Studien vor (▶ Kap. 4–6). Diese bestätigten zahlreiche, theoretisch vermutete inhaltliche Zusammenhänge zwischen den einzelnen Temperamentstheorien.

Im Folgenden sollen weitere, besonders aussagekräftige Studien vorgestellt werden, die über den unmittelbaren Vergleich zu einer Referenztheorie auch solche zu anderen Temperamentstheorien zum Gegenstand haben.

In der Studie von *Richards (1986)* wurde Strelaus *PTS* bzw. *STI/STI-R* und Eysencks *EPQ (Eysenck u. Eysenck 1975)* miteinander verglichen. Es ergaben sich folgende Korrelationen ($p<.001$): Extraversion mit »Stärke der Exzitation« (SE) .49, mit Mobilität (M) .59; Neurotizismus mit SE –.50 sowie mit »Stärke der Inhibition« (SI) –.40 sowie mit M –.33; Psychotizismus mit SI –.43. Die Faktorenanalyse bestätigte die oben beschriebenen Zusammenhänge zwischen Extraversion, SE und N sowie Psychotizismus und SI. Zu den gleichen Ergebnissen kamen *Daun et al. 1988.*

In der Studie von *Corulla (1989;* ▶ Abschn. 4.2.2, »Die Theorie von Strelau – Theoretische Grundlagen und empirische Forschung«*)* wurden ebenfalls die theoretisch erwarteten Zusammenhänge zwischen Strelaus *STI* bzw. *PTS* und den Eysenck-Faktoren nachgewiesen.

Strelau u. Zawadzki (1995) untersuchten in mehreren Stichproben die Korrelationen der *FCB-TI* mit Eysencks *EPQ-R*. Es korrelierte Neurotizismus mit »Perseverance« (PE; .60), »Emotionale Reaktivität« (ER; .71) und Ausdauer (EN; –.49). Extraversion korrelierte mit »Briskness« (BR; .31), ER (–.34) sowie EN (.20) sowie »Activity (AC; .72). Psychotizismus korrelierte dagegen mit den Strelau-Skalen in einer Größenordnung von.01 bis max. –.22.

Eine besonders aussagekräftige Studie zur Kreuzvalidierung unterschiedlicher Temperamentstheorien des Kindes- und Jugend- sowie des Erwachsenenalters legten *Strelau u. Zawadzki (1997)* vor. Es wurden verglichen: Temperamentsfragebogen von Thomas u. Chess (▶ Abschn. 4.5.1), Buss u. Plomin (▶ Abschn. 4.5.2), Zuckerman (▶ Abschn. 4.5.3), Rusalov (▶ Abschn. 4.2.1, »Die Theorie von Rusalov«) sowie von Strelau (▶ Abschn. 4.2.2) mit einer polnischen Version des *EPQ-R (Eysenck et al. 1985; Drwal 1995)*. Die Gesamtstichprobe umfasste 1.817 Versuchspersonen des Kindes- und Erwachsenenalters (7 bis 77 Jahre; 903 Frauen bzw. Mädchen, 914 Männer bzw. Jungen) unterschiedlicher Bevölkerungsgruppen, Ausbildungsniveaus und Berufe. Die Ergebnisse finden sich in ◘ Tab. 7.7 *(Strelau u. Zawadzki 1997, S. 81).*

Für Eysencks Psychotizismus zeigte sich nahezu ausschließlich nur eine Übereinstimmung mit Zuckermans »Sensation Seeking« in einer Größenordnung von .25 bis .51 (1 %-Signifikanzniveau). Diesen Befund interpretieren die Autoren dahingehend, dass Psychotizismus im Unterschied zu Extraversion und Neurotizismus nicht als Temperamentsfaktor angesehen werden kann.

Jenseits des umstrittenen Psychotizismusfaktors ließen sich systematische Übereinstimmungen der verschiedenen Temperamentsskalen mit Extraversion und Neurotizismus nachweisen. Allerdings erreichten für Extraversion nur 16 von 37 Korrelationen einen Wert von >.30, nur 4 von >.50! Für Eysencks Neurotizismus erreichten 12 von 37 Korrelationen einen Wert von >.30, 5 einen Wert >.50. Dies bedeutet, dass beide Faktoren – und das nur in wenigen Vergleichen – max. 25 % der Varianz erklären. Der hohe, nicht durch Eysencks Faktoren erklärte Varianzanteil verweist somit auf unabhängige andere Temperamentsdimensionen.

Ruch (1992) überprüfte die aus einem Theorievergleich von Eysenck und Pawlow abgeleiteten hypothetischen Zusammenhänge zugehöriger Temperamentsdimensionen. Hierbei wurde zusätzlich die antike Typologie zugrunde gelegt. Der empirische Vergleich erfolgte mit dem EPQ und STI-R. Die Studie ($n = 373$) bestätigte – bis auf zwei Abweichungen (nur eine hiervon erwartungswidrig) – alle Annahmen (◘ Tab. 7.8).

Ruchs Studie kann somit als Selbstvalidierung sowohl der antiken Typologie von Eysencks Extraversion und Neurotizismus wie auch Pawlows Theorie und der Operationalisierung von Strelau verstanden werden und verweist ebenfalls auf theorieübergreifende gemeinsame Faktoren des Temperaments.

7.3 Integrative Temperamentstheorie – Fakten, Überlegungen, Perspektiven

In Anbetracht der Homogenität unserer Temperamentsdefinition (▶ Abschn. 7.1) sowie der zahlreichen theoretischen wie empirischen Belege für die Kreuzvalidität wichtiger Temperamentstheorien (▶ Abschn. 7.2) stellt sich die Frage, ob sich aus den theoretisch heterogenen Temperamentstheorien eine Taxonomie gemeinsamer Temperamentsdimensionen oder Faktoren ableiten lässt, die den Ausgangspunkt für die Entwicklung einer integrativen Temperamentstheorie bilden könnten.

Tab. 7.7 Korrelation zwischen Extraversion und Neurotizismus mit Skalen anderer Temperamentstheorien. (Adaptiert nach *Strelau u. Zawadzki 1997, S. 81*)

Temperamentsskala	Extraversion	Neurotizismus
EAS-TS (N = 895)		
Sociability (Soc)	.51*	–.14*
Acitivity (Act)	.39*	.01
Fear (F)	–.23*	.56*
Distress (D)	–.25*	.66*
Anger (A)	.04	.47*
DOTS-R (N = 900)		
Activity level-general (A-G)	.33*	–.04
Activity level-sleep (A-S)	.04	.13*
Approach-withdrawal (A-W)	.48*	–.25*
Flexibility-rigidity (F-R)	.29*	–.33*
Mood quality (MQ)	.44*	–.21*
Rhythmicity-sleep (R-S)	–.10*	–.01
Rhythmicity-eating (R-E)	–.01	–.10*
Rhythmicity-daily habits (R-H)	–.03	.03
Distractibility (Dist)	.07	–.13*
Persistence (Pers)	.01	–.09*
SSS-V (N = 534)		
Total	.43*	–.18*
Thrill an adventure seeking (TAS)	.29*	–.23*
Experience seeking (ES)	.27*	–.09
Disinhibition (Dis)	.35*	–.08
Boredom susceptibility (BS)	.29*	–.07
PTS (N = 1.689)		
Strength of excitation (SE)	.40*	–.46*
Strength of inhibition (SI)	–.10*	–.32*
Mobility of CNS processes (MO)	.48*	–.34*
FCB-TI (N = 1.422)		
Briskness (BR)	.30*	–.38*
Perseveration (PE)	–.10*	.59*
Sensory sensivity (SS)	.02	.01
Emotional reactivity (ER)	–.34*	.71*
Endurance (EN)	.21*	–.49*
Activity (AC)	.72*	–.19*

■ **Tab. 7.7** Fortsetzung

Temperamentsskala	Extraversion	Neurotizismus
STQ (N = 174)		
Object-related ergonicity (Er)	.26*	–.03
Social ergonicity (SEr)	.81*	–.16
Object-related plasticity (Pl)	.46*	–.17
Social plasticity (SPl)	.38*	.36*
Object-related tempo (Te)	.56*	–.06
Social tempo (Ste)	.52*	–.04
Object-related emotionality (Em)	–.13	.70*
Social emotionality (SEm)	–.18	.82*

* = Signifikanzniveau p<.01 ; EAS-TS (Buss u. Plomin 1984), DOTS-R (Windle u. Lerner 1986), SSS-V (Zuckermann 1979), PTS (Strelau u. Angleitner 1994), STQ (Rusalov 1989a), FCB-TI (Strelau u. Zawadzki 1993)

■ **Tab. 7.8** Vergleich der vier klassischen Temperamente mit Eysencks Extraversion sowie Pawlows ZNS-Typen, gemessen mit der PTS. (Nach *Strelau u. Angleitner 1994; Ruch 1992, S. 1269*)

Hippocrates-Galen Temperamente	Eysencks Typologie	Pawlows NSPs (PTS-Skala)			
		SE	BA	MO	SI
Melancholiker	Neurotisch introvertiert	Schwach	*Ausgeglichen*	*Sehr langsam*	Schwach
Choleriker	Neurotisch extravertiert	Stark	Unausgeglichen	Langsam	Schwach
Phlegmatiker	Stabil introvertiert	Stark	Ausgeglichen	Langsam	Stark
Sanguiniker	Stabil extravertiert	**Sehr** stark	**Un**ausgeglichen	Beweglich	Stark

Kursivschrift: Die Studienergebnisse waren nicht vorhersehbar; Fettschrift: Die Studienergebnisse stimmten nicht mit der theoretischen Erwartung überein.

Tatsächlich haben bereits führende Temperamentsforscher wie Pawlow (▶ Abschn. 4.2.1, »Die Theorie von Pawlow«), Eysenck (▶ Abschn. 4.3.1), Strelau (▶ Abschn. 4.2.2, »Die Theorie von Strelau«) oder auch Cloninger (▶ Abschn. 6.8.) hierzu z. T. dezidierte Überlegungen angestellt.

Im Folgenden sollen einige Theorievergleiche mit dem Ziel durchgeführt werden, gemeinsame »Basismerkmale« als Grundlage für die Generierung einer integrativen Temperamentstheorie zu identifizieren. Als häufig herangezogene theoretische Bezugskonzepte wurden hierbei die antike Typologie, die Theorie Eysencks und Strelaus sowie entwicklungspsychologische Modelle des Kindes- und Jugendalters herangezogen.

Als Erstes soll ein Vergleich gängiger Temperamentstheorien mit der antiken Typologie hergestellt werden, hierzu dient die Übersicht in ■ Tab. 7.9.

Diese Übersicht bestätigt die zumindest heuristische Evidenz der antiken Typologie als dekriptives Modell der Klassifikation des Temperaments. Ihre phänomenologisch-deskriptive Übereinstimmung mit den aufgeführten zeitgenössischen Temperamentstheorien kann zudem auch als Nachweis ihrer Validierung aufgefasst werden

Tab. 7.9 Vergleich der zeitgenössischen Temperamentstheorien mit den antiken Temperamentstypen

Theorie	Melancholiker	Choleriker	Phlegmatiker	Sanguiniker
Eysenck (Eysenck u. Eysenck 1985, S. 50)	Instabil introvertiert	Instabil extravertiert	Stabil introvertiert	Stabil extravertiert
Cloninger (Cloninger et al. 1994; Goth u. Schmeck 2009, S. 36)	Typ V (niedrige Ausprägung NV, hohe Ausprägung BA)	Typ VII (hohe Ausprägung von NV und BA)	Typ VIII (niedrige Ausprägung und NV und BA)	Typ VI (hohe Ausprägung NV, niedrige Ausprägung BA)
Pawlow (Pawlow 1927, S. 351–352; 1935 a; Ruch, 1992, S. 1262, 1269) Merkmale nach der PTS-Skala (STI-R deutsche Version; Strelau et al. 1990; PTS; Strelau u. Angleitner 1994)	SE = schwach SI = schwach BA = ausgeglichen MO = sehr langsam	SE = stark SI = schwach BA = unausgeglichen MO = langsam	SE = stark SI = stark BA = ausgeglichen MO = langsam	SE = sehr stark SI = stark BA = unausgeglichen MO = beweglich
Strelau (Strelau/Zawadzki 1995; Korczynska 2004; Strelau 2008, S. 147)	AC = niedrig ER = hoch EN = niedrig	AC = hoch ER = hoch EN = niedrig	AC = niedrig ER = niedrig EN = hoch	AC = hoch ER = niedrig EN = hoch

Temperamentsdimensionen nach Cloninger: NV = Neugierverhalten; BA = Belohnungsabhängigkeit; Temperamentsdimensionen nach Pawlow: SE = Stärke der Exzitation, SI = Stärke der Inhibition; BA = Balance; MO = Mobilität; Temperamentsdimensionen nach Strelau: AC = Aktivität, ER = Emotionale Reaktivität, EN = Dauer

und macht überdies nachvollziehbar, warum sich die antike Typologie bis heute im allgemeinen Sprachgebrauch zur Charakterisierung des Temperaments bewährt hat. Hervorzuheben ist, dass die involvierten Autoren selbst den Vergleich mit der antiken Typologie herstellten, da sie dieser offensichtliche eine Validität für die Typisierung des Temperaments zusprachen und hierdurch auch eine Quasi-Legitimierung ihrer eigenen Theorie erhofften. Die genannten Temperamentstheorien können durchaus als »moderne« Operationalisierung der antiken Typenlehre aufgefasst werden und verweisen indirekt auf mögliche gemeinsame Theoriemerkmale.

Wenn sich die antike Typologie auch für die heutige Temperamentsforschung nicht unmittelbar eignet, da die Definition der einzelnen Temperamentstypen zu ungenau ist und inhaltlich präzisere und empirisch fundiertere Theorieäquivalente vorliegen, so ist sie doch offensichtlich als übergeordneter theoretischer Bezugsrahmen zumindest heuristisch wertvoll, aber auch hinsichtlich der Übersetzung des Temperamentsbegriffs jenseits wissenschaftlich generierter Temperamentsdimensionen für konkrete Praxisfelder wie auch den Alltag.

Neben der antiken Typologie stellt Eysencks PEN-Theorie einen weiteren theoretischen »Anker« für den Theorievergleich dar. Hierzu sei auf die zahlreichen, richtungsweisenden empirischen zur Theoriekonvergenz in den einzelnen Kapiteln verwiesen (Strelau, ▶ Abschn. 4.2.2; Gray, ▶ Abschn. 4.3.2; Zuckerman, ▶ Abschn. 4.2.3). Von *Ruch (1992)* (▶ Abschn. 7.2.2) stammt der in ◘ Tab. 7.10 dargestellte Vergleich von Eysencks Faktoren Extraversion und Neurotizismus mit Pawlows Typen.

■ **Tab. 7.10** Vergleich der Temperamentsfaktoren Eysencks mit denen Pawlows sowie der antiken Typologie. (Modifiziert nach *Ruch (1992), S. 1262*)

Eysencks Superfaktoren	Pawlows Typen	Die antike Typologie nach Hippokrates und Galen
Instabil introvertiert	Schwach	Melancholisch
Instabil extravertiert	Stark unbalanciert	Cholerisch
Stabil introvertiert	Stark balanciert langsam	Phlegmatisch
Stabil extravertiert	Stark balanciert mobil	Sanguinisch

Auch *Zuckerman (2012, S. 60)* stellt in seiner Übersicht Eysencks drei Faktoren in einen eindeutigen inhaltlichen Zusammenhang mit den Temperamentsdimension von u. a. Gray (▶ Abschn. 4.3.2), Cloninger (▶ Abschn. 6.8), seinen »Alternative Five« (▶ Abschn. 4.4.3) sowie den »Big-Five« (▶ Abschn. 4.4.4).

Legt man in diesem Buch diskutierten Temperamentstheorien zugrunde, sind für den Vergleich mit Eysencks Faktoren – abweichend von der Gegenüberstellung von *Zuckerman (2012)* – die Temperamentstheorien von Strelau mit einer Binnendifferenzierung in seine Pawlow-nahe Theorie *(Strelau 1983)* sowie seiner RTT-Theorie *(Strelau 1998, 2008)*, Gray, Cloninger und Zuckerman zugrunde zu legen. Letztere ist allerdings nur eingeschränkt als Temperamentstheorie im engeren Sinne anzusehen (▶ Abschn. 4.4.3, »Kritische Diskussion«). Das »Big-Five«-Modell *(Goldberg 1990; Costa u. McCrae 1992)* wurde deshalb in den Vergleich aufgenommen, da es mit Extraversion und Neurotizismus zwei Faktoren enthält, die Eysencks Faktoren sehr ähnlich sind. Der Theorievergleich basiert auf den inhaltlichen Übereinstimmungen der Temperamentsdimensionen wie den Resultaten empirischer Forschung. Die Ergebnisse findet sich in ■ Tab. 7.11.

Demnach können Extraversion und Neurotizismus als primäre »Superfaktoren« identifiziert werden, die zumindest teilweise das Temperamentskonstrukt erklären. Der zentrale Stellenwert von Extraversion für eine integrative Theorie des Temperaments wird auch dadurch unterstrichen, dass dieser Faktor sich theoretisch über Guilford (▶ Abschn. 4.4.1) bis zu Jung (▶ Abschn. 3.1) zurückverfolgen lässt. Für Extraversion und Neurotizismus als Basisfaktoren spricht auch die Übereinstimmung mit den Temperamentstheorien von Thomas u. Chess (▶ Abschn. 4.5.) sowie Buss u. Plomin (▶ Abschn. 4.5.2) *(Strelau u. Zawadzki 1997,* (▶ Abschn. 7.2.2; ■ Tab. 7.7*)*.

Der Stellenwert von Eysencks Psychotizismusfaktor bleibt jedoch unklar. Die empirische Befundlage ist uneinheitlich, inhaltlich wie empirisch zeigen sich am ehesten Zusammenhänge mit Impulsivität (▶ Abschn. 4.4.3, »Kritische Diskussion«).

Auch *Amelung u. Bartussek (1981/2001, S. 404–407)* kommen in ihrem theoretischen sowie empirischen Vergleich der Theorien von Eysenck, Strelau und Zuckerman zu dem Ergebnis, dass *»sich Zusammenhänge zwischen den von diesen Autoren definierten Persönlichkeits- und Temperamentsmerkmalen herleiten (lassen), die sich wenigsten teilweise, bei durchaus bestehenden Eigenständigkeiten auch empirisch nachweisen lassen. Dies lässt eine Integration der unterschiedlichen Konzepte der drei Autoren als möglich erscheinen« (dto., S. 407)*. So stimmen Eysenck (▶ Abschn. 4.3.1), Strelau (▶ Abschn. 4.2.2, »Die Theorie von Strelau«) sowie Zuckerman (▶ Abschn. 4.4.3) dahingehend überein, dass sich Individuen hinsichtlich ihrer angeborenen Bereitschaft, auf Reize zu reagieren bzw. hinsichtlich der Intensität ihrer Reaktionen auf definierte Reize unterscheiden. Dies wird in den genannten Theorien auf temperamentsbezogene Unterschiede der Erregbarkeit (Arousability) zurückgeführt. Hieraus ergeben sich identische Verhaltensprognosen für diese drei Theorien: Bei definierten Reizen neigen Extravertierte (Eysenck), Niedrigreaktive (Personen mit »starkem Nervensystem« nach Pawlow bzw. niedrigem Reizverarbeitungskoeffiezienten [RVK] nach Strelau) sowie Personen mit ausge-

■ Tab. 7.11 Vergleich der Temperamentstheorien mit Eysencks PEN-Theorie nach theoretischen wie empirischen Gesichtspunkten

Temperamentstheorien	Temperamentsfaktoren Eysencks		
	Extraversion	Neurotizismus	Psychotizismus
Strelau (Dimensionen nach Pawlow; PTS)	Stärke der Exzitation +/ Mobilität +	Stärke der Exzitation –/ Stärke der Inhibition –	
Strelau (RTT-Theorie; FCB-TI)	Aktivität +	Perseveration +/ Emotionale Reaktivität +	
Gray	Verhaltensaktivierungs-system (BAS)	Verhaltenshemmungs-system (BIS)	Fight-Flight-System
Zuckerman (»Alternative Five«; ZKPQ; ZKA-PQ)	Geselligkeit	N-Ängstlichkeit	Impulsive Sensation Seeking; Aggression-Feindseligkeit
Cloninger (Temperamentstypen 2. Ordnung; TCI; TCI-R)	Typ I (Impulsiv/extravertiert): Neugierverhalten ↑, Schadensvermeidung ↓ Typ II (Rigide/introvertiert): Neugierverhalten ↓, Schadensvermeidung ↑	Typ III (Unterkühlt/entspannt, emotional stabil): Neugierverhalten ↓; Schadensvermeidung ↓ Typ IV (Hitzig/ambivalent, neurotisch): Neugierverhalten ↑; Schadensvermeidung ↑	
»Big-Five«-Modell (NEO-PI-R)	Extraversion	Neurotizismus	Gewissenhaftigkeit

+ = positive Korrelation; – = negative Korrelation; ↑ = hohe Merkmalsausprägung; ↓ = geringe Merkmalsausprägung

prägtem Sensation Seeking zu schwachen Reaktionen. Umgekehrt zeigen Introvertierte, Hochreaktive sowie Personen mit geringem oder gar keinem Sensation Seeking relativ starke Reaktionen.

Entsprechend dieser Verhaltensvorhersagen müsste hohes Sensation Seeking positiv mit Extraversion sowie niedriger Reaktivität korrelieren. Die in ▶ Abschn. 7.3 referierten Studien bestätigen dies.

Auch im Kontext entwicklungspsychologischer Temperamentsforschung werden Möglichkeiten nach Theorieintegration diskutiert. So kommen namhafte entwicklungspsychologische Autoren wie Shiner, Buss, Zentner u. a. *(Shiner et al. 2012)* in ihrer Übersicht von Temperamentstheorien des Kindes- und Jugendalters zu dem Ergebnis, dass sich die Definition von *Goldsmith et al. (1987, S. 524;* ■ Tab. 7.3*)* für die weitere Ausarbeitung einer gemeinsamen theoretischen Grundlage besonders eignet. Goldsmith fokussierte auf die Dimensionen Aktivität, Reaktivität, Emotionalität und Geselligkeit, die inhaltlich eine deutliche Nähe zu Eysencks Superfaktoren Extraversion und Neurotizismus aufweisen.

Von *Zentner u. Bates (2008)* leiten in ihrer Synopsis von Konzepten, Forschungsprogrammen und Methoden der Temperamentsforschung des Kindesalters unter Zugrundelegung der Theorien von Thomas und Chess (▶ Abschn. 4.5.1), Buss und Plomin (▶ Abschn. 4.5.2), Rothbarth und Derryberry (▶ Abschn. 4.5.3), Kagan (▶ Abschn. 4.5.4), Goldsmith und Campos (▶ Abschn. 4.5.5) sowie unter knapper Bezugnahme auf Gray, Cloninger und Strelau sechs gemeinsame Temperamentsdimensionen ab *(Zentner u. Bates 2008, S. 16–22)*: Irretabilität/Frustration, Positive Emotionalität, Aktivitätslevel, Aufmerksamkeit/Ausdauer und Sensorische Sensitivität.

Zu einem inhaltlich vergleichbaren Ergebnis kommen *Mervielde u. De Pauw (2012)* in ihrer Analyse der Temperamentsdimensionen der Fragebogen von *Rothbarth (2011)*, Buss und Plomin sowie Thomas und Chess.

In ihrer Synopsis bestehender Temperamentstheorien für das Kindesalter stellen *Zentner und Shiner (2012 b, S. 677)* in ihrer »Integrativen Taxonomie« drei »Superfaktoren«, von denen zwei mit denen Eysencks übereinstimmen (▶ Übersicht »Integrative Taxonomie von Temperamentsdimensionen mit den zugehörigen Basismerkmalen«).

Integrative Taxonomie von Temperamentsdimensionen mit den zugehörigen Basismerkmalen

- Negative Emotionalität (Neurotizismus): Verhaltenshemmung, Ängstlichkeit, Ärger
- Positive Emotionalität (Extraversion): hochintensive Freude, niedrig intensive Freude, Aktivitätsgrad
- Effektive Kontrolle (Constraint): Aufmerksamkeit/Beständigkeit, inhibitorische Kontrolle, sensorische Sensitivität, Empathie

(Nach *Zentner u. Shiner 2012 b, S. 677*)

Die Relevanz von Temperamentsdimensionen im Kindes- und Jugendalter für das Erwachsenenalter bzw. die Ableitung einer altersübergreifenden, integrativen Temperamentstheorie wird durch zahlreiche Längsschnittstudien nachgewiesen, die die Kontinuität insbesondere von zwei Hauptdimensionen für das Temperament wie auch die Psychopathologie im Erwachsenenalter bestätigen *(Zentner u. Shiner 2012 b, S. 686, 687; s. Übersicht)*:

Störungsrelevante Temperamentsdimensionen des Kindesalters mit Bedeutung für die Adoleszenz bzw. das Erwachsenenalter

- Impulsivität/Unaufmerksamkeit *(Block 2006; Carlson u. Gjerde 2009; Thomas u. Chess 1986; Caspi et al. 1996; 2003; Friedman et al. 2011; Glenn et al. 2007; Guerin et al. 2003; Laucht et al. 2006; Moffitt et al. 2011)*
- Hemmung/Furcht *(Bohlin u. Hagekull 2009; Meili u. Meili-Dworetzki 1972; Caspi et al. 1996; 2003; Kagan et al. 2007; Schwartz et al. 2013).*

In ◘ Tab. 7.12 und ◘ Tab. 7.13 werden die genannten Studien detailliert vorgestellt.

Die vorliegenden Studien zeigen eindrucksvoll die Kontinuität der genannten beiden Hauptdimensionen des Temperaments. Auch diese lassen sich inhaltsanalytisch durchaus Eysencks Superfaktoren Extraversion bzw. Neurotizismus zuordnen.

Fasst man die Ergebnisse dieses Theorievergleichs zusammen, so ist die herausragende Bedeutung von Eysencks Superfaktoren für eine integrative Temperamentstheorie sowie die weitere Temperamentsforschung evident. Allerdings muss festgestellt werden, dass die den Vergleichen zugrunde liegenden empirischen Studien durchgehend nur Korrelationen in mittlerer Höhe (um .50) zeigten, sodass ein beträchtlicher Teil der Varianz nicht durch Eysencks Faktoren erklärt werden kann. Dies weist auf neben Eysencks Faktoren existente weitere Temperamentsdimensionen oder Faktoren hin.

Der Vorzug von Eysencks Faktoren liegt nicht nur in ihrer empirischen Fundierung, sondern auch in ihrer inhaltlichen Nachvollziehbarkeit. Der Nachteil liegt darin, dass den Superfaktoren zahlreiche Faktoren erster Ordnung zugrunde liegen, die nicht nur psychologisch unterschiedliche Aspekte erfassen, sondern auch in unterschiedlicher Weise neurobiologisch fundiert sind.

Je höher der Abstraktionsgrad eines Faktors definiert ist, desto größer ist die Heterogenität von psychologisch relevanten Einzelmerkmalen und umso geringer dürfte die Chance sein, die ihnen zugrunde liegenden neurobiologischen Korrelate zu identifizieren.

Diese Problematik erklärt zum Teil auch die inkonsistente Befundlage für Eysencks Faktoren (▶ Abschn. 4.3.1, »Kritische Diskussion«). Daher wird es das Ziel sein müssen, zumindest für Forschungsfragen, auf relativ homogen definierte Basisfaktoren des Temperaments zurückzugreifen und auch auf dieser Ebene nach theorieübergreifenden Faktoren zu suchen. Diese Möglichkeit deutet bereits die Taxonomie von *Zentner u. Shiner (2012 b, S. 677)* an. Auch die zitierten entwicklungspsychologischen Längsschnittstudien weisen auf zwei Basisfaktoren des Temperaments hin, die nicht der Komplexität von Superfaktoren entsprechen.

Tab. 7.12 Impulsivität/Unaufmerksamkeit als Temperamentsfaktoren des Säuglings- und Kleinkindsalters mit Vorhersagekraft zur Jugendlichen- und Erwachsenenpersönlichkeit bzw. -psychopathologie. (Nach *Zentner u. Shiner 2012 b, S. 686*; eigene Übersetzung)

Längsschnittstudie	Temperament des Säuglings/Kleinkindes	Outcome bei Jugendlichen/ Erwachsenen	Autoren
Dunedin Multidisciplinary Health and Development Study	Unkontrolliert/Impulsivät, 3 Jahre	Erhöhtes Suizidrisiko, Distanzierung, Feinseligkeit, Straffälligkeit, Drogenabhängigkeit 18, 26 bzw. 32 Jahre	Caspi et al. 1996; 2003; Moffitt et al. 2011
Mauritius Child Health Project	Furchtlosigkeit, Enthemmung, 3 Jahre	Psychopathie	Glenn et al. 2007
Block & Block Longitudinal Project	Unterkontrolliertes Ich, 3 Jahre	Unterkontrolliertes Ich, 14, 18 u. 23 Jahre; Narzissmus, 23 Jahre	Block 2006; Carlson u. Gjerde 2009
Colorado Longitudinal Twin Study	Impulskontrolle, 18–36 Monate	Exekutivfunktionen, IQ, 16–17 Jahre	Friedman et al. 2011
Mannheim Longitudinal Study	Aufmerksamkeitsdefizit, 3 Monate	Novelty Seeking, 16 Jahre	Laucht et al. 2006
Fullerton Longitudinal Study	Schwieriges Temperament, 18 Monate	Externalisiertes u. internalisiertes Verhalten, Intelligenz (–), 17 Jahre	Guerin et al. 2003
New York Longitudinal Study	Schwieriges Temperament, 3 Jahre	Verhaltensstörung, 18–24 Jahre	Thomas u. Chess 1986

Tab. 7.13 Hemmung/Furcht als Temperamentsfaktoren des Säuglings- und Kleinkindsalters mit Vorhersagekraft zur Jugendlichen- und Erwachsenenpersönlichkeit bzw. -psychopathologie. (Nach *Zentner u. Shiner 2012 b, S. 687*; eigene Übersetzung)

Längsschnittstudie	Temperament des Säuglings/Kleinkindes	Outcome bei Jugendlichen/ Erwachsenen	Autoren
Harvard Longitudinal Study	Hohe Reaktivität, 4 Monate	Ängstlichkeit, 15 Jahre, Hyperreagibilität der Amygdala	Kagan et al. 2007; Schwartz et al. 2013
Bernese Longitudinal Study	Reizbarkeit des Säuglings, 3–4 Monate	Schüchternheit, 15 Jahre	Meili u. Meili-Dworetzki 1972
Uppsala Longitudinal Study	Schüchternheit, 20 Monate	Soziale Ängstlichkeit, depressive Symptome, 21 Jahre	Bohlin und Hagekull 2009
Dunedin Multidisciplinary Health and Development Study	Gehemmtheit, 3 Jahre	Depression,18 Jahre, Harm avoidance, Unentschlossenheit, 26 Jahre	Caspi et al. 1996; 2003

Insbesondere die osteuropäischen Temperamentstheorien von *Rusalov* (► Abschn. 4.2.1, »Die Theorie von Rusalov«) sowie auch von Strelau geben in der je eigenen Konzeptualisierung formaler Temperamentsdimensionen eine mögliche Richtung vor. So haben in jüngerer Zeit *Strelau u. Zawadzki (2012),* ausgehend von ihrer RTT-Theorie Aktivität als solches Basismerkmal sowohl für das Kindes- und Jugend-, wie auch das Erwachsenenalter definiert und hierzu sowohl inhaltsanalytisch wie empirisch überzeugende Argumente wie Befunde vorgelegt.

Dass Aktivität ein solches Basismerkmal einer integrativen Temperamentstheorie darstellen könnte zeigt sich auch darin, dass bereits *Heymans u. Wiersma (1908;* ► Abschn. 4.1.2*)* in ihrer ersten empirisch-psychologischen Studie zum Temperament diese Dimension als eines von drei Temperamentsmerkmalen definierten.

Temperament in der klinischen Psychologie, Psychiatrie und Psychotherapie

Reinhard J. Boerner

R. J. Boerner, *Temperament*, Psychotherapie: Praxis,
DOI 10.1007/978-3-642-39505-5_8, © Springer-Verlag Berlin Heidelberg 2015

Bereits ein geschichtlicher Rückblick zeigt, dass dem Temperament immer schon eine therapeutische Bedeutung zugesprochen wurde. Über die Epochen hinweg wurden unterschiedliche therapeutische Ansätze thematisiert, beispielsweise Verfahren einer Körper-, Musik- wie auch Psychotherapie, die als selbstverständlicher Bestandteil der ärztlichen Heilkunst begriffen wurden.

Bereits in hellenistischer Zeit (5.–4. Jahrhundert v. Chr.) war die Medizin wie Philosophie durch ein psychotherapeutisches Denken geprägt, das bis heute beispielgebend ist. So wurde der »Sokratische Dialog« durch Beck *(Beck et al. 1979)* in der kognitiven Verhaltenstherapie aufgegriffen. Psychotherapie wurde von Platon *»als ein lebensgeschichtliches Konzept«* aufgefasst *(Thome 1995, S. 245)*. Seine ganzheitliche philosophische Psychotherapie erscheint auch heute geeignet, *»dogmatisches Denken«, »Schulenbildung«* und *»Irrationalität«* in der Psychotherapie zu überwinden *(dto., S. 247)*.

Die Auffassung einer positiven Beeinflussung der Seele durch eine Psychotherapie wurde trotz der aufkommenden biologischen Temperamentenlehre beibehalten. So stellte Constantinus Africanus neben anderen Therapiemöglichkeiten die Bedeutung des ärztlichen Gesprächs *(»vernünftige und angenehme Reden«, Constantinus Africanus 1563, S. 291)* zur Beeinflussung melancholischer Wesenszüge heraus.

In der Renaissance empfahl Vicino, der Melancholie durch gesunde Lebensweise, Körpermassage und viel Musik vorzubeugen *(Klingenberg 1997)*. Für die Therapie der Melancholie betonte Burton den Stellenwert der *»tröstliche[n] Betrachtung«* als Teil einer umfassenden Therapie, die Übungen für »Leib« und »Geist«, die Behandlung der Schlaflosigkeit, den Einsatz von Musik und Heilkräutern vorsah *(Burton 1621/1651/2006, S. 92)*.

Im Barock stellte Stahl in seiner »Therapie in Ansehung der Temperamente« *(Stahl 1752, S. 100 ff.)* fest, dass bei Melancholikern *»nicht allzu jählinge Bewegungen des Leibes«* sinnvoll seien, bei Phlegmatikern hingegen *»öftere, aber sehr gemäßigte Bewegungen«*. Schließlich empfahl er bei Sanguinikern und Cholerikern *»mit hitzigen medicamenten und warm-halten sehr mäßiglich zu verfahren« (Stahl 1723, S. 101–103)*.

Zu Beginn des 19. Jahrhunderts betonte Vehring die Beeinflussbarkeit des Temperaments durch *»[…] eine weise Lebensordnung […]« (Vehring 1817, S. 187)*.

Der Stellenwert dieser Therapieempfehlungen zur »Behandlung« von Temperamenten in der ärztlichen Heilkunst war so überzeugend bzw. evident, dass sie im Wesentlichen über Jahrhunderte hinweg Gültigkeit besaßen.

Eine systematischere Thematisierung des Stellenwerts des Temperaments in der Therapie psychischer Störungen begann im 20. Jahrhundert. So setzte sich Jung ausführlich mit dem Temperament auseinander *(»Psychologische Typen«; Jung 1921;* ► Abschn. 3.1*)*. Auch für Kernberg (► Abschn. 3.2) stellt das Temperament ein Fundament seiner Theorie von Persönlichkeitsstörungen und somit einen therapierelevanten Faktor dar.

Strelau (2008; ► Abschn. 4.2.2*)* hebt den Wert der Psychotherapie bei dysfunktionalen Temperamenten hervor. Young erkennt im Temperament eine wichtige Grundlage seines Therapiemodells von Persönlichkeitsstörungen *(Schematherapie; Young et al. 2008;* ► Abschn. 8.4.2*)*. Aktuellere Überlegungen zur Psychotherapie des Temperaments finden sich bei *Aron (2010; 2012)*.

Für Typus-melancholicus-Patienten empfahl Tellenbach eine Psychotherapie *(Tellenbach 1961;* ► Abschn. 6.4.2*). Von Zerssen (1980, S. 686)* stellt ebenso wie *Cloninger (2004;* ► Abschn. 6.8*)* die Beeinflussbarkeit prämorbider Persönlichkeitszüge bzw. Temperamentsdimensionen durch Psychopharmaka (z. B. Lithium, Antidepressiva) heraus.

In den folgenden Kapiteln soll die klinische Relevanz des Temperaments unter einer Reihe von Aspekten diskutiert werden (► Übersicht »Klinische Bedeutung des Temperaments«).

Klinische Bedeutung des Temperaments

- Temperament in der Psychotherapiewissenschaft
- Temperament als Risikofaktor bzw. Prädisposition für psychische Störungen
- Temperament als Parameter der Diagnose psychischer Störungen

- Temperament in der Therapie psychischer Störungen
  - Temperament in der Therapeut-Patient-Beziehung
  - Beeinflussung dysfunktionaler Temperamentsdimensionen
  - Temperament in verschiedenen psychotherapeutischen Richtungen
  - Das ängstliche Temperament

8.1 Temperament im Übergang von seelischer Gesundheit zu psychischen Störungen

8.1.1 Temperament, seelische Gesundheit, Stress, Burnout und körperliche Erkrankungen

In der Forschung existieren Hinweise darauf, dass seelische Gesundheit auch temperamentsbedingt ist. So konstituiert sich für *von Zerssen (1977 b; 1980; S. 670)* in seinem hierarchischen Modell des »Charakters« eine *»starke psychische Vitalität«* durch die Kombination von Extraversion und Emotionaler Stabilität sowie eine *»schwache psychische Vitalität«* durch die Kombination von Introversion und Neurotizismus.

Zu den begünstigenden (protektiven) Faktoren für seelische Gesundheit wird auch die Resilienz genannt *(Connor 2006)*. Dieser mehrdimensionale Begriff umfasst u. a. interne Kontrollüberzeugungen, Selbstwirksamkeit, Optimismus, Humor, starkes Selbstwertgefühl sowie die Fähigkeit, Stress als Herausforderung anzunehmen und sich Veränderungen anzupassen. Bereits inhaltlich wird die Nähe des Resilienzbegriffs zu Extraversion deutlich. *Strelau (2008)* thematisiert den Zusammenhang von Resilienz bzw. seelischer Gesundheit mit den *FCB-TI*-Dimensionen Emotionale Reaktivität, Lebhaftigkeit und Perseveration.

Die basalen Verhaltensmerkmale des Temperaments (z. B. Reaktionsgeschwindigkeit, Tempo, Ausdauer, Expressivität von Emotionen) zeigen sich insbesondere in Situationen, die unmittelbare Handlungen erfordern, und in denen basale Antwortmuster gegenüber höherwertigen kognitiven Prozessen überwiegen. Dies ist bei akuten Stresssituationen wie auch existenziellen Bedrohungen (z. B. Posttraumatische Belastungsstörung PTBS; ► Abschn. 8.1.2) gegeben. Das Stresskonzept wurde von Bernard, Cannon und Selye mit jeweils unterschiedlichen Ansätzen in die wissenschaftliche Literatur eingeführt *(Goldstein u. Kopin 2007)*. Bisher konnte trotz umfassender Forschung keine einheitliche Definition des Stressbegriffs getroffen werden. Die verschiedenen Stresstheorien fokussieren unterschiedliche Aspekte wie psychophysische Faktoren, Life-Events oder kognitive Prozesse.

Selye (1936) verstand unter Stress ein allgemeines Anpassungssyndrom von Personen als Reaktion auf unspezifische Reize, wobei als Auslösefaktor hierfür sowohl eine Reizdeprivation wie Reizüberflutung infrage kommen *(Selye 1975)*. Neben akuten Stressoren sind es in erster Linie chronische Stressoren im Sinne der Über- bzw. Unterforderung, die eine von Selye definierte Abfolge somatischer und neuroendokriner Reaktionen auslösen, und schließlich zu psychophysischen Erschöpfungszuständen und/oder psychosomatischen Erkrankungen führen.

Während die Life-Event-Forschung *(Holmes u. Rahe 1967)* die Rolle von kritischen Lebensereignissen für die psychosoziale Anpassung betonen, fokussieren kognitive Stresstheorien auf die entscheidende Rolle der individuellen Bewertung von Stresssituationen sowie die individuelle Kapazität der Stressbewältigung (Coping) *(Hobfoll 1989; 1991; Lazarus 1966; Lazarus u. Folkman 1984)*.

Der Zusammenhang von Stress und Temperament kann nach Strelau über das beiden zugrunde liegende Arousal-Konzept (vgl. Pawlow, ► Abschn. 4.2.1, »Die Theorie von Pawlow«; Eysenck, ► Abschn. 4.3.1; Gray, ► Abschn. 4.3.2) erklärt werden. Stressoren aktivieren das temperamentsspezifische Arousalniveau. Die individuellen Reaktionen bzw. das Coping auf Stresssituationen erklärt sich somit aus der individuumspezifischen Konstellation von situativen Anforderungen (Stimulationsgrad) und temperamentsassoziierter Erregbarkeit *(Strelau 1995 c)*.

In Abhängigkeit von ihrem Arousalniveau lassen sich grundsätzlich Temperamente mit geringer Erregbarkeit und solche mit hoher Erregbarkeit differenzieren (◘ Tab. 8.1).

Tab. 8.1 Klassifikation typischer Temperamente nach Arousalniveau bzw. Erregbarkeit

Arousalniveau bzw. Erregbarkeit	Temperamente
Geringe Erregbarkeit	– Extraversion; ► Abschn. 4.3.1 – Niedrige Emotionale Reaktivität; ► Abschn. 4.2.2 – Starker Typ des Nervensystems; ► Abschn. 4.2.1.1
Hohe Erregbarkeit	– Introversion – Hohe Emotionale Reaktivität – Schwacher Typ des Nervensystems

Aus dieser Interaktion lassen sich spezifische Verhaltensvorhersagen ableiten. Personen mit Temperamenten geringer Erregbarkeit sollten demnach Situationen von hohem stimulativem Wert (starke Stressoren) wesentlich besser tolerieren als solche von geringem stimulativem Wert (niedrige Stressoren), die eher zu einer Unterforderung und damit aber zu Stressreaktionen führen. Umgekehrt sollten Personen mit Temperamenten hoher Erregbarkeit insbesondere in Situationen mit hohem stimulativem Wert (starke Stressoren) zu Stressreaktionen neigen, während sie in solchen mit geringem stimulativem Wert (niedrige Stressoren) eher vor Stressreaktionen geschützt sind.

Unabhängig vom einzelnen Temperamentstyp dürfte vermutlich ein mittleres Arousalniveau am ehesten mit seelischer Gesundheit assoziiert sein, während ein sehr niedriges oder ein sehr hohes Arousalniveau die Wahrscheinlichkeit von Stressreaktionen erhöht.

In einer polnischen Studie mit 200 Personen (22 bis 75 Jahre) wurde der Zusammenhang von Life-Events, sog. neurotischen Symptomen, verschiedenen Indizes für allgemeine und psychische Gesundheit mit der Strelau'schen Temperamentsdimension Emotionale Reaktivität (► Abschn. 4.2.2) untersucht *(Trzcińska 1996; Strelau u. Zawadzki 1993)*. Hierbei bestätigte sich der modulierende Einfluss von Emotionaler Reaktivität auf den Zusammenhang von Life-Events und seelischer Gesundheit.

In einer weiteren Studie *(Strelau u. Zawadzki 2005 a)* wurde die Interaktion von Life-Events, seelischer Gesundheit (definiert als Kontinuum von psychischem Wohlbefinden bis hin zu Angst und Depression) sowie den Temperamentsdimensionen Emotionale Reaktivität und Aktivität an 1.327 Personen (19 bis 81 Jahre) untersucht. In einer Regressionsanalyse konnte seelische Gesundheit durch eine Kombination aus niedriger Emotionaler Reaktivität, hoher Aktivität und einem geringen Ausmaß von Life-Events vorhergesagt werden. Ausgeprägte Emotionale Reaktivität erwies sich im Vergleich zu Life-Events als stärkster Prädiktor von Stress (Ängstlichkeit und Depression). Dieses Ergebnis bestätigt den theoretisch vermuteten Zusammenhang von ausgeprägter Emotionaler Reaktivität mit hoher Erregbarkeit, ausgeprägten psychosozialen Belastungen mit dem Auftreten von Stress.

Bereits *Selye (1956)* wies auf die mögliche Entstehung psychosomatischer Erkrankungen als Folge chronischer Stressoren hin. Aufgrund des empirisch bestätigten Zusammenhangs von temperamentsassoziierter Erregbarkeit mit der Spezifität des stressbezogenen Stimulationsniveaus liegt die Vermutung nahe, dass dem Temperament auch eine modulierende Funktion für diese Erkrankungen zukommt. In diesem Zusammenhang kommt Strelaus Begriff des »Temperamentsrisikofaktors« (TRF) (► Abschn. 4.2.2) ein wichtiger Stellenwert zu. Danach kann ein bestimmtes Temperament unter spezifischen somatischen wie psychosozialen Bedingungen die Wahrscheinlichkeit des Auftretens von psychosomatischen Erkrankungen einerseits erhöhen, andererseits verringern. Einem bestimmten Temperament kommt somit nicht in erster Linie eine prädiktive Bedeutung für diese Erkrankungen zu, sondern vor allem im Kontext einer spezifischen Temperament-Umwelt-Konstellation.

Einen weiteren Forschungsschwerpunkt bildete der Zusammenhang des Temperaments mit dem Burnout-Syndrom *(Burisch 2006)*.

Tab. 8.2 Ausprägung des Burnout-Syndroms in Abhängigkeit von Temperamentseigenschaften (Typen) nach Strelaus Temperamentstheorie

Autoren	Strelaus Temperamentsdimensionen (FCB-TI)	Ausprägung des Burnout-Syndroms
Korczyńska (2004); Strelau (2008)	Melancholischer Typ: Emotionale Reaktivität ↑ Aktivität ↓ Ausdauer ↓	Hohe Ausprägung
	Sanguinischer Typ: Emotionale Reaktivität ↓ Aktivität ↑ Ausdauer ↑	Niedrige Ausprägung

↑ hohe Ausprägung; ↓ niedrige Ausprägung

Grundlegende Definitionen zum Burnout-Syndrom wurden von *Freudenberger (1974; 1975)* sowie *Maslach (1976)* publiziert. Bis heute konnte auch für diesen Begriff keine verbindliche Definition erzielt werden, *Perlman u. Hartman (1982)* führten bereits 50 unterschiedliche Definitionen auf. Weitgehende Übereinstimmung unter den Forschern besteht jedoch darin, dass unter Burnout ein Zustand psychophysischer Erschöpfung als Folge chronischer, zumeist beruflicher Belastungen zu verstehen ist *(Burisch 2006)*.

Eine für Forschung und Praxis wichtige Operationalisierung des Burnout-Begriffs wurde durch den von Maslach und Jackson entwickelten Fragebogen ermöglicht *(Maslach Burnout Inventory, MBI; Maslach et al. 1996)*, der drei Dimensionen (Emotionale Erschöpfung, Depersonalisation, persönliches Leistungserleben) enthält.

Durch die enge symptombezogene wie auch neurobiologische Nähe von Stress und Burnout liegt es nahe, dass dem Temperament auch hier eine wichtige Moderatorfunktion zukommt.

Korczyńska (2004) untersuchte die Beziehung von Stress, Burnout-Syndrom und Temperament an einer repräsentativen Stichprobe polnischer Gefängnismitarbeiter (N = 672, Alter 23 bis 53 Jahre). Neben dem Temperamentsfragebogen *FCB-TI* (► Abschn. 4.2.2, »Die Theorie von Strelau – Theoretische Grundlagen und empirische Forschung«) sowie dem *MBI (Maslach et al. 1997)* wurden zusätzlich ein Fragebogen zum Coping in stressvollen Situationen *(Endler u. Parker 1990)* sowie zum Locus-of-control-Konzept *(Rotter 1966)* eingesetzt. Für die Burnout-Symptome Emotionale Erschöpfung und Erleben von (Miss-)Erfolg bestätigten sich die theoretisch erwarteten Zusammenhänge mit den Temperamentsdimensionen des *FCB-TI*. So waren Emotionale Reaktivität und Perseveration positiv mit Burnout-Symptomen korreliert, hingegen Dauer, Aktivität und Lebhaftigkeit negativ. Für die Burnout-Dimension Erleben von (Miss-)Erfolg waren die Ergebnisse jedoch inkonsistent und schwer interpretierbar.

In einer weiteren Auswertung dieser Studie wurden die aus den drei Temperamentsdimensionen von Strelaus *FCB-TI* (Aktivität, AC; Emotionale Reaktivität, ER sowie Dauer, EN) abgeleiteten acht Strukturtypen des Temperaments *(Zawadzki u. Strelau 1997;* ► Abschn. 4.2.2, »Die Theorie von Strelau – Theoretische Grundlagen und empirische Forschung«*)* mit den drei Hauptdimensionen des Burnout-Syndroms *(Maslach et al. 1997)* in Beziehung gesetzt *(Strelau 2008, S. 147)*. Unter diesen acht Strukturtypen des Temperaments zeigten sich die deutlichsten Unterschiede der Ausprägung des Burnout-Syndroms zwischen dem »melancholischen Temperament« mit einer niedrigen, im Vergleich zum »sanguinischen Temperament« mit einer hohen Stimulationsverarbeitungskapazität (■ Tab. 8.2).

Das »sanguinische Temperament« wies zudem die niedrigsten Werte auf den Burnout-Skalen emotionale Erschöpfung und Depersonalisation sowie den höchsten Wert für die persönliche Leistungsfähigkeit auf. Erwartungsgemäß waren alle Burnout-Symptome bei den Temperamentstypen mit hoher Emotionaler Reaktivität besonders stark ausgeprägt.

In einer Clusteranalyse konnte schließlich gezeigt werden, dass die Gruppe mit ausgeprägtem Burnout-Syndrom die folgenden Merkmale aufwies: Hohe Emotionale Reaktivität, geringe Ausdauer und Aktivität, einen emotionsorientierten Coping-Stil, externale Kontrollüberzeugungen sowie hohe allgemeine Stressratings. Umgekehrt waren Personen mit niedriger Burnout-Symptomatik charakterisiert durch geringe Emotionale Reaktivität, ausgeprägte Ausdauer und Aktivität, internale Kontrollüberzeugungen, einen aufgabenorientierten Copingstil sowie niedrige Stressratings *(Strelau 2008)*.

Diese Studie stellt einen deutlichen empirischen Nachweis für die explikative Bedeutung der antiken Temperamente in ihrer naturwissenschaftlich-operationalen Übersetzung der Strelau-Theorie auch für die Entstehung des Burnout-Syndroms dar.

Schließlich liegen auch zum Zusammenhang von Temperament und somatischen Erkrankungen aussagekräftige empirische Studien vor. Untersucht wurden u. a. Eysencks Persönlichkeitsfaktoren (► Abschn. 4.3.1). Auf Eysenck geht die lange Zeit akzeptierte Hypothese zurück, dass hohe Werte von Neurotizismus, Psychotizismus und Introversion zu Krebserkrankungen prädisponieren. In seiner sog. Inokulationshypothese fasste er seine Überlegungen zusammen, dass neurotisch Introvertierte ein geringeres Risiko für das Auftreten einer Krebserkrankung aufweisen, da sie auf fortgesetzte Stressoren weniger sensitiv und somit mit deutlich verringerter Anspannung reagieren *(Eysenck 1983 b)*.

Neurotizismus wie auch Extraversion waren mit Krebs- und koronaren Herzerkrankungen korreliert *(Eysenck 1985; Kissen u. Eysenck 1962)*. Eysencks »Emotionalität« *(EPI; Eysenck u. Eysenck 1964)* erwies sich in einer Zehn-Jahres-Katamnese-Studie an über 1000 Männern (40 bis 44 Jahre) als deutlichster negativer Prädiktor für psychische Gesundheit *(Aldwin et al. 1989)*, Introversion als positiver Prädiktor *(Windle 1989)*.

In der Psychosomatik stellt der Zusammenhang von koronarer Herzerkrankung (KHK) und Persönlichkeits-(Temperaments-)dimensionen seit der wegweisenden Studie zum Typ-A-Modell *(Friedman 1996; Friedman u. Rosenman 1959)* ein zentrales Forschungsthema dar. Unter Typ-A werden die Persönlichkeitsmerkmale ehrgeizig, kompetitiv, aggressiv, ungeduldig, angespannt etc. zusammengefasst, die inhaltlich durchaus Übereinstimmungen mit Extraversion bzw. Neurotizismus aufweisen.

In ihrer grundlegenden Zehn-Jahres-Katamnese-Studie wiesen *Friedman u. Rosenman (1959)* bei Typ-A- im Vergleich zu Nicht-Typ-A-Patienten ein doppelt so hohes Risiko für das Auftreten einer KHK nach. Diese Risikohäufigkeit wurde in der Zehn-Jahres-Katamnese-Studie von *Grossarth-Maticek et al. (1985)* bestätigt. Für Patienten mit ständigem Stress zeigte sich hier die höchste Mortalität für Lungenkrebs bzw. KHK. Patienten mit Typ-C-Persönlichkeit (konfliktvermeidend, negative Gefühle unterdrückend, angepasst) wiesen dagegen die höchste Todesrate bei Krebserkrankungen auf. *Smedslund (1995)* konnte allerdings an über 5.000 Personen zeigen, dass die Korrelationen von Persönlichkeitstyp und Erkrankungsrisiko in hohem Maße durch Alter, Trainingszustand, Nikotinkonsum und Diät beeinflusst waren.

Strelaus Temperamentsdimensionen Reaktivität und Mobilität wurden je nach ihrem Ausprägungsgrad einerseits als Prädiktoren für seelische Gesundheit *(Klonowicz 2001)*, andererseits als Risikofaktoren für die Typ-A-Persönlichkeit *(Eliasz 2001; Strelau u. Eliasz 1994)* bestätigt.

In einer Metaanalyse erklärten Persönlichkeits-(Temperaments-)merkmale lediglich 2 % der Varianz *(Whiteman et al. 2000)*. Dieses zunächst enttäuschende Ergebnis erklärt sich vermutlich dadurch, dass in der bisherigen Forschung die Komplexität und Interaktion der ätiopathogenetisch relevanten Erkrankungsfaktoren nicht angemessen berücksichtigt wurde. Zu diesen gehören z. B. unterschiedliche psychosoziale Variablen (Life-Events), komorbide psychische Störungen sowie die Tatsache, dass Persönlichkeits- bzw. Temperamentsdimensionen das komplexe Netzwerk relevanter Faktoren für die Entstehung (psycho-)somatischer Erkrankungen nicht nur unmittelbar, sondern mittelbar beeinflussen.

Der Zusammenhang von Temperamentstyp und Myokardinfarkt bzw. Lungenkarzinom wurde ebenfalls von der Strelau-Gruppe untersucht.

Zawadzki (2001) fokussierte hierbei auf die Dimensionen Emotionale Reaktivität (Assoziation mit Neurotizismus und Depression) und Aktivität (Assoziation mit Extraversion und Psychotizismus). Emotionale Reaktivität wurde als gemeinsamer Risikofaktor für den Myokardinfarkt bei Männern wie auch für den Brustkrebs bei Frauen vermutet. Für Aktivität wurde je nach Ausprägungsgrad ein unterschiedlicher Effekt vorhergesagt: Hohe Aktivität sollte gemeinsam mit Feindseligkeit einen Risikofaktor für den Myokardinfarkt darstellen, niedrige Aktivität in Verbindung mit Unterordnung einen für Lungenkrebs. Unterordnung (Merkmal des Typ-C) vermutete man als Risikofaktor für Lungenkrebs, Feindseligkeit (Merkmal des Typ-A) als einen für Myokardinfarkte.

135 Patienten mit Lungenkrebs, 74 Patienten mit Zustand nach Herzinfarkt und 120 gesunde Kontrollpersonen wurden miteinander verglichen, wobei der Anteil von Rauchern pro Gruppe gesondert ermittelt wurde. Auch Depressivität als Komponente der Typ-A- und Typ-C-Persönlichkeit wurde für beide Gruppen separat gemessen.

In einer für beide Gruppen getrennten Pfadanalyse bestätigte sich, dass Emotionale Reaktivität und Aktivität – allerdings vermittelt über Depressivität und Unterordnung – positiv mit Lungenkrebs korreliert waren. Zusätzlich zeigte sich eine Korrelation von Aktivität und Nikotinkonsum.

Bei den Patienten mit Myokardinfarkt konnte ebenfalls vermittelt über Depressivität und Feindseligkeit ein indirekter Einfluss von Emotionaler Reaktivität nachgewiesen werden. Zwischen Emotionaler Reaktivität und Aktivität zeigte sich eine negative Korrelation. Auch bei dieser Patientengruppe wurden korrelative Zusammenhänge von Temperamentsdimensionen mit Nikotinkonsum gezeigt.

Depressivität erwies sich als gemeinsamer direkter Risikofaktor für beide Erkrankungen, während sich für Feindseligkeit (Myokardinfarkt) und Unterordnung (Lungenkrebs) kein spezifisches Risikoprofil zeigte.

Diese Studie bestätigt somit einen deutlichen, signifikanten, aber eher indirekten Einfluss des Temperaments auf das Risikoprofil für Lungenkrebs und Myokardinfarkt.

Hieraus ist zu folgern, dass Temperaments- bzw. Persönlichkeitsdimensionen einen bisher unterschätzten Faktor in der komplexen Ätiopathogenese dieser somatischen Erkrankungen darstellen, wobei ihr Einfluss eher indirekter Natur ist. Der von *Whiteman et al. (2000)* errechnete sehr geringe Varianzanteil der Temperaments- bzw. Persönlichkeitsmerkmale stellt somit eine methodisch bedingte Unterschätzung ihrer tatsächlichen Bedeutung dar.

8.1.2 Temperament und psychische Störungen

Bereits in den Kapiteln zu den einzelnen Temperamentstheorien wurde ein großer Teil der empirischen Forschung zu Temperament und psychischen Störungen vorgestellt. Eindrücklich wurde hier das Temperament als prädisponierender Risiko-(Vulnerabilitäts-)Faktor für Depressionen, Manien, bipolare affektive Störungen, Angststörungen, Posttraumatische Belastungsstörung (PTBS), psychotische Erkrankungen, das Chronic-fatique-Syndrom sowie Suchterkrankungen nachgewiesen. Der Forschungsschwerpunkt lag hierbei auf affektiven Störungen (Übersicht, ◘ Tab. 8.3).

Während sich die genannten Forschungsbefunde ausschließlich auf das Erwachsenenalter beziehen, konnten auch für das Kindesalter empirisch Zusammenhänge von Temperament und Verhaltensauffälligkeiten bzw. psychischen Störungen gezeigt werden, so für Schulversagen *(Duckworth u. Allred 2012)*, depressive und Angstsymptome *(Klein et al. 2012)* sowie für Verhaltensprobleme einschließlich antisozialen Verhaltens *(Tackett et al. 2012)*.

Für das Temperament als lebenslange Verhaltensdisposition für psychische Störungen der Adoleszenz und des Erwachsenenalters sprechen fundierte Längsschnittstudien mit Beginn im Säuglings- und Kleinkindalter (► Abschn. 7.3, ► Tab. 7.12 und ► Tab. 7.13). Als besonders risikobehaftete Temperamentsdimensionen wurden hierbei gezeigt: Impulsivität/Unaufmerksamkeit *(Block 2006; Carlson u. Gjerde 2009; Thomas u. Chess 1986; Caspi et al. 1996; 2003; Friedman et al. 2011; Glenn et al. 2007; Guerin et al. 2003; Laucht et al. 2006; Moffitt*

Tab. 8.3 Empirisch fundierte Zusammenhänge von Temperament und psychischen Störungen

Autor	Temperamentsdimensionen	Psychische Störungen
Kretschmer (1921); Kretschmer u. Kretschmer (1977); Bräutigam (1974); Tellenbach (1975); Fritsch (1976); von Zerssen (1980)	Schizoides Temperament	Schizophrenie
von Zerssen (1977 a; 1988)	Typus manicus	Manien, überwiegend manische Verläufe bei bipolaren affektiven Störungen
Tellenbach (1961)	Typus melancholicus	Depressive Störungen
von Zerssen (1980; 2000, S. 236–237)		
Kronmüller et al. (2005)		
Stanghellini u. Bertelli (2000; 2005); Stanghellini et al. (2006)		
Farmer u. Seeley (2009); Cloninger et al. (2006); Conrad et al. (2009 a, b); Farmer et al. (2003); Spittelhouse et al. (2010)	Schadensvermeidung (harm-avoidance)	Depressive Störungen
Conrad (2009 a); Gonzalez-Torres et al. (2009)		Psychosen
Strelau (Strelau/Zawadzki 1995; Korczynska 2004; Strelau 2008, S. 147)	Aktivität (AC) = niedrig Emotionale Reaktivität (ER) = hoch Endurance (EN) = niedrig	Depressive Störungen
Akiskal (1983; 1994); Akiskal et al. (1998 a)	Dysthymes Temperament	Depressive Störungen
Akiskal et al. (1998); Perugi et al. (1999)	Hyperthymes Temperament	manische Episoden
Cassano et al. (1989); Klein et al. (1996); Perugi et al. (2000)		Depressive Störungen
Koukopoulos u. Koukopoulus (1999); Perugi et al. (2000)		Mischformen (Mixed states)
Strelau u. Klonowicz (2006); Strelau u. Zawadzki (2004; 2005 b; 2006); Strelau et al. (2006)	Emotionale Reaktivität + Perseveration + Lebhaftigkeit – Dauer – Aktivität –	Posttraumatische Belastungsstörung (PTBS)
Lauterbach (2006); Lauterbach u. Vrana (2001); Schnurr u. Vielhauer (2000); Davidson et al. (1987); Lee et al. (1995)	Neurotizismus	Posttraumatische Belastungsstörung (PTBS)
Lauterbach (2006); Lauterbach u. Vrana (2001); Davidson et al. (1987); Fauerbach et al. (2000); Talbot et al. (2000)	Neurotizismus	Posttraumatische Belastungsstörung (PTBS)

+ positive Korrelation; – negative Korrelation

et al. 2011) sowie Hemmung/Furcht *(Bohlin u. Hagekull 2009; Meili u. Meili-Dworetzki 1972; Caspi et al. 1996; 2003; Kagan et al. 2007; Schwartz et al. 2013).*

Auch zu PTBS und Temperament liegt eine umfangreiche Forschung vor, die im Folgenden dargestellt werden soll. Die besondere Rolle der PTBS für die Temperamentsforschung liegt darin, dass bei Konfrontation mit PTBS-auslösenden Ereignissen (z. B. Naturkatastrophen, Krieg, Folter, Massenunfällen etc.) temperamentsassoziierte Verhaltensmerkmale wie Reaktionsgeschwindigkeit und -intensität, Flexibilität, Ausdauer etc. unmittelbar aktiviert werden. Hierbei kommt dem durch Stress aktivierten Arousal eine zentrale neurobiologische Schaltstelle sowohl für die Aktivierung temperamentsbezogener Verhaltensmerkmale wie auch der PTBS zu. Personen mit Temperamentsdimensionen hoher Erregbarkeit (■ Tab. 8.1) tragen beim Auftreten PTBS-bezogener Stressoren ein höheres Erkrankungsrisiko als Personen mit Temperamentsdimensionen geringer Erregbarkeit.

Die Ätiologie und Pathogenese der PTBS *(ICD-10, WHO 1992; DSM-V, APA 2013)* ist komplex und durch eine individuelle Interaktion psychosozialer und neurobiologischer Faktoren charakterisiert *(Kapfhammer 2011 a).* Während über lange Zeit angenommen wurde, dass der Intensität sowie zeitlichen Dauer des Traumaereignisses alleine eine herausragende Bedeutung für die Entwicklung einer PTBS zukommt, zeigten Studien, dass hierdurch lediglich 50 % der Varianz erklärt werden kann *(Lauterbach 2006; Lauterbach u. Vrana 2001; Ozer et al. 2003).* In multifaktoriellen Modellen konnten weitere Risikofaktoren wie begleitende psychische Störungen bei Betroffenen und Familienangehörigen, frühere traumatische Ereignisse, mangelnde psychosoziale Unterstützung etc. nachgewiesen werden *(Ozer et al. 2003).*

Für die PTBS-Forschung wurde die Einbeziehung der Stresstheorien mit ihrer Betonung des individuellen Ressourcen- und Copingansatzes zunehmend bedeutsam *(Lazarus 1966; Lazarus u. Folkman 1984).* Hiermit rückte auch die Persönlichkeit in den Fokus der Forschung (»Big-Five«; *Goldberg 1990; Costa u. McCrae 1985; 1989; 1990; 1992 a; b;* ► Abschn. 4.4.4, »Der lexikalische Ansatz und das »Big-Five«-Modell der Persönlichkeit«*).*

Die Studien von *Mc Farlane (1986; 1989)* bildeten den Ausgangspunkt einer persönlichkeitsbezogenen Traumaforschung. Bei australischen Feuerwehrmännern, die verheerende Buschfeuer bekämpft hatten, wurde Neurotizismus als bedeutendster Prädiktor von PTBS-Symptomen unmittelbar nach dem traumatischen Ereignis sowie bis zu 29 Monate später nachgewiesen *(Mc Farlane 1986).* Dies bestätigte sich auch in anderen Studien *(Lauterbach 2006; Lauterbach u. Vrana 2001; Schnurr u. Vielhauer 2000; Davidson et al. 1987; Lee et al. 1995).* Dies gilt auch für Extraversion/Introversion *(Lauterbach 2006; Lauterbach u. Vrana 2001; Davidson et al. 1987; Fauerbach et al. 2000; Talbot et al. 2000).* In Regressionsanalysen wies *Lauterbach (2006)* Extraversion/Introversion, Neurotizismus und Gewissenhaftigkeit als Prädiktoren der PTBS-Symptomintensität nach. Als weitere Prädiktoren der Traumaintensität wie möglicher Retraumatisierung wurden eine zusätzlich diagnostizierte Borderline- sowie antisoziale Persönlichkeitsstörung, Sensation Seeking (► Abschn. 4.3.3)) sowie Psychotizismus (► Abschn. 4.3.1) identifiziert. Zusammen mit Extraversion/Introversion und Neurotizismus erklärten diese Variablen bereits 40 % der Gesamtvarianz *(Lauterbach 2006).*

Auch von der Arbeitsgruppe Strelau liegen aussagekräftige Studien vor. In diesen wurden Betroffene bzw. Opfer der »Oder-Jahrhundertflut« in Polen (1997), der Danziger Flut (2001) sowie eines Minenunglücks untersucht *(Strelau u. Klonowicz 2006; Strelau u. Zawadzki 2004; 2005 b; 2006; Strelau et al. 2006).* Die PTBS-Symptomatik wurde mit einem eigenen DSM-IV-konformen Selbstrating-Fragebogen *(PTBS-F)* erfasst, dessen psychometrische Qualität zuvor empirisch gesichert worden war *(Strelau et al. 2002; Zawadzki et al. 2002; 2004).* Die Temperamentsdimensionen wurden mit Strelaus *FCB-TI* (► Abschn. 4.2.2, »Die Theorie von Strelau – Theoretische Grundlagen und empirische Forschung«) gemessen. Emotionale Reaktivität sowie Perseveration sollten positiv mit PTBS, Lebhaftigkeit, Dauer und Aktivität negativ mit PTBS korrelieren (► Abschn. 4.2.2)).

In einer ersten Studie wurden 378 Opfer der Flutkatastrophe (13 bis 85 Jahre) sowie 52 verschüttete Minenarbeiter wenige Wochen sowie zwei Jahre nach dem Trauma untersucht *(Strelau u. Zawadzki 2005 b)*. Unabhängig vom Untersuchungszeitpunkt zeigte sich der deutlichste Zusammenhang für Emotionale Reaktivität mit der PTBS mit positiven Korrelationen zwischen .38 und .75. In einer Regressionsanalyse erklärte Emotionale Reaktivität mit bis zu 39 % den größten Varianzanteil der PTBS-Symptomatik.

Da Emotionale Reaktivität stark mit Neurotizismus korreliert *(Strelau u. Zawadzki 1997)*, bestätigt diese Studie indirekt auch den Zusammenhang von Neurotizismus und PTBS. Allerdings wird der spezifische Beitrag des Temperaments für die Entstehung einer PTBS durch die *FCB-TI*-Dimensionen im Vergleich zu dem inhaltlich weitgefassten Neurotizismusbegriff differenzierter abgebildet.

In einer weiteren Studie *(Strelau u. Zawadzki 2005 b)* wurden 384 Opfer der Danziger Flutkatastrophe (Erstuntersuchung zwei bzw. 15 Monate nach dem Trauma) mit 279 Opfern der Jahrhunderflut in Polen (1997) drei Jahre nach dem Traumaereignis verglichen. Die subjektive Stressintensität wurde durch die persönliche Einschätzung aktueller wie langfristiger Konsequenzen des Katastrophenereignisses erfragt. Im Follow-up, nicht aber unmittelbar nach dem Traumaereignis, zeigten sich statistisch signifikante positive Korrelationen von Emotionaler Reaktivität, Perseveration mit dem subjektiven Stressindex. Emotionale Reaktivität erwies sich hierbei als bester Prädiktor einer PTBS. In einer Regressionsanalyse wurden 9 % bzw. 13 % der PTBS-Symptomatik durch Emotionale Reaktivität erklärt, unter Berücksichtigung des subjektiven Stressindikators erhöhte sich dieser Wert auf bis zu 40 %. Neben der subjektiven Einschätzung der langfristigen psychosozialen Folgen des Traumaereignisses wurde Emotionale Reaktivität als stärkster Prädiktor für das Auftreten von PTBS drei Jahre nach dem Traumaereignis bestätigt.

Die Frage der Altersspezifität von Traumaereignis und -folge war Gegenstand einer Studie, in der Flutopfer dreier Altersgruppen (8 bis 13 Jahre; 14 bis 21 Jahre; 22 bis 25 Jahre; N = 291) anhand der *FCB-TI*-Dimensionen miteinander verglichen wurden *(Strelau et al. 2006)*. Die Auswertung erfolgte differenziert für das Auftreten bzw. Nicht-Auftreten einer PTBS sowie getrennt für Intrusions- und Vermeidungssymptome. Emotionale Reaktivität korrelierte erwartungsgemäß positiv mit allen drei PTBS-Kriterien. Demgegenüber korrelierte Lebhaftigkeit negativ mit Vermeidungssymptomen. Dieses Ergebnis entsprach ebenfalls den theoretischen Erwartungen, da unter Lebhaftigkeit die Fähigkeit verstanden wird, sich an neue Bedingungen schnell anzupassen. Demgegenüber zeigten sich positive Korrelationen von Perseveration mit Intrusionssymptomen. Auch dieses Ergebnis war erwartungskonform, da Perseveration die Eigenschaft misst, Handlungen fortzuführen und zu wiederholen.

Diese Zusammenhänge wurden für alle Altersgruppen bestätigt, die höchsten Korrelationen zeigten sich für Kinder und Erwachsene im mittleren Lebensalter. Für die Gesamtgruppe erwies sich wiederum in einer Regressionsanalyse Emotionale Reaktivität als deutlichster Prädiktor für PTBS. Der Ausprägungsgrad von Lebhaftigkeit und Perseveration sagte spezifisch die PTBS-Symptome Vermeidung und Intrusion voraus. Emotionale Reaktivität erwies sich auch hinsichtlich der Traumaintensität sowie der subjektiv bewerteten langfristigen Traumafolgen als stärkster Prädiktor.

Schließlich wurde die Inzidenz von PTBS in Abhängigkeit von Temperament und traumaassoziierten Faktoren an 72 Familien (Vater, Mutter, Kind) drei Jahre nach der Oder-Jahrhundertflut von 1997 sowie an 116 Danziger Familien zwei Monate nach der dortigen Flut untersucht *(Zawadzki et al. 2002)*.

Das Traumaereignis selbst wie auch Emotionale Reaktivität erwiesen sich hierbei als die stärksten Prädiktoren der PTBS-Symptomatik. In einer explorativen Pfadanalyse konnte in einer getrennten Analyse bei allen drei Familienmitgliedern der direkte Einfluss von Emotionaler Reaktivität auf die Entwicklung der PTBS bestätigt werden. Emotionale Reaktivität und Traumaintensität beeinflussten als unabhängige Variablen auch die Ausprägung der Traumaerfahrungen bei allen Familienmitgliedern, während die Prävalenz einer PTBS bei den Vätern den stärksten Einfluss auf das Auftreten einer PTBS bei den Müttern und Kindern hatte.

Schließlich wurde die Interaktion von PTBS, Temperament sowie psychosozialen Parametern wie dem familiären Klima (Organisation und Konflikt bzw. Kontrolle) an 124 Kindern zwei Jahre nach der Flutkatastrophe in Süd- und Nord-Polen untersucht *(Kaczmarek 2004; Kaczmarek u. Zawadzki*

2006). Die Intensität der PTBS bei den Vätern wirkte sich deutlich auf das Familienklima und darüber hinaus auf die Ausprägung der emotionalen Reaktivität bei den Kindern aus. Demgegenüber beeinflusste eine PTBS bei den Müttern unmittelbar die Reaktivität wie auch die Lebhaftigkeit der Kinder. Die Emotionale Reaktivität bei den Kindern wiederum korrelierte positiv mit dem Auftreten einer PTBS, während Lebhaftigkeit negativ korrelierte.

Die aufgeführten Studien können somit als deutlicher Nachweis der engen Beziehung von unterschiedlichen Temperamentsdimensionen und PTBS aufgefasst werden.

8.2 Temperament als diagnostischer Parameter bei psychischen Störungen

Das Ziel jeder klinisch orientierten Diagnostik von Temperamentsdimensionen besteht darin, möglichst reliable und valide Informationen zum Temperament zu erhalten. Hierbei handelt es sich um eine komplexe Aufgabenstellung, auf die bereits von Zerssen hinwies: *»Der Arzt steht somit bei jedem seiner Kranken vor der – letztlich unlösbaren – Aufgabe, das Miteinander konstitutioneller, konditioneller und situativer Faktoren in der Genese krankhafter Normabweichungen zu erkennen und in seinem Behandlungsplan zu berücksichtigen« (von Zerssen 1980, S. 691)*.

Die Fragestellungen sowie Ziele bei der diagnostischen Erhebung von Temperamentsdimensionen im klinischen Kontext sind unterschiedlich (▶ Übersicht »Fragestellungen und Ziele einer klinisch orientierten Diagnostik von Temperamentsdimensionen«).

Fragestellungen und Ziele einer klinisch orientierten Diagnostik von Temperamentsdimensionen

- Bestimmung des »Anteils« des Temperaments an der psychischen Querschnittssymptomatik
- Definition realistischer Therapieziele bei psychischen Störungen unter Berücksichtigung des prämorbiden Temperaments
- Hinweise auf dysfunktionale Temperamentsdimensionen (Merkmalsausprägungen)
- Veränderungsmessung bei dysfunktionalen Temperamentsdimensionen nach therapeutischer Intervention

Die zentrale Informationsquelle zur Feststellung des prämorbiden Temperaments stellt die Selbstauskunft des Patienten im diagnostischen Interview dar, die durch eine Fremdbeurteilung (Angehörige, Freunde) sowie durch den Einsatz standardisierter Fragebogen (s. u.) ergänzt werden kann.

Beim diagnostischen Interview ist es entscheidend, dass der Patient nach Temperamentsdimensionen bzw. deren Ausprägung *vor* Erkrankungsbeginn befragt wird. Die Abgrenzung von Temperamentsdimensionen zur akuten psychischen Symptomatik stellt allerdings eine besondere Herausforderung nicht nur für den wissenschaftlichen, sondern auch für den klinischen Kontext dar. Bei ausgeprägter psychischer Symptomatik (Depressivität, manisches Syndrom etc.) kann eine Befragung zum Temperament häufig erst dann vorgenommen werden, wenn der Patient aufgrund seiner psychischen Verfassung hierzu in der Lage ist, da es krankheitsbedingt nicht selten zu typischen Verzerrungen seiner Selbsteinschätzung kommt, die eine valide Selbstauskunft unmöglich machen. So neigen beispielsweise schwer depressive Patienten typischerweise dazu, im Sinne einer kognitiven Verzerrung ihrer Selbsteinschätzung (»kognitive Triade«) *(Beck et al. 1979)* auch ihr Temperament retrospektiv verfälscht einzuschätzen.

Bei der Befragung des Patienten sollte der Arzt/Psychotherapeut zunächst möglichst offene Fragen stellen, um dem Patienten die Möglichkeit einer Selbstbeschreibung zu geben. Da die Begriffe Persönlichkeit und Temperament auch in der Umgangssprache häufig synonym verwendet werden, ist es hilfreich, wenn im Verlauf des Gesprächs vom Interviewer temperamentstypische Merkmale wie Tempo, Ausdauer, Reagibilität, Empfindlichkeit, Expressivität etc. als Beschreibungsmerkmale aktiv angesprochen werden. In diesem Zusammenhang ist darauf hinzuweisen, dass im allgemeinen

Sprachgebrauch Adjektive zur Beschreibung des Temperaments üblich sind, die über das lexikalische Verfahren sogar zur Generierung wissenschaftlich fundierter Temperamentsdimensionen führten (► Abschn. 4.4.4, »Der lexikalische Ansatz und das »Big-Five«-Modell der Persönlichkeit«). Auch die antiken Temperamentsbezeichnungen sind bei Laien durchaus bekannt und werden nicht selten auch zur Beschreibung des Temperaments verwendet, können aber ebenfalls vom Arzt/Psychotherapeuten aktiv in die Befragung eingebracht werden. Je nach Fragestellung kann der Interviewer wissenschaftlich definierte Temperamentsbegriffe (z. B. Extraversion) verwenden.

Zur standardisierten Messung von Temperamentsdimensionen liegen zusätzlich Fragebogen vor, die eine zielgenaue, quantitative Erfassung von Temperamentsdimensionen erlauben. Diese im wissenschaftlichen Kontext entwickelten Fragebogen eignen sich nicht nur zur Messung von Temperamentsdimensionen im allgemeinpsychologischen, sondern auch im klinischen Kontext. Eine Übersicht findet sich in ◘ Tab. 8.4.

Für die Auswahl der Fragebogen sind die Art der zu messenden Temperamentsdimension(en) sowie ihre psychometrische Qualität entscheidend.

Sollen in erster Linie *formale Temperamentsdimensionen* erfasst werden, sind die Fragebogen von Strelau sowie Rusalov hervorzuheben. Neben ihrer psychometrischen Qualität sprechen für die Fragebogen Strelaus ihre internationale Verwendung sowie eine Version für das Kindes- und Jugendalter. Sollen primär *inhaltliche Temperamentsdimensionen* gemessen werden, sind in erster Linie die Fragebogen von Eysenck wie auch von von Zerssen zu nennen. Für den Einsatz von Eysencks Fragebogen sprechen die Universalität der PEN-Faktoren sowie deren psychometrische Qualität.

Trotz inhaltlicher und psychometrischer Defizite können auch der *TEMPS-A (Akiskal et al. 2000 a; 2002)* sowie der *TCI (Cloninger et al. 1994)* bzw. *TCI-R (Cloninger 2008)* aufgrund ihrer internationalen Verbreitung eingesetzt werden.

Bei der klinisch orientierten Diagnostik des Temperaments empfiehlt sich zur Qualitätssicherung eine Kombination aus Exploration und psychometrischen Verfahren (Fragebogen).

8.3 Definition und Systematik dysfunktionaler bzw. störungsrelevanter Temperamentsdimensionen

Die Frage, ob Temperamenten an sich oder nur in Abhängigkeit ihrer Merkmalsausprägung eine klinische Relevanz zukommt, wurde in der bisherigen Temperamentsforschung unterschiedlich beantwortet, es lassen sich allerdings sowohl theoretisch wie empirisch durchaus Übergänge erkennen (► Abschn. 8.1.2).

Idealtypisch können drei theoretische Ansätze mit störungsrelevanten Temperamentsdimensionen definiert werden (◘ Tab. 8.5).

Unter dem *quantitativ-dimensionalen Ansatz* sind Temperamentstheorien zu subsummieren, bei denen die Merkmalsausprägung des Temperaments über die Störungsrelevanz entscheidet. Hierzu gehören die Temperamentsdimensionen in Strelaus Theorie (► Abschn. 4.2.2; *STI-R*; *FCB-TI*) wie auch die Temperamentsdimensionen bei *Cloninger (2004;* ► Abschn. 6.8*)*.

Demgegenüber nehmen die Temperamentsdimensionen von Akiskal *(Akiskal et al. 2002;* ► Abschn. 6.7*)* eine »Zwischenstellung« ein. Einerseits führt Akiskal selbst eine »extreme« Ausprägung seiner Temperamente unmittelbar als Störungskriterium ein, da hierdurch der Übergang zu einer manifesten psychischen Störung mit einer Therapieindikation markiert ist. Andererseits sind seine Temperamente bereits selbst als »minore« psychische Störungen konzeptualisiert, sodass daher auch eine *typologische* Zuordnung möglich wäre.

Auch Eysencks »Superfaktoren« (► Abschn. 4.3.1) Extraversion und Neurotizismus sind dimensional konzipiert, sodass deren Merkmalsausprägungen über die Korrelation zu psychischen Störungen entscheidet, andererseits können beide Faktoren bereits typologisch als potenziell störungsrelevant eingestuft werden. Eine Sonderstellung nimmt Psychotizismus ein, da diese Dimension bereits von Eysenck hinsichtlich ihrer Merkmalsdefinition und -bezeichnung auch für die Beschreibung von abnormem Verhalten konzipiert wurde.

Zu den *typologischen Ansätzen* gehören die antiken Temperamente. Von diesen wurde insbesondere

Tab. 8.4 Übersicht zu Fragebogen bzw. Untersuchungsverfahren für die Erfassung des Temperaments bei klinischen Fragestellungen

Verfahren	Autor(en)	Theorie	Dimension	Psychometrische Qualität	Klinische Validierung	Deutsche Version
EPI	Eysenck u. Eysenck (1964); Eggert (1974)	A	ME	► Abschn. 4.3.1, »Theoretische Grundlagen und empirische Forschung«	Ja	Ja
EPQ	Eysenck u. Eysenck (1975; 1976)					
EPQ-R	Eysenck SGB et al. (1985)					
STQ	Rusalov (1989)	A	ME	► Abschn. 4.2.1, »Die Theorie von Rusalov – Kritische Diskussion«	Ja	Nein
STQ-77	Trofimova u. Sulis (2010)					
STI-R	Strelau et al. (1990 b); Ruch et al. (1991)	A	ME	► Abschn. 4.2.2, »Die Theorie von Strelau – Theoretische Grundlagen und empirische Forschung«	Nein	Nein
PTS	Strelau u. Angleitner (1994); Strelau et al. (1999)	A	ME	► Abschn. 4.2.2, »Die Theorie von Strelau – Theoretische Grundlagen und empirische Forschung«	Ja	Ja
FCB-TI	Strelau u. Zawadzki (1993); Zawadzki (2002); Strelau et al. (2002)	A	ME	► Abschn. 4.2.2, »Die Theorie von Strelau – Theoretische Grundlagen und empirische Forschung«	Ja	Ja
CTQ	Oniszczenko u. Radomska (2002)	A	ME	► Abschn. 4.2.2, »Die Theorie von Strelau – Theoretische Grundlagen und empirische Forschung«	Ja	Nein
TCI	Cloninger et al. (1994)	A	ME	► Abschn. 6.8.2, »Empirische Forschung«	Ja	Ja
TCI-R	Cloninger (2008)					
TEMPS-I	Akiskal u. Mallya (1987)	K	ME	► Abschn. 6.7.2, »Empirische Forschung«	Ja	Ja
TEMPS-A	Akiskal et al. (2000 a; 2002)					

Tab. 8.4 Fortsetzung

Verfahren	Autor(en)	Theorie	Dimension	Psychometrische Qualität	Klinische Validierung	Deutsche Version
F-Liste	Von Zerssen (1969 b)	K	ME	► Abschn. 6.4.2, »Empirische Forschung«	Ja	Ja
MPT	Von Zerssen et al. (1988)	A	ME	► Abschn. 6.6.1, »Spätere Forschung«	Ja	Ja
BPI	Von Zerssen et al. (1998 a, b); Hecht et al. (1997)	K	MO	► Abschn. 6.4.2, »Empirische Forschung« ► Abschn. 6.6.1, »Spätere Forschung«	Ja	Ja
Kasahara-Skala	Kasahara (1984); Sato et al. (1993)	K	MO	► Abschn. 6.4.1, »Empirische Forschung – Nachfolgende Forschung«	Ja	Nein
DRP	Yoshimatsu et al. (1989)	K	MO	► Abschn. 6.4.1, »Empirische Forschung – Nachfolgende Forschung«	Ja	Nein
TMPI	Kronmüller et al. (2005)	K	MO	► Abschn. 6.4.2, »Empirische Forschung«	Ja	Ja
CTM	Stanghellini u. Bertelli (2000)	K	MO	► Abschn. 6.4.2, »Empirische Forschung«	Ja	Nein

A = Allgemeinpsychologische Ausrichtung; K = Klinisch-psychiatrische Ausrichtung; ME = mehrdimensional; MO = monodimensional

Tab. 8.5 Systematik störungsrelevanter Temperamentsdimensionen

Theoretische Ansatz	Störungsrelevante Temperamentsdimensionen
Quantitativ-dimensional	Mehrdimensionale Temperamentstheorie *(Strelau 1983; 1988; 1998; 2008)* Extremes Temperament *(Cloninger 2004; Akiskal et al. 2000 a; 2002; Cloninger et al. 1993)* Sensation Seeking *(Zuckerman 1994; 2012)* Psychotizismus, Extraversion, Neurotizismus *(Eysenck u. Eysenck 1985)*
Typologisch	Antike Temperamente Typus melancholicus *(Kasahara 1984; Shimoda1932; 1941; Tellenbach 1961; von Zerssen 1969 b; Kronmüller et al. 2005)* Typus manicus *(von Zerssen 1969 b)* »Difficult« Temperament *(Thomas u. Chess 1977; Thomas et al. 1968)* Temperamentsstrukturmodell *(Zawadzki u. Strelau 1997)*
Funktional	»Goodness of Fit« *(Chess u. Thomas 1986; 1991; Thomas u. Chess 1977)* »Temperament risk factor« *(Carey 1986; 1989; Strelau 1989; 1995 b)* Mehrdimensionale Temperamentstheorie *(Strelau 1983; 1988; 1998; 2008)*

der Melancholie eine unmittelbare klinische Bedeutung zugesprochen (▶ Abschn. 2.1). Auf dem Hintergrund psychiatrischer Temperamentstheorien entstanden typologische Ansätze wie der Typus melancholicus *(Tellenbach 1961;* ▶ Abschn. 6.4.2*)* und der Typus manicus *(von Zerssen 1969 b;* ▶ Abschn. 6.6*)*. Beide Typen sind hierbei als unmittelbare Vorläufer von psychischen Störungen zu verstehen und nicht als »natürliche« Temperamentstypen konzeptualisiert worden. Obwohl ursprünglich teilweise als Typen konzipiert (Typus melancholicus), erfolgten später Operationalisierungen im Sinne quantitativer Merkmalsdefinitionen (▶ Abschn. 6.4.2, »Kritische Diskussion«; ▶ Abschn. 6.6).

Aus der entwicklungspsychologischen Temperamentsforschung ist als typologischer Ansatz das »schwierige Temperament« zu nennen *(Thomas u. Chess 1977; Maziade et al. 1984; 1986; Thomas et al. 1968;* ▶ Abschn. 4.5.1*)*.

Das »Temperamentsstrukturmodell« *(Zawadzki u. Strelau 1997;* ▶ Abschn. 4.2.2, »Die Theorie von Strelau – Theoretische Grundlagen und empirische Forschung«*)* stellt eine typologische Übersetzung der dimensionalen Temperamentstheorie Strelaus dar.

Die *funktionalen Ansätze* betonen, dass Temperamentsdimensionen nicht per se eine Störungsrelevanz zukommt, sondern dass diese erst aus der Interaktion mit spezifischen Umweltfaktoren, Stressoren und anderen Bedingungen resultiert.

Ein typisches Beispiel für diesen Ansatz stellt das »Goodness of Fit«-Modell des Kindes dar, das auf der Grundlage der Theorie des »schwierigen Temperaments« entwickelt wurde *(Lerner u. Lerner 1994; Thomas u. Chess 1984;* ▶ Abschn. 4.5.1*)*. Merkmalen des »schwierigen Temperaments« kommt erst bei Interaktion mit spezifischen psychosozialen Entwicklungsbedingungen des Kindes eine Störungsrelevanz zu. Diese Hypothese wurde in einer Neun-Jahres-Katamnese-Studie bestätigt, in der sich ein »schwieriges Temperament« im Alter von sieben Jahren bei der Follow-up-Untersuchung erst im Zusammenhang mit einer »familiären Dysfunktionalität« als Prädiktor für spätere psychische Störungen herausstellte *(Maziade et al. 1990)*.

Strelau führte im Kontext seiner Temperamentstheorie in Verknüpfung mit der Stress- und Copingforschung *(Lazarus 1966)* sowie in Anlehnung an einen ähnlichen Begriff von *Carey (1986; 1989)* den des »Temperamentsrisikofaktors« (TRF) ein *(Strelau 1989 a; b; 1998)* (▶ Abschn. 4.2.2; ▶ Abschn. 8.1). Er versteht hierunter *»einen Temperamentstrait oder eine Konfiguration von Traits, die in Interaktion mit anderen Faktoren, z. B. physische oder soziale Umgebung, Verhaltensprogrammen, Situationen, individuellen Charakteristika, welche exzessiv, dauernd oder wiederkehrend bestehen, das Risiko für die Entwicklung von Verhaltensstörungen oder einer Pathologie erhöhen oder die Ausbildung einer schlecht angepassten Persönlichkeit begünstigen« (Strelau 1998, S. 376)*.

Strelau legt seinem funktionalen Modell eine Differenzierung der Temperamente in solche mit geringer und solche mit hoher Erregbarkeit des ZNS-Arousal zugrunde (▶ Abschn. 4.2.2, »Die Theorie von Strelau – Theoretische Grundlagen und empirische Forschung«). Demnach führen Temperamentsdimensionen mit geringer Erregbarkeit (z. B. »starker Typ« des Nervensystems, Reaktivität, Extraversion, hohes Ausmaß an Sensation Seeking) bei Interaktion mit gering-stimulierenden Life-Events (z. B. Deprivation oder soziale Isolation) zu nachhaltigen Stressreaktionen. Umgekehrt sind bei Temperamentsdimensionen mit hoher Erregbarkeit (z. B. »schwacher Typ« des Nervensystems, Reaktivität, Introversion, geringes Ausmaß an Sensation Seeking) in Interaktion mit hochstimulierenden Life-Events (z. B. Tod, Katastrophen, starke psychische Stressoren) nachhaltige Stressreaktionen zu erwarten *(Strelau 1998, S. 365–366)*.

Unter Bezugnahme auf *Kendler u. Eaves (1986)* definiert *Strelau (2008)* fünf Hypothesen zu unterschiedlichen Temperament-Umwelt-Interaktionen mit Risikopotenzial für Verhaltens- bzw. psychische Störungen (▶ Übersicht »Hypothetisches Modell von fünf Temperament-Umwelt-Interaktionen mit Risikopotenzial für Verhaltens- bzw. psychische Störungen«).

Hypothetisches Modell von fünf Temperament-Umwelt-Interaktionen mit Risikopotenzial für Verhaltens- bzw. psychische Störungen

1. Temperamente (z. B. Psychotizismus) sowie spezifische Umweltkonstellationen → voneinander unabhängige Risikofaktoren

2. Temperamente (z. B. hohe Ängstlichkeit, Emotionalität, Intensität und Reaktivität) als alleinige Risikofaktoren → erhöhte Sensitivität für bestimmte Umwelterfahrungen
3. Temperamente (z. B. Sensation Seeking) → erhöhtes Ausmaß an Reizintensität der Umwelterfahrungen → Verhaltens- bzw. psychische Störungen
4. Kombination der Modellhypothesen 1 und 2 → synergistische Wechselwirkung von Temperament und Umwelt
5. Kombination der Modellhypothesen 1 und 3 → Interaktion von Temperament und Umwelt → Verhaltens- und psychischen Störungen

Unabhängig von der Zuordnung zu einem *quantitativ-dimensionalen, typologischen* oder *funktionellen Ansatz* ist dann eine Störungsrelevanz einer Temperamentsdimension anzunehmen, wenn diese mit einem erheblichen subjektiven Leidensdruck mit deutlicher psychosozialer Beeinträchtigung verbunden ist.

8.4 Temperament in der Therapie psychischer Störungen

8.4.1 Temperament in der Therapeut-Patient-Beziehung

Dem Temperament kommt ein wichtiger Stellenwert für die Therapeut/Arzt-Patient-Beziehung zu. Aus sozialpsychologischem Blickwinkel stellen soziale Wahrnehmung, Kommunikations- und Interaktionsprozesse sowie mögliche Reaktanz- bzw. Widerstandsphänomene beider Interaktionspartner relevante Faktoren für das Gelingen oder Misslingen normalpsychologischer Interaktionen dar (Kapp *u. Kämmerer 2007)*; dies gilt auch für gelungene oder misslungene therapeutische Beziehungen.

In Anbetracht dieser Sachlage ist es umso bemerkenswerter, dass dieser Thematik in der bisherigen evidenzbasierten Psychotherapieforschung im Vergleich zu der Outcome-Forschung nur eine geringe Aufmerksamkeit gewidmet wurde. Hierbei erklären sog. unspezifische Faktoren wie die Therapeut-Patient-Beziehung gegenüber therapieschulspezifischen Interventionen vermutlich sogar den überwiegenden Teil der Therapieeffekte *(Wampold 2001; Assay u. Lambert 1999).*

In den heutigen Lehrbüchern zur Psychotherapie wird die therapeutische Beziehung allerdings nur sehr verkürzt thematisiert *(Senf u. Broda 2007; Gesprächspsychotherapie, Eckert et al. 2006; Verhaltenstherapie, Hautzinger 2010; Margraf u. Schneider 2009).*

Die Notwendigkeit, dass Arzt wie Psychotherapeut das komplexe interaktionelle Bedingungsgefüge auch unter Berücksichtigung des Temperaments selbstkritisch reflektieren, wurde bereits von von Zerssen hervorgehoben, wobei sein Konstitutionsbegriff das Temperament einschließt (► Abschn. 6.6): »*Seine Interaktion mit dem Kranken wird nur aus der Reflexion über die Beiträge verständlich, die beide Partner aus ihrer Konstitution, Kondition und jeweiligen Situation heraus dazu leisten. Die Ausbildung zum Arzt – und nicht nur die zum Fachpsychotherapeuten – sollte die Grundlagen für ein solches Verständnis schaffen*« *(von Zerssen 1980, S. 692).*

Noch deutlicher thematisiert *Leuner (1970/2005)* für die Katathym-imaginative Psychotherapie (KiP) den Stellenwert der Kenntnis des Temperaments des Patienten, die seiner Auffassung nach eine wichtige Voraussetzung für das »*Durchleben des Symboldramas*« *(dto., S. 103)* darstellt. Nach Leuner ist es hierfür erforderlich, dass sich der Therapeut auf die durch die unterschiedlichen Temperamente der Patienten bedingten »Tempi« der seelischen Prozesse in der Therapie einstellt.

Die klinische Erfahrung zeigt, dass sich bestimmte Konstellationen der Temperamente von Therapeut (Arzt) und Patient günstig oder ungünstig auf den Interaktions- und somit auch Therapieprozess auswirken. Idealtypisch können drei Interaktionenstypen mit spezifischen Verhaltenskonsequenzen genannt werden (■ Tab. 8.6).

Dyadische Konstellationen mit unterschiedlichem Temperament von Therapeut und Patient können durchaus anregend und konstruktiv für den Interaktionsprozess sein. So sind beispielsweise bei der Konstellation eines hyperthymen Temperaments des Therapeuten mit einem depressiven des Patienten grundsätzlich positive Lerneffekte beim

Tab. 8.6 Typologie der Temperamentskonstellation von Therapeut/Patient mit Auswirkungen auf das Interaktionsverhalten

Interaktionstypus von Temperamenten	Auswirkungen auf den Interaktionsprozess
Interaktion von Temperamenten unterschiedlichen Typs	– Anregender Dialog – Positive Lerneffekte (Modelllernen)
Interaktion von Temperamenten ähnlichen oder gleichen Typs	– Bei depressivem Temperament: Down-Regulation des Kommunikations- und Interaktionsprozesses – Bei hyperthymem Temperament: Aufschaukeln des Kommunikations- und Interaktionsprozesses
Interaktion »polarer« Temperamente (z. B. hyperthym – depressiv); Interaktion von Temperamenten mit starker Merkmalsausprägung	– Patient fühlt sich vom Therapeuten nicht verstanden – Therapeut erreicht den Patienten nicht, lehnt ihn bewusst oder unbewusst ab

Patienten denkbar, der in seinem Interaktionsverhalten nicht in seiner Depressivität verstärkt wird, sondern im Sinne des Modelllernens Impulse für eine verbale wie non-verbale Verhaltensänderung erfahren kann.

Sind beide Temperamente ähnlich oder gleich (z. B. depressives Temperament), sind eher ungünstige wechselseitige Verstärkungen zu erwarten. Sind schließlich beide Temperamente zu unterschiedlich und/oder zu stark ausgeprägt (z. B. hyperthymes Temperament des Therapeuten, depressives des Patienten) dürfte sich der Patient aufgrund des zu starken Kontrastes eher unverstanden oder zurückgewiesen fühlen. Auch der Therapeut hat in diesem Fall vermutlich größere Schwierigkeiten, sich empathisch zu verhalten, weil er den Patienten emotional kaum erreicht. Mögliche Folgen sind Entmutigung, Enttäuschung sowie ein tendenzieller sozialer Rückzug.

Die Chance der bewussten Wahrnehmung des Temperaments durch Therapeut und Patient liegt somit darin, den Interaktionsprozess bewusster und konstruktiver zu gestalten sowie mögliche Störungen von Kommunikation und Interaktion zu vermeiden. So kann der Therapeut versuchen, sein Interaktionsverhalten kontrolliert zu modifizieren (z. B. Reaktivität, Redetempo und emotionale Dynamik) und hierdurch besser auf das Temperament des Patienten abzustimmen. Eine optimale Lern- und Selbstkontrollmöglichkeit für den Therapeuten stellt hierzu die videounterstützte Supervision zur Klarifizierung seines Therapeutenanteils an der Interaktion sowie der Überprüfung möglicher eigener Verhaltenskorrekturen dar.

Beim Aufeinandertreffen von entgegengesetzten Temperamenten mit extremer Merkmalsausprägung ergibt sich nicht selten die Konsequenz des Endes der therapeutischen Beziehung mit der Suche nach einer für den Patienten »günstigeren« Temperamentskonstellation.

8.4.2 Beeinflussung dysfunktionaler bzw. störungsrelevanter Temperamentsdimensionen

Psychotherapeutische Interventionen

Bevor im Einzelnen mögliche Interventionen zur Veränderung von Temperamentsdimensionen erörtert werden, soll zunächst auf den Begriff »dysfunktionales Temperament« eingegangen werden.

Unter Bezugnahme auf Strelaus »Temperamentsrisikofaktor« (TRF) (*Strelau 1989 a, b, 1998, 2008;* ▶ Abschn. 4.2.2; ▶ Abschn. 8.3) sind Temperamente nicht an sich als klinisch relevant anzusehen, sondern werden dies erst in der Interaktion mit spezifischen Umweltbedingungen. Ein Beispiel hierfür ist, wenn sich eine Person mit einem ängstlichen Temperament über längere Zeit in einem beruflichen Umfeld befindet, das von ihr Durchsetzungsfähigkeit, Belastbarkeit und assertive Kompetenz erfordert. Auch wenn das Temperament einen Ausprägungsgrad erreicht, der von der Person und/oder seiner Umwelt als störend und belastend erlebt wird, kann eine »Dysfunktionalität« vorliegen. Dies ist z. B. bei einem ausgeprägt hyperthymen Temperament (»hypomane« Struktur) der Fall, wenn »Lebensschwung«, Energie und Tatkraft in einem Maße vorliegen, dass das seelische Gleichgewicht zur Umwelt gestört ist.

Die Aufgabe psychotherapeutischer Interventionen im Kontext von Beratung und/oder Therapie besteht in diesen Fällen darin, auf der Grundlage einer genauen Analyse der individuellen Problemsituationen Interventionen zur Regulation entweder des Ausprägungsgrades des Temperaments oder zur Modifikation von Umweltbedingungen mit dem Ziel durchzuführen, dass eine bessere »Passung« von Temperament und Umwelt erreicht wird.

Dass dies möglich wird, setzt allerdings voraus, dass Temperamentsdimensionen überhaupt als veränderbar angesehen werden. Bekanntlich stellt die relative Merkmalskonstanz des Temperaments ein wesentliches Definitionskriterium dar (▶ Abschn. 7.1). Hierbei geht allerdings keine Temperamentsdefinition von einer absoluten Merkmalskonstanz über die Lebenszeitspanne aus. Die Tatsache, dass Temperamentsdimensionen angeboren und nach Schätzungen in bis zu 60 % genetisch determiniert sind *(Zuckerman 2012, S. 60)*, bedeutet ebenfalls nicht, dass von einer absoluten Unveränderbarkeit auszugehen ist. Die genetische und epigenetische Forschung weist demgegenüber auf den maßgeblichen Einfluss der Umwelt auf das tatsächlich gezeigte temperamentsassoziierte Verhalten hin *(Lane u. Wager 2009; Maier u. Rujesco 2011; Lane et al. 2009 a, b)*.

Eine grundsätzliche Veränderbarkeit von Temperamentsdimensionen durch Psychotherapie wurde von *Jung (1921)* über *Tellenbach (1961)* bis *Cloninger (2004)* angenommen. Auch für die temperamentsnahe Persönlichkeit konnte auf der Grundlage ihrer Variabilität *(Herrmann 1969/1976; Amelang et al. 2006)* eine Veränderbarkeit von störungsrelevanten Ausprägungen (Persönlichkeitsstörungen) durch Psychotherapie nachgewiesen werden *(Fiedler 2007; Linehan 1996; Herpertz et al. 2011)*.

Mögliche psychotherapeutische Interventionen sind der ▶ Übersicht »Mögliche psychotherapeutische Interventionen zur Veränderung dysfunktionaler Temperamentsdimensionen« zu entnehmen.

Mögliche psychotherapeutische Interventionen zur Veränderung dysfunktionaler Temperamentsdimensionen

- Psychologische Beratung (Counseling) bzw. Psychoedukation
- Körpertherapeutische Ansätze (Entspannungsverfahren)
- Spezifische Psychotherapieverfahren (kognitive Verhaltenstherapie; Schematherapie; Psychodynamische Psychotherapie; ▶ Abschn. 8.4.3)
- Kombination von Therapieinterventionen bzw. -verfahren

Nach Feststellung des Temperaments (▶ Abschn. 8.3) sollte bei Klienten bzw. Patienten mit Lebensschwierigkeiten, Anpassungsstörungen bis hin zu psychischen Störungen zunächst nach eindeutigen Hinweisen auf das Vorliegen einer Dysfunktionalität des Temperaments im Kontext einer individuellen Lebens- bzw. Problemanalyse gesucht werden. Ergeben sich hierfür eindeutige Belege, besteht die Indikation für eine psychologische Beratung (Counseling).

Für diese lassen sich verschiedene Interventionen benennen: Zunächst ist es wichtig, den Patient hinsichtlich seines Temperaments zu informieren. Hierbei ist es hilfreich, eine kurze Definition des Temperaments zu geben und auf die verschiedenen Variationen des Temperaments aufmerksam zu machen. Dies betrifft auch die biologischen Grundlagen des Temperaments mit dem Hinweis seiner zumindest graduellen Veränderbarkeit. Im Anschluss daran sollte auf die grundsätzliche Bedeutung des Temperaments für unsere Lebensgestaltung wie auch für unsere seelische Gesundheit hingewiesen werden, aber auch darauf, dass das Temperament ein möglicher Risikofaktor für eine psychosoziale Belastung oder eine psychische Störung sein kann.

Liegt eine psychosoziale Beeinträchtigung durch extreme Merkmalsausprägungen eines Temperaments vor, so ist zur Vermeidung einer Pathologisierung beim Klienten bzw. Patienten darauf hinzuweisen, dass dies bei nicht wenigen Menschen vorkommt, jedoch durchaus durch Selbstkontrolle

Tab. 8.7 Beispiele zur Psychopharmakotherapie bei dysfunktionalen Temperamentsdimensionen

Dysfunktionale Temperamentsdimensionen	Empfehlungen zur Psychopharmakotherapie
Zykothymes Temperament	Mood Stabilizer, atypische Neuroleptika
Hyperthymes Temperament/Typus manicus	Mood Stabilizer, atypische Neuroleptika
Typus melancholicus	Antidepressiva, Lithium
Ängstliches Temperament	Antidepressiva, Anxiolytika

und andere Interventionen positiv beeinflusst werden kann, um bei Beibehaltung des Temperaments ein seelisches Gleichgewicht zu erreichen. In diesem Zusammenhang kann es nützlich sein, Strelaus Konzept des »Temperamentsrisikofaktors« (TRF) *(Strelau 1998, 2008)* beispielhaft zu erläutern.

Anschließend können auf die jeweilige individuelle Situation des Klienten bzw. Patienten »passende« Möglichkeiten der Einflussnahme auf die Temperament-Umwelt-Interaktion besprochen werden. In vielen Fällen besteht ein ausgeprägtes Arousal mit erhöhter innerer Anspannung, Nervosität und Reizbarkeit, das durch Interventionen zur Stressreduktion vermindert werden kann. Hierzu zählen körpertherapeutische Ansätze wie das autogene Training, die progressive Muskelrelaxation oder das Biofeedback. Solche Entspannungsverfahren sind beispielsweise bei ausgeprägt hyperthymem, reizbarem oder ängstlichem Temperament zu erwägen. Des Weiteren können überlegt werden: Anpassung der Tagesgestaltung mit Einrichtung von Ruhezeiten, Identifikation von Stresssituationen mit Überlegungen ihrer Minimierung, Schaffung einer reizärmeren Umgebung, besonders in der Freizeit, sowie der Einsatz von Selbstkontrolltechniken *(Kanfer et al. 2006)*.

Sollten diese Interventionen nicht ausreichend sein, kann eine gezielte Psychotherapie (z. B. Verhaltenstherapie, Gesprächspsychotherapie, psychodynamische Psychotherapie; ► Abschn. 8.4.3) oder medikamentöse Therapie (► Abschn. 8.4.2, »Medikamentöse Interventionen«) angeschlossen werden.

Medikamentöse Interventionen

Eine Beeinflussung dysfunktionaler Temperamentsdimensionen ist auch durch eine gezielte Psychopharmakotherapie möglich. Im Kontext eines integrativen Paradigmas kann die Wirksamkeit von Psycho- und Pharmakotherapie auch dadurch erklärt werden, dass beide Verfahren auf die dem Temperament zugrunde liegenden gestörten neuronalen Regelkreissysteme regulierend einwirken, so etwa bei Angst *(Boerner 2011; Grawe 2004;* ► Abschn. 8.5*)*.

Hinsichtlich der Indikation für bestimmte Psychopharmaka kann auf evidenzbasierte, störungsspezifische (ICD-, DSM-Klassifikation) Therapieempfehlungen zurückgegriffen werden *(Möller et al 2011)*. Die Anwendung dieser Empfehlungen auf die Therapie störungsrelevanter bzw. dysfunktionaler Temperamentsdimensionen ist grundsätzlich deswegen möglich, weil störungsspezifische Diagnoseeinheiten nach ICD- bzw. DSM-Kriterien keinen nosologischen Einheiten, sondern Symptom- bzw. Syndromclustern entsprechen. Jede Psychopharmakotherapie basiert demnach auf einem syndromalen Prinzip *(Hippius 1979)*. Daher lassen sich beispielsweise Therapieempfehlungen für die Generalisierte Angststörung (GAS) auch auf andere psychische Störungen übertragen, sofern diese ein inhaltsähnliches oder -gleiches Symptomcluster bzw. Syndrom aufweisen.

Auf dieser Grundlage lassen sich Therapieempfehlungen bei störungsrelevanter Ausprägung bestimmter Temperamente ableiten (■ Tab. 8.7).

Bei störungsrelevanten Ausprägungen des zykothymen Temperaments stellen sog. stimmungsstabilisierende Medikamente (Mood Stabilizer) wie Lithium, Valproinsäure, aber auch atypische Neuroleptika (z. B. Olanzapin oder Quetiapin) denkbare Therapieoptionen dar. Diese Medikamente sind bei bipolaren affektiven Störungen mit einem diesem Temperament vergleichbaren Syndrom zugelassen *(Benkert u. Hippius 2007; Laux u. Bauer 2011)*.

Bei klinisch relevanten Ausprägungen des hyperthymen Temperaments (vgl. Akiskal;

▶ Abschn. 6.7) bzw. des Typus manicus (von Zerssen; ▶ Abschn. 6.6.1, »Frühe Forschung«) werden ebenfalls Mood Stabilizer empfohlen *(von Zerssen 1980, S. 686)*, auch hier stellen atypische Neuroleptika eine Alternative dar.

Beim Typus melancholicus (TM) sind aufgrund des zugrunde liegenden depressiven Syndroms in erster Linie Antidepressiva indiziert. Durch Lithium können TM-Merkmale wie Rigidität, Übergewissenhaftigkeit sowie perfektionistisches Leistungsstreben günstig beeinflusst werden *(dto., S. 687)*.

Zur Therapie des ängstlichen Temperaments ist auf die evidenzgeprüfte Therapieempfehlungen für die einzelnen Angststörungen zurückzugreifen, so beispielsweise auf die Therapieempfehlungen für die GAS. In einem Review einer deutschsprachigen Expertengruppe *(Bandelow et al. 2013)* wurden für diese Störung Serotoninwiederaufnahmehemmer (SSRI), dual wirksame Antidepressiva (SNRI) sowie Pregabalin als Therapie der ersten Wahl empfohlen, Buspiron, Imipramin, Opipramol und Hydroxyzin als Therapie der zweiten Wahl. Hinsichtlich des Ausmaßes der möglichen Veränderbarkeit klinisch relevanter Symptomausprägungen des ängstlichen Temperaments durch Psychopharmaka kann die Abschätzung von Therapieresponse und -remission bei Angststörungen eine Orientierung bieten. Nach einem Literaturreview sind demnach für die Panikstörung durch einen kurzfristigen Einsatz von SSRI und SNRI Response-Raten (50 %ige Symptombesserung) von bis zu 90 % zu erwarten, die Remissionsraten liegen bei bis zu 50 % *(Boerner 2011)*. Für die GAS wurde eine Therapieresponse für die medikamentöse Therapie zwischen 44 % und 81 % ermittelt, für die kognitive Verhaltenstherapie zwischen 47 % und 75 %, *(Bandelow et al. 2013)*.

8.4.3 Temperament in den verschiedenen psychotherapeutischen Richtungen

Eine genaue Textanalyse zeigt, dass der Stellenwert des Temperaments innerhalb psychotherapeutischer Richtungen zwar in verschiedenen Aspekten durchaus diskutiert wurde bzw. wird. Allerdings handelt es sich hierbei eher um »versteckte« Kommentierungen, die bisher leider nicht zu einer breiteren Diskussion zur Bedeutung des Temperaments für die Psychotherapie führten.

So lässt sich die Kognitive Verhaltenstherapie *(Hautzinger 2003; 2010; Beck et al. 1979)* als eine gezielte Therapieoption zur wirksamen Veränderung störungsrelevanter Typus-melancholicus-(TM-)Merkmale rekonzeptualisieren (vgl. Tellenbach; ▶ Abschn. 6.4.2). Bereits Tellenbach vertrat die Überzeugung, dass TM-Merkmale durch eine gezielte Psychotherapie (»Konfrontieren, Korrekturen anregen«) verändert werden könnten: *»Es kann als eine der psychotherapeutischen Möglichkeiten außerhalb der Phase angesehen werden, den melancholischen Typus mit den Maßlosigkeiten seiner Ordnungswelten zu konfrontieren und ihn zu Korrekturen anzuregen« (Tellenbach 1961, S. 107)*. Bei der annähernd zwanzig Jahre später publizierten Kognitiven Therapie bei Depressionen hat Beck *(Beck et al. 1979)* diesen Therapiegedanken aufgegriffen und zum zentralen Gegenstand seiner eigenen Theorie bzw. Therapie gemacht.

Tatsächlich zeigen sich im Vergleich der Typenmerkmale Tellenbachs mit den zentralen Theorieannahmen Becks zur kognitiven Struktur depressiver Patienten deutliche Übereinstimmungen. So hält Beck eine kognitive Triade (negative Einstellung zu sich selbst, der Umwelt sowie der Zukunft) sowie charakteristische dysfunktionale kognitive Prozesse auch im Vorfeld der Depression als für deren Entstehung und Aufrechterhaltung entscheidend. Auch seine Auffassung, dass die kognitiven Schemata depressiver Patienten bereits in der Kindheit »angelegt« und »latent vorhanden« sind, bis sie durch spezifische Auslösebedingungen wie psychosoziale Krisen aktiviert werden und zu Depressionen führen, steht zumindest in Analogie zum TM-Konzept.

Obwohl Beck selbst nie explizit den Temperamentsbegriff erwähnte, zeigt sich eine deutliche Übereinstimmung der von ihm beschriebenen kognitiven Struktur Depressiver mit den TM-Merkmalen wie Ordentlichkeit, Rigidität und Starrheit (▶ Abschn. 6.4.2). Für die Nähe von Becks kognitiver Theorie zum Temperamentsbegriff spricht auch dessen Hinweis auf früh angelegte kognitive Schemata im Sinne einer Verhaltensdisposition.

Beck zielt in seiner Kognitiven Therapie auf eine systematische Korrektur kognitiver Strukturen (»Sokratischer Dialog«), bei der dysfunktionale Gedanken und kognitive Schemata mit den depressiven Patienten herausgearbeitet und durch rationalere Sichtweisen ersetzt werden.

Bedingt durch die offensichtliche Analogie von Tellenbachs TM mit der Theorie Becks kann die Kognitive Verhaltenstherapie unter Zugrundelegung eines syndromalen Therapieverständnisses *(Boerner 2011; Hippius 1979;* ► Abschn. 8.4.2, »Medikamentöse Interventionen«*)* als eine bei depressiven Störungen evidenzbasierte Therapie *(Hautzinger 2003; 2010)* auch für die Behandlung störungsrelevanter TM-Merkmale als geeignet angesehen werden.

Auch Young hebt die Bedeutung des Temperaments in der Schematherapie – als Weiterentwicklung der KVT – für die Therapie von Persönlichkeitsstörungen hervor *(Young 1990; 1999; Young et al. 2008)*. Young betont »*Überschneidungen mit vielen anderen psychopathologischen und psychotherapeutischen Modellen […], beispielsweise dem kognitiv-behavioralen, dem konstruktivistischen, dem psychodynamischen, dem Ansatz der Objektbeziehungstheorie und dem Gestaltansatz. Trotz der Überschneidung in bestimmten Aspekten unterscheidet sich das Schemamodell von jenen anderen Ansätzen auch in wichtigen Bereichen*« *(Young et al. 2008, S. 83–84)*.

Das Ziel dieser Therapie besteht in der Veränderung sog. maladaptiver Schemata, die bereits »*in der frühen Kindheit oder in der Adoleszenz als realitätsbasierte Repräsentationen der Umgebung des Kindes*« entstehen *(Young et al. 2008, S. 37)*. Diese Schemata bilden sich heraus, wenn fünf von Young hypostasierte zentrale emotionale Bedürfnisse des Menschen nicht ausreichend befriedigt werden: sichere Bindungen zu anderen Menschen; Autonomie; Kompetenz und Identitätsgefühl; die Freiheit, berechtigte Bedürfnisse und Emotionen auszudrücken; Spontaneität und Spiel; realistische Grenzsetzung mit Wahrung der Eigenkontrolle. Insgesamt postuliert Young achtzehn Schemata, die er in fünf Domänen zusammenfasst.

Das »*emotionale Temperament*« wird für die Entwicklung dieser Schemata als wesentlich angesehen *(Young et al. 2008, S. 41–42)*. Das individuelle Temperament entscheidet nach Young darüber, »*ob sich ein Mensch mit den Charakteristika einer wichtigen Bezugsperson identifiziert und ob er diese internalisiert. So verinnerlicht ein Kind mit dystymem [schwermütigem] Temperament wahrscheinlich nicht die optimistische Umgangsweise eines Elternteils mit Missgeschicken, weil das Verhalten des betreffenden Elternteils der Disposition so entgegengesetzt ist, daß das Kind es nicht assimilieren kann*« *(Young et al. 2008, S. 41)*. Das Temperament wirkt somit auch »*bei der Entstehung von Schemata mit schmerzlichen Kindheitsereignissen*« mit *(Young et al. 2008, S. 41)*.

Nach Youngs klinischer Erfahrung hat das Temperament maßgeblichen Anteil an der Kind-Umwelt-Interaktion. So kann ein »übersteigertes« emotionales Temperament sich negativ auf die psychosoziale Anpassung auswirken.

Für die Schematherapie stellt Young für das Temperament zusammenfassend fest, dass es sich um »*Dimensionen des emotionalen Temperaments von Menschen [handelt], die nach unserer Auffassung größtenteils angeboren sind und die sich ausschließlich durch Psychotherapie kaum verändern lassen*« *(Young et al. 2008, S. 41)*. Hiermit schließt er sich nahezu identisch der Auffassung Jungs *(Jung 1925, S. 566; s. u.)* an und gibt zugleich einen deutlichen Hinweis auf die Grenzen der Veränderbarkeit von Persönlichkeitsstörungen durch eine Psychotherapie.

Auch in der Gesprächspsychotherapie (GT) *(Rogers 1942; 1951; Tausch 1974; Eckert et al. 2006)* wurde der Persönlichkeit bzw. dem Temperament ein wichtiger Stellenwert für Therapieindikation und -erfolg zuerkannt. Für den Therapieerfolg der GT ist es entscheidend, dass der Therapeut in der Lage ist, die »*notwendigen und hinreichenden Verhaltensmerkmale*« *(Tausch 1974, S. 18)* zu zeigen, die es dem Klienten ermöglichen, die gewünschten emotionalen Erfahrungen in der Therapie zu machen. Dies dürfte vermutlich nicht nur von dessen eigener therapeutischer Erfahrung, sondern auch von dessen Persönlichkeits-/Temperamentsdimensionen sowie deren Ausprägung abhängen.

Unabhängig von dieser, in der GT-Forschung kaum beachteten Fragestellung führte jedoch bereits Tausch *(dto., S. 18–19)* i. S. einer »operationalen Definition« persönlichkeits- bzw. temperamentsbezogene Merkmale des Klienten als Eingangsvoraussetzung sowie messbare Ziele der GT auf und nahm hierbei explizit Bezug auf Eysencks Extraversion und Neurotizismus bzw. dessen Fragebogen *(EPI; Eysenck u. Eysenck 1964;* ▶ Abschn. 4.3.1*)*. Er stellte zunächst fest, dass ein *»größeres, beeinträchtigendes Ausmaß von Psychoneurotizismus, Psychoasthenie und Introversion gemäß MMPI und EPI« (dto., S. 18)* des Klienten zu den durch die GT besonders zu beeinflussenden *»psychischen Beeinträchtigungen« (dto.)* gehört.

Als vorrangige *»Merkmale der am Ende der Gesprächspsychotherapie eingetretenen Änderungen« (dto., S. 19) führt Tausch u. a. die »Verminderung von Psychasthenie und allgemeiner Ängstlichkeit gemäß der PT- und A-Skala des MMPI«*, die *»von Introversion/Zunahme von Extraversion gemäß EPI«* sowie eine *»Verminderung von Psychoneurotizismus gemäß EPI und Subskalen des MMPI« (dto.)* auf.

Obwohl Tausch den Temperamentsbegriff nicht ausdrücklich nennt, führt er ihn indirekt über Eysencks Extraversion/Introversion sowie Neurotizismus ein (▶ Abschn. 4.3.1). Diese beiden Temperamentsdimensionen werden somit zu Ausgangs- und Zielvariablen für den Klienten, die durch die Therapie positiv im Sinne seelischer Gesundheit beeinflusst werden. Zur Bestätigung dieser Annahme und somit als Wirksamkeitsnachweis für die GT legt Tausch hierzu umfangreiche empirische Befunde an über 500 Klienten vor *(dto., S. 275–310)*.

Bedauerlicherweise wurde diese methodische Ausrichtung in der weiteren GT-Forschung weitgehend aufgegeben. Hierbei scheint es aussichtsreich, unter Verwendung von Eysencks und anderen Temperamentsdimensionen nicht nur differenzierte Aufschlüsse hinsichtlich des Therapie-Outcomes in Abhängigkeit von den Ausgangsbedingungen zu gewinnen, sondern auch hinsichtlich des Therapieprozesses (dyadische Temperamentskonstellation Therapeut-Klient; ▶ Abschn. 8.5).

Jung (1921; ▶ Abschn. 3.1*)* hat sich in seiner analytischen Psychotherapie sehr dezidiert und ausführlich mit dem Temperament als einem zentralen Faktor zum Verständnis des Patienten wie auch für dessen Therapie befasst. Für ihn ist die Kenntnis von Extraversion und Introversion für die adäquate Diagnose wie auch zur Verlaufsbeurteilung der Therapie seiner Patienten essentiell. Sie ermöglicht die *»Bestimmung der persönlichen Gleichung des praktischen Psychologen, der [hierdurch …] manchen folgenschweren Irrtum in der Beurteilung seiner Patienten vermeiden kann« (Jung 1936/1960, S. 600)*.

Das seelische Gleichgewicht des Menschen stellt sich für Jung dann ein, wenn *»die bewußte Einstellung nicht zu einseitig und daher auch nicht zu weit von der unbewußten Einstellung entfernt ist« (Jung 1925, S. 565)*. Wenn jedoch die *»Einseitigkeit«* der extravertierten oder introvertierten Einstellung *»nicht psychisch kompensiert wäre durch eine unbewußte Gegeneinstellung […]«*, würde dies *»nämlich zu einem völligen Gleichgewichtsverlust führen« (Jung 1925, S. 562)*. Hierdurch wäre *»der Konfliktfall geschaffen« (Jung 1925, S. 565)*, da sich das Unbewusste *»nicht einfach unterdrücken [läßt]« (Jung 1925, S. 565)*. Würden *»indirekte Ventile geöffnet, so ist der Weg zur Neurose bereits betreten« (Jung 1925, S. 565)*. Der unüberbrückbare Gegensatz beider Typen führt schließlich zu einer *»Quelle endloser innerer Konflikte«* und bildet *»die innere Veranlassung nervöser Krankheiten und seelischer Leiden« (Jung 1925, S. 566)*.

Das Ziel analytischer Psychotherapie besteht nach Jungs Verständnis darin, die Konfliktdynamik der Einstellungen bewusst zu machen, durchzuarbeiten und auf diesem Weg eine Veränderung von Patienten zu erreichen. Die Veränderbarkeit von Extraversion/Introversion durch eine analytische Psychotherapie beurteilt Jung allerdings zurückhaltend. Es handele sich hier um *»keine Kleinigkeit« (Jung 1925, S. 566)*, da die vorherrschende Einstellung *»stets ein mehr oder weniger bewußtes Ideal, geheiligt durch Gewohnheit und historische Tradition, gegründet auf dem Felsboden des angeborenen Temperamentes« (Jung 1925, S. 566)* verkörpere.

Schließlich stellt das Temperament auch für Kernberg *(Kernberg u. Levy 2011;* ▶ Abschn. 3.2*)* eine grundlegende Dimension seines Entwicklungsschemas von Persönlichkeitsstörungen dar. Seine Auffassung des Temperaments als Fundament zum Verständnis von Affekten und Affektstörungen markiert dessen Relevanz für die Ätiologie und Diagnostik von Persönlichkeitsstörungen wie auch für die Erkenntnis ihrer begrenzten Veränderbarkeit.

8.5 Das ängstliche Temperament

Angst stellt einen wesentlichen Teil der Conditio humana dar und gehört wie Trauer und Freude zu den grundlegenden Emotionen des Menschen *(Plutschik 1980; 1993)*.

Jede Form von Angst schließt emotionale, kognitive, biologische und Verhaltensaspekte ein *(Borner 2011)*, die je individuelle Ausprägung macht ihre phänomenologische Vielgestaltigkeit und Vielschichtigkeit aus. Dieser Differenziertheit entspricht, dass sich zahlreiche Wissenschaftsdisziplinen mit Angst befasst haben, so die Philosophie, die Kultur- und Sozialwissenschaften, die (Neuro-) Biologie, die Psychologie, die Psychiatrie sowie die Psychotherapie(-wissenschaft).

Bereits unser Alltagswissen macht auf die Tatsache aufmerksam, dass Menschen sich hinsichtlich ihres »Naturells« bzw. Temperaments als »ängstlich« beschreiben. Auf dem Hintergrund dieses Sprachgebrauchs liegt es nahe, Angst auch als eigenständiges Temperament zu konzeptualisieren (vgl. lexikalischer Ansatz, ▶ Abschn. 4.4.4).

Die Rezeption der Temperamentsliteratur zeigt aber, dass Angst im Vergleich zu anderen Temperamenten nur eine geringe Aufmerksamkeit in der Forschung erfahren hat. Seit der Antike (▶ Abschn. 2.1) wurde Angst im medizinischen Denken zumeist in den Kontext der Melancholie gestellt *(Hippokrates nach Lüneburg 1897, Aphorismi VI, 23 [IV, 586 L])*. Diese Auffassung lässt sich für die Psychiatrie bis ins späte 20. Jahrhundert nachweisen *(Kraepelin 1913,* ▶ Abschn. 6.2; *Kretschmer 1921,* ▶ Abschn. 5.2; *Tellenbach 1961,* ▶ Abschn. 6.4.2*)*. Für diese Einschätzung ist neben theoretischen Erwägungen auch die Fokussierung der psychiatrischen Forschung auf die in den psychiatrischen Kliniken vorzugsweise behandelten Patienten mit depressiven Störungen (Melancholien), bipolar-affektiven Störungen (Zykothymien) oder Schizophrenien mitveranwortlich zu machen (von Zerssen, ▶ Abschn. 6.6).

In der Psychologie wurde Angst als *»Angstbereitschaft« (Cohen 1971), »Angstneigung« (Herrmann 1976)* oder *»Ängstlichkeit« (Krohne 1975)* thematisiert, obwohl hierbei nicht von einem primären Temperament, sondern eher von einer grundlegenden Persönlichkeitsdisposition ausgegangen wurde.

Eine Analyse der heutigen Temperamentsforschung macht allerdings deutlich, dass zu Angst bzw. Ängstlichkeit als Temperamentsdimension wichtige theoretische wie empirische Forschungsbeiträge vorliegen. Dies gilt für das Kindes- und Jugendalter *(*▶ Abschn. 4.5.*; Pérez-Edgar u. Fox 2005)*, beispielsweise für die Theorie des gehemmten Kindes von *Thomas u. Chess (1957; 1977 a; b; 1986)*. Längsschnittstudien bestätigen die Relevanz von Hemmung und Furcht als frühkindlicher Temperamentsdimension für spätere Temperamentsausprägungen bis hin zu psychischen Störungen *(Bohlin u. Hagekull 2009; Meili u. Meili-Dworetzki 1972; Caspi et al. 1996; 2003; Kagan et al. 2007; Schwartz et al. 2013)*.

Für das Erwachsenenalter ist die Theorie von *Gray (1972; 1981; 1982;* ▶ Abschn. 4.3.2*)* mit dem Verhaltenshemmungssystem (BIS) hervorzuheben. Dessen umfangreiche experimentelle Forschung liefert überzeugende empirische Nachweise für Angst als eigenständiger Temperamentsdimension. Von Eysenck wurde Angst sowohl Introversion als auch Neurotizismus zugeordnet *(Eysenck u. Eysenck 1985;* ▶ Abschn. 4.3.1).

Auch in der neueren psychiatrischen Temperamentsforschung wird Angst als eigenständiges Temperament definiert, so in von Zerssens Typenmodell prämorbider Persönlichkeiten als *ängstlich-unsicherer Typ (von Zerssen 2000, S. 236–237;* ▶ Abschn. 6.6.1, »Spätere Forschung«*)*, den er in Abgrenzung zu den *affektiven Typen* der Gruppe der *neurotoiden Typen* zuordnet. Auch Cloninger konzeptualisiert Angst als eine eigenständige Temperamentsdimension (»Schadensvermeidung«) *(Cloninger 1986; 2004; Cloninger et al. 1993;* ▶ Abschn. 6.8*)*, hierfür spricht auch eine kohärente empirische Befundlage.

Schließlich behauptet auch Akiskal ein *phobisches Temperament (Akiskal et al. 2002 a; 2002;* ▶ Abschn. 6.7*)*. Für ihn entspricht dieses Temperament als eine minore Form einer affektiven Störung den *Grundzuständen* Kraepelins *(Kraepelin 1913;* ▶ Abschn. 6.2*)*, sodass es sich hierbei nicht um ein allgemeinpsychologisches Temperament handelt.

Die bisher nicht befriedigend bzw. abschließend beantwortete Frage, ob Angst als eine eigenständige Temperamentsdimension aufzufassen ist, spiegelt sich auch in den Widersprüchen der Klassifikation psychischer Störungen wider (ICD-, DSM-Kriterien).

So wird im ICD-10 *(WHO 1992)* eine ängstlich vermeidende Persönlichkeitsstörung (F60.6) aufgeführt. Hierbei handelt es sich aber um eine Sonderform der sozialen Phobie und nicht um eine die ganze Persönlichkeit betreffende psychische Störung.

Diese Problematik findet sich auch bei der Generalisierten Angststörung *(GAS; ICD-10, WHO 1992)* wieder, die aus der früheren »Angstneurose« *(ICD-9; WHO 1976)* entwickelt wurde. Bei der GAS basiert die manifeste klinische Symptomatik zumeist auf einer lebenslangen Angstdisposition mit fließenden Übergängen *(Boerner 2011)*.

Aus den aufgeführten Temperamentstheorien des Kindes-, Jugend- sowie des Erwachsenenalters, empirischen Forschungsbefunden sowie klinisch-diagnostischen Überlegungen ist es somit berechtigt, Angst als ein eigenständiges Temperament zu definieren. Die in ▶ Kap. 7 genannten Kriterien des Temperamentsbegriffs sind daher auch auf das ängstliche Temperament anzuwenden.

Angst bzw. Ängstlichkeit ist bereits in der frühen Entwicklung erkennbar, weist eine biologisch-genetische Basis auf, ist über die Lebenszeitspanne relativ konstant als Verhaltensdisposition nachweisbar und lässt sich in inhaltliche und formale Verhaltensmerkmale (z. B. Tempo, Ausdauer, Reaktivität) differenzieren. Angst bzw. Ängstlichkeit als Temperamentsdimension ist zwar als modifizierbar, nicht aber grundsätzlich veränderbar anzusehen.

Vergleichbar der Melancholie ist auch für das ängstliche Temperament sowohl eine Beschreibung bzw. Typisierung normalpsychologischer, »natürlicher« Merkmale als auch störungsrelevanter Merkmalsausprägungen bis hin zu psychischen Störungen möglich.

In einem hierarchischen Schichtenmodell kann der bedeutende Einfluss des ängstlichen Temperaments sowohl auf die Entwicklung von Angst als einem normalpsychologischen Phänomen als auch von Angststörungen nachvollzogen werden *(Boerner 2011)* (◘ Abb. 8.1).

An der Basis dieses Schichtenmodells steht eine Vielzahl (neuro-)biologischer Faktoren, die in der breiten psychologischen wie psychiatrischen Forschung übereinstimmend bestätigt werden konnten *(Eysenck 1967; Gray 1976; 1978; 1981; 1982; 1983; Hull 1943; 1952; LeDoux 2001; 2002; 2006; Pawlow 1927; Bandelow u. Wedekind 2006; Nutt u. Stein 2006)*. Zu diesen zählen u. a. genetische und molekularbiologische Faktoren, unterschiedliche Neurotransmittersysteme sowie die Stress-Hormon-Achse (HPA). Die Neuro-Imaging-Forschung konnte angstassoziierte Hirnstrukturen sowie ein funktionales Netzwerk der Angst mit der Amygdala als wichtiges Zentrum der emotionalen Informationsverarbeitung nachweisen.

Darauf aufbauend stellt das Temperament ein Bindeglied zwischen der biologischen Basis und den in der Hierarchie des Schichtenmodells übergeordneten Einflussvariablen dar. Grundsätzlich können alle Temperamente einen modulierenden Einfluss auf Angst ausüben. Ein bestehendes ängstliches Temperament erhöht aber das Risiko, bei bestimmten biologischen wie psychosozialen Auslösebedingungen mit erhöhter Ängstlichkeit bis hin zu Angststörungen zu reagieren. Bei einem hyperthymen oder sanguinischen Temperament ist demgegenüber zu erwarten, dass aufkommende Ängste vergleichsweise abgemildert werden. Bei einem melancholischen Temperament ist hingegen mit einer erhöhten Ängstlichkeit bis hin zu störungsrelevanter Ausprägung zu rechnen, die sich klinisch als ängstlich gefärbte depressive Störung (z. B. »ängstlich-agitierte Depression«) manifestieren kann.

Die jeweilige Persönlichkeitsstruktur nimmt mit Interessen, Neigungen, Werten und Zielen auf der nächsten Stufe des hierarchischen Schichtenmodells Einfluss auf die Ausprägung und Gestaltung von Ängsten *(Cloninger 2004)*.

In der psychologischen wie psychoanalytischen Literatur wurden unterschiedliche psychologische Mechanismen der Angstgenese herausgearbeitet. Hierzu gehören die Lerntheorien *(Pawlow 1927; Skinner 1938; 1953/1973; Watson 1913)*, die kognitiven Theorien *(Epstein 1967; 1972; Lazarus 1966; 1967; 1991; Clark u. Watson 1991; Lazarus u. Averill 1972)* sowie die psychoanalytisch-psychodynamischen Theorien *(Ermann 2012; Freud 1895; 1926/1975; Meyer 2005; 2007; 2009)*.

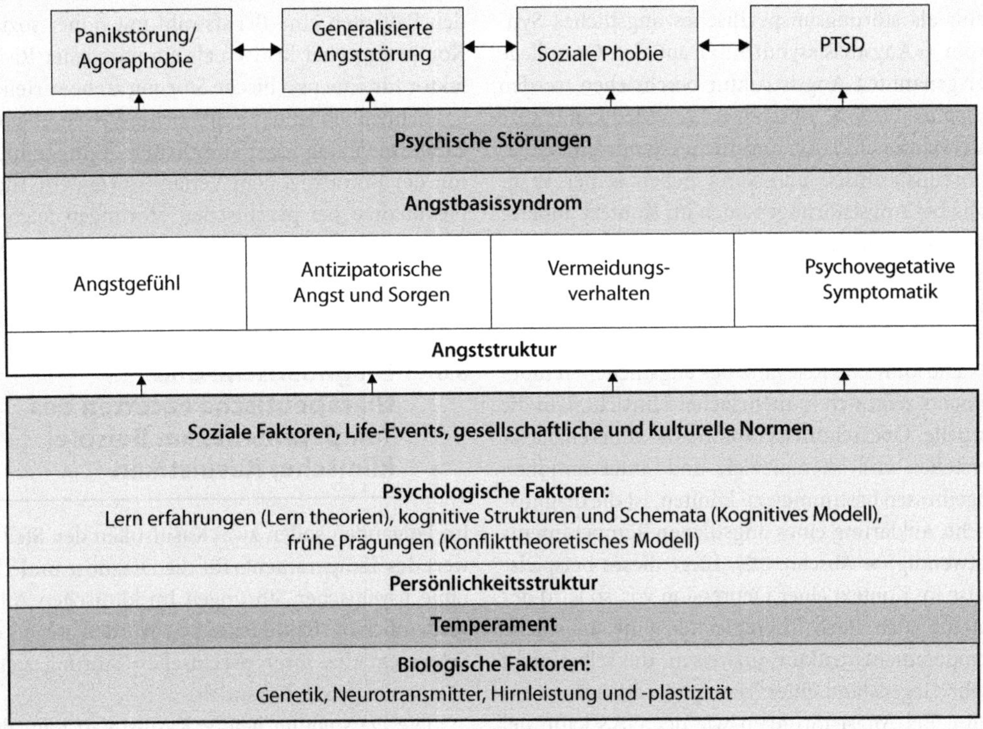

Abb. 8.1 Hierarchisches Schichtenmodell der Entstehung von Angst und Angststörungen

Schließlich entscheiden auch soziale wie ökonomische Einflussfaktoren, gesellschaftliche bzw. kulturelle Werte und Normen wie auch individuelle Lebensereignisse (Life-Events) darüber, wie aufkommende Ängste – einschließlich ihrer Therapiebedürftigkeit – bewertet werden. In einer Kultur, in der Ängstlichkeit eher negativ bewertet wird, dürfte eher eine verstärkte Tendenz bestehen, eigene Ängste als problematisch einzuschätzen und sich dementsprechend in therapeutische Behandlung zu begeben, als in einer angsttoleranten Gesellschaft. Ein Beispiel hierfür stellt die größere Akzeptanz sozialphobischen Verhaltens in Japan dar. In den westlichen Ländern hingegen besteht eher eine »angstphobische« Kultur mit einer wesentlich höheren Bewertung von narzisstischen und selbstbewusst-expressiven Verhaltensweisen (Sensation Seeking; ▶ Abschn. 4.4.3) und demzufolge eine stärkere Tendenz zur Stigmatisierung von Angst.

Diese genannten Einflussfaktoren bzw. -variablen konstituieren Angst mit einer Vier-Komponenten-Struktur aus einer emotionalen, kognitiven, biologischen und Verhaltensdimension (»Angststruktur«). Jede individuelle Ausprägung von Angst lässt sich somit als Ausprägung auf diesen vier Dimensionen charakterisieren.

Zwischen Alltagsängsten, ausgeprägter Ängstlichkeit mit subjektiver Beeinträchtigung der Befindlichkeit bis hin zu manifesten psychischen und/oder Angststörungen besteht ein fließender Übergang. Die Abgrenzung von noch normalpsychologischen Ängsten zu klinisch relevanter Ängstlichkeit gestaltet sich schwierig. Für eine klinische Manifestation sprechen der Ausprägungsgrad der Symptomatik, ihre zeitliche Dauer, das Ausmaß der subjektiven Beeinträchtigung bzw. des Leidensdrucks sowie die Einschränkungen der Lebensqualität.

Die klinische Manifestation von Ängstlichkeit kann als störungsunspezifisches ängstliches Syndrom (»Angstbasissyndrom«) auf der Grundlage der genannten Angststruktur beschrieben werden (*Hippius 1979;* ► Abschn. 8.4.2, »Medikamentöse Interventionen«*)*. Ein ängstliches Syndrom ist diagnoseunspezifisch und kann neben seiner Prägnanz bei Angststörungen auch im Kontext anderer psychischer Störungen auftreten. Für die Diagnose einer primären Angststörung müssen zuvor körperliche Erkrankungen sowie andere psychische Störungen ausgeschlossen werden.

Die klinische Relevanz des ängstlichen Temperaments zeigt sich in mehrfacher Hinsicht. Um die aktuelle Querschnittssymptomatik differenzierter verstehen und Therapieziele und -interventionen angemessen bestimmen zu können, ist die diagnostische Abklärung eines ängstlichen Temperaments notwendig (► Abschn. 8.2). Liegt dieses beispielsweise im Kontext einer Depression vor, so wird der Patient auch nach Therapieende eine ängstliche Temperamentsstruktur aufweisen, die selbst nicht mehr Gegenstand einer Therapieintervention sein kann. Bei Angststörungen wie der GAS kann bei einem ängstlichen Temperament aufgrund genereller Unsicherheit, Labilität und Sorgenhaftigkeit das Therapieziel nicht in »Angstfreiheit« bestehen, wie dies bei einem hyperthymen Temperament möglicherweise der Fall sein kann, sondern in einer symptomatischen Besserung auf ein möglichst niedriges Angstniveau.

Die Kenntnis des ängstlichen Temperaments ist nützlich für die konstruktive Gestaltung der Therapeut-Patient-Beziehung. Sie hilft dem Therapeuten, behutsam und rücksichtsvoll auf die Empfindsamkeit, Vorsichtigkeit und mögliche Gehemmtheit des Patienten einzugehen und fördert seine Adhärenz.

Störungsrelevante Ausprägungen eines ängstlichen Temperaments können selbst Gegenstand von psychologischer Beratung (Counseling) oder Therapie sein. Als mögliche Interventionen bei erhöhter Anspannung und Nervosität ist die Vermittlung von Entspannungsverfahren sowie die Motivation zu sportlichen Aktivitäten sinnvoll, bei verstärkten Sorgen Interventionen zur kognitiven Korrektur (»Entkatastrophisierung«). In der Beratung des Patienten können auch Vorschläge zu einer zu seinem Temperament passenden Lebensführung erarbeitet werden. So ist bei einem zur Introversion neigenden Patienten eine Berufswahl mit hoher sozialer Kompetenz eher kritisch als ein möglicher Risikofaktor für eine psychische Störung zu bewerten.

Schließlich ist das empirische Wissen über den Zusammenhang des ängstlichen Temperaments mit der Prävalenz, dem Verlauf sowie dem Therapieoutcome bei psychischen Störungen auch für die Präventionsmedizin und -psychotherapie von großer Bedeutung.

8.6 Diagnostische und therapeutische Facetten des Temperaments am Beispiel klinischer Kasuistiken

Im Folgenden sollen zwei Kasuistiken den Stellenwert des Temperaments für die Diagnose und Therapie psychischer Störungen im klinischen Alltag verdeutlichen. Beide Patienten wurden wegen des Schweregrades ihrer psychischen Störung stationär-psychiatrisch behandelt.

Die Darstellung beider Kasuistiken folgt dem gleichen Aufbau. Nach der Anamnese und dem psychopathologischen Befund mit Diagnosestellung wird zunächst die psychiatrische Therapie skizziert. Anschließend erfolgt die Einschätzung bzw. Diagnose des Temperaments sowie die Darstellung der auf das Temperament zielenden psychotherapeutischen wie psychopharmakologischen Interventionen. Abschließend erfolgt eine Bewertung.

8.6.1 Kasuistik 1: Patient mit hyperthymem Temperament bei schizoaffektiver (-manischer) Störung sowie multiplem Substanzgebrauch

Anamnestisch ist bedeutsam, dass bei dem zum Zeitpunkt unserer Therapie im Jahre 2007 31-jährigen ledigen Musiklehrer bereits seit Jahren ein Alkoholmissbrauch, zumeist an den Wochenenden, bestand, der auch zu Intoxikationszuständen führte. Darüber hinaus kam es zu einem zeitweiligen Cannabiskonsum, einmalig zum Konsum von Kokain, jeweils ohne Suchtdruck und Dosissteigerung. Der Patient gab an, dass er auf Alkohol nicht verzichten wolle, da er sich hierdurch noch besser fühle und in Gesellschaften lockerer »rüberkomme«. Sein bisheriges Leben war durch steten Wechsel beruflicher Tätigkeiten wie Freundschaften geprägt.

Im Sommer 2006 erkrankte der Patient erstmals an einem manischen und paranoiden Syndrom und musste stationär-psychiatrisch behandelt werden. Zuvor war er über viele Tage wahl- und ziellos mit dem Auto umhergefahren und für die Familie nicht auffindbar gewesen. Der Patient fühlte sich von fremden Menschen beobachtet und bedroht. Einem Freund gegenüber sprach er von einer »besonderen Mission«, die er zu erfüllen habe. Gegenüber seinem Bruder äußerte er, dass er ein »hohes Gut« schützen müsse und sprach in diesem Zusammenhang von der Partitur der Zauberflöte Mozarts. Er war sich sicher, dass der Bundesnachrichtendienst in die Angelegenheit verwickelt sei, da »die Sicherheit Deutschlands auf dem Spiele stehe« und hielt es für möglich, dass er bei seiner Mission sogar getötet werden könnte.

Nach der achtwöchigen stationär-psychiatrischen Therapie, auch auf einer geschützten Station, konnte der Patient mit einer Kombination aus hochdosierten Neuroleptika sowie einem Stimmungsstabilisierer zwar deutlich gebessert werden, es verblieb aber eine erhebliche Symptomatik mit deutlicher gedanklicher Beschleunigung sowie einer hypomanen Stimmungslage sowie einer geringen Krankheitseinsicht und Behandlungsbereitschaft.

In der anschließenden mehrmonatigen ambulanten Therapie dissimulierte der Patient seine psychische Symptomatik und drängte immer wieder auf eine Dosisreduktion bzw. ein Absetzen der Psychopharmaka. Nachdem der Patient selbstständig seine Medikamente deutlich reduziert hatte, kam es 2007 zu einem Krankheitsrezidiv, das eine erneute stationäre psychiatrische Behandlung mit gesetzlicher Unterbringung zur Folge hatte.

Im *psychologischen bzw. psychopathologischen Befund* zeigte sich ein wacher, bewusstseinsklarer und voll orientierter Patient. Eine regelhafte Gesprächsführung war aufgrund des ausgeprägt denkzerfahrenen und manischen Syndroms unmöglich. Im interpersonalen Kontakt wechselte der Patient rasch zwischen freundlicher Zuwendung und einem verbal drohenden bzw. aggressiven Verhalten mit Distanzlosigkeit. Sein körperlicher Zustand zeigte Spuren von Vernachlässigung. Affektiv war er sehr gereizt, gespannt, zeitweise verbal ausfällig, bei gleichzeitiger euphorischer Stimmungslage, und nicht auslenkbar. Der formale Gedankengang zeigte eine ausgeprägte Logorrhoe mit assoziativer Lockerung und überwiegender gedanklicher Zerfahrenheit bis hin zu reinen Wortassoziationen. Im inhaltlichen Denken imponierten verschiedene bizarre Größenideen, die mit erheblicher Dynamik und Expressivität und absoluter Wahngewissheit verbunden waren. Darüber hinaus bestand ein teilsystematisiertes paranoides Erleben mit einem Verfolgungs- und Vergiftungswahn. Zusätzlich konnten Personenverkennungen festgestellt werden. Im Sinne eines Fremdbeeinflussungserlebens fühlte sich der Patient beobachtet und von »höheren Mächten« gesteuert. Optische und akustische Halluzinationen waren nicht eruierbar. Die mnestischen Funktionen konnten nicht beurteilt werden. Ebenso waren Angaben zur Suizidalität nicht sicher verwertbar. Der Patient zeigte sich weder krankheitseinsichtig noch behandlungsbereit, sodass eine gerichtliche Unterbringung für einige Wochen veranlasst werden musste.

Diagnostiziert wurde eine schizoaffektive Störung, gegenwärtig manische Episode (ICD-10: F 25.0; *WHO 1992*), differentialdiagnostisch wurde eine rezidivierende Manie mit parathymen psychotischen Symptomen (ICD-10: F 30.21) diskutiert. Daneben bestand ein multipler Substanzgebrauch von Alkohol (ICD-10: F 10.1) mit gelegentlichen Intoxikationen sowie von Cannabis (ICD-10: F 12.1).

Zur *allgemeinpsychiatrischen Therapie* sowie dem *Verlauf der Behandlung* ist auszuführen, dass der Patient insgesamt 13 Wochen behandelt wurde, davon fünf Wochen auf der geschützten Station. Die Therapie gestaltete sich trotz des Einsatzes verschiedener hochdosierter Neuroleptika, teils in Kombination mit Benzodiazepinen, schwierig. Erst nach einer Kombination von Neuroleptika mit dem Mood Stabilizer Lithium bildete sich die Symptomatik immer mehr zurück. Der Patient willigte bei jetzt vorliegender Krankheitseinsicht freiwillig in die weitere Therapie ein. Unter einer

Dreier-Kombination von zwei Mood Stabilizern sowie einem hochpotenten Neuroleptikum konnte er schließlich in der Selbst- wie Fremdeinschätzung (VAS-Skala) als zu 80 % remittiert in eine weiterführende ambulante Behandlung entlassen werden.

Zur *Beurteilung des Temperaments* wurde der Patient in der letzten Phase der stationären Therapie befragt. Die Validität seiner Angaben wurde durch die Fremdanamnese (s. u.) unterstützt. Hinsichtlich seines prämorbiden Temperaments beschrieb sich der Patient als energiegeladen, voller Tatendrang, expressiv in Mimik und Gestik und zeitweise emotional überdreht bis hin zu euphorischen Zuständen. Seine von ihm selbst als positiv erlebte Grundstimmung und Dynamik sei für seine Umgebung attraktiv und ansteckend. Dies mache ihn auch interessant für »höhere Kreise«, in denen er wegen seiner persönlichen Art als »Kolibri« sehr geschätzt werde, was wiederum sein Selbstwertgefühl stärke.

Fremdanamnestisch bestätigten sowohl sein Bruder, ein Medizinstudent mit Praxiserfahrungen in der Psychiatrie, sowie sein Vater diese Angaben. Der Patient sei bereits immer durch sein unbeständiges, übertriebenes Verhalten mit mitreißender, zur Euphorie neigender Stimmung aufgefallen. Während er wegen dieser Eigenschaften durchaus von einigen Mitmenschen als attraktiv eingeschätzt würde, sei für viele jedoch der Umgang mit ihm außerordentlich schwierig und anstrengend. Die Unstetigkeit seines Lebens mit Wechseln der Berufstätigkeit sowie seiner sozialen Kontakte sei auf sein »überschießendes Temperament« zurückzuführen.

Zur Validierung der Temperamentseinschätzung wurden dem Patienten der *TEMPS-A (Akiskal et al. 2000 a; 2002;* ► Abschn. 6.7.2, »Untersuchungen zum TEMPS-I und TEMPS-A«*)* sowie die *F-Liste (von Zerssen 1969 b;* ► Abschn. 6.4.2, »Empirische Forschung«, ► Abschn. 6.6*)* vorgelegt. Im *TEMPS-A* wurde das hyperthyme Temperament bestätigt, für das reizbare Temperament wurde im Vergleich zu anderen ein deutlich höherer Wert erzielt. In der *F-Liste* bestätigte sich der Typus manicus.

Nach weitgehender Remission der klinischen Symptomatik wurden *psychotherapeutische und weitere Interventionen zur Beeinflussung des Temperaments* initiiert. Im Sinne einer Psychoedukation wurde der Patient zunächst über das Ergebnis des diagnostischen Prozesses und sein hyperthymes Temperament aufgeklärt. Es schlossen sich Erläuterungen zur allgemeinen Bedeutung des Temperaments für die Lebensgestaltung sowie über mögliche Zusammenhänge seines Temperaments mit psychischen Störungen anhand seines Krankheitsverlaufs an. Ergänzend wurden die Risiken für eine erneute Krankheitsepisode durch seinen multiplen Substanzmissbrauch aufgezeigt.

In der genauen Rekonstruktion seiner Krankheitsgeschichte wurden mit dem Patienten die problematischen Übergänge seines Temperaments zu krankheitswertigen Zuständen herausgearbeitet und bewusst gemacht.

Im Anschluss daran erfolgten gezielte Interventionen zur Modifikation bzw. Modulation seines Temperaments. Hierzu gehörten u. a. der Einsatz von Entspannungsverfahren (autogenes Training) zur Down-Regulierung von Unruhezuständen und Angespanntheit, eine Identifizierung psychosozialer Risikofaktoren sowie Möglichkeiten der optimierten Stressbewältigung durch Methoden der kognitiven Verhaltenstherapie. Schließlich wurde dem Patienten die Problematik einer übermäßigen Reizstimulation als Risiko für die Exazerbation seiner psychischen Störung verdeutlicht. Neben diesen psychotherapeutischen Interventionen wurden ihm auch die Chancen einer gezielten medikamentösen Therapie bei emotionalen und psychischen Anspannungszuständen durch den Einsatz von Mood Stabilizern erläutert.

Nach kontinuierlicher ambulanter Therapie zeigte sich bei der Follow-up-Untersuchung nach 1,5 Jahren ein psychisch stabiler Patient, der auch hinsichtlich der bei stationärer Entlassung verbliebenen psychischen Symptomatik remittiert war.

Durch den komplexen, auf die Regulierung seiner überschießenden Temperamentsdimension fokussierten Behandlungsansatz wurden über die reguläre psychiatrische Therapie hinaus mehrere Zielsetzungen erreicht: Hierzu gehörten eine verbesserte Krankheitseinsicht und Compliance, ein vertieftes Wissen sowie Einsicht hinsichtlich der funktionellen Bedeutung seines Temperaments für die psychische Störung. Der Patient war jetzt in der Lage, seine überschießenden Temperamentsreaktionen zu erkennen und positiv zu beeinflussen, was nicht nur vom ihm selbst, sondern auch von seinen Angehörigen und Freunden als wertvoll erlebt wurde. Auch konnte der Patient sein Bedürfnis nach intensiver Reizstimulation deutlich zurücknehmen.

In der *abschließenden Bewertung* dieser Kasuistik wird der besondere therapeutische Effekt eines auf das Temperament bezogenen Therapieansatzes erkennbar. Hierbei lässt sich das Temperament des Patienten durch mehrere Dimensionen bekannter Temperamentstheorien beschreiben, so Extraversion (Eysenck, ▶ Abschn. 5.6), Sensation Seeking (Zuckerman, ▶ Abschn. 4.4.3), Emotionale Reaktivität (Strelau, ▶ Abschn. 4.2.2) oder Typus manicus (von Zerssen, ▶ Abschn. 6.6) bzw. hyperthymes Temperament (Akiskal, ▶ Abschn. 6.7).

Wenn auch das hyperthyme Temperament *»in der Regel nicht zu unmittelbarer psychischer Beeinträchtigung [führt]« (Akiskal et al. 2002, S. 267–268),* so bestätigt sich doch die Vermutung, dass *»das hyperthyme Temperament im bipolaren affektiven Spektrum anzusiedeln [ist]« (Akiskal et al. 2002, S. 268;* ▶ Abschn. 6.7*)* bzw. die These von Zerssens, dass sich der Typus manicus als abgeschwächte Form einer manischen Symptomatik darstellt.

8.6.2 Kasuistik 2: Patientin mit ängstlichem Temperament bei rezidivierender depressiver Störung mit Panikstörung

Anamnestisch ist bedeutsam, dass die bei der zum Zeitpunkt der Untersuchung 2009 40-jährige verheiratete Mutter zweier Kinder bis Herbst 2004 psychisch immer gesund war. Zu diesem Zeitpunkt stellten sich auch für die Patientin verstärkt unbegründete Ängste und Sorgen ein, den Alltag nicht mehr bewältigen zu können, verbunden mit ausgeprägten Schlafstörungen und frühmorgendlichem Erwachen (vier Uhr), einer deutlichen Antriebsstörung sowie einer erheblichen inneren Unruhe und Getriebenheit. Unter einer hausärztlichen Behandlung mit pflanzlichen Arzneimitteln klang diese depressiv-ängstliche Symptomatik innerhalb von zwei Wochen vollständig ab.

Nach einer psychisch gesunden Phase kam es im Herbst 2008 im Zusammenhang mit Ehe- und Erziehungsproblemen zu ausgeprägten Panikattacken mit anschließender körperlicher Erschöpfung sowie einer allgemeinen Ängstlichkeit, innerer Unruhe und Schlafstörungen. Für die Patientin war diese Symptomatik trotz zahlreicher persönlicher Probleme nicht nachvollziehbar, unter einer ambulanten Psychotherapie (Gesprächstherapie) über einen Zeitraum von sechs Monaten kam es wieder zu einer vollständigen Remission. Zu einem weiteren Rezidiv kam es schließlich im Herbst 2009 mit einer ähnlichen Symptomatik wie in den bisherigen Krankheitsepisoden.

Im *psychologischen bzw. psychopathologischen Befund* war der interpersonale Kontakt zu der freundlichen Patientin problemlos herstellbar. In der Psychomotorik imponierte eine ausgeprägte Unruhe, der Patientin fiel es sehr schwer, sitzen zu bleiben und ihren Bewegungsdrang zu unterdrücken. Affektiv war sie einerseits deutlich nervös, angespannt bis gereizt, dann jedoch vor allem niedergeschlagen und traurig. Während des Gespräches brach sie wiederholt in Tränen aus. In den drei Wochen vor der stationären Aufnahme ließen sich bis drei Panikattacken pro Woche feststellen. Ihre Merkfähigkeit und Gedächtnisleistung waren deutlich eingeschränkt. Es bestand eine ausgeprägte Ein- und Durchschlafstörung mit deutlich reduzierter Schlafdauer (drei bis vier Stunden, üblicherweise acht Stunden) und einem frühmorgendlichen Erwachen. Eine Tagesrhythmik mit »Morgentief« konnte eruiert werden. Es bestanden passive Todeswünsche, eine konkrete Suizidalität wurde jedoch verneint.

Zur *allgemeinpsychiatrischen Therapie* sowie dem *Verlauf der Behandlung* ist festzustellen, dass die Patientin insgesamt 12 Wochen stationär behandelt wurde. Aufgrund der Schwere ihres depressiven wie ängstlichen Syndroms erfolgte eine medikamentöse Therapie zunächst mit einem Serotoninwiederaufnahmehemmer (SSRI), anschließend wegen Non-Response mit einem sedierenden trizyklischen Antidepressivum (TZA). Unter dieser Therapie klang die klinische Symptomatik soweit ab, dass die verbliebenen Panikattacken sowie krankhaften Sorgen mit einer kognitiven Verhaltenstherapie nach Beck *(Beck et al. 1979)* behandelt werden konnten. Schließlich wurde die Patientin sowohl hinsichtlich der ängstlichen wie depressiven Symptomatik symptomfrei in die ambulante Behandlung entlassen. Die objektivierende Diagnostik mit dem *Hamilton-Angst-Fragebogen (HAMA) (Hamilton 1959)* sowie dem *Hamilton-Depressions-Fragebogen (HAMD) (Hamilton 1960)* zeigte jeweils eine Veränderung von 35 Punkten bei Therapiebeginn auf 6 Punkte bei Therapieende. Die letzten Werte entsprechen einer klinischen Remission.

Bei der Patientin wurde eine rezidivierende depressive Störung, gegenwärtig schwere Episode ohne psychotische Symptome (ICD-10: F 33.2; *WHO 1992*), sowie eine Panikstörung (ICD-10: F 41.0) diagnostiziert.

Zur *Beurteilung des Temperaments* hatte die Patientin auf Nachfrage bei der stationären Aufnahme noch ein ängstliches sowie depressives Temperament angegeben. Nach Abklingen der Symptomatik korrigierte sie jedoch ihre Einschätzung hinsichtlich eines depressiven Temperaments und betonte demgegenüber, dass sie in gesunden Zeiten ein lebensfroher und humorvoller Mensch sei. »Melancholische« Zustände kenne sie lediglich aus ihren bisherigen Krankheitsepisoden.

Diese Selbsteinschätzung wurde von Seiten ihres Ehemannes wie ihrer Mutter bestätigt. Beide beschrieben die Patientin als ängstliche Person. Bereits als Kind habe sie immer wieder Angst vor neuen und unbekannten Situationen gezeigt und sich in vielerlei Hinsicht nicht nachvollziehbare Sorgen gemacht. So habe sie immer wieder Prüfungsängste entwickelt, obwohl sie eine exzellente Schülerin gewesen sei. Des Weiteren seien hypochondrische Ängste aufgetreten, obwohl sie nie ernsthaft körperlich erkrankt gewesen ist.

Zur standardisierteren Einschätzung ihres Temperaments wurden der Patientin in der ersten stationären Therapiewoche wie bei Entlassung die *F-Liste (von Zerssen 1969 b;* ► Abschn. 6.4.2, »Empirische Forschung«; ► Abschn. 6.6*)* sowie die *TEMPS-A*-Fragebogen *(Akiskal et al. 2000 a; 2000;* ► Abschn. 6.7.2, »Untersuchungen zum TEMPS-I und TEMPS-A«*)* vorlegt. Während sie initial hohe Werte für den Typus melancholicus (*F-Liste*) wie für das reizbare, ängstliche und depressive Temperament (*TEMPS-A*) erzielte, ergab sich bei der Zweituntersuchung lediglich eine Bestätigung für das ängstliche Temperament (*TEMPS-A*).

Bei den *psychotherapeutischen und weiteren Ansätze zur Beeinflussung des Temperaments* erfolgte im Sinne einer Psychoedukation zunächst eine Information der Patientin über ihr ängstliches Temperament sowie dessen Bedeutung für die allgemeine Lebensgestaltung. Zur Entpathologisierung von Ängstlichkeit wurde darauf hingewiesen, welche potenziell produktive und sinnstiftende Funktion dem ängstlichen Temperament im menschlichen Leben zukommen kann. Die möglichen Übergänge ihres »natürlichen« ängstlichen Temperaments bis hin zu (prä-)klinischen Manifestationen in Form von Panikattacken, übertriebenen pathologischen Sorgen sowie einer depressiven Symptomatik wurden herausgearbeitet.

Therapeutisch wurde die Patientin mit dem autogenen Training vertraut gemacht, da sie immer wieder über unangenehme, zum Teil ängstlich besetzte körperliche Spannungszustände berichtete. Hierdurch konnte sie eine deutliche Spannungsreduktion erreichen.

Zur Therapie übertriebener Sorgen wurde eine Kognitive Verhaltenstherapie über fünfzehn Sitzungen durchgeführt *(»Sorgentraining«; Beck u. Emmery 1985; Borkovec u. Costello 1993)*. Die Patientin konnte mit dieser Methode erfolgreich übertriebene Sorgen identifizieren, »entkatastrophisierende« bzw. realistischere Bewertungen vornehmen und auf diese Weise innere Spannungszustände deutlich verringern.

Als Ergänzung zu den aufgeführten psychotherapeutischen Interventionen erfolgte zur Rezidivprophylaxe weiterer depressiver Episoden sowie zur Modulation möglicher extremer Ausprägungen ihres ängstlichen Temperaments eine Einstellung auf ein angstlösendes Antidepressivum.

Im Follow-up (2,5 Jahre) blieb die Patientin frei von einem Rezidiv ihrer depressiven Episode. Durch die psychotherapeutischen Interventionen einschließlich der medikamentösen Therapie konnte die Patientin ihr ängstliches Temperament insoweit beeinflussen, dass ihre übertriebene Ängstlichkeit sowie körperliche Anspannung abnahm. Ihr psychisches Wohlbefinden wie ihre Lebensqualität verbesserten sich nachhaltig.

In einer *abschließenden Bewertung* dieser Kasuistik ist hervorzuheben, welcher Gewinn aus der gezielten Erfassung des Temperaments für die

Diagnose und Therapie psychischer Störungen für unsere Patienten erzielt werden kann.

Neben der notwendigerweise antidepressiven Therapie zur Rezidivprophylaxe weiterer depressiver Episoden sowie der Panikstörung *(Möller et al. 2012)* konnte durch eine auf das ängstliche Temperament zielende Therapie nicht nur eine Minderung übertriebener Ängstlichkeit sowie eine verbesserte Lebensqualität, sondern auch ein rezidivprophylaktischer Effekt sowohl für die Angst- wie auch depressive Störung erreicht werden.

Schließlich verdeutlicht diese Kasuistik die Problematik einer durch die klinische Symptomatik verzerrten Selbsteinschätzung des Temperaments und somit die Notwendigkeit, diese erst bei weitgehender Remission der psychischen Symptomatik vorzunehmen. Zur Validierung der Temperamentseinschätzung ist nicht nur eine Befragung von Angehörigen oder engen Bezugspersonen nützlich, sondern auch der Einsatz von Temperamentsfragebogen, Letztere gegebenenfalls auch zur quantifizierenden Beurteilung der zur Temperamentsmodulation eingesetzten psychotherapeutischen Interventionen.

8.7 Temperament und Psychotherapie – Entwicklung einer zukünftigen Forschungsperspektive

Der unterschiedliche Stellenwert des Temperaments für die Psychotherapie wurde in den vorangegangenen Kapiteln herausgearbeitet, allerdings handelt es sich hierbei zumeist um theoretisch wie empirisch begründete Hypothesen und Positionsbestimmungen. Eine gezielte Forschung zu Temperament und Psychotherapie befindet sich erst in den Anfängen. Entsprechend dem interdisziplinären Charakter des Temperaments ist eine derartige Forschung sinnvollerweise nur unter Einbezug vieler Wissenschaftsdisziplinen möglich, wobei das Spektrum von den Geistes-, Kultur- und Sozialwissenschaften über die Pädagogik, Psychologie bis hin zur Medizin (Psychiatrie, Psychosomatik) reicht.

Allerdings stellt der Temperamentsbegriff für die Psychotherapieforschung insofern eine besondere Herausforderung dar, da sein »biologischer Charakter« eine ideologiefreie Verknüpfung von Natur- und Geisteswissenschaften erfordert *(Jaspers 1913; Kandel 2012;* ► Kap. 9*)*. Tatsächlich wird aber in Teilen der Psychotherapieforschung weiterhin ein Gegensatz eines natur- und geisteswissenschaftlichen Wissenschaftsverständnisses aufrechterhalten. So wird die neue Disziplin der Psychotherapiewissenschaft zwar als Integration von Sozial- und Kulturwissenschaften, Pädagogik und Psychologie verstanden, jedoch z. T. dezidiert gegen die naturwissenschaftliche Medizin (Psychiatrie, Neurowissenschaften) positioniert *(Fischer 2011)*. Unter dieser Voraussetzung dürfte der Temperamentsbegriff in diesem Forschungsfeld weitgehend ausgespart bleiben. Jenseits dieser wissenschaftstheoretischen bzw. ideologischen Debatte um das »wahre« Verständnis der Psychotherapiewissenschaft sind jedoch gute Gründe dafür anzuführen, dass das Temperament als Forschungsgegenstand in der Psychotherapieforschung berücksichtigt wird. Anhand der in den zurückliegenden Kapiteln diskutierten Theorieansätze sowie der empirischen Befunde lassen sich vier Forschungsthemen bzw. -felder definieren (► Übersicht »Forschungsthemen zum Temperament in der Psychotherapiewissenschaft«).

Forschungsthemen zum Temperament in der Psychotherapiewissenschaft

- Temperament als Risiko- und protektiver Faktor für psychische Störungen
- Therapie als Moderatorvariable für die Therapeut-Patient-Beziehung
- Temperament als Prädiktor- und Moderatorvariable des Therapie-Outcomes
- Entwicklung und Evaluation von Interventionen zur Beeinflussung von dysfunktionalen bzw. störungsrelevanten Temperamentsdimensionen

Eine Vielzahl von empirischen Befunden spricht für das *Temperament als Risiko- bzw. protektiven Faktor für psychische Störungen.* So kommt bestimmten Temperamenten bzw. Temperament-Umwelt-Interaktionen eine Bedeutung für die Erhaltung der seelischen Gesundheit zu. Die salutogenetische *(Antonovsky 1997; Lorenz 2004)* sowie die Resilienz-Forschung *(Fröhlich-Gildhoff u. Könnau-Böde 2009)* könnte von der Berücksichtigung des Temperaments als potenziell protektivem Faktor profitieren.

Strelaus Theorie des »Temperamentsrisikofaktors« (TRF) *(Strelau 1998; 2008,* ▸ Abschn. 4.2.2; ▸ Abschn. 8.3*)* stellt nicht nur ein heuristisch wertvolles Modell für die Erklärung seelischer Gesundheit wie auch psychischer Störungen dar, sondern auch für die Indikation wie Effektivität psychotherapeutischer Interventionen. So sind unter dem Aspekt der Früherkennung bzw. Prävention die empirisch gesicherten Zusammenhänge zu bestimmten Temperamenten (z. B. Typus melancholicus; ▸ Abschn. 6.4; ▸ Abschn. 8.1) und psychischen Störungen außerordentlich wertvoll. Die Psychotherapieforschung hätte zu klären, inwieweit durch Frühintervention bei einem Typus melancholicus depressiven bzw. affektiven Störungen präventiv entgegengewirkt werden kann.

Der Stellenwert des Temperaments als Moderator-Variable für die Therapeut-Patient-Beziehung wurde in ▸ Abschn. 8.4.1 herausgearbeitet. Unstrittig ist in allen Psychotherapierichtungen, dass eine konstruktive Therapeut-Patient-Beziehung die Grundlage für den Erfolg einer Psychotherapie darstellt *(Ermann 2007; Rogers 1942; Margraf u. Schneider 2009; Thomae u. Kächele 2006; Beutel et al. 2010)*. Hierbei wird jedoch der Anteil der gelungenen Therapeut-Patient-Beziehung am Therapieerfolg innerhalb und zwischen den einzelnen Therapierichtungen durchaus unterschiedlich eingeschätzt. Von Seiten der Psychoanalyse bzw. psychodynamischer Verfahren wie auch humanistischer Therapierichtungen wird dieser Anteil traditionell sehr hoch veranschlagt. So betont für die Gesprächstherapie *Biermann-Ratjen (2006)* die »*Erkenntnis, dass die Beziehung zwischen Therapeut und Patient der zentrale Wirkfaktor in der psychotherapeutischen Behandlung ist*« *(dto., S. 7)*. Die Verhaltenstherapie geht hingegen eher von einer notwendigen, aber nicht hinreichenden Bedingung für den Therapieerfolg aus. Die empirische Psychotherapieforschung bestätigt den überaus hohen Anteil unspezifischer Therapiefaktoren, zu denen auch die Therapeut-Patient-Beziehung gehört, für den Therapieerfolg *(Wampold 2001; Assay u. Lambert 1999)*.

Umso bemerkenswerter ist, dass jenseits früherer Überlegungen *(Tausch 1974;* ▸ Abschn. 8.4.3*)* Temperament bzw. Persönlichkeit nicht mehr Gegenstand einer auf die Therapeut-Patient-Beziehung fokussierten Psychotherapieforschung sind. Bezugnehmend auf die Erörterung dieses Themas in ▸ Abschn. 8.4.1 sowie ▸ Abschn. 8.4.3 ist jedoch evident, dass es sich hierbei um ein Forschungsdefizit handelt. Dabei ließen sich bereits jetzt konkrete Forschungshypothesen hinsichtlich der Wirkeffekte für Therapieprozess und -outcome bestimmter temperamentsbezogener Therapeut-Patient-Dyaden formulieren, die sich mit den heute verfügbaren Methoden moderner Temperamentsforschung (z. B. Fragebogen) empirisch prüfen ließen. Über dieses Forschungsfeld ließen sich Erkenntnisse gewinnen, die sich auch für die klinische Praxis als außerordentlich bedeutsam herausstellen könnten. Als Beispiel hierfür sei die Flooding-Therapie (In-vivo-Exposition mit therapeutischer Begleitung) bei agoraphobischer Symptomatik angeführt *(Fiegenbaum 1988)*. Die Wirksamkeit dieses Therapieverfahrens dürfte nach klinischer Erfahrung nicht nur von der richtigen »Dosis« der Reizkonfrontation über die Zeit abhängen, sondern auch davon, ob die dyadische Konstellation der Temperamente von Therapeut und Patient eine für den Patienten sicherheitsspendende, haltgebende Vertrauensbasis ermöglicht. Hierzu ist trotz erworbener Sicherheit in der Durchführung der Therapiemethode nicht jeder Therapeut aufgrund seines Temperaments in der Lage. Die häufige Nichtdurchführung dieser Therapie in der allgemeinen Versorgungspraxis dürfte neben anderen Problemen (z. B. Abrechnung) vermutlich auch hierin begründet sein. Aufgabe der Psychotherapieforschung wäre in diesem Zusammenhang, die für die erfolgreiche Durchführung dieser Therapie förderlichen bzw. ungünstigen Temperamentskonstellationen von Therapeut und Patient zu untersuchen.

Ein weiteres Forschungsgebiet für die Psychotherapieforschung stellt die Untersuchung des Temperaments als *Prädiktor- bzw. Moderatorvariable für das Therapie-Outcome von Psychotherapieverfahren* dar. Die psychiatrische wie psychotherapeutische

Outcome-Forschung ist nahezu ausschließlich diagnosen- bzw. symptomorientiert. Das einzig relevante Erfolgskriterium in diesem Forschungsparadigma ist die messbare Symptomreduktion. Eine Folge dieser Priorisierung ist die weitgehende Vernachlässigung einer differentiellen Psychotherapieforschung, die weiterhin auf vergleichsweise wenig geprüftes Wissen zurückgreifen muss. Neben anderen Variablen (z. B. Vorerkrankungen, Life-Events, Vorbehandlung) ist mit hoher Wahrscheinlichkeit auch dem Temperament die Funktion einer bedeutsamen Moderatorvariable zuzuweisen, die für eine differenzielle Therapieindikation richtungsweisend sein könnte. So zeigten *Joyce et al. (2007)* unter Verwendung von Cloningers Temperamentsdimensionen (▶ Abschn. 6.8), dass Patienten mit hoher Ausprägung der Dimension Schadensvermeidung eher von einer interpersonalen Therapie profitieren (.37; $p < .001$) als Patienten mit hoher Ausprägung von Belohnungsabhängigkeit von einer kognitiven Verhaltenstherapie (.22; $p < .05$).

Des Weiteren begründen die inhaltlichen Übereinstimmungen zwischen dem Typus melancholicus (▶ Abschn. 6.$) sowie Becks Theorie und Therapie der Depression *(Beck et al. 1979,* ▶ Abschn. 8.4.3*)* die Hypothese, dass die Kognitive Verhaltenstherapie insbesondere bei Patienten mit Typus-melancholicus-Merkmalen besonders gute Therapieeffekte erzielen dürfte.

Schließlich stellt die Entwicklung und Evaluation von Therapieinterventionen zur Beeinflussung von dysfunktionalen bzw. störungsrelevanten Temperamentsdimensionen ein weiteres Aufgabenfeld für die Psychotherapieforschung dar. Mögliche Psychotherapieinterventionen wurden bereits in ▶ Abschn. 8.4.2, »Psychotherapeutische Interventionen« sowie ▶ Abschn. 8.4.3 genannt. Diese Therapieempfehlungen beanspruchen zwar eine hohe Plausibilität, eine empirische Forschung liegt hierzu jedoch bisher nicht vor. Die Psychotherapieforschung hätte zu klären, bei welchen Temperamenten sich welche Interventionen als besonders effektiv herausstellen.

Neben der Psychotherapie kommt auch der Psychopharmakotherapie ein wichtiger Stellenwert zur Modulation dysfunktionaler bzw. störungsrelevanter Temperamentsdimensionen zu (▶ Abschn. 8.4.2, »Medikamentöse Interventionen«). Wenn auch eine Kombination von Psycho- und Pharmakotherapie klinisch plausibel erscheint (▶ Abschn. 8.6), so bleibt es der Forschung vorbehalten zu klären, welchen relativen Beitrag beide Verfahren für eine erfolgreiche Therapie leisten und inwieweit sich Kombinationseffekte nachweisen lassen.

Somit ergeben sich für die Psychotherapieforschung unter Einbeziehung des Temperaments theoretisch wie klinisch vielversprechende Forschungsthemen und -fragestellungen, die auch die Psychotherapieforschung selbst bereichern können. Die neu gewonnenen wissenschaftlichen Erkenntnisse lassen Impulse für eine differenziertere, fundiertere und klinisch erfolgversprechende Therapie erwarten.

Zusammenfassung und Ausblick

Reinhard J. Boerner

R. J. Boerner, *Temperament*, Psychotherapie: Praxis,
DOI 10.1007/978-3-642-39505-5_9,

Für eine »Renaissance« des Temperaments in Psychologie, Psychiatrie und Psychotherapie sprechen gute Gründe. Hierzu zählen die wissenschaftlich bemerkenswerte Kontinuität und Kohärenz des Temperamentsbegriffs von der Antike bis in die Gegenwart, die Übereinstimmung wichtiger Temperamentstheorien wie auch deren empirische, theoretische und klinische Evidenz.

Beim Temperament handelt es sich somit um einen anthropologischen Grundbegriff, der wichtige Implikationen für Forschung, Klinik und Praxis aufweist. Diese Erkenntnis konnte insbesondere durch einen interdisziplinären Forschungsansatz unter Berücksichtigung ideengeschichtlicher Entwicklungsstränge gewonnen werden.

Obwohl es sich um einen komplexen theoretischen Begriff handelt, konnte für das Temperament theorieübergreifend eine eindeutige Definition abgeleitet werden. In eindeutiger Abgrenzung zur Persönlichkeit ist das Temperament demnach durch formale Verhaltensmerkmale wie Tempo, Reaktionsgeschwindigkeit und -stärke in Verbindung mit spezifischen Emotionen charakterisiert. Es weist eine (neuro-)biologische Basis auf. Temperamentsdimensionen sind von Geburt an zu erkennen und über die Lebenszeitspanne relativ merkmalsstabil.

Diese Begriffskohärenz ist im Unterschied zu den erheblichen Definitionsproblemen zentraler Begriffe in der Psychologie (z. B. Emotionsbegriff; *Izard 2007*) bzw. Psychiatrie hervorzuheben und weist auf den wissenschaftlichen Stellenwert des Temperaments hin. Dieser Sachverhalt widerlegt zudem Behauptungen und Annahmen, dass es sich beim Temperament um einen spekulativen und unwissenschaftlichen Begriff handelt.

Neben der Eindeutigkeit des Temperamentsbegriffs konnten trotz der Heterogenität bestehender Temperamentstheorien in Psychologie und Psychiatrie deutliche inhaltliche Übereinstimmungen nachgewiesen werden. So wurde von führenden Temperamentsforschern die Übereinstimmung bzw. Analogie ihrer Theorien mit der antiken Temperamentstypologie als gemeinsamer theoretischer Bezugsrahmen hervorgehoben, so von Pawlow (*Pawlow 1927, S. 351–352; 1935 a;* ▶ Abschn. 4.2.1, »Die Theorie von Pawlow«), Strelau (*Korzcynska 2004; Strelau 2008, S. 147, Strelau u. Zawdzki 1995;* ▶ Abschn. 4.2.2), Eysenck (*Eysenck u. Eysenck 1985, S. 50;* ▶ Abschn. 4.3.1) und Cloninger (*Cloninger et al. 1994; Goth u. Schmeck 2009, S. 36;* ▶ Abschn. 6.8).

Dies unterstreicht die Berechtigung bzw. heuristische Wertigkeit (»Validität«) der über zweieinhalbtausend Jahre alten Typologie für die Klassifikation von Menschen (*z. B. Kant 1798; Jung 1921; Eysenck 1953/1970; Eysenck u. Eysenck 1985*).

Neben diesem Bezug zur historischen Klassifikation konnten in vergleichenden empirischen Studien heutiger Temperamentstheorien wegweisende theoretische Übereinstimmungen herausgearbeitet werden, die sich als theoretischer Kern einer integrativen Temperamentstheorie erweisen könnten. Als zentrales Forschungsergebnis konnten Eysencks Faktoren Extraversion und Neurotizismus (▶ Abschn. 4.3.1) als theorieübergreifende, universale Temperamentsdimensionen identifiziert werden, so in den Studien von Strelau (*Ruch 1992; Strelau u. Zawadzki 1997*), Cloninger (*Cloninger et al. 1994; Goth u. Schmeck 2009*) wie auch Zuckerman (*Zuckerman et al. 1988, 1991,* ▶ Abschn. 4.4.3) (*vgl. Amelang u. Bartussek 1981/2001, S. 404 ff.*). Beide Faktoren wurden zudem als »basic traits« einer »integrativen Taxonomie« der Temperamentstheorien des Kindesalters bestätigt (*Zentner u. Bates 2008, Zentner u. Shiner 2012 b, S. 677*).

Die empirisch nachgewiesenen Korrelationen von Extraversion und Neurotizismus mit den Temperamentsdimensionen der genannten Theorien (s. o.) erklären allerdings nur einen Teil der Gesamtvarianz des Temperaments, sodass die Bereichsgültigkeit dieser Temperamentstheorien grundsätzlich nicht infrage steht. Die Problematik dieser »Superfaktoren« liegt zudem in ihrem von der unmittelbaren Verhaltensebene entfernten Abstraktions- und Komplexitätsgrad, der sie für eine temperamentsbezogene Grundlagenforschung eher ungeeignet erscheinen lässt.

Auf der den »Superfaktoren« untergeordneten Merkmalsebene kristallisieren sich nach jetzigem Forschungsstand ebenfalls Kernmerkmale einer theorieübergreifenden Temperamentstheorie heraus. Hierzu gehören Impulsivität/Unaufmerksamkeit (*Block 2006; Carlson u. Gjerde 2009; Thomas u. Chess 1986; Caspi et al. 1996; 2003; Friedman et al. 2011; Glenn et al. 2007; Guerin et al. 2003; Laucht et al. 2006; Moffitt et al. 2011)* sowie Hemmung/Furcht *(Bohlin u. Hagekull 2009; Meili u. Meili-Dworetzki 1972; Caspi et al. 1996; 2003; Kagan et al. 2007; Schwartz et al. 2013)*. Beide Temperamentsdimensionen erwiesen sich in Längsschnittstudien des Kindesalters nicht nur als merkmalsstabil bis in die Pubertät bzw. das frühe Erwachsenenalter hinein, sondern auch als klinisch relevant i. S. eines spezifischen Risikos für Verhaltens- und psychische Störungen. Beide Dimensionen wurden zudem von Zuckerman (▶ Abschn. 4.4.3) bzw. Gray (▶ Abschn. 4.3.2) in ihren Temperamentstheorien des Erwachsenenalters inkorporiert und finden sich zudem als Merkmale von Eysencks Extraversion und Neurotizismus.

Als weiteres Kernmerkmal einer integrativen Temperamentstheorie ist die Temperamentsdimension »Aktivität« zu nennen. Hierfür konnten *Strelau u. Zawadzki (2012)* ebenfalls eindeutige empirische Befunde sowohl für das Kindes- wie auch das Erwachsenenalter vorlegen.

Zum Zusammenhang von Körperbau und Temperament konnten trotz zahlreicher theoretischer wie methodischer Defizite der überwiegend als historisch einzuordnenden Forschung durchaus theoretisch schlüssige wie empirisch fundierte Befunde gesichert werden. Dies widerspricht der allgemeinen Einschätzung der Irrelevanz dieser Forschungsthematik und legt nahe, diese mit einer modernen Forschungsmethodik erneut aufzugreifen.

Ein genauer Blick auf die heutige internationale Forschungslage zeigt, wie konkrete inhaltliche und methodische Ansatzpunkte für eine künftige Forschung aussehen könnten. So stehen neben psychometrisch fundierten Temperamentsfragebogen heute anders als früher objektive, reliable und valide anthropometrische Verfahren zur Verfügung. In erster Linie ist hier die Heath-Carter-Methode des »Somatotyping« zu nennen, die sich weltweit über Jahrzehnte in 39 Längs- und Querschnittstudien bei über 20.000 Männern sowie Frauen und Kindern bewährt hat *(Carter u. Heath 1990; Heath u. Carter 1967; Ross et al. 1999)*. Eine interessante Weiterentwicklung stellt das 3D-Körperscanning dar *(Carter u. Stewart 2012)*.

So ist der Stellenwert von »Somatotyping« als gängiges Verfahren für die Differenzierung und Auslese von Sportlern unterschiedlicher Richtungen und Leistungsstufen anerkannt *(Fritzsche 2006; Raschka 1995; 2006; Bernhard u. Jung 1998; Sterkowicz-Przybycien et al. 2011; Ji-Woong et al. 2013)*. Durch eine Ergänzung solcher Profilanalysen mit einer Untersuchung des Temperaments ergibt sich eine vielversprechende Perspektive für eine differenzierte Eignungsbeurteilung in der Sportmedizin und -wissenschaft.

Auch für andere Fragestellungen zu Körperbau und Temperament liegen mittlerweile vielversprechende empirische Befunde vor. So ließ sich mit einem 3D-Körperscanning *(Carter u. Stewart 2012)* sogar die Körperbaueinteilung von Sheldon an 301 Erwachsenen im Alter von 17 bis 56 Jahren clusteranalytisch bestätigen *(Olds et al. 2013)*. Eine weitere Studie zu Körperbautyp und Temperament stammt von *Peterson et al. (2006)*. *Ellis u. Walsh (2000, S. 278)* konnten in einem Literaturreview eine signifikante Korrelation von Delinquenz und Kriminalität mit Mesomorphie im Vergleich zu einem Normalkollektiv zeigen. Der Körperbautyp scheint zudem mit bestimmten kognitiven Stilen zu korrelieren *(Genovese u. Little 2011)*. Offensichtlich gehen auch paranoide Überzeugungen und Schizotypie mit einem geringeren Body-Mass-Index einher *(Hergovich et al. 2005)*. Möglicherweise besteht eine körperbauspezifische Ansprechbarkeit auf Hypnose *(Edmonston 1977)*. Schließlich könnte sich der 3D-Ganzkörperscan für die Therapieevaluation bei Essstörungen eignen *(Steward et al. 2014)*.

Zur neurobiologischen Basis des Temperaments existiert eine jahrzehntelange umfassende empirische Forschung. Hierbei sind die Forschungsergebnisse erwartungsgemäß entsprechend der Differenziertheit der einzelnen Temperamentstheorien heterogen. Für diese konnten jedoch wegweisende Befunde von der Genetik über die Psychophysiologie bis hin zu Bildgebungsstudien gewonnen werden. Auch in diesem Forschungsbereich zeichnen sich theorieübergreifende neurobiologische Konstrukte wie »Arousal« und »Erregbarkeit« ab.

Bedingt durch die Fortschritte der Neurowissenschaften (Genetik, Neuroimaging) ist im Vergleich zu früheren theoretischen wie methodischen Forschungsstandards in Zukunft mit einem deutlichen Erkenntniszuwachs zu rechnen. Darauf weisen Literaturübersichten des Forschungsstandes für das Kindes- und Jugendalter *(White et al. 2012)* sowie das Erwachsenenalter *(Depue u. Fu 2012)* hin.

Die genetische Basis des Temperaments mit einer Vererblichkeit von 40–60 % kann als erwiesen gelten *(Zuckerman 2012, S. 60)*. Durchaus konform mit heutigen Temperamentstheorien *(Strelau 2008)* betont die neuere Forschung die Bedeutung der Gen-Umweltinteraktion für die Verhaltensregulation. Mit diesem Forschungsansatz kann beispielsweise geklärt werden, inwieweit Umweltfaktoren regulativ die genetisch bedingten Temperamentsdimensionen beeinflussen.

Zusammenfassend stellen Depue und Fu fest: *»Die Bedeutung des Temperaments liegt darin, dass die ihm zugrunde liegenden Hirnfunktionen durch die Interaktion von genetischen und Umweltvariablen am tiefgründigsten und dauerhaftesten während der frühen Periode der Hirnentwicklung beeinflusst werden« (Depue u. Fu 2012, S. 393, eigene Übersetzung).*

Der Reifegrad der empirischen Temperamentsforschung zeigt sich auch darin, dass eine Reihe von Fragebogen zu theoriespezifischen Dimensionen mit hoher psychometrischer Qualität vorliegen, die sich sowohl in der internationalen Forschung als auch für klinische Fragestellungen bewährt haben *(vgl. Einzelkapitel; Übersicht Gartstein et al. 2012, S. 186–190)*. Hervorzuheben ist, dass der methodische Standard dieser Temperamentsdiagnostik durchaus der der internationalen Persönlichkeitsdiagnostik entspricht.

Die klinische Relevanz des Temperaments konnte in mehrfacher Hinsicht gezeigt werden. Eine umfassende empirische Forschung bestätigt eindrucksvoll spezifische Zusammenhänge bestimmter Temperamentsdimensionen mit seelischer Gesundheit, Stress, Burnout, körperlichen Erkrankungen bis hin zu psychischen Störungen. Hierbei ist es gelungen, diesen seit der Antike diskutierten Topos der Temperamentsforschung empirisch zu untermauern. Dieser Wissenscorpus ist nicht nur für die weitere Forschung relevant, sondern auch für eine praxisbezogene Diagnostik, Prävention und Therapie psychischer Störungen.

Die Berücksichtigung des Temperaments bei der Diagnose psychischer Störungen sowohl zur Abgrenzung einer floriden psychischen Symptomatik wie auch zur Abschätzung des Therapie-Outcomes ist klinisch bedeutsam. Zur Abgrenzung einer möglichen Dysfunktionalität bzw. Störungsrelevanz des Temperaments von normalpsychologischen Temperamentsdimensionen ließen sich eindeutige Kriterien definieren.

Der Stellenwert des Temperaments in der Therapie psychischer Störungen wurde in unterschiedlicher Weise deutlich. So stellt das Temperament eine wichtige Moderatorvariable für die Therapeut-Patient-Beziehung dar, die über den Erfolg oder Misserfolg der Therapie entscheiden kann. Es ließen sich Hypothesen für eine günstige oder ungünstige Konstellation der Temperamente von Therapeut und Patient ableiten, die empirisch zu prüfen sind.

Therapeutische Ideen zur Beeinflussung dysfunktionaler bzw. störungsrelevanter Temperamentsdimensionen lassen sich von der Antike bis heute nachvollziehen. Hierbei kommt der Psychotherapie ein großer Stellenwert zu. Psychoedukation, Counseling sowie Entspannungsverfahren sind geeignet, dass Patienten/Klienten ihr Temperament günstig beeinflussen, um eine für sie harmonischere Entsprechung von Temperament und Umwelt zu erreichen. Zur gezielten Beeinflussung dysfunktionaler bzw. störungsrelevanter Temperamentsdimensionen stehen zudem psychopharmakologische Interventionen zur Verfügung (z. B. Mood Stabilizer, Antidepressiva).

Auch für einzelne Psychotherapieverfahren bzw. -richtungen finden sich Belege für die Anerkennung des Temperaments als wichtige Variable für Theorie und Praxis. Dies wurde am Beispiel der Schematherapie *(Young 2007)*, der Gesprächspsychotherapie *(Tausch 1974; Eckard et al. 2006)*, der analytischen Psychotherapie *(Jung 1921)* sowie der Psychoanalyse *(Kernberg u. Levy 2011)* detailliert erörtert. Dass sich durch den Bezug auf das Temperament zudem eine neue Sichtweise auf die Therapietheorie eröffnet, wurde für die Kognitive Verhaltenstherapie *(Beck et al. 1979)* diskutiert.

Der Stellenwert des ängstlichen Temperaments für die Entstehung von Angst und Angststörungen wurde in einem komplexen hierarchischen Stufenmodell verdeutlicht, das biologische Faktoren, Persönlichkeitsvariablen, lerntheoretische, kognitive und psychodynamische Einflussgrößen sowie gesellschaftliche und kulturelle Einflüsse integriert.

Der unmittelbare klinisch-praktische Nutzen des Temperaments für die Diagnose und Therapie psychischer Störungen konnte in zwei Kasuistiken verdeutlicht werden. Abschließend wurden Perspektiven zukünftiger psychotherapeutischer Forschung unter Berücksichtigung des Temperaments differenziert aufgezeigt.

Bei dieser »Beweislage« der wissenschaftlichen wie klinischen Relevanz des Temperaments für Psychologie, Psychiatrie und Psychotherapie stellt sich die Frage, warum es dennoch seinen Platz in der Wissenschaft weitgehend verloren hat. Hierfür lassen sich mehrere Gründe anführen: Das Temperament gehört wie die Konstitution zu den »Großtypologien«, die in den letzten drei Jahrzehnten aufgrund ihrer inhärenten Annahme einer biologisch-genetischen Determination psychischer Prozesse aufgegeben wurde. Dies ist ein Ergebnis der Dominanz eines antibiologischen Wissenschaftsverständnisses (»antinativistische Tendenz«) auf dem Hintergrund eines Welt- bzw. Menschenbilds, das auf die nahezu grenzenlose Veränderbarkeit und Beeinflussbarkeit des Menschen setzt und auf Themen und Inhalte insbesondere der Geisteswissenschaften großen Einfluss nahm. In diesem Kontext musste der biologische Temperamentsbegriff auf Ablehnung stoßen.

Durch seine hohe Komplexität erschwert der Temperamentsbegriff zudem einen unmittelbaren empirischen Forschungszugang, was ihn für die heutige Wissenschaft wenig attraktiv macht. Eine dem Temperament angemessene Forschung erfordert jedoch eine interdisziplinäre Perspektive, die sich in Anbetracht der zunehmenden Spezialisierung und Separierung der Einzelwissenschaften immer schwieriger herstellen lässt. Dieser interdisziplinäre Zugang ist jedoch erforderlich, um das Temperament in seiner gesamten thematischen Breite adäquat zu erfassen, um auf dieser Grundlage eine systematische Forschung in Teilbereichen initiieren zu können. Selbst für die Temperamentsforschung stellt diese Zielsetzung ein nicht immer eingelöstes Versprechen dar, denkt man an die nahezu vollständige Trennung der entwicklungspsychologischen von der Erwachsenenforschung.

Die (Wieder-)Entdeckung des Temperaments in Psychologie, Psychiatrie und Psychotherapie stellt auf der Grundlage der nachgewiesenen theoretischen wie empirischen Evidenz für die beteiligten Wissenschaftsdisziplinen, für Klinik und Praxis eine große Chance dar.

Die Akzeptanz des Temperaments fordert zu einem Perspektivenwechsel der beteiligten wissenschaftlichen Einzeldisziplinen auf, der sich als für die weitere Forschung impulsgebend erweisen könnte. Bereits *Jaspers (1948, S. 558–560)* wies im Zusammenhang mit dem Konstitutionsbegriff darauf hin: *»Man sucht das* Systematische *in den* universalen *Beziehungen. Den Blick auf das Ganze enthüllen sich ins Grenzenlose mögliche Bezüge. Das Zusammenbringen von Körperbau und Charakter, Erbbiologie, Endokrinologie, Psychose, Neurose eröffnet den weitesten Horizont und darin werden teilweise Korrelationen, relative Aspekte auf dem Wege zum Ganzen erkannt. Alles hat zu allem einen möglichen Bezug. Auf dem Wege werden Begriffe und Anschauungen gewonnen, die* Fragen *sind,* ohne Antworten *zu geben.« (dto., S. 560; die Hervorhebungen sind im Original durch Jasper in Kursivdruck hervorgehoben).*

Die Kenntnis der Temperamentsforschung ermöglicht ein vertieftes Verständnis der Conditio humana durch deren Bezugnahme auf Anthropologie und Empirie, psychologische und psychiatrische, geistes- wie naturwissenschaftliche Forschung. Mit *Jaspers (1913)* und *Kandel (2012)* fordert die Respektierung des Temperaments in Forschung und Praxis dazu auf, den scheinbar unüberbrückbaren Gegensatz von Natur und Geist (Leib-Seele-Dualismus; *Descartes 1641*), Natur- und Sozialwissenschaften, Erkennen und Verstehen *(Windelband 1921)*, Hermeneutik sowie einer experimentell-biologischen Forschung zu überwinden.

Das Wissen um das Temperament erlaubt einen differenzierteren Umgang mit unseren Mitmenschen sowie eine Einsicht in die Komplexität unseres »Seelenlebens«. Hiermit ist für die klinische Forschung und Praxis auch ein wichtiger Impuls für eine integrative »Seelenheilkunde« *(Kronfeld 1930)* gegeben, die sich durch die Forderung nach einem kritischen Dialog der beteiligten Fachrichtungen und Disziplinen sowie einer konstruktiven Zusammenarbeit auszeichnet.

Die Kenntnis des Temperaments macht uns auf die Grenzen der Veränderbarkeit des Menschen wie auch der Beeinflussbarkeit psychischer Störungen aufmerksam. Dies mag unserer Erfahrung wie auch unserer Einstellung zuwiderlaufen und kognitive Dissonanzen auslösen. Dennoch dürfte Kant weiterhin Recht haben, wenn er feststellt, dass unser Temperament anzeigt, »*was sich aus dem Menschen machen lässt*«, während der Charakter zeigt, »*was er aus sich selbst zu machen bereit ist*« *(Kant 1798, S. 285)*.

Serviceteil

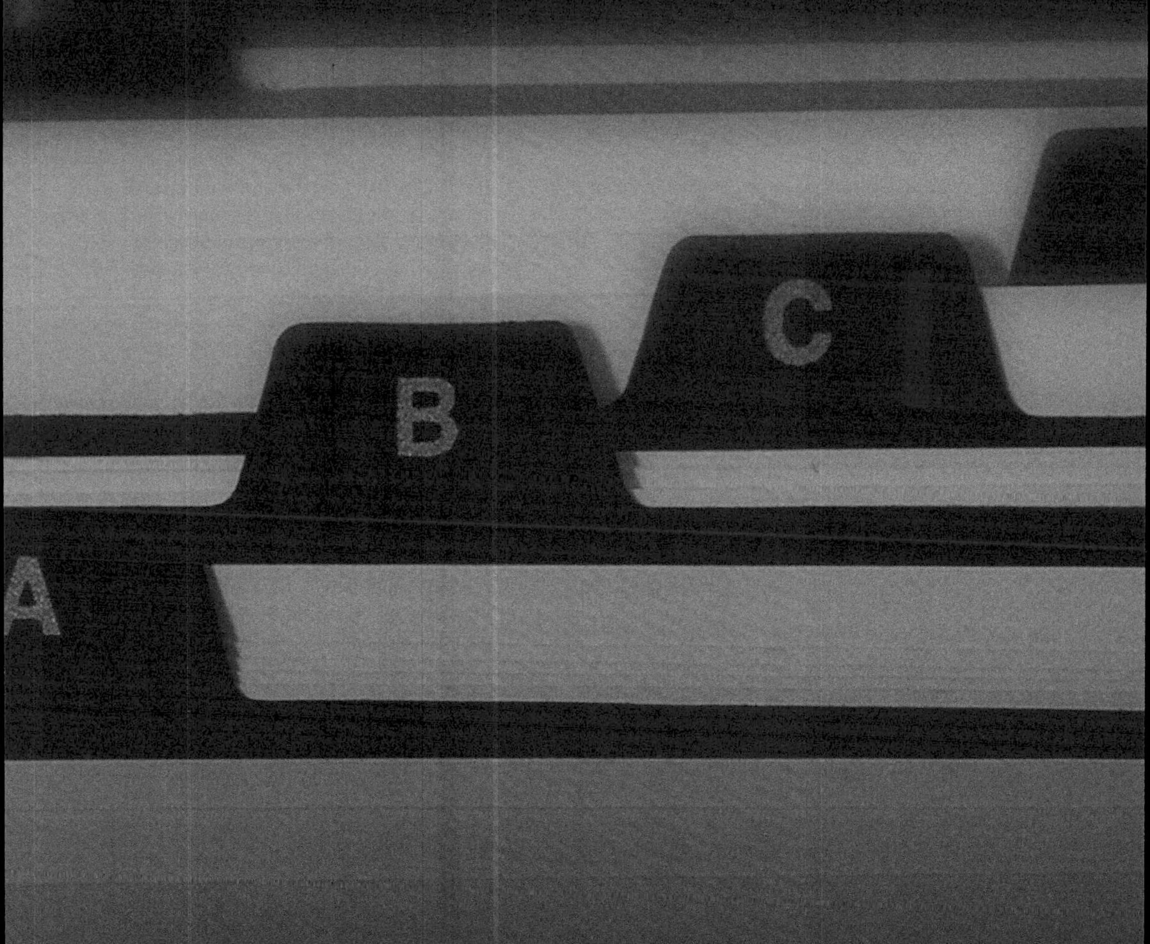

Literatur

Abraham H (1976) Karl Abraham. Sein Leben für die Psychoanalyse. Kindler, München

Ach N (1932) Finale Qualität (Gefügigkeitsqualität) und Objektion. Erg-Bd II. Z Arch f d ges Psychol, Leipzig, S 265, 333, 359

Adcock C (1948) A factorial examination of Sheldon's types. J Pers 16:312–319

Ahadi SA, Rothbart MK, Ye R (1993) Children's temperament in the US and China: Similarities and differences. Eur J Pers 7:359–377

Akiyama T, Tsuda H, Matsumoto S, Kawamura Y, Miyake Y (2003) [Cyclothymia and typus melancholicus: empirical study on personality character of mood disorder]. Seishin Shinkeigaku Zasshi 105(5):533–43 (Japanese)

Akiskal HS (1983 a) The bipolar spectrum: new concepts in classification and diagnosis. In: Grinspoon L (Hrsg) Psychiatry Update: The American Psychiatric Association Annual Review (Bd 2). American Psychiatric Press, Washington DC, S 271–292

Akiskal HS (1983 b) Dysthymic disorder: psychopathology of proposed chronic depressive subtypes. Am J Psychiatry 140:11–20

Akiskal HS (1992) Delineating irritable and hyperthymic variants of the cyclothymic temperament. J Pers Disord 6:326–342

Akiskal HS (1994) The temperamental borders of affective disorders. Acta Psychiatr Scand (Suppl. 379):32–37

Akiskal HS (1995) Towards a temperament-based approach to depression: Implications for neurobiologic research. Adv Biochem Psychopharmacol 49:99–112

Akiskal HS (1996) The temperamental foundations of mood disorders. In: Mundt CH (Hrsg), Interpersonal Factors in the Origin and Course of Affective Disorders. Gaskell, London, S 3–30

Akiskal HS (1998) Toward a definition of generalized anxiety disorder as an anxious temperament type. Acta Psychiatr Scand 98(Suppl 393):66–73

Akiskal HS, Akiskal KK (2005) TEMPS: Temperament Evaluation of Memphis, Pisa, Paris and San Diego. J Affect Disord, 85:1–2

Akiskal HS, Mallya G (1987) Criteria for the »soft« bipolar spectrum: treatment implications. Psychopharmacol Bull 23:68–73

Akiskal HS, Djenderedjian AM, Rosenthal RH, Khani MK (1977) Cyclothymic disorder: validating criteria for inclusion in the bipolar affective group. Am J psychiatry 134:1227–1233

Akiskal HS, Khani MK, Scott-Strauss A (1979) Cyclothymic temperamental disorders. Psychiatr. Clin. North Am 2:527–554

Akiskal HS, Rosenthal TL, Haykal RF, Lemmi H. Rosenthal RH. Scott-Strauss A (1980) Characterologic depressions: clinical and sleep EEG findings separating »subaffective dysthymias« from »character spectrum disorders«. Psychiatry 37:777–783

Akiskal HS, Maser JD, Zeller PJ, Endicott J, Coryell W, Keller M, Warshaw M, Clayton PJ, Goodwin F (1995) Switching from »unipolar« to bipolar II. An 11-year prospective study of clinical and temperamental predictors in 559 patients. Arch Gen Psychiatry 52:114–123

Akiskal HS, Hantouche EG, Bourgeois MI et al (1998 a) Gender, temperament, and the clinical picture in dysphoric mixed mania: findings from a French national study (EPIMAN). J Affect Disord 50:175–186

Akiskal HS, Placidi GF, Maremmani I, Signoretta S, Liguori A, Gervasi R, Mallya G, Puzantian VR (1998 b) TEMPS-I: delineating the most discriminant trait of the cyclothymic, depressive, hyperthymic and irritable temperaments. J Affect Disord 51:7–19

Akiskal HS, Mundt C, Hunt A, Angst J et al (2000 a) TEMPS-A: Deutsche Version. Unveröffentlichtes Manuskript

Akiskal HS, Bourgeois ML, Angst J, Post R, Möller H-J, Hirschfeld R (2000 b) Re-evaluating the prevalence of and diagnostic composition within the broad clinical spectrum of bipolar disorders. J Affect Disord 59:5–30

Akiskal HS, Brieger P, Mundt C, Angst J, Marneros A (2002) Temperament und affektive Störungen Die TEMPS-A-Skala als Konvergenz europäischer und US-amerikanischer Konzepte. Nervenarzt 73(3):262–271

Akiskal HS, Akiskal KK, Haykal RF, Manning JS, Connor PD (2005 a) TEMPS-A: progress towards validation of a self-rated clinical version of the Temperament Evaluation of the Memphis, Pisa, Paris, and San Diego Autoquestionnaire. J Affect Disord 85(1–2):3–16

Akiskal HS, Akiskal KK, Allilaire JF, Azorin JM, Bourgeois ML, Sechter D, Fraud JP, Chatenêt-Duchêne L, Lancrenon S, Perugi G, Hantouche EG (2005 b) Validating affective temperaments in their subaffective and socially positive attributes: psychometric, clinical and familial data from a French national study. J Affect Disord 85(1–2):29–36

Akiskal HS, Mendlowicz MV, Jean-Louis G, Rapaport MH, Kelsoe JR, Gillin JC, Smith TL (2005 c) TEMPS-A: validation of a short version of a self-rated instrument designed to measure variations in temperament. J Affect Disord 85:45–52

Akiskal KK, Akiskal HS (2005) The theoretical underpinnings of affective temperaments: implications for evolutionary foundations of bipolar disorder and human nature. J Affect Disord 85:231–239

Aldwin CM, Levenson MR, Spiro A, Bosse R (1989) Does emotionality predict stress? Findings from the normative aging study. J Pers Soc Psychol 56:618–624

Allport GW (1937/1949) Personality: A psychological interpretation. New York: Holt; Rinehart & Winston (dt.: Persönlichkeit. Struktur, Entwicklung und Erfassung der menschlichen Eigenart). Hain, Meisenheim

Allport GW, Odbert HS (1936) Trait names: A psycholexical study. Psychol Monogr 47 (Whole No. 211)
Alluja A, Kuhlman M, Zuckerman M (2010) Development of the Zuckerman-Kuhlman-Aluja Personality Questionnaire (ZKA-PQ): A factor/facet version of the Zuckerman-Kuhlman Personality Questionnaire (ZKPQ). J Pers Assess 92:416–431
Amelang M (1987) Fragebogen-Tests und expersimentalpsychologische Variablen als Korrelate der Persönlichkeitsdimensionen Extraversion/Introversion (E/I) und Neurotizismus (N). In: Amelang M (Hrsg) Bericht über den 35. Kongreß der Deutschen Gesellschaft für Pschologie in Heidelberg 1986 (Bd 2). Hogrefe, Göttingen, S 403–416
Amelang M (1998) Zum Tode von Hans J. Eysenck. Psychologische-Rundschau 49:45–47
Amelang M, Bartussek D (1981/2001) Differentielle Psychologie und Persönlichkeitsforschung. 5. akt. u. erw. Aufl. Kohlhammer, Stuttgart
Amelang M, Borkenau P (1982) Über die faktorielle Struktur und externe Validität einiger Fragebogen-Skalen zur Erfassung von Dimensionen der Extraversion und emotionalen Labilität. Z Dif Diag Psychol 3:119–146
Amelang M, Breit C (1983) Extraversion and rapid tapping: Ractive inhibition or general cortical activation as determinates of performance differences. Pers Individ Dif 4:103–105
Amelang M, Ullwer U (1990) Untersuchungen zur experimentellen Bewährung von Eysencks Extraversionatheorie. Z Dif Diag Psychol 11:127–148
Amelang M, Ullwer U (1991) Ansatz und Ergebnisse einer (fast) umfassenden Überprüfung von Eysenck's Extraversionstheorie. Psychologische Beiträge 33:23–46
Amelang M, Bartussek D, Stemmler G, Hagemann D (1981/2006) Differentielle Psychologie und Persönlichkeitsforschung. 6. vollst. überarb. Aufl. Kohlhammer, Stuttgart
American Psychiatric Association (1952) Diagnostic and statistical manual for mental disorders. American Psychiatric Association, Washington DC
American Psychiatric Association (1965) Diagnostic and statistical manual for mental disorders. 2. Aufl. American Psychiatric Association, Washington DC
American Psychiatric Association (1980) Diagnostic and statistical manual for mental disorders. 3. Aufl. American Psychiatric Association, Washington DC
American Psychiatric Association (1987) Diagostic and statistical manual for mental disorders. 3. rev. Aufl. American Psychiatric Association, Washington DC
American Psychiatric Association (1994) Diagnostic and statistical manual for mental disorders. 4. Aufl. American Psychiatric Association, Washington DC
American Psychiatric Association (2000) Diagnostic and statistical manual for mental disorders. 4. Aufl. American Psychiatric Association, Washington DC
American Psychiatric Association (2013) Diagnostic and statistical manual for mental disorders. 5. Aufl. American Psychiatric Association, Washington DC
Amsel A (1962) Frustrative nonreward in partial reinforcement and discrimination learning: Some recent history and a theoretical extension. Psychol Rev 69:306–328
Anastasi A (1971) Differential psychology: Individual and group differences in behavior. 3. Aufl. Macmillan, New York
Andresen B (1986) Reizsuche- und Erlebnismotive I: Eine psychometrische Reanalyse der SSS V Zuckermans im Kontext der MISAP-Entwicklung [Sensation seeking and the experience motive I: A psychometrie reanalysis of Zuckerman's SSS-Form V in the context of the MISAP development]. Z Diff Diagn Psychol 7:177–203
Andresen B, Stemmler G (1982) Eine Dimensionsanalyse von 61 Persönlichkeitsskalen unter besonderer Berücksichtigung des Extraversions- und des Emotionalitätskomplexes. Diagnostica 28:340–347
Anghelescu I, Klawe C, Singer P, Fehr C, Hiemke C, Quante A, Regen F, Dahmen N, Szegedi A (2010) Low novelty seeking and high self directedness scores in alcohol-dependent patients without comorbid psychiatric disorders homozygous for the A10 allele of the dopamine transporter gene. World J Biol. Psychiatry 11(2 pt 2):382–9
Angleitner A, Spinath FM (2003) Bandania prownawcze koncepcji temperamentu Cloningera I Strelaua [Comparative studies based on Cloninger's and Strelau's theories of temperament]. In: Marszal-Wisniewska M, Klonowicz T, Fajkowska-Stanik M (Hrsg) Psychologia roznic indywidualnych. Wybrane zagadnienia. Gdansk: Gdanskie Wydawnictwo Psychologiczne, S 115–129
Angleitner A, Ostendorf F, John OP (1990) Towards a taxonomy of personality descriptors in German: A psycholexical study. Eur J Pers 4:89–118
Angleitner A, Riemann R, Spinath FM, Hempel S, Thiel W, Strelau J (1995) The Bielefeld-Warsaw Twin Project: First report on the Bielefeld samples. Workshop on Genetic Studies on Temperament and Personality. Pultusk, Poland
Angst J (1966) Zur Ätiologie und Nosologie endogener depressiver Psychosen. Springer, Berlin u. a.
Angst J, Clayton PJ (1986) Premorbid personality of depressive, bipolar, and schizophrenic patients with special reference to suicidal issues. Compr Psychiatry, 27:511–532
Anokhin PK (1978) Collected works: Philosophical aspects of the functional system theory. Nauka, Moscow (Russian)
Antonowski A, Frank A (1997) Salutogenese. Zur Entmystifizierung der Gesundheit. DGVT, Tübigen
Arraj J (1986) Jung's forgotten bridge. J Analytical Psychology 31:173–180
Arraj T, Arraj J (1988) Tracking the Elusive Human (Bd 1). Inner Growth Books, Chiloquin, OR
Arraj T, Arraj J, Arraj J (1990) Tracking the elusive human (Bd 2). An advanced guide to the typological worlds of C.G. Jung, W.H Sheldon, their integration, and the biochemical typology of the future. Inner Growth Books, Midland, OR
Arieti S (Hrsg) (1971) Manic-depressive psychosis. In: American handbook of psychiatry 1. Basic books, New York, S 419–454

Aristoteles (1847) Physiognomik. In: Kreuz FA (Hrsg) Kleinere Abhandlungen über die Seele, 6. u. 7. Kapitel
Aristoteles (1923) Problemata. In: Panofsky E, Saxl F (Hrsg) Dürers melencolia I. Studien der Bibliothek Warburg. Teubner, Leipzig
Aristoteles (1929) De Physionomia. In: Schneidewin M (Hrsg) Die aristotelische Physiognomik: Schlüsse vom Körperlichen auf Seelisches. Kampmann, Heidelberg
Aristoteles (1962) Problemata physica. In: Flashar H (Hrsg) Gesammelte Werke (Bd 19). 1. Aufl. Akademie-Verlag, Berlin
Aron E (2010) Psychotherapy and highly sensitive person: Improving outcomes for that minority of people who are the majority of clients. Routledge, New York
Aron E (2012) Temperament in Psychotherapy: Reflections on Clinical Practice with the Trait of Sensitivity. In: Zentner M, Shiner RL (Hrsg) Handbook of Temperament. Guilford Press, New York, S 645–672
Aschner B (1924) Die Konstitution der Frau. Bergmann, München
Asendorpf JB (1989) Shyness as a final common pathway for two different kinds of inhibition. J Pers Soc Psychol 57:481–492
Asendorpf JB (2007) Psychologie der Persönlichkeit. 4. Aufl. Springer, Berlin
Asendorpf JB, Borkenau P, Ostendorf F, van Aken MAG (2001) Carving personality description at its joints: Confirmation of three replicable personality prototypes for both children and adults. Eur J Pers 15:169–198
Ashton MC, Lee K, Perugini N, Szarota P, deVries RE et al (2004) A six factors structure of personality-descriptive adjectives: Solution from psycholexical studies in seven languages. J Pers Soc Psychol 86:356–366
Assay TP, Lambert MJ (1999) The empirical case for the common factors in therapy: Qualitative findings. In: Hubble MA, Duncan BL, Miller SD (Hrsg) The hearth and soul of change: What works in therapy. American Psychological Association, Washington DC, S 33–56
Avia MD, Sanz J, Sanchez-Bernados ML, Martinez-Arias MR, Silva F, Grana JL (1995) The five factor model II: Relations of the NEO-PI withother personality variables. Pers Individ Dif 19:81–97
Ávila C, Torrubia R (2008) Performance and conditioning studies. In: Corr PJ (Hrsg) The reinforcement sensivity theory of personality. Cambridge University Press, New York, S 228–260
Avicenna A (1555) Liber canonis, De medicinis cordialibvs, et Cantica. Venetia
Avicenna A (1964) Liber canonis. Venedig, 1509. Nachdruck: Olms, Hildesheim
Baastrup PC (1969) Practical clinical viewpoints regarding treatment with Lithium. Acta Psychiat Scand Suppl 207:12–18
Baeken C, De Raedt R, Ramsey N, Van Schuerbeek P, Hermes D, Bossuyt A, Leyman L, Vanderhasselt MA, De Mey J, Luypaert R (2009) Amygdala responses to positively and negatively valenced baby faces in healthy female volunteers: influences of individual differences in harm avoidance. Brain Res 12(96):94–103
Ball IL, Farnill D, Wangeman J (1983) Factorial invariance across sex oft he Form V oft he Sensation-Seeking Scale. J person soc Psychol 45:1156–1159
Bandelow B, Wedekind D (2006) Angst-Neurobiologie. In: Förstl H, Hautzinger M, Roth G (Hrsg) Neurobiologie psychischer Störungen. Springer, Heidelberg, S 481–523
Bandelow B, Boerner RJ, Kasper S, Linden M, Wittchen HU, Möller HJ (2013) Generalisierte Angststörung: Diagnose und Therapie. Deutsches Ärzteblatt 110(17):300–309
Bandura A (1982) Sell-efficacy mechanisms in human agency. Am Psychol 37:122–147
Bandura A, Cervone D (1983) Sell-evaluative and self efficacy mechanisms governing the motivational effects of goal systems. J Pers Soc Psychol 45:1017–1028
Bair D (2003/2005) C. G. Jung. Eine Biografie. Random, New York (2003); Dtsch. Albrecht Knaus, München (2005)
Babkin BP (1951) Pavlov – A Biography. Victor Gollancz LTD, London
Bauer AW (1991) Georg Ernst Stahl. In: Engelhardt Dv, Hartmann F (Hrsg) Klassiker der Medizin, Bd 1: Von Hippokrates bis Hufeland. C. H. Beck, München, S 190–201, 393–395, 439
Bauer AW (2000) Der Körper als Marionette? Georg Ernst Stahl und das Wagnis einer psychosomatischen Medizin. In: Engelhardt D v, Gierer A (Hrsg) Georg Ernst Stahl (1659–1734) in wissenschaftshistorischer Sicht. Leopoldina-Meeting am 29. und 30. Oktober 1998 in Halle (S.) (= Acta historica Leopoldina Nr. 30). Deutsche Akademie der Naturforscher Leopoldina, Halle (Saale), S 81–95
Bauer J (1917) Die konstitutionelle Disposition zu inneren Krankheiten. Springer, Berlin
Bauer J (1919) Aufgaben und Methoden der Konstitutionsforschung. Wiener Klin Wschr 32:273
Bauer MS, Simon GE, Ludman E, Unützer J (2005) »Bipolarity« in bipolar disorder: distribution of manic and depressive symptoms in a treated population. Br J Psychiatry 187:87–88
Bean RB (1923) The two European Types. Am J Anat 31(4):359–372
Bech P, Vendsborg PB, Rafaelsen OJ (1976) Lithium maintenance treatment of ma-nic-melancholic patients: its role in the daily routine. Acta Psychiatr Scand 53:70–81
Bech P, Shapiro RW, Sihm B-M, Nielsen B, Sorensen B, Rafaelsen OJ (1980) Pers in unipolar and bipolar manic-melancholic patients. Acta Psychiatr Scand 62:245–257
Bechterew WM (1910/1913) Objektive Psychologie oder Psychoreflexologie. Die Lehre von den Assoziationsreflexen [russische Ausgabe: 1910]. Teubner, Leipzig
Beck AT, Ward C, Mendelson M (1961) Beck Depression Inventory (BDI). Arch Gen Psychiatry 4:561–571
Beck AT, Rush AJ, Shaw BF, Emery G (1979) Cognitive Therapy of Depression. Guilford Press, New York
Beck AT, Emery G, Greenberg PL (1985) Anxiety disorders and phobias. Basic Books, New York.

Becker P (1995) Seelische Gesundheit und Verhaltenskontrolle. Hogrefe, Göttingen, Bern, Toronto
Becker P (1998) A multifacet circumplex model of personality as a basis for the description and therapy of personality disorders. J Pers Disord 12:213–225
Beenfeldt Ch (2003) The Plilosophical Background and Scientific Legacy of E. B. Titchener's Psychology. Understanding Introspectionism. Spinger E-Book EAN 9783319002422
Beneke FW (1878) Die anatomischen Grundlagen der Konstitutionsanomalien des Menschen. Elwertsche Verlagsbuchhandlung, Marburg
Benkert O, Hippius H (2007) Kompendium der Psychiatrischen Pharmakotherapie. 6. Aufl. Springer, Heidelberg
Berger M (2008) Psychische Erkrankungen. 3. Aufl, Urban & Fischer München, Wien, Baltimore
Berlyne DE (1960) Conflict, arousal, curiosity. McGraw-Hill, New York
Bernhard W, Jung K (1998) Sportanthropologie. Fragestellungen, Methoden und Ergebnisse am Beispiel Laufdisziplinen und des alpinen Skirennsports. Fischer Verlag, Stuttgart u. a.
Berry JW (1989) Imposed etics-emics-derived etics: The operationalization of a compelling idea. Int J Psychol 24:721–735
Berth H, Cloninger CR, Przybeck TR, Svrakic DM, Wetzel RD (2001) Das Temperament- und Charakter-Inventar (TCI). Diagnostica 47(1):51–53
Beutel ME, Doering S, Leichsenring F, Reich G (2010) Psychodynamische Psychotherapie – Störungsorientierung und Manualisierung in der therapeutischen Praxis. Hogrefe, Göttingen, Bern, Toronto
Binswanger L (1942) Grundformen und Erkenntnis menschlichen Daseins. M. Niehans, Zürich
Biermann-Ratjen E-M (2006) Was ist Psychotherapie, was ist Gesprächspsychotherapie? In: Eckert J, Biermann-Ratjen E-M, Höger D (Hrsg) Gesprächspsychotherapie. Springer, Heidelberg, S 1–10
Bion WR (1962/1995) Eine Theorie des Denkens. In: Bott Spillius E (Hrsg) Melanie Klein Heute. Entwicklungen in Theorie und Praxis (Bd 1): Beiträge zur Theorie. 2. Aufl. Verlag Internationale Psychoanalyse, Stuttgart, S 225–235
Bishop D, Hertenstrein M (2004) A confirmatory factor analysis of the Structure of Temperament Questionanaire. Educ Psychol Meas 64:1019–1029
Bishop D, Jacks H, Tandy SB (1993) The Structure of Temperament Questionnaire (STQ): Results from a US sample. Pers Individ Dif 14:485–487
Björd-Akesson E (1990) Measurind sensation seeling. Göteborg Studies in Educational Sciences 75. Acta Universitatis Gothoburgensis, Göteborg
Blankenburg W (1973) Persönlichkeit, prämorbide. In: Müller C (Hrsg) Lexikon der Psychiatrie. Springer, Berlin u.a.
Blase H, Reeb W (1909) Heinrichens Lateinisch-Deutsches Schulwörterbuch. 8. neubearb. Aufl. Teubner, Leipzig, S 832
Bleuler E (1908) Die Prognose der Dementia praecox (Schizophreniegruppe). Allg Z für Psychiatrie und psychischgerichtliche Medizin 65:463–464
Bleuler E (1911) Dementia preacox oder die Gruppe der Schiziphrenien. Deuticke, Leipzig, Wien
Block J (2006) Venturin a 30-year longitudinal study. Am Psychologist 61:315–327
Boerner RJ (2011) Das Angstbasissyndrom – ein interdisziplinäres und integratives Modell zum Verständnis von Angst sowie zur Diagnose und Therapie von Angststörungen. Dissertation in Psychotherapiewissenschaft. Wien: Sigmund Freud PrivatUniversität (SFU)
Boerner RJ (2014) Watsons Behavioristisches Manifest von 1913. Die Entwicklung des Behaviorismus in den USA Anfang des 20. Jahrhunderts. In: Karenberg A, Kumbier E (Hrsg) Schriftenreihe der Deutschen Gesellschaft für Geschcihte der Nervenheilkunde (Bd 20), S 191–215
Boerner RJ (2015) Dürers »Melencolia I« (1514) – Eine kunsthistorisch wie psychiatrisch-psychologische Analyse im Kontext der Melancholietheorien des Mittelalters und der Renaissance. In: Karenberg A, Kumbier E (Hrsg.) Schriftenreihe der Deutschen Gesellschaft für Geschichte der Nervenheilkunde, Band 21. Königshausen & Neumann, Würzburg (im Druck).
Bohus M (2007) Borderline-Persönlichkeitsstörungen. In: Strauss B, Hohagen F, Caspar F (Hrsg) Lehrbuch der Psychotherapie, 2 Bnd. Hogrefe, Göttingen, S 403–537
Bohlin G, Hagekull B (2009) Socio-emotional development: From infancy to young adulthood. Scand J Psychol 50:592–601
Bonetti U, Johannson F, Knorring Lv, Perris C, Strandman E (1977) Prophylactiv lith-ium and personality variables. An international collaborative study. Intern Phar-macolpsychiat 12:14–19
Borkenau P, Ostendorf F (1993) NEO-Fünf-Faktoren-Inventar (NEO-FFI) nach Costa und McCrae. Hogrefe, Göttingen, S 5–10, 27–28
Borkovec TD, Costello E (1993) Efficacy of applied relaxation and cognitive-behavioral therapy in the treatment of generalized anxiety disorder. J Consult Clin Psychol 61(4):611–619
Bouchard TJ, McGue M (2003) Genetic and environmental influences on human psychological differences. J Neurobiol 54:4–45
Böhme G (1984) Bildungsgeschichte des frühen Humanismus. Wissenschaftliche Buchgesellschaft, Darmstadt
Brandt R (Hrsg) (2000) Kant I. Anthropologie in pragmatischer Hinsicht. Leipzig, Meiner 1798; Nachdruck. Meiner, Hamburg
Bräutigam W (1974) Untersuchungen zur Persönlichkeitsentwicklung im Vorfeld der Schizophrenie. Nervenarzt 45:298–304
Brengelmann JC (1952 a) Kretschmer's zyklothymer und schizothymer Typus im Bereich der normalen Persönlichkeit. Psychol Rundsch 3:31–38
Brengelmann JC (1952 b) Zur Methodik der Identifikation psychologischer Typen. Psychol Rundsch 3:127–132

Brengelmann JC (1954) Spaltungsfähigkeit als Persönlichkeitsmerkmal. Z experim angew Psychol 2:455–494
Brieger P (2000) Comorbidity in bipolar disorder. In: Marneros A, Angst J (Hrsg) Bipolar disorders: 100 years after manic-depressive insanity. Kluwer Acad Publ, Dodrecht, Boston, London, S 215–229
Brieger P, Marneros A (1997) Was ist Zyklothymia? Nervenarzt 68:531–544
Brieger P, Roettig S, Ehrt U et al. (2003) TEMPS-A scale in »mixed« and »pure« manic episodes: new data and methodological considerations on the relevance of joint anxious-depressive temperament traints. J Affect Disord 73:99–104
Briggs SR (1988) Shyness: Introversion or neuroticism. J Res Pers 42:673–681
Briggs-Myers I, Briggs KC (1985) Myers-Briggs Type Indicator (MBTI). Consulting Psychologists Press, Palo Alto, CA
Brocke B, Battmann W (1985) Die Aktivierungstheorie der Persönlichkeit. Z Diff Diagn Psychol 6:189–213
Browne JA (1971) Extraversion: In search of a personality dimension. Unpublished PhD thesis, University of Alberta
Brugsch T (1918) Allgemeine Prognostik. Urban & Schwarzenberg, Wien
Bryant S (1914) The carnivorous and herbivorous types of man. Boston med surg J 170:795
Buinewitsch K (1940) Über hypo- und hyperplastische Konstitution. Zbl Inn Med 61:561
Bulheller S, Häcker H (1998) Eysenck Personality Profiler EPP-D. Manual. Swets Test Services, Frankfurt
Bunak VV (1923) O deiatel'nosti Rossiiskogo Evgenicheskogo Obshcheswa [On the acitivities of Russian Eugetnics Society]. Russky Evgenichesky Zburnal 1(1):99–101
Burchard EML (1936) Physique and psychosis: an analysis oft he postulated relationship between bodily constitution and mental disease syndrome. Comp Psychol Monographs 13:73
Burisch M (2006) Das Burnout-Syndrom. Theorie der inneren Erschöpfung. Springer, Heidelberg
Burt C (1937) The analysis of temperament. Brit J med Psychol 17:158–180
Burt C (1938) Factor analysis by sub-matrices. J Psychol 6:339–375
Burt C (1944) The factorial study of physical types. Man 44:82–86
Burt C (1947) Factor analysis and physical types. Psychomet 12:171–188
Burt C, Banks C (1947) A factor analysis of body measurements for British adults. Ann Eugen 13:238
Burton R (2006) Die Anatomie der Melancholie. Ihr Wesen und Wirken, ihre Herkunft und Heilung. Philosophisch medizinisch, historisch offengelegt und seziert. Oxfort 1621/51. 4. Aufl. Dieterich'sche Verlagsbuchhandlung, Mainz
Buss AH (1961) The psychology of aggression. Wiley, New York
Buss AH (1966) Psychopathologie. Wiley, New York u. a
Buss AH (1988) Personality: Evolutionary heritage and human distinctiveness. Erlbaum, Hillsdale NJ
Buss AH (1991) The EAS theory of temperament. In: Strelau J, Angleitner A (Hrsg) Explorations in temperament: International perspectives on theory and measurement. Plenum press, New York, S 43–60
Buss AH, Plomin R (1975) A temperament theory of personality development. New York, Wiley
Buss AH, Plomin R (1984) Temperament: Early developing personality trails. Erlbaum, Hillsdale NJ
Buss AH, Plomin R (1986) The EAS approach to temperament. In: Plomin R, Dunn J (Hrsg) The study of temperament: Changes. continuities and challenges. Erlbaum, Hillsdale NJ, S 67–79
Büchsel M (2010) Albrecht Dürers Stich Melencolia I. Wilhelm Fink, München
Byzova VM (1997) Self-actualization in representatives of Komi and Russian ethnic groups. Psikhologicheskiy Zhurnal 18:61–69
Carey G, Goldsmith HH, Tellegen A, Gottesman II (1978) Genetics and personality inventories: The limits of replication with Twin data. Behav Genet 8:299–313
Carey WB (1986) The difficult child. Pediatrics Rev 8:39–45
Carey WB (1989) Introduction: Basic issues. In: Carey WB, McDevitt SC (Hrsg) Clinical and educational applications of temperament research. Swets & Zeitlinger, Lisse, The Netherlands, S 11–20
Carlier M (1985) Factor analysis of Strelau's questionnaire and an attempt to validate some of the factors. In: Strelau J, Farley FH, Gale A (Hrsg) The Biological Foundations of Personality and Behavior. Hemisphrer, Washington, S 145–160
Carlson KS, Gjerde PF (2009) Preschool personality antecedents of narcissism in adolescence and young adulthood: A 20-year longitudinal study. J Res Personality 43:570–578
Carter JEL, Heath BH (1990) Somatotyping – development and applications, Cambridge Univerity press, Cambridge
Carter JEL, Stewart AD (2012) Physique: phenotype, somatotype and 3D-scanning. In: Stewart AD, Sutton L (Hrsg) Body composition in sport, exercise and health (Chapt. 4). Routledge, London
Carus CG (1841) Grundzüge einer neuen und wissenschaftlich begründeten Cranioscopie (Schädellehre). Balz'sche Buchhandlung, Stuttgart
Carus CG (1846) Psyche. Zur Entwicklungsgeschichte der Seele. Flammer u. Hoffmann, Pforzheim
Carus CG (1853/1858) Symbolik der menschlichen Gestalt. Ein Handbuch zur Menschenkenntniß. Brockhaus, Leipzig
Carus FA (1808) Psychologie (Bd I und II). Ambrosius Barth, Leipzig
Carver CS, White TL (1994) Behavioral inhibition, behavioural activation, and affective responses to impending reward and punishment: The BIS/BAS scales. J Pers Soc Psychol 67:319–333
Casey PR, Tyrer PJ (1986) Personality functioning and symptomalology. J Psychiatr Res 20:363–374
Caspi A, Moffit TE, Newman DL, Silva P (1996) Behavioral observations at age 3 years predict adult psychiatric

disorders: Longditudinal evidence from a birth cohort. Arch Gen Psychiatry 53:1033–1039
Caspi A, Harrington H, Milne B, Amell JW, Theodore RF, Moffit TE (2003) Children's behavioural styles at age 3 are linked to their adult personality traits at age 26. J Pers 71:495–513
Cassano GB, Akiskal HS, Musetti I, Perugi G, Soriani A, Mignani V (1989) Psychopathology, temperament, and past course in primary major depressions. 2: Toward a redefinition of bipolarity with a new semistructured interview for depression. Psychopathology 22:278–288
Castaldi L (1928) Accrescimento corporeo e costituzione dell' uomo. Niccolai, Florenz
Cattell RB (1944) Interpretation of the twelve primary personality factors. Character and Personality 13:55–90
Cattell RB (1945) The description of personality: principles and findings in a factor analysis. Am J Psychol 58:69–90
Cattell RB (1946) Description and measurement of personality. World Book, Yonkers-on-Hudson, NY
Cattell RB (1965) The scientific analysis of personality. Penguin Books, Harmondsworth, England
Chavanon M-L (2011) Die dopaminerge Verankerung der Extraversion: Mechanismen und EEG-Indikatoren. Dissertation zur Erlangung des akademischen Grades des Doctorium rerum naturalium an der Philipps Universität Marburg
Chess S, Thomas A (1984) Origins and evolution of behaviour disorders: From infancy to early adult life. Brunner/Mazel, New York
Chess S, Thomas A (1989) Temperament and its functional significance. In: Greenspan SI, Pollock GH (Hrsg) The course of life (Bd 2). International Universities Press, Madison CT, S 163–227
Chess S, Korn S, Femandez P (1971) Psychiatrie disorders of children with congenital rubella. Brunner/Mazel, New York
Chiaroni P, Hantouche EG, Gouvernet J, Azorin JM, Akiskal HS (2004) [Hyperthymic and depressive temperaments study in controls, as a function of their familial loading for mood disorders.]. Encephale 30(6):509–15. French
Child IL (1950) The relation of somatotype to self-ratings on Sheldon's temperamental traits. J Pers 18:440–453
Clark LA, Watson D (1991) Theoretical and empirical issues in differentiating depression from anxiety. In: Becker J, Kleinman A (Hrsg) Psychosocial aspects of depression. Erlbaum, Hillsdale NJ, S 39–65
Clarkin JF, Foelsch PA, Levy KN, Hull JW, Delaney JC, Kernberg OF (2001) The development of a psychodynamic treatment for patients with borderline personality disorder: a preliminary study of behavioral change. J Pers Disord 15(6):487–495.
Clarkin JF, Levy KN, Lenzenweger MF, Kernberg OF (2004). The Personality Disorders Institute/Borderline Personality Disorder Research Foundation randomized control trial for borderline personality disorder: rationale, methods, and patient characteristics. J Pers Disord 18(1):52–72.
Clarkin JF, Levy KN, Lenzenweger MF, Kernberg OF (2007) Evaluating three treatments for borderline personality disorder: A multiwave study. Am J Psychiatry 164:922–928.
Cloninger CR (1986) A unified biosocial theory of personality and its role in the development of anxiety states. Psychiatr Dev 3:167–226
Cloninger CR (1987) A systematic method for clinical description and classification of personality variants. Arch Gen Psychiatry 44:573–588
Cloninger CR (1994) Temperament and personality. Curr Opin Neurobiol 4:266–273
Cloninger CR (1998) The genetics and psychobiology of the seven factor model of personality. The Biology of Personality Disorders. In: Silk KR (Hrsg) American Psychiatric Press, Washington DC, S 63–84
Cloninger CR (1999) Personality and Psychopathology. American Psychiatric Press, Washington DC
Cloninger CR (2000) Biology of personality dimensions. Curr Opin Psychiatry 13:611–616
Cloninger CR (2003) Completing the psychobiological architecture of human personality development: Temperament. character & coherence. Understanding human development: Dialogues with lifespan psychology. Hrsg. von Staudinger UM and Lindenberger UER. Kluwer Academic Publishers, Boston, S 159–182
Cloninger CR (2004) Feeling good: The science of well-being. Oxford University Press, New York
Cloninger CR (2008) The Psychobiological Theory of Temperament and Character: Comment on Farmer and Goldberg. Psychol Assess 20(3):292–299
Cloninger CR, Przybeck TR, Svrakic DM (1991) The tridimensional personality questionnaire: US normative data. Psychol Rep 69:1047–1057
Cloninger CR, Svrakic DM, Przybeck TR (1993) A psychobiological model of temperament and character. Arch Gen Psychiatry 50:975–990.
Cloninger CR, Przybeck TR, Svrakic DM, Wetzel RD (1994) The Temperament and Character Inventory (TCI): a guide to its development and use. Washington University Center for Psychobiology of Personality, St. Louis MO
Cloninger CR, Svrakic DM, Przybeck TR (2006) Can personality assessment predict future depression? A twelve-month follow-up of 631 subjects. J Affect Disord 92(1):35–44.
Cohen JI (1941) Physique, size and proportion. Brit J med Psychol 18:323–337
Cohen R (1971) Zum Begriff der Angst in der Differentiellen Psychologie. Universitätsverlag, Konstanz
Comings DE, Gade-Andavolu R et al. (2000) A multivariate analysis of 59 candidate genes in personality trails: The Temperament and Character Inventory. Clin Genet 58:375–385
Comrey AL (1993) Joy Paul Guilford 1897–1987. Biographical Memoir. National Academy of Sciences, Washington D.C
Conklin ES (1923) The definition of introversion, extroversion and allied concepts. J Abnorm Psychol Soc Psychol 17(4):367–382

Conklin ES (1927) The determination of normal extravert-introvert differences. Journal Gen Psychology 34:28–32

Connor KM (2006) Assessment of resilence in the aftermath of trauma. J Clin Psychiatry 67:46–49

Conrad K (1941) Der Konstitutionstypus als genetisches Problem. Versuch einer Konstitutionslehre. Julius Springer, Berlin

Conrad K (1958) Die beginnende Schizophrenie. Versuch einer Gestaltanalyse des Wahns. Thieme, Stuttgart

Conrad K (1967) Konstitution. In: Gruhle HW, Jung R, Mayer-Gross W, Müller M (Hrsg) Psychiatrie der Gegenwart Forschung und Praxis (Bd I/1). Grundlagenforschung zur Psychiatrie, Teil A. Springer, Berlin u. a., S 70–151

Conrad R, Wegener I, Imbierowicz K, Liedtke R, Geiser F (2009 a) Alexithymia, temperament and character as predictors of psychopathology in patients with major depression. Psychiatry Res 165(1–2):137–144

Conrad R, Walz F, Geiser F, Imbierowicz K, Liedtke R, Wegener I (2009 b) Temperament and character personality profile in relation to suicidal ideation and suicide attempts in major depressed patients. Psychiatry Res 170(2–3):212–217b

Constantinus Africanus (1536) Opera Bl. Basilia

Corr PJ (2004) Reinforcement sensitivity theory and personality. Neurosci Neurobehav Rev 28:317–332

Corr PJ (2008) Reinforcement sensivity theory (RST): Introduction. In: Corr PJ (Hrsg) The reinforcement sensivity theory of personality. Cambridge University Press, New York

Correnti V (1960) Sulla valutazione dei caratteri morfologici. Riv Antrop 47:59

Cortés J, Gatti F (1965) Physique and self-description of temperament. J Consul Psychol 29:432–439

Cortés J, Gatti F (1972) Delinquency and Crime: A Biopsychological Approach. Seminar Press, New York

Corulla WJ (1988) A further psychometric investigation of the Sensation Seeking Scale Form-V and its relationship to the EPQ-R and the I.7 impulsiveness questionnaire. Person individ Dif 9(2):277–287

Corulla WJ (1989) The Relations Between The Strelau Temperament Inventory, Sensation Seeking And Eysenck's Dimensional System of Personality. Pers Individ Dif 10(2):161–173

Costa PT, McCrae RR (1980) Still stable after all these years: Personality as a key to some issues in adulthood and old age. In: Baltes PB, Brim Jr OG (Hrsg) Life span development and behavior (Bd 3). Academic Press, New York, S 65–102

Costa PT, McCrae RR (1985) The NEO Personality Inventory Manual. Psychological Assessment Resources, Odessa

Costa PT, McCrae RR (1989) The NEO-PI/NEO-FFI Manual Supplement. Psychologie al Assessment Resources, Odessa FL (German version: Borkenau P, Ostendorf F (1993) NEO-Fünf. Faktoren-Inventar (NEO-FFI). Hogrefe, Göttingen Bern Toronto

Costa PT, Mc Crae RR (1990) Personality disorders and the five-factor model. J Pers Disord 4:362–371

Costa PT, McCrae RR (1992 a) Revised NEO Personality Inventory (NEO PI-R) and NEO Five-Factor Inventory (NEO-FFI): Professional Manual. Psychological Assessment Resources, Odessa FL

Costa PT, McCrae RR (1992 b) Four ways five factors are basic. Pers Individ Dif 13:653–665

Costa PT, McCrae RR (1992 c) Reply to Eysenck. Pers Individ Dif 13:861–865

Costa PT, McCrae RR (1995) Primary traits in Eysenck's P-E-N system: Three- and five-factor solutions. J Pers Soc Psychol 69:308–317

Covey SR (1989) The Seven Habits of Highly affective People: Restoring the Character Ethic. Simon & Schuster Inc, New York NY

Curry M (1946) Bioklimatik. Riederau, Ammersee

Czernick A, Steinmeyer EM, Samen A (1986) Objektivierende Untersuchungen über Unterschiede der Intervalpersönlichkeit, monopolar und biopolar depressiver Patienten unter Lithiumbehandlung. Nervenarzt 57:517–525

Daitzman RJ, Zuckerman M (1980) Disinhibitory sensation seeking personality, and gonadal hormones. Pers Individ Dif 1:103–110

Daum I, Schugens MM (1986) The Strelau Temperament Inventory (TI): preliminary results in a West German sample. Pers Individ Dif 7:509–517

Daum I, Hehl FJ, Schugens M (1988) Construct validity and personality correlates of the Strelau Temperament Inventory. Eur J Pers 2:205–216

Davenport CB (1923) Body-build, its development and mheritance. Carnegie-Institute, Washington

Davidson J, Kudler H, Smith R (1987) Personality in chronic post-traumatic stress disorder: A study of the Eysenck inventory. J Anxiety Dis 1:295–300

De Giovanni A (1877) La morfologia clinica del corpo umano. Hoepli, Milano

De Oca BM, DeCola JP, Maren S, Fanselow MS (1998) Distinct regions of the periaqueductal gray are involved in the acquisition and expression of defensive responses. J Neurosci 18:3426–3432

De Toni G (1953) Costituzione morfologica ed aecreseimento somatico. Minerva med 44:513

Dell'Osso L, Placidi GF, Nassi R, Freer P, Cassano GB, Akiskal HS (1991) The manic depressive mixed state: familial temperamental and psychopathologic characteristics in 108 female inpatients. Eur Arch Clin Neurosci 240:234–239

della Porta, Giaovanni Battista (1586) De humana physiognomonia, 1586

della Porta, Giovanni Battista. De humana physiognom[on]ia, Buch IV

Depue RA, Fu Y (2012) Neurobiology and Neurochemistry of Temerament in Adults. In: Zentner M, Shiner RL (Hrsg) Handbook of Temperament. Guilford Press, New York, London, S 368–402

Depue RA, Slater JE, Wolfstetter-Kausch H, Klein D, Goplerud E, Farr D (1981) A behavioral paradigm for identifying persons at risk for bipolar depressive disorder:

a conceptual framework und five validalion studies. J Abnorm Psychol 90:381–437
Derogatis LR (1977) SCL-90-R, administration, scoring & procedures manual-I for the R(evised) version. John Hopkins University School of Medicine
Descartes R (1641/1992) Meditationes de Prima Philosophia. Meditationen über die Grundlagen der Philosophie. Meiner, Hamburg
Deutscher Bundestag (1975) Bericht zur Lage der Psychiatrie in der Bundesrepublik Deutschland – Zur psychiatrischen und psychotherapeutisch/psychosomatischen Versorgung der Bevölkerung – 7. Wahlperiode. Verlag Dr. Hans Heger, Bonn-Bad Bodesberg
Diamond S (1957) Personality and temperament. Harper, New York
Dietrich H (1978) Analyse sozio-kultureller Faktoren bei depressiven Patientinnen. Confin Psychiatr 4:110–122
Di Giovanni A (1919) Clinical Commentaries deduced from the Morphology of the Human Body. Eyre JJ, London
Doering S, Hörz S, Rentrop M, Fischer-Kern M, Schuster P, Benecke C, Buchheim A, Martius P, Buchheim P (2010) Transference-focused psychotherapy v. treatment by community psychotherapists for borderline personality disorder: randomized controlled trial. Br J Psychiatry 196(5):389–95.
Doyle TJ, Tsuang MT, Lyons MJ (1999) Comorbidity of depressive illnesses and personality disorders. In: Tohen M (Hrsg) Comorbidity in Affective Disorders. Dekker, New York, S 105–155
Dörr AA, Viani BS (1991) Personalidad premórbidabida en los distintos cuadros afectivos [Premorbid personality in different affective disorders]. Universidad Diego Portales, Facultad De Ciencias Humanas, Escuela De Psicologia, Santiago, Chile
Draycott SG, Klinie P (1995) The big three and the big five – the EPQ-R vs. The NEO-PI: A research note, replication and elaboration. Pers Individ Dif 18:801–804
Drwal RL (1995) Adaptacja kwestionariuszy osobowssci [Adaptation of personality questionnaires]. Wydawnictwo Naukowe PWN, Warszawa
Duckworth AL, Allred KM (2012) Temperament in the Classroom. In: Zentner M, Shiner RL (Hrsg) Handbook of Temperament. Guilford Press, New York, S 627–644
Eaves L, Eysenck H (1975) The nature of extraversion A genetical analysis. J Pers Soc Psychol 32:102–112
Eberhard K, Eberhard G (1997) Typologie und Therapie der depressiven Verstimmungen. Vandenhoeck & Ruprecht, Göttingen
Eggert D (1971) Untersuchungen zur psychometrischen Egnung eines neuen Fragebogens der neurotischen Tendenz und der Extraversion von Eysenck (EPI). In: Duhm E (Hrsg) Fortschritte in der Klinischen Pschologie. Hogrefe, Göttingen, S 30–62
Eggert D (1974) Eysenck-Persönlichkeits-Inventar: E-P-I; Handanweisung für die Durchführung und Auswertung. Hogrefe, Göttingen
Eckart U (2009) Geschichte der Medizin. Springer, Heidelberg
Eckert J, Biermann-Ratjen EM, Höger D (Hrsg) (2006) Gesprächspsychotherapie. Springer, Heidelberg
Edmonston WE (1977) Body morphology and the capacity for hypnosis. Annals of the New York Academy of Science 296:105–118
Ehlert U (Hrsg) (2003) Verhaltensmedizin. Springer, Berlin, Heidelberg
Eiband HW (1979) Vergleichende Untersuchungen zur prämorbiden Persönlichkeit von Patienten mit verschiedenen Formen affektiver Störungen. Med. Diss. München
Ekman G (1951) On the number and definition of dimensions in Kretschmer's and Sheldon's constitutional systems. In: Essays in Psychology Dedicated to David Katz. Uppsala
Ekman P (1992) An argument for basic emotions. Congition and Emotion 6:169–200
Eliasz A (1981) Temeprament a system regulacji stymulacji [Temperament and system of regulation of stimulation]. Warsaw: Pańswowe Xydawnictwo Naukowe
Eliasz A, Wrześniewski K (1986) Type A behavior resulting from internal or external reinforcements. Polish Psychol Bull 17:39–53
Eliasz A (2001) Temperament, Type A, and motives: A time sampling study. In: Brandstätter H, Eliasz A (Hrsg) Persons, situations and emotions: An ecological approach. Oxford University Press, Oxford, S 55–73
Ellis L, Walsh A (2000) Criminology: A Global Perspective. Allyn and Bacon, Boston
Elsässer G (1951) Körperbauuntersuchungen bei endogen Geisteskranken, sonstigen Anstaltsinsassen und Durchschnittspersonen. Z menschl Vererb- und Konstit-Lehre 30:305–358
Emde RN, Plomin R, Robinson J, Corley R, DeFries J, Fulker DW, Reznick JS, Campos J, Kagan J, Zahn- Waxler C (1992) Temperament, emotion, and cognition at fourtheen months: The MacArthur Longitudinal Twin Study. Child Dev 63:1437–1455
Endler NS, Hunt JMcV (Hrsg) (1984) Personality and the behavioral disorders, 2 Bde, 2. Aufl. Wiley, New York
Endler NS, Parker JDA (1990) Coping Inventory for Stressful Situations (CISS): Manual. Multi-Health Systems, Toronto
Engelhardt Dv, Gierer A (Hrsg) (2000) Georg Ernst Stahl (1659–1734) in wissenschaftshistorischer Sicht. Leopoldina-Meeting am 29. und 30. Oktober 1998 in Halle (S.) (= Acta historica Leopoldina Nr. 30). Deutsche Akademie der Naturforscher Leopoldina, Halle (Saale)
Eppinger H, Hess L (1910) Vagotonie. Eine klinische Studie. Hirschwald, Berlin
Eppinger H, Hess L (1915) Vagotonia. Nervous & Mental disease Publishing Comp., New York
Epstein S (1967) Towards a unified theory of anxiety. In: Maher BA (Hrsg) Progress in experimental personality research (Bd 2). Academic Press, New York, S 2–90
Epstein S (1972) The nature of anxiety with emphasis upon its relationship to expectancy. In: Spiegelberger CD (Hrsg) Anxiety: Current trends in theory an resarch (Bd 2). Academic Press, New York, S 292–338

Erfurth A, Gerlach AL, Hellweg I, Boenigk I, Michael N, Akiskal HS (2005) Studies on a German (Münster) version of the temperament auto-questionnaire TEMPS-A: construction and validation of the brief TEMPS-M. J Affect Disord 85(1–2):53–70
Ermann M (2007) Psychoanalytische Medizin und Psychotherapie. Ein Lehrbuch auf psychoanalytischer Grundlage. 5. Aufl. Kohlhammer, Stuttgart, Berlin, Köln
Ermann M (2012) Angst und Angststörungen – Psychoanalytische Konzepte – Lindauer Beiträge zur Psychotherapie und Psychosomatik. Kohlhammer, Stuttgart
Esquirol JED (1968) Von den Geisteskrankheiten (Dtsch. Übers. In: Dictionnaire des Sciences Médicales 16, 1816). Huber, Bern, Stuttgart
Evren C, Kose S, Sayar K, Ozcelik B, Borckardt JP, Elhai JD, Cloninger CR (2008) Alexithymia and temperament and character model of personality in alcohol-dependent Turkish men. Psychiatry Clin Neurosci 62(4):371–378
Evans L, Akiskal HS, Keck Jr PE, McElroy SL, Sadovnick AD. Remick RA, Kelsoe JR (2005) Familiality of temperament in bipolar disorder: support for a genetic spectrum. J Affect Disord 85(1):153–168
Ewald G (1924) Temperament und Charakter. Springer, Berlin
Eysenck HJ (1944) Types of personality – a factorial study of 700 neurotics. J Ment Sci 90:851–861
Eysenck HJ (1947 a) Dimensions of personality. London: Routledge & KeganPaul
Eysenck HJ (1947 b) The Maudsley Personality Inventory. University of London Press, London UK
Eysenck HJ (1950) Cyclothymia-schizothymia s a dimension of personality. I Historical review. J Pers 19:123–152
Eysenck HJ (1952 a) The scientific study of personality. Routledge & Kegan Paul, London UK
Eysenck HJ (1952 b) The effects of psychotherapy: An Evaluation. J Consult Psychol 16:319–324
Eysenck HJ (1953) Fragebogen als Messmittel der Persönlichkeit. Z Experim Angew Psychol 1:291–335
Eysenck HJ (1953/1970) The structure of human personality. 3. Aufl. Methuen, London UK
Eysenck HJ (1955) Psychiatric diagnosis as a psychological and statistical problem. Psychol Rep 1:3–17
Eysenck HJ (1956) The questionnaire measurement of neuroticism and extraversion. Rev Psychol 54:113–140
Eysenck HJ (1957/1961) The Dynamics of Anxiety and Hysteria – An Experimental Application pf modern Learning Theory to Psychiatry. Routledge & Kegan Paul, London
Eysenck HJ (1959 a) Manual of the Maudsley Personality Inventory. University of London Press, London UK
Eysenck HJ (1959 b) The Rees-Eysenck body index and Sheldon's somatotype system. J Ment Sci. 105:1053–1058
Eysenck HJ (1964) Ernst Kretschmer. Brit J Psychol 55:294–251
Eysenck HJ (1965) Persönlichkeitstheorie und psychodiagnotische Tests. Diagnostica 11:3–27
Eysenck HJ (1966) Neurose, Konstitution und Persönlichkeit. Z Psychologie 172:148–181
Eysenck HJ (1967) The biological basis of personality. Thomas, Springfield Il
Eysenck HJ (1970) The structure of human personality. 3. Aufl. Methuen, London UK
Eysenck HJ (1971) Readings on Extraversion. Bearings on Basic Psychological Processes. Staples Press, London
Eysenck HJ (1977a) Crime and personality. 3. Aufl. Routledge & Keagan Paul, London
Eysenck HJ (1977 b) Personality and factor analysis: A reply to Guilford. Psychol Bul 84:405–411
Eysenck HJ (1978) Superfactors P, E, and N in a comprehensive factor space. Multivar Behav Res 13:475–482
Eysenck HJ (1981) General features of the model. In: Eysenck HJ (Hrsg) A model for personality. Springer, Berlin GE, S 1–37
Eysenck HJ (1983 a) A biometrical-genetical analysis of impulsive and sensation seeking behavior. In: Zuckerman M (Hrsg) Biological bases of sensation seeking, impulsivity, and anxiety. Erlbaum, Hillsdale NJ, S 1–36
Eysenck HJ (1983 b) Stress, disease, and personality: The »inoculation effect«. In: Cooper CI (Hrsg) Stress research. Wiley, London, S 121–131
Eysenck HJ (1985) Personality, cancer and cardiovascular disease: A causal analysis. Pers Individ Dif 6:535–556
Eysenck HJ (1990 a) Biological dimensions of personality. In: Pervin IA (Hrsg) Handbook of personality: Theory and research. Guilford, New York, S 244–276
Eysenck HJ (1990 b) Genetic and environmental contributions to individual differences: The three major dimensions of personality. J Pers 58:245–261
Eysenck HJ (1990 c) Rebel With A Cause (an Autobiography). W. H. Allen & Co., London
Eysenck HJ (1992) The definition and measurement of psychoticism. Pers Individ Dif 13:757–785
Eysenck HJ (1993) Grawe and the effectiveness of psychotherapy: some comments. Psychol Rundschau 44:177–180
Eysenck HJ (1994) Personality: Biological Foundations. In: Vernon PA (Hrsg) The Neuropsychology of Individual Differences. Academic Press, San Diego, S 151–207
Eysenck HJ, Prell DB (1951) The inheritance of neuroticism: An experimental study. J Ment Sci 97:441–465
Eysenek HJ, Eysenck SBG (1964) The Eysenck Personality Inventory. University of London Press, London
Eysenck HJ, Rachman S (1968) Neurosen – Ursachen und Heilmethoden. Einführung in die Moderne Verhaltenstherapie. Dtsch. Übersetzung durch F. Klix und J. Mehl (Hrsg). VEB Deutscher Verlag der Wissenschaften, Berlin
Eysenck HJ, Eysenck SBG (1968) The manual to the Eysenck-Personality Inventory. Educational and Industrial Testing Services, San Diego
Eysenck HJ, Eysenck SBG (1969) Personality structure and measurement. Routledge & Kegan Paul, London
Eysenck HJ, Eysenek SBG (1975) Manual of the Eysenck Personality Questionnaire (Junior & Adult). Hodder & Stoughton, London
Eysenck HJ, Eysenck SBG (1976) Psychoticism as a dimension of personality. Hodder & Stoughton, London
Eysenck HJ, Eysenck SBG (1991) Eysenck Personality Scales (EPS Adult). Hodder & Stoughton, London

Eysenck HJ, Eysenck MW (1985) Personality and Individual differences: A Natural Science Approach (Perspectives on Individual Differences). Plenum press, New York

Eysenck HJ, Eysenck MW (1987) Persönlichkeit und Individualität, Psychologie Verlags Union, München, Weinheim

Eysenck HJ, Levy A (1972) Conditioning, introversion-extraversion, and the strength of the nervous system. In: Nebylitsyn VD, Gray JA (Hrsg) Biological Bases of Individual Behavior. Pergamon, London, S 106–220

Eysenck HJ, Wilson GD (1991) The Eysenck Personality Profiler. Corporated Assessment Network Ltd., London

Eysenck HJ, Wilson G, Jackson C (1996) EPP: Eysenck Personality Profiler. Psi-Press, London

Eysenck HJ, Wilson CD, Jackson CJ (1997) Eysenck Personality Profiler EPP-D. Deutsche Bearbeitung und Normierung: S Bulheller und H Häcker. Swets Test Services, Frankfurt

Eysenck MW (1992 a) Anxiety: The Cognitive Perspective. Lawrence Erlmaum, Hove (UK)

Eysenck MW (1992 b) The nature of anxiety. In: Gale A, Eysenck MW (Hrsg) Handbook of Individual Differences. Wiley, New York, S 157–178

Eysenck SBG (1956) Neurosis and Psychosis an experimental analysis. J Ment Sci 102:517–529

Eysenck SBG (1997) Psychoticism as a dimension of personality. In: Nyborg H (Hrsg) The Scientific Study of Human Nature: Tribute to Hans J. Eysenck at Eighty. 1. Aufl. Pergamon, Elsevier, Oxford

Eysenck SBG, Eysenck HJ (1978) Impulsiveness and venturesomeness: Their position in a dimensional system of personality description. Psychol Rep 43:1247–1255

Eysenck SBG, Eysenck HJ, Barrett P (1985) A revised version of the Psychoticism scale. Pers Individ Dif 6:21–29

Fahrenberg J, Hampel R, Selg H (1989) Freiburger Persönlichkeitsinventar (FPI). Hogrefe, Göttingen

Farmer RF, Goldberg LR (2008 a) Brain Modules, Personality Layers, Planes of Being, Spiral Structures, and the Equally Implausible Distinction between TCI-R »Temperament« and »Character« Scales: A Reply to Cloninger. Psychol Assess 20(3):300–304

Farmer RF, Goldberg LR (2008 b) A psychometric evaluation of the revised Temperament and Character Inventory (TCI-R) and the TCI-140. Psychol Assess 20(3):281–91

Farmer RF, Seeley JR (2009) Temperament and character predictors of depressed mood over a 4-year interval. Depress Anxiety 26(4):371–381

Farmer A, Mahmood A, Redman K, Harris T, Sadler S, McGuffin P (2003) A sib-pair study of the Temperament and Character Inventory in major depression. Arch Gen Psychiatry 60:490–496

Fauerbach JA, Lawrence JW, Schmidt C, Munster AM, Costa PT (2000) Personality predictors of injury-related posttraumatic stress disorder. J Nerv Ment Dis 188:510–517

Fenichel O (1967) Perversionen, Psychosen, Charakterstörungen. Wissenschaftliche Buchgesellschaft, Darmstadt

Fichtner G (1985) Corpus Galenicum. Verzeichnis der galenischen und pseudogalenischen Schriften. Institut für Geschichte der Medizin

Ficino M (1489) De triplici vita – De vita libri tres. A. Mishominus, Florenz

Fiedler P (2007) Persönlichkeitsstörungen. 6. Aufl. Beltz, Weinheim, Basel

Fiegenbaum W (1988) Agoraphobie. Theoretische Konzepte und Behandlungsmethoden. VS Verlag für Sozialwissenschaften, Wiesbaden

Fischer G (2011) Psychotherapiewissenschaft. Einführung in eine neue humanwissenschaftliche Disziplin. Psychosozial Verlag, Gießen

Fiske DW (1944) The relation between physique and measures of intelligence. Temperament and personality in superior adolescent boys. Psychol Bull 39:459

Fiske DW (1949) Consistency of the factorial structures of personality ratings from different sources. J Abnorm Soc Psychol 44:329–344

Fiske DW, Maddi SR (1961) Functions of varied experience. Dorsey, Homewood, IL

Förstl H, Hautzinger M, Roth G (2006) Neurobiologie psychischer Störungen. Springer, Berlin

Frankl VE (1984) Man's Search for Meaning: An Introduction to Logotherapy. 3. Aufl. Simon & Schuster Inc, New York NV

French JW (1973) Toward the etablishment of noncognitive factors through litarature search and interpretation. Educational Testing Service, Princeton

Freud S (1895) Über die Berechtigung, von der Neurasthenie einen bestimmten Symptomenkomplex als »Angstneurose« abzutrennen. Neurologisches Centralblatt 14:50–66

Freud S (1920) A General introduction to psychoanalysis. Boni and Liveright, New York

Freud S (1975) Hemmung, Symptom, Angst. Ges. W. (Bd XIV) (1926). Fischer, Frankfurt, S 113–205

Freudenberger H (1974) Staff Burn-Out. J Soc Issues. 30(1):159–165

Freudenberger H (1975) The staff burnout syndrome in alternative institutions. Psychotherapy: Theory/Research/Practice/Training (12):72–83

Frey R (1977) Die prämorbide Persönlichkeit von monopolar und bipolar Depressiven: ein Vergleich aufgrund von Persönlichkeitstests. Arch Psychiatr Nervenkr 224:161–173

Freyd M (1924) Introverts and extraverts. Psychological Review 31:74–87

Friedensberg E (1985) Reactivity and individual style of work exemplified by constructional-type task performance: A developmental study. In: Strelau J, Farley FH, Gale A (Hrsg) The biological bases of personality and behavior: Theories. measurement techniques, and development (Bd I). Hemisphere, Washington, DC, S 241–253

Friedenthal HWC (1925) Die Sonderstellung des Menschen in der Natur. Mensch und Affe. Ullstein Verlag, Berlin

Friedman M (1996) Type A behavior, its diagnosis and treatment. Plenum Press, New York

Friedman M, Rosenman RH (1959) Association of specific overt behavior patterns with blood and cardiovascular findings: Blood cholesterol level, blood clotting time,

incidence of arcus senilis and clinical coronary artery disease. JAMA 169:1286–1296
Friedman NP, Miyake A, Robinson JL, Hewitt JK (2011) Developmental trajectories in toddlers' self-resistaint predict individual differences in executive functions 14 years later: A behavioral genetic analysis. Dev Psychol 47:1410–1430
Fritsch W (1976) Die prämorbide Persönlichkeit der Schizophrenen in der Literatur der letzten hundert Jahre. Fortschr Neurol Psychiatr 44:323–372
Fritzsche J (2006) Sportanthropologische Untersuchungen zur Konstitutionstypologie von Kampfkünstlern der Sportart Karate (Elitekarateka). Dissertation der Johann Wolfgang Goethe-Universität in Frankfurt /Main
Fröhlich-Gildhoff K, Rönnau-Böde M (2009) Resilienz. Reinhardt, München
Fullard W, McOevitt SC, Carey WB (1984) Assessing temperament in one-to-three-year-old children. J Pediatr. Psychol 9:205–216
Furukawa T, Yamada A, Tabuse H, Kawai K, Takahashi K, Nakanishi M, Hamanaka T (1998) Typus melancholicus in light of the five-factor model of personality. Eur Arch Psychiaty Clin Neurosci 248(2):64–69
Galant JS (1927) Konstitutionstypenlehre der Frau. Anat Anzeiger 63:237
Gall FJ (1791) Philosophisch-medizinische Untersuchungen über Natur und Kunst im kranken und gesunden Zustand des Menschen. Gräffer, Wien
Galton F (1884) Measurement of character. Fortnightly Review, S 42
Garnet JCM (1918) General ability, cleverness and purpose. Br J Psychol 9:345–366
Gartstein MA, Bridgett DJ, Low CM (2012) Asking questions about temperament: Self- and other-report measures across the lifespan. In: Zentner M, Shiner RL (Hrsg) Handbook of temperament. Guilford Press, New York, London, S 183–208
Gelder M, Gath D, Mayou R (1989) Oxford textbook of psychiatry. 2. Aufl. Oxford Medical Publications, Oxford
Genovese JEC (2008) Physique correlates with reproductive success in an archival sample of delinquent youth. ► www.epjournal.net 6(3):396–385
Genovese JE, Little KD (2011) Mesomorphy correlates with experiential cognitive style. J Genet Psychol 172(4):433–439
Gesell A, Ames LB (1937) Early evidence on individuality in the human infant. Sci Mon 45:217–225
Giesen-Bloo J, van Dyck R, Spinhoven P, van Tilburg W, Dirksen C, van Asselt T, Kremers I, Nadort M, Arntz A (2006) Outpatient psychotherapy for borderline personality disorder: randomized trial of schema-focused therapy vs transference-focused psychotherapy. Arch Gen Psychiatry, 63(6): 649–58. Erratum in: Arch Gen Psychiatry 63(9):1008.
Gillespie NA, Cloninger CR, Heath AC, Martin NG (2003) The genetic and environmental relationship between Cloninger's dimensions of temperament and character. Pers Individ Dif 35:1931–1946
Gilliland AR, Morgan JJB (1931) An objective measure of introversion-extraversion. J Abnorm Psychol 26:296–303
Gilliland K (1985) The temperament inventory: Relationship to theoretical similar Western personality dimensions and construct validity. In: Strelau J, Farley FH, Gale A (Hrsg) The Biological Foundations of Personality and Behavior. Hemisphere, Washington, S 161–170
Glatzel J (1974) Kritische Anmerkungen zum »Typus melancholicus« Tellenbachs. Arch Psychiatr Nervenkr 219:197–206
Glenn AL, Raine A, Venables PH, Mednick SA (2007) Early temperamental and psychophysiological precursors of adult psychopathic personality. J Abnorm Psychol 116:508–518
Glisson F (1672) Tractatus de natura substantiae energetica. London
Glueck S, Glueck E (1956) Physique and delinquency. Harper, New York
Goldberg LR (1981) Language and individual differences: the search for universals in personality lexicons. Review of Pers Soc Psychol 2:141–265
Goldberg LR (1990) An alternative »Description of personality«: The Big-Five factor structure. J Pers Soc Psychol 59:1216–1229
Goldberg LR (1992) The development of markers for the big-five factor structure. J Consult Clin Psychol 4:26–42
Goldberg LR (1993) The structure of phenotypic personality traits. Am Psychologist 48:26–34
Goldsmith HH (1983) Genetic influences on personality from infancy to adulthood. Child Development 54:331–355
Goldsmith HH (1993) Temperament: Variability in developing emotion systems. In: Lewis M, Haviland JM (Hrsg) Handbook of emotions. Guilford, New York, S 353–364
Goldsmith HH, Gottesman II (1981) Origins of variation in behavioral style: A longitudinal study of temperament in young twins. Child Development 52:91–103
Goldsmith HH, Campos JJ (1982) Toward a theory of infant temperament. In: Emde RN, Harmon RJ (Hrsg) The development of attachment and affiliative systems. Plenum press, New York, S 161–193
Goldsmith HH, Campos JJ (1986) Fundamental issues in the study of early temperament: The Denver Twin Temperamental Study. In: Lamb ME, Brown AL, Rogoff B (Hrsg) Advances in developmental psychology. Erlbaum, Hillsdale NJ, 23(4):1–283
Goldsmith HH, Rothbart MK (1991) Contemporary instruments for assessing early temperament by questionnaire and in the laboratory. In: Strelau J, Angleitner A (Hrsg) Explorations in temperament: International perspectives on theory and measurement. Plenum press, New York, S 249–272
Goldsmith HH, Rothbart MK (1992 a) Laboratory Temperament Assessment Battery (LAB-TAB): Locomotor Version 2.01. Unpublished manuscript, Universtiy of Oregon, Department of Psychology, Eugene
Goldsmith HH, Rothbart MK (1992 b) Laboratory Temperament Assessment Battery (LAB-TAB): Prelocomotor ver-

sion 2.0. Unpublished manuscript, University of Oregon, Department of Psychology, Eugene
Goldsmith HH, Buss AH, Plomin R, Rothbart MK, Thomas A, Chess S et al (1987) Roundtable: What is temperament? Four approaches. Child Dev 58:505–529
Goldstein DS, Kopin IJ (2007) Evolution of concepts of Stress. Stress 10(2):109–112
Golubeva EA (1972) On the study of bioelectrical correlates of memory in differential psychophysiology. Voprosy Psikhologii 18:25–36 (Russian)
Golubeva EA (1980) Individual properties of human memory: Psychophysiological study. Pedagogika, Moscow, Russia (Russian)
Gombrich E (1966) Norm and Form: The Stylistic Categories of Art History and their Origins in Renaissance Ideals. In: idem, Norm and Form, S 81–98
Gonzalez-Torres MA, Inchausti L, Ibáñez B, Aristegui M, Fernández-Rivas A, Ruiz E, Fernandez E, Bayón C (2009) Temperament and character dimensions in patients with schizophrenia, relatives, and controls. J Nerv Ment Dis 197(7):514–9
Goryńska E, Strelau J (1979) Basic traits of the temporal characteristics of behavior and their measurement by an inventory technique. Polish Psychol Bull 10:199–207
Goth K (2000) Konstruktvalidierung des Junior Temperament und Charakter Inventar. Unveröffentlichte Diplomarbeit am Fachbereich psychologische Methodenlehre der Johann Wolfgang Goethe-Universität, Frankfurt am Main
Goth K, Schmeck K (2009) Das Junior Temperament und Charakter Inventar (JTCI). Manual. Hogrefe, Göttingen
Grawe K (2004) Neuropsychotherapie. Hogrefe, Göttingen
Gray JA (1964 a) Strength of the nervous system and levels of arousal: A reinterpretation. In: Gray JA (Hrsg) Pavlov's typology. Pergamon, Oxford, England, S 289–364
Gray JA (1964 b) Strength of the nervous system as a dimension of personality in man. In: Gray JA (Hrsg) Pavlov's typology. Pergamon, Oxford, England, S 157–287
Gray JA (1964 c) Strength of the nervous systm and levels of arousal: A reinterpretation. In: Gray JA (Hrsg) Pavlov's typology. Pergamon, Oxford, England, S 289–364.
Gray JA (1967) Disappointment and drugs in the rat. Adv Sci 24:293–305
Gray JA (1968) Level of arousal and length of rest as determinants of pursuit rotor performance. Unpublished doctoral dissertation, University of London
Gray JA (1970) The psychophysiological basis of introversion-extraversion. Behav res ther 8:249–266
Gray JA (1971) Causal theories of personality and how to test them. In: Royce JR (Hrsg) Multivariate analysis and psychological theory. Academic Press, New York, S 409–462
Gray JA (1972) The psychophysiological nature of introversion-extraversion: A modification of Eysenck's theory. In: Nebylitsyn VD, Gray JA (Hrsg) Biological bases of individual behavior. Academic Press, New York, S 182–205
Gray JA (1979) Pavlov. Fontana, London
Gray JA (1981) A critique of Eysenck's theory of personality. In: Eysenck HJ (Hrsg) A model for personality. Springer, Berlin, S 246–276
Gray JA (1982) The neuropsychology of anxiety: An inquiry into the fuctions of the septo-hippocampal system. Behav Brain Sci 5:469–534
Gray JA (1983) Where schould we search for biologically based dimenstions of personality? Zeitschrift für Differentielle und Diagnostische Psychologie 4:165–176
Gray JA (1991) The neuropsychology of temperament. In: Strelau J, Angleitner A (Hrsg) Explorations in temperament: International perspectives on theory and measurement. Plenum press, New York, S 105–128
Gray JA (2000) The neuropsychology of anxiety: An enquiry into the functions of theseptohippocampal system (2. Aufl.) Oxford University Press, Oxford, UK
Gray JA, Mc Naughton N (2000) The neuropsychology of anxiety: An enquiry into the functions of the septo-hippocampal system. 2. Aufl. Oxford: Oxford University Press
Green DE, Walkey FH (1980) A nonmetric analysis of Eysenck's Personality Inventory. Multivar Behav Res 2:157–163
Griesinger W (1845) Pathologie und Therapie der psychischen Krankheiten. Verlag von Adolph Krabbe, Stuttgart
Gruben S (1993) Reliabilitäts- und Validitätsprufung eines operationalisierten Ansatzes zur diagnostisch blinden Beurteilung der prämorbiden Persönlichkeit psychiatrischer Patienten anhand von Krankengeschichtsauszügen. Med Diss, Ludwig-Maximilians-University, München
Gross O (1902/2009) Die cerebrale Sekundärfunktion. F. C. W. Vogel, Leipzig. In: Madison LL (Hrsg) Otto Gross Werke 1901–1920. Mindpiece Publishing, Hamilton, S 39–74
Grossarth-Maticek R, Bastiaans J, Kanazir DT (1985) Psychosocial factors as strong predictors of mortality from cancer, ischaemic heart disease and stroke: The Yugoslav prospective study. J Psychosom Res 29:167–176
Guerin DW, Gottfried AW, Oliver PH, Thomas CW (2003) Temperament: Infancy through adolescence. Kluwer Academic, New York
Guilford JP (1940) Manual for an inventory of factors STDCR. Sheridan Supply, Beverly Hills, Calif
Guilford JP (1959/1964) Personality [Persönlichkeit]. McGraw-Hill, New York [Beltz/PVU, Weinheim]
Guilford JP (1964/1974) Persönlichkeit (1. Aufl./6. Aufl.) Beltz, Weinheim
Guilford JP (1975) Factors and factors of personality. Psychol Bull 82:802–814
Guilford JP (1977) Will the real factor of extraversion-introversion please stand up? A reply to Eysenck. Psychol Bul 84:412–416
Guilford JP, Guilford RB (1934) An alalysis of the factors in a typical test of introversion-extroversion. J Abnorm Soc Psychol 28:377–399
Guilford JP, Guilford RB (1936) Personality factors S, E, and M and their measurement. J Pers 2:109–127
Guilford JP, Martin HG (1943) The Guilford-Martin inventory of factors GAMIN: manual of directions and norms. Sheridan Supply Co, Beverly Hills, CA

Guilford JP, Zimmerman WS (1949) The Guilford-Zimmerman Temperament Survey: Manual. Sheridan Supply, Beverly Hills, CA

Guilford JS, Zimmermann ES, Guilford JP (1976) The Guilford-Zimmermann temperament survey handbook. Edits Publ., San Diego, CA

Gurevich KM (1970) Professional fitness and basic nervous system proberties. Nauka, Moscow, Russia (Russian)

Gusnard DA, Ollinger JM, Shulman GL, Cloninger CR, Price JL, Van Essen DC, Raichle, ME (2003) Persistence and brain circuitry. Proc Natl Acad Sci USA 100:3479–3484

Haase H-J (1976) Depressionen. Entstehung-Erscheinung-Behandlung. Schattauer, Stuttgart, New York

Habrat E (1997) Reactivity and stimulation need in depression durin bipolar affective disease. Unpublished doctoral dissertation, Instytut Psychologii PAN, Warsaw

Hagekull B (1989) Longitudinal stability of temperament within a behavioral style framework. In: Kohnstamm GA, Bates JE, Rothbart MK (Hrsg) Temperament in childhood. Wiley, Chichester, England, S 283–297

Hakamata Y, Iwase M et al (2006) Regional brain cerebral glucose metabolism and temperament: A positron emission tomography study. Neurosci Lett 393(1):33–37

Hamilton M (1959) The assessment of anxiety state by ratings. Br J Med Psychol 32:50–55

Hamilton M (1960) A rating scale for depression. J Neurol Neurosurg Psychiat 23:56–62

Hammond WH (1942) An application of Burt's multiple factor analysis to the delineation of physical types. Man 42:4–11

Hammond WH (1957) The constancy of physical types as determined by factorial analysis. Human Biol 29:40–61

Hansen EB, Breivik G (2001) Sensation seeking as a predictor of positive and negative risk behaviour among adolescents. Pers Individ Dif 30:627–640

Hartl E, Monnelly E, Elderkin R (1982) Physique and delinquent behavior: A thirty year follow-up of W.H. Sheldon's varieties of delinquent youth. Academic Press, New York

Hartmann H (1939/1960) Ich-Psychologie und Anpassungsproblem (1939). Sonderdruck aus: Psyche, Eine Zeitschrift für psychologische und medizinische Menschenkunde, XIV.

Hartmann H (1927/1972) Die Grundlagen der Psychoanalyse (1927) (Neuausgabe). Ernst Klett, Stuttgart

Hautzinger M (2000) Depression. In: Margraf J (Hrsg) Lehrbuch der Verhaltenstherapie (Bd 2). 2. Aufl. Springer, Heidelberg, Berlin

Hautzinger M (2003) Kognitive Verhaltenstherapie bei Depressionen. 6. Aufl. Beltz/PVU, Weinheim

Hautzinger M (2010) Kognitive Verhaltenstherapie bei psychischen Störungen. 4. Aufl. Beltz/PVU, Weinheim

Heath AC, Cloninger CR, Martin NG (1994) Testing a model for the genetic structure of personality: A comparison of the personality systems of Cloninger and Eysenck. J Pers Soc Psychol 66:762–775

Heath B (1963) Need for modification of somatotype methodology. Am J Physical Anthropology 21:227–233

Heath BK, Carter JEL (1967) A modified somatotype method. Am J Physic Anthropol 27:57–74

Heath H (1952) A factor analysis of women's measurements taken for garment and pattern construction. Pschomet 16:87–100

Hebb DO (1955) Drives and the C.N.S. (conceptual nervous system). Psychol Rev 62:243–254

Hecht H, van Calker D, Spraul G, Bohus M, Wark HJ, Berger M, von Zerssen D (1997) Premorbid personality in patients with uni- and bipolar affective disorders and controls. Assessment by the Biographical Personality Interview (BPI). Eur Arch Psychiatry Clin Neurosci 247:23–30

Heerlein A, Santander J, Richter P (1996) Premorbid personality aspects in mood and schizophrenie disorders. Compr Psychiatry 37:430–434

Heidbreder E (1926) Measuring introversion and extraversion. J Abnorm Soc Psychol 21:120–134

Heidegger M (2006) Sein und Zeit (19. Aufl/1. Aufl. 1927) Niemeyer, Tübingen

Heinroth JCHA (1918) Lehrbuch der Störungen des Seelenlebens oder die Störungen und ihrer Behandlung. Leipzig, Vogel

Heinroth JCHA (1822) Lehrbuch der Anthropologie. Friedrich Christian Wilhelm Vogel, Leipzig

Heino A, van der Molen HH, Wilde GJS (1996) Difference in risk experience between sensation avoiders and sensation seekers. Pers Individ Dif 20:71–79

Heinz J (2007) »Eben so viel feine Beobachtungsgabe, als philosophischen Schaftsinn«. Anthropologische Charakteristik in Platners Philosophischen Aphorismen. In: Naschert G, Stiening G (Hrsg) (2007) Aufklärung, Bd 19: Ernst Platner. Konstellationen der Aufklärung zwischen Philosophie, Medizin und Anthropologie. Meiner, Hamburg, S 197–220

Hennig J, Netter P (2005) Biopsychologische Grundlagen der Persönlichkeit. Elsevier Spektrum. Akademischer Verlag, München

Hergovich A, Willinger U, Arendasy M (2005) Paranormal belief, schizotypy, and body mass index. Perceptual and Motor Skills 100:883–891

Herpertz SC, Habermeyer V, Bronisch T (2011) Persönlichkeitsstörungen. In: Möller HJ, Laux G, Kapfhammer H-P (Hrsg) Psychiatrie, Psychosomatik, Psychotherapie, Bd II: Spezielle Psychiatrie. Springer, Berlin, Heidelberg, S 989–1059

Herrmann T (1969/1976) Lehrbuch der empirischen Persönlichkeitsforschung. 1. Aufl./3. Aufl. Hogrefe, Göttingen

Hersant Y (2006) Acedia und ihre Kinder. In: Clair J (2006) Melancholie. Genie und Wahnsinn in der Kunst. Ausstellungskatalog Berlin. Hatje Cantz, Berlin, S. 54–59

Heuer G (Hrsg.) (2002 a) 2. Internationaler Otto Gross Kongress. Burghölzli, Zürich 2000. Verlag LiteraturWissenschaft.de, Marburg/Lahn

Heuer G (Hrsg.) (2002 b) Die Wiederkehr des Verdrängten: Revolution und Koterrevolution in der Psychoanalyse – Otto Gross' Beiträge zur Entwicklung psychoanalytischer Theorie und Praxis. In: Heuer G (Hrsg.) 2. Internationaler Otto Gross Kongress. Burghölzli, Zürich

2000. Verlag LiteraturWissenschaft.de, Marburg/Lahn, S 77–104
Heymans G (1908) Über einige psychische Korrelationen. Z Angewandte Psychologie 1:313–381
Heymans G, Brugmann H (1913) Intelligenzprüfungen mit Studierenden. Z Angewandte Psychologie 7:317–331
Heymans G, Wiersma E [1906–1909]: (1906a), (1906b), (1906c), (1907), (1908a), (1908b), (1909), (1912), (1918). Beiträge zur speziellen Psychologie auf Grund einer Massenuntersuchung. Z Psychologie [1906–1918]: (1906a), 42:81–127; (1906b), 43:321–373; (1907), 45:1–42; (1908a), 46:321–333; (1908b), 49:414–439; (1909), 51:1–72
Hines M, Mehrabian A (1979) Approach-avoidance behaviors as a function of pleasantness and arousing quality of settings and individual differences in stimulus screening. Soc Behav Pers 7:223–233
Hippius H (1979) Diagnostische, differenzialdiagnostische und therapeutische Hinweise bei den verschiedenen psychopathologischen Syndromen. In: Frank H, Hippius H (Hrsg) Geriatrie. Psychiatrie. Springer, Berlin, Heidelberg, New York, S 94–138
Hippokrates (1897) Sämtliche Werke. Lüneburg H (Hrsg), München
Hirasawa H (1962) Immobilitymie von Shimoda bei endogenen Depressionen. Seishin Igaku 4:229 (japanisch)
Hobfoll S (1989) Conservation of resources: A new attempt at conceptualizing stress. Am Psychologist 44:513–524
Hobfoll S (1991) Conservation of resources in community intervention. Am Psychologist 19:111–121
Hofmann G (1973) Vergleichende Untersuchungen zur prämorbiden Persönlichkeit von Patienten mit bipolaren (manisch-depressiven) und solchen mit monopolar depressiven Psychosen. Med. Diss. München
Holmes TH, Rahe RH (1967) The Social Readjustment Rating Scale. J Psychosom Res 11:213–218
Holzkamp K (1985) Grundlegung der Psychologie. Campus, Frankfurt/M, New York
Homburger A (1926) Vorlesungen über Psychopathologie des Kindesalters. Springer, Berlin
Hornowska E (2003) Temperamentalne uwarunkowania zachowania. Badania z wykorzystaniem kwestionariusza TCI R C. Cloningera. [Temperamental determinants of behavior: Study by making use of R. C. Cloninger's TCI questionnaire]. Poznan: Bogucki Wydawnictwo Naukowe
Horvath P, Zuckerman M (1993) Sensation Seeking, risk appraisal, and risky behaviour. Pers Individ Dif 14:41–52
Howarth E (1973) A hierarchical oblique factor analysis of Eysenck's rating study of 700 neurotics. Soc Behav Pers 1:81–87
Howarth E (1976) A psychometric investigation of Eysenck's Personality Inventory. J Pers Assessment 40:173–185
Howells WW (1951) Factors of human physique. Am J Physíol Arithropol 9:159–191
Howells WW (1952) A factorial study of constitutional type. Am J Physiol Anthropol 10:91–118
Hoyle RH, Fejfar MC, Miller JD (2000) Personality and sexual risk-taking: A quantitative review. J Personality 68:1203–1231
Hull CL (1943) Principles of behavior: An introduction to behavior theory. Appleton Century-Crofts, New York
Hull CL (1952) A behavior system. Yale University Press, New Haven CT
Humphreys LG (1957) Characteristics of type concepts with special reference to Sheldon's typology. Psychol Bull 54:218–228
Hunt JMcV (Hrsg) (1944) Personality and the behavior disorders. The Ronald Press Company, New York
Huppmann G (1998) Medizinisch-Psychologische Aspekte im Werk von Albert Mathias Vering (1773–1829). Z Med Psychol 2:87–96
Hurwitz E (1979) Otto Gross. Paradies-Sucher zwischen Freud und Jung. Leben und Werk. Suhrkamp, Zürich
Huter C (1907) Die Naturelllehre als Grundlage der praktischen Menschenkenntnis. Breslau
Hüttig W (1942) Konstitution, Körperbau und Charakter. Hippokrates, Stuttgart
Hyler S, Rieder R, Williams J (1988) The Personality Diagnostic Questionaire: Development and preliminary results. J Pers Disorders 2(3):229–237
Izard CE (1977) Human emotions. Plenum press, New York
Izard CE (1993) The psychology of emotions. Plenum press, New York
Izard CE (2007) Basic emotions, natural kinds, emotion schemas, and a new paradigm. Persp Psychol Sci 2:260–280
Ivanov-Smolensky AG (1935) The experimental investigation of higher nervous activity in children. Fiziologicheskii Zhurnal SSSR 19:133–140 (Russian)
Ivanov-Smolensky AG (1953) The study of types of higher nervous activity in animals and man. Zhurnal Vysshei Nervnoi Deyatelnosti 3:36–54 (Russian)
Jaensch ER (1923) Die Völkerkunde und der eidetische Tatsachenkreis. Z Psychologie, 91:88–111
Jaensch ER (1929) Grundformen menschlichen Seins: (mit Berücksichtigung ihrer Beziehungen zu Biologie und Medizin, zu Kulturphilosophie und Pädagogik). Elsner, Berlin
Jaensch W (1926) Die beiden eidetischen Haupttypen und die medizinischen Grundlagen der Untersuchung: Tetanie und Morb. Basedow, ihre Latenzzustände und unsre Typen: der T- und B-Typus. In: Grundzüge einer Physiologie und Klinik der Psychophysischen Persönlichkeit, S 35–47
James W (1911) Pragmatism. A New Name for some Old Ways of Thinking. Longmans, Green & Co, London/New York
Janzarik W (1957) Die cyclothyme Schuldthematik und das individuelle Wertgefüge. Schweiz. Arch Neurol Psychiat 80:174
Janzarik W (1968) Schizophrene Verläufe. Eine strukturdynamische Interpretation. Springer, Berlin, Heidelberg, New-York
Janzarik W (1979) Psychopathologie als Grundlagenwissenschaft. Enke, Stuttgart

Janzarik W (1988) Strukturdynamische Grundlagen der Psychiatrie. Enke, Stuttgart

Jaspers K (1913) Allgemeine Psychopathologie. 1. Aufl. Springer, Berlin.

Jaspers K (1923) Allgemeine Psychopathologie. 3. Aufl. Springer, Berlin.

Jaspers K (1948) Allgemeine Psychopathologie. 5. Aufl. Springer, Berlin

Jaspers K (1973) Allgemeine Psychopathologie. 9. Aufl. Springer, Berlin.

Ji-Woong N, Ju-Hyun K, Junghwan K (2013) Somatotype analysis of elite Taekwondo athletes compared to non-athletes for sports health sciences. Toxicology and Environmental Health Sciences 5(4):189–196

Joyce PR, Mulder RT, Luty SE, McKenzie JM, Sullivan PF, Cloninger CR (2003) Borderline personality disorder in major depression: differential drug response, and 6–month outcome. Compr Psychiatry 44, 35–43

Joyce PR, McKenzie JM, Carter JD, Rae AM, et al (2007) Temperament, character and personality disorders as predictors of response to interpersonal psychotherapy and cognitive-behavioural therapy for depression. Br J Psychiatry 190:503–508

Judd LL, Akiskal HS (2000) Delineating the longitudinal structure of depressive illness: beyond clinical subtypes and duration thresholds. Pharmacopsychiatry 33:3–7

Julian T, Metcalfe M, Coppen A (1963) Aspects of personality of depressive patients. Br J Psychiatry 115:587–592

Jung CG (1905) Über das Verhalten der Reaktionszeit beim Assoziationsexperimente. Habilitationsschrift vorgelegt der medizinischen Fakultät zu Zürich zur Erlangung der Venia legendi. Verlag von J. A. Barth, Leipzig

Jung CG (1912) Wandlungen und Symbole der Libido. Beiträge zur Entwicklungsgeschichte des Denkens. 1. Aufl. Franz Deuticke, Leipzig, Wien

Jung CG (1913) Zur Frage der Psychologischen Typen. Vortrag: Psychoanalytischer Kongress in München, Sept. In: Gesammelte Werke (Bd 6). 9. rev Aufl. Rascher, Zürich, Stuttgart, S 541–551

Jung CG (1921) Psychologische Typen. 1. Aufl. Rascher Verlag, Zürich/Leipzig

Jung CG (1921/1940) Psychologische Typen. 8. Aufl. Durch ein Sachregister von H. Langenegger vermehrte Auflage. Rascher Verlag, Zürich/Leipzig

Jung CG (1921/1960) Psychologische Typen. In: Gesammelte Werke (Bd 6). 9. rev Aufl. Rascher, Zürich, Stuttgart

Jung CG (1925) Psychologische Typen. Zeitschrift für Menschenkunde 1(1). In: Gesammelte Werke (Bd 6). 9. rev Aufl. Rascher, Zürich, Stuttgart, S 552–567

Jung CG (1928 a) Gesammelte Werke (Bd 7). Rascher, Zürich, Stuttgart

Jung CG (1928 b) Psychologische Typologie. Vortrag: Zusammenkunft der Schweizerischen Irrenärzte, Zürich. In: Gesammelte Werke (Bd 6). 9. rev Aufl. Rascher, Zürich, Stuttgart, S 568–586

Jung CG (1929) The Significance of Constitution and Heredity in Psychology. Coll Works, 8

Jung CG (1936) Psychologische Typologie. Süddeutsche Monatshefte, Feb. In: Gesammelte Werke (Bd 6). 9. rev Aufl. Rascher, Zürich, Stuttgart, S 587–601

Jung CG ([1914–1930] 2009) Das Rote Buch. Patmos, Düsseldorf

Kaczmarek M. Srodowiskowe I (2004) Temperamentalne uwarunkowania nedilenia lizmu powodzi [Environmental and temperamental determinatnts of the intensity of PTSD symptoms in children alter a flood]. Unpublished doctoral dissertation, Warsaw School of Social Psychology, Warsaw

Kaczmarek M, Zawadzki B (2006) Temperamental and environmental determinants of the intensity of PTSD symptoms in children two years after a flood. In Strelau J, Klonowicz T (Hrsg) People under extreme stress. Nova Science Publishers, Hauppauge NY, S 49–66

Kagan J (1982) The construct of difficult temperament: A reply to Thomas, Chess, and Kom. Merrill-Palmer Quarterly 28:21–24

Kagan J (1989 a) Temperamental contributions to social behavior. Am Psychol 44:668–674

Kagan J (1989 b) Unstable ideas: Temperament, cognition, and self. Harvard University Press, Cambridge MA

Kagan J (1994) Galen s prophecy: Temperament in human nature. Basic Books, New York

Kagan J, Reznick JS, Snidman N (1987) The physiology and psychology of behavioral inhibition in children. Child Dev, 58:1459–1473

Kagan J, Reznick JS, Snidman N (1988) Biological bases of childhood shyness. Science, 240: S 167–171

Kagan J, Reznick JS, Gibbons J (1989) Inhibited and unhibited types of children. Child Dev 60:838–845

Kagan J, Snidman N, Kahn V, Towsley S (2007) The preservation of two infant temerpamts through adolescence. Monogr Soc Res Child Dev 72 (Serial No. 287)

Kaminski SD (1948) Dinamišeskie narušenija dejatel'nosti kory golovnogo mozga (Dynamische Störungen der Tätigkeit der Großhirnrinde). Moskau

Kandel E (2012) Das Zeitlalter der Erkenntnis. Die Erforschung des Unbewußten in Kunst, Geist und Gehirn von der Wiener Moderne bis heute. Siedler, München

Kanfer FH, Reinecker H, Schmelzer D (2006) Selbstmanagement-Therapie. Springer, Berlin, New York

Kant I (1757–1777/1968) Beobachtungen über das Gefühl des Schönen und Erhabenen. In: Kant. Gesammelte Werke. Vorkritische Schriften II 1757–1777. Akademie – Textausgabe 2. Bd, Berlin

Kant I (1781) Critik der reinen Vernunft. Hartknoch, Riga

Kant I (1798) Anthropologie in pragmatischer Hinsicht. Hrsg mit Sachregistern von K. Vorländer. Meiner, Leipzig

Kapferer R (Hrsg) (1934) Die Werke des Hippokrates – Die hippokratische Schriftensammlung in neuer deutscher Übersetzung (Bd I, Teile 1–7). Hippokrates-Verlag, Stuttgart

Kapfhammer H-P (2011 a) Anpassungsstörung, akute und posttraumatische Belastungsstörung. In: Möller HJ, Laux G, Kapfhammer H-P (Hrsg) Psychiatrie, Psychosomatik, Psychotherapie (Bd 2). Springer, Berlin, S 605–680

Kapfhammer H-P (2011 b) Psychosomatische Medizin – Einleitung und Übersicht. In: Möller HJ, Laux G, Kapfhammer H-P (Hrsg) Psychiatrie, Psychosomatik, Psychotherapie (Bd 2). Springer Berlin, S 1273–1296
Kasahara Y (1984) Depressions in general practice. Jpn J Psychosom Med 2(4):6–14 (Japanese)
Katsch G (1959) Betrachtung über die Funktion der Keimblätter. Akademie-Verlag, Berlin
Kay SR (1987) The positive and nagative syndrome scale (PANSS) for schizophrenia. Schizophr Bull 13(2):261–276
Keller MB, Shapiro RW (1982) »Double depression«: superimposition of acute depressive episodes on chronic depressive disorders. Am J Psychiatry 139:438–442
Keller MB. Lavori PW, Endicott J, Coryell W, Klerman GL (1983) »Double depression«: two-year follow-up. Am J Psychiatry 140:689–694
Kendler KS, Eaves LJ (1986) Model for the joint effect of genotype and environment on liability to psychiatrie illness. Am J Psychiatry 143:279–289
Kernberg OF (1975/1981) Borderline-Störungen und pathologischer Narzißmus. Suhrkamp, Frankfurt /M
Kernberg OF (1976/1981) Objektbeziehungen und Praxis der Psychoanalyse. Klett-Cotta, Stuttgart
Kernberg OF (1984/1988) Schwere Persönlichkeitsstörungen. Klett-Cotta, Stuttgart
Kernberg OF (1992) Aggression in Personality Disorders and Perversions. Yale University Press, New Haven, London
Kernberg OF (1992/1997) Wut und Hass. Über die Bedeutung von Aggression bei Persönlichkeitsstörungen und sexuellen Perversionen (Amerikanische Originalausgabe 1992). Klett-Cotta, Stuttgart
Kernberg OF (1994) Aggression, trauma, and hatred in the treatment of borderline patients. Psychiatr Clin North Am 17:701–14
Kernberg OF (1995/1998) Liebesbeziehungen. Normalität und Pathologie (Amerikanische Originalausgabe 1995). Aus dem Amerikanischen von Christoph Trunk. Klett-Cotta, Stuttgart
Kernberg OF (2004 a) Borderline personality disorder and borderline personality organisation. Psychopathology and psychotherapy. In: Magnavita JJ (Ed) Handbook of Personality Disorders. Theory and Practice. Wiley, New Jersey, S 92–119.
Kernberg OF (2004 b) Aggressivity, narcissism, and self-destructiveness in the psychotherapeutic relationship: New developments in the psychopathology and psychotherapy of severe personality disorders. Yale University Press, New Haven, S 6 ff
Kernberg OF (2004 c) Contemporary Controversies in Psychoanalytic Theory, Technique and their Applications. Yale University Press, New Haven
Kernberg OF (2005) Narzissmus, Aggression und Selbstzerstörung: Fortschritte in der Diagnose und Behandlung schwerer Persönlichkeitsstörungen. Klett-Cotta, Stuttgart
Kernberg OF (2009) Psychoanalysis: Freud's theories and their contemporary development. In: Gelder MG, Andreasen NC, López-Ibor JJ Jr, Geddes JR (Hrsg) New Oxford Textbook of Psychiatry. 2. Aufl. Oxford University Press, New York
Kernberg OF (2014) Borderline-personality disorder: an update. Vortrag auf dem Kongress der Deutschen Gesellschaft für Psychiatrie, Psychotherapie, Psychosomatik und Nervenheilkunde (DGPPN), 28.11.2014.
Kernberg OF, Levy KN (2011) Borderline-Persönlichkeitsstörung und Borderline-Persönlichkeitsorganisation – Psychopathologie und Diagnose. In: Dulz B et al. (Hrsg) Handbuch der Borderline-Störungen. Schattauer, Stuttgart, S 286–302
Kesebir S, Vahip S, Akdeniz F, Yüncü Z, Alkan M, Akiskal HS (2005) Affective temperaments as measured by TEMPS-A in patients with bipolar I disorder and their first-degree relatives: a controlled study. J Affect Disord 85(1–2):127–33
Kielholz P (1957) Diagnostik und Therapie der depressiven Zustandsbilder. Schweiz Med Wochenschr 87:87–90;107–110
Kielholz P (1971) Diagnose und Therapie der Depressionen für den Praktiker. 3. Aufl. Lehmanns, München
Kiesler DJ (1983) The 1982 interpersonal circle: a taxonomy for complementarity in human transactions. Psychol Rev 90:185–214
Kiesler DJ (1986) The 1982 interpersonal circle. An analysis of DSM-III personality disorders. In: Millon T, Klerman, GL (Hrsg) Contemporary Directions in Psychopathology: Toward the DSM-IV. Guilford, NewYork, London, S 571–597
Kimura S, Sato T, Takahashi T, Narita T, Hirano S, Goto M (2000) Typus melancholicus and the Temperament and Character Inventory personality dimensions in patients with major depression. Psychiatry Clin Neurosci 54(2):181–189
Kischkel KH (1984) Eine Skala zur Erfassung von Ambiguitätstoleranz. Diagnostica 30:144–154
Kissen DM, Eysenck HJ (1962) Personality in male lung cancer patients. J Psychosom Res 6:123–137
Klages L (1910) Prinzipien der Charakterologie. J. A. Barth, Leipzig
Klages L (1926) Die Grundlagen der Charakterkunde. J. A. Barth, Leipzig
Klages L (1936) Grundlage der Wissenschaft vom Ausdruck. J. A. Barth, Leipzig
Klaus E-J, Noack H (1961) Frau und Sport. Thieme, Stuttgart
Klautzer T (2005) Kernberg, Otto Friedmann. In: Stumm G, Pritz A, Gumhalter P, Nemeskeri N, Voracek M (Hrsg) Personenlexikon der Psychotherapie. Springer, Wien, S 253 f
Klein DN (1990) Depressive personality: reliability, validity, and relation to dysthymia. J Abnorm Psychol 99:412–421
Klein DN, Miller GA (1993) Depressive personality in nonclinical subjects. Am J Psychiatry 150:1718–1724
Klein DN, Lewinsohn PM, Seeley JR (1996) Hypomanic personality traits in a community sample of adolescents. J Affect Disord 38:135–143
Klein DN, Dyson MW, Kujawa AJ, Kotov R (2012) Temperament and Internalizing Disorders. In: Zentner M, Shiner

RL (Hrsg) Handbook of Temperament. Guilford Press, New York, S 541–561
Klein M (1932/1987) Die Psychoanalyse des Kindes (1932). Fischer, Frankfurt /M
Klein M (1935/1996) Beitrag zur Psychogenese der manisch-depressiven Zustände (1935). In: Cycon R, Erb H (Hrsg) Melanie Klein. Gesammelte Schriften (Bd 1, Teil 2). Schriften 1920–1945. Frommann-Holzboog: Stuttgart-Bad Cannstatt, S 29–75
Klein M (1962/1997) Bemerkungen über einige schizoide Mechanismen (1946). In: Thomer HA (Hrsg) Melanie Klein. Das Seelenleben des Kleinkindes und andere Beiträge zur Psychoanalyse. 6. Aufl (Erstaufl. 1962). Klett-Cotta, Stuttgart, S 131–163
Klibansky R, Panofsky E, Saxl F (1992) Saturn und Melancholie. Studien zur Geschichte der Naturphilosophie und Medizin, der Religion und der Kunst. Suhrkamp, Frankfurt
Klineberg O, Asch SE, Block H (1934) An experimental study of constitutional types. Gen psychol monographs 16(3):114–221
Klingenberg W (1997) Mathematik und Melancholie. Von Albrecht Dürer bis Robert Musil. Franz Steiner, Stuttgart
Klonowicz T (1974) Reactivity and fitness for the occupation of operator. Polish Psychol Bull 5:129–136
Klonowicz T (1986) Reactivity and performance: The third side of the coin. In: Strelau J, Farley FH, Gale A (Hrsg) The biological bases of personality and behavior: Psychophysiology, performance and application (Bd 2). Hemisphere, Washington DC, S 119–126
Klonowicz T (1987) Reactivity. Experience, and capacity. Warsaw University Press, Warsaw, Poland
Klonowicz T (1992) Stres w Wieży Babel: Różnice indywidualne a wysiżek inwestowany w trudną pracę; umysżową [Stress in the Bable Tower: Individual differences and allocation of effon during difficult mental work]. Wrocław, Ossolineum, Poland
Klonowicz T (2001) Stres bezrobocia [Stress of unemployment]. Wydawnictwo IP PAN I SWPS, Warsaw
Knußmann R (1965) Konstitution und Geschlecht. Anthrop Anz 29:146
Knußmann R (1968) Größen und Formmerkmale des Körpers. In: Becker PE (Hrsg) Humangenetik Ein kurzes Handbuch in fünf Bänden (Bd I/1). Thieme, Stuttgart, S 197–279
Knußmann R (1996) Vergleichende Biologie des Menschen. Lehrbuch der Anthropologie und Humangenetik. 2. Aufl. Gustav Fischer, Stuttgart u. a., S 11–17, S 123–124 und S 218–248
Koch M (1960) Die Begriffe Person, Persönlichkeit und Charakter. In: Lersch P, Thomae H (Hrsg) Handbuch der Psychologie (Bd 4). Hogrefe, Göttingen, S 3–29
Kohlberg L (1963) The development of children's orientations toward a moral order, I: sequence In the development of moral thought. Vila Humana 6:11–33
Kohlberg L (1969) Stage and Sequence: the cognitive-developmental approach of socialization. In: Goslin DA (Hrsg) Handbook of Socialization Theory and Research. Rand McNally, Chicago Il, S 347–480
Kopstein AN, Crum RM, Celentano D, Martin SS (2001) Sensation seeking needs among 8th and 11th graders: Characteristics associated with cigarette and marijuana use. Drug and Alcohol Dependence 62:195–203
Korczyńska J (2004) Temperamentalny czynnik ryzyka wypalenia zawodowego na przykładzie pracowników Służby Więziennej. In: Strelau J (Hrsg) Osobowość a ekstremalny stres. Gdańsk: Gdańskie Wydawnictwo Psychologiczne, S 317–342
Köhler JK (1825) Versuch einer Bestimmung der Zahl der Temperamente, aus ihrem Wesen und nach der Erfahrung entwickelt. Würzburg
Köhler W (1922) Buchkritik zu Kretschmer, Körperbau und Charakter. Psychol Forsch 2:156–158
Körner A, Geyer M, Brähler E (2002) Das NEO-Fünf-Faktoren Inventar (NEO-FFI). Validierung anhand einer deutshcen Bevölkerungsstichprobe. Diagnostica 48(1):19–27
Koukopoulos A, Koukopoulos A (1999) Agitated depression as a mixed state and the problem of melancholia. Psychiatr Clin North Am 22:547–564
Kraepelin E (1899) Psychiatrie. Ein Lehrbuch für Studierende und Ärzte. Bd II: Klinische Psychiatrie. 6. vollst. umgearb. Aufl. J. A. Barth, Leipzig
Kraepelin E (1909) Psychiatrie Ein Lehrbuch für Ärzte und Studierende (Bd I). 8. Aufl. J. A. Barth, Leipzig
Kraepelin E (1913) Psychiatrie. Ein Lehrbuch für Ärzte und Studierende (Bd III). 8. Aufl. J. A. Barth, Leipzig
Kraepelin E, Lange J (Hrsg) (1927) Psychiatrie, Bd 1:Allgemeine Psychiatrie. 9. Aufl. J. A. Barth, Leipzig
Krasnogorsky NI (1939) Development of studies on the physiological activity of the brain in children. Biomedgiz, Leningrad, Russia (Russian)
Krasnogorsky NI (1953) Typological properties of higher nervous activity in children. Zhurnal Vysshei Nervnoi Deyatelnosti 3:169–183 (Russian)
Kraus A (1977) Sozialverhalten und Psychose Manisch-Depressiver. Enke, Stuttgart
Krause R (2007) Emotion. In: Strauß B, Hohagen F, Caspar F (Hrsg) Lehrbuch Psychotherapie, Teilbd 1. Hogrefe, Göttingen u. a., S 62–91
Kretschmer E (1917) Der sensitive Beziehungswahn. 1. Aufl. Springer, Berlin
Kretschmer E (1921/1925) Körperbau und Charakter. Untersuchungen zum Konstitutionsproblem und zur Lehre von den Temperamenten. Mit 31 Textabbildungen. 1. Aufl/4. Aufl. Springer, Berlin [engl. Ausgabe (1925) Physique and Character. Harcourt, Brace, New York]
Kretschmer E (1922) Medizinische Psychologie – Ein Leitfaden für Studium und Praxis. Thieme, Leipzig
Kretschmer E (1923) Ueber Hysterie. Thieme, Leipzig
Kretschmer E (1927) Der Körperbau der Gesunden und der Begriff der Affinität. Z gesamte Neurol Psychiatr 107:749–757
Kretschmer E (1929) Geniale Menschen. Springer, Berlin
Kretschmer E (1944) Körperbau und Charakter: Untersuchungen zum Konstitutionsproblem und zur Lehre von den

Temperamenten [Physique and character: Research concerning problems of constitution and knowledge on temperaments] (17.–18. Aufl.) Springer, Berlin
Kretschmer E (1951) Körperbau und Charakter. 20. Aufl. Springer, Berlin, Göttingen, Heidelberg
Kretschmer E (1955) Körperbau und Charakter. 21./22. Aufl. Springer, Berlin, Göttingen, Heidelberg
Kretschmer E (1963) Gestalten und Gedanken – Erlebnisse von Ernst Kretschmer. Thieme, Stuttgart
Kretschmer E, Kretschmer W (1977) Körperbau und Charakter. 26. Aufl. Springer, Berlin
Krohne HW (1975) Angst und Angstverarbeitung. Kohlhammer, Stuttgart
Kronfeld A (1930) Perspektiven der Seelenheilkunde. Thieme, Leipzig
Kronmüller KT, Backenstrass M, Kocherscheidt K, Hunt A, Unger J, Fiedler P, Mundt C (2002) Typus melancholicus personality type and the five-factor model of personality. Psychopathology 35(6):327–34
Kronmüller KT, Backenstrass M, Kocherscheidt K, Hunt A, Fiedler P, Mundt C (2005) Dimensions of the Typus melancholicus personality type. Eur Arch Psychiatry Clin Neurosci 255(5):341–9
Kussmann Th (1984) Pawlow und das klassische Konditionieren. In: Zeier H (Hrsg) Kindlers »Psychologie« des 20. Jahrhunderts. Lernen und Verhalten, Bd 1: Lerntheorien. Beltz, Weinheim, S 12–48
Kwapil TR, Miller MB, Zinser MC, Chapman LJ, Chapman J, Eckblad M (2000) A longitudinal study of high scorers on the hypomanic personality scale. J Abnorm Psychol 109(2):222–6
Lacey JI, Bateman DE, Lehn R van (1953) Autonomic Response Specificity. An Experimental Study. Psychosom. Medicine 15:8–21
Laird D (1925) Detecting abnormal behaviour. J Abnorm Soc Psychology 20:128–141
Lampen H (1962) Die Reaktionstypenlehre und ihre Bedeutung für Balneologie und Klimatologie. Arch phys Ther 14:3
Lane RD, Wager TD (2009) The new field of Brain-Body Medicine: What have we learned and where are we headed? Neuroimage 47:1135–1140
Lane RD, Waldstein SR, Chesney MA et al (2009 a) The rebirth of neuroscience in psychosomatic medicine, Part I: Historical context, methods, and relevant basic science. Psychosom Med 71:117–134
Lane RD, Waldstein SR, Chesney MA et al (2009 b) The rebirth of neuroscience in psychosomatic medicine, Part II: Clinical applications and implications for research. Psychosom Med 71:135–151
Lange J (1926) Über Melancholie. Z ges Neurol Psychiat 101:293
Lange J (1928) Die endogenen und reaktiven Gemütserkrankungen und die manisch-depressive Konstitution. Bumkes Hb (Bd 6). Springer, Berlin
Larsen R, Baggs D (1986) Some psychophysical and personality correlates of the Strelau Temperament Inventory. Pers Individ Dif 7:561–565
Laucht M, Becker K, Schmidt MH (2006) Visual exploratory behaviour in infancy and novelety seeking in adolescence: Two developmentally specific phenotypes of DRD4? J Child Psychol Psychiatr 47:1143–1151
Lauterbach D (2006) Personality, trauma exposure, and posttraumatic stress disorder severity: Moving beyond the monovariable predictor model. In: Strelau J, Klonowicz T (Hrsg) People under extreme stress. Nova Science Publishers, Hauppauge NY, S 15–30
Lauterbach D, Vrana S (2001) The relationship among personality variables, exposure to traumatic events, and severity of posttraumatic stress symptoms. J Trauma Stress 14:29–45
Laux G (2008) Persönlichkeitspsychologie. 2 Aufl. Kohlhammer, Stuttgart
Laux G (2011) Depressive Störungen. In: Möller HJ, Laux G, Kapfhammer H-P (Hrsg) Psychiatrie, Psychosomatik, Psychotherapie, Bd 2: Spezielle Psychiatrie. 4. Aufl. Springer, Berlin, Heidelberg, New York, S 371–460
Laux G, Bauer M (2011) Bipolare affektive Störungen. In: Möller HJ, Laux G, Kapfhammer H-P (Hrsg) Psychiatrie, Psychosomatik, Psychotherapie, Bd 2: Spezielle Psychiatrie. 4. Aufl. Springer, Berlin, Heidelberg, New York, S 461–498
Laux L, Glanzmann P, Schaffner P, Spielberger CD (1981) Fragebogen zur Erfassung von State- und Trait-Angst (STAI-G). Beltz, Weinheim
Lavater JC (1775–1778) Physiognomische Fragmente, zur Beförderung der Menschenkenntniß und Menschenliebe. Weidmann u. Reich; Steiner, Leipzig, Winterthur
Lavater JC (1984) (orig. 1775–78) Physiognomische Fragmente zur Beförderung der Menschenkenntnis und Menschenliebe. Eine Auswahl. Hrsg von C. Siegrist. Reclam, Stuttgart, S 10
Lazarus RS (1966) Psychological stress and the coping process. Mc Graw-Hill, New York
Lazarus RS (1967) Cognitive and personality factors underlying threat and coping. In: Apply MH, Trumbull R (Hrsg) Psychological stress. Appleton-Century-Crofts, New York
Lazarus RS (1991) Emotion and adaption. The Oxford Press, New York
Lazarus RS, Averill JR (1972) Emotion und cognition: With spezial reference to anxiety. In: Spielberger CD (Hrsg) Anxiety: Current trends in theory and research (Bd 2). Academic Press, New York, S 241–283
Lazarus RS, Folkman S (1984) Stress, appraisal, and coping. Springer Publishing, New York
Leary T (1957) Interpersonal diagnosis of personality. Roland, New York
LeDoux JE (2001) Das Netz der Gefühle. Deutscher Taschenbuch Verlag, München
LeDoux JE (2002) Synaptic Self: How our brains become who we are. Viking Penguin, New York
LeDoux JE (2006) Netz der Persönlichkeit. Deutscher Taschenbuch-Verlag, München
LeDoux JE, Cicchetti P, Xagoraris A, Romanski LM (1990) The lateral amygdaloid nucleus: sensory interface of the amygdala in fear conditioning. J Neurosci 10:1062–1069

Lee KA, Vaillant GE, Torrey WC, Elder GH (1995) A 50 year prospective study of the psychological sequelae of World War II combat. Am J Psychiatr 152:516–522

Le Gall R (1950) Caracterologie des enfants et des adolescents (Characterology of children and adolescents). Presses Universitaires de France, Paris

Legrand FD, Gomà-i-Freixanet M, Kaltenbach ML, Joly PM (2007) Association between sensation seeking and alcohol consumption in French college students: Some ecological data collected in »open bar« parties. Pers Individ Dif 43:1950–1959

Leonhard K (1968) Aufteilung der endogenen Psychosen. 4. Aufl. Akademie-Verlag, Berlin

Leontjew AN (1978) Activity, consciousness and personality. Prentice-Hall, Englewood Cliffs NJ

Leontjew AN (1982) Tätigkeit, Bewusstsein, Persönlichkeit. Pahl Rugenstein, Köln

Lepenies W (1969/1998) Melancholie und Gesellschaft. Suhrkamp, Frankfurt a. M.

Le Senne R (1945) Traite de caracterologie (Traits of characterology). Presses Universitaires de France, Paris

Lerner JV, Lerner RM (1994) Explorations of the goodness-of-fit model in early adolescence. In: Carey WB, McDevitt SC (Hrsg) Prevention and early intervention: Individual differences as risk factors for the mental health of children. Brunner/Mazel, New York, S 161–169

Lersch PH (1938) Der Aufbau des Charakters. 1. Aufl. J. A. Barth, Leipzig

Leue A, Beauducel A (2008) A meta-analysis of reinforcement sensivity theory: On performance parameters. Pers Soc Psychol Rev 12:353–369

Leuner H (1970/2005) Katathym-imaginative Psychotherapie (KiP). 1. Aufl/5. Aufl. Thieme, Stuttgart

Levy KN, Meehan KB, Kelly KM, Reynoso JS, Weber M, Clarkin JF, Kernberg OF (2006) Change in attachment patterns and reflective function in a randomized control trial of transference-focused psychotherapy for borderline personality disorder. J Consult Clin Psychol 74(6):1027–1040.

Lewin K (1930/31) Der Übergang von der aristotelischen zur galileischen Denkweise in Biologie und Psychologie. Erkenntnis 1:421–466

Lindsley O, Skinner BF, Solomon HC (1953) Studies in befavior therapy (Status Report I). Metropolitan State Hospital, Walthama, MA

Lindzey G (1967) Behavior and Morphological Variables. In: Spuhler JN (Hrsg) Genetic Diversity and Human Behavior, Aldine Pub. Co., Chicago, S 227–240

Linehan MM (1996) Dialektisch-Behaviorale Therapie der Borderline-Persönlichkeitsstörung. CIP-Medien, München

Lockot R (1985) Erinnern und Durcharbeiten: Zur Geschichte der Psychoanalyse und Psychotherapie im Nationalsozialismus. Fischer, Frankfurt/ Main

Lorenz R (2004) Salutogenese. Grundwissen für Psychologen, Mediziner, Gesundheits- und Pflegewissenschaftler. Reinhardt, München

Lorr M, Klett CJ (1967) Inpatient Multidimensional Psychiatric Scale (IMPS), Revised. Consulting psychologists Press, Palo Alto CA

Low A (1952) Growth of Children. Univ. Press, Aberdeen

Mac Auliffe L (1925) Les tempéraments – Essai de synthèse – Sciences physiques et naturelles. Nrf, Paris

MacPherson L, Magidson JF, Reynolds EK, Kahler CW, Lejuez CW (2010) Changes in sensation seeking and risk-taking propensity predict increases in alcohol use among early adolescents. Alcoholism, Clinical and Experimental Research 34(8):1400–1408

Magnus A (1916–1921) De animalibus libri XXVI nach der Colner Urschrift (Bd I/II). Stadler H (Hrsg) Aschendorff, Münster

Maier W, Rujescu D (2011) Genetik bei psychischen Erkrankungen. In: Möller HJ, Laux G, Kapfhammer H-P (Hrsg) Psychiatrie, Psychosomatik, Psychotherapie, Bd I: Allgemeine Psychiatrie. Springer, Berlin, Heidelberg, S 127–165

Maier W, Lichtennann D, Minges J, Heun R (1992) Personality traits in subjects at risk for unipolar major depression. A family study perspective. J Affect Dis 24:153–163

Malapert G (1897) Les élément du Charactère et leurs lois de Combinatisons. Alcan, Paris

Maltzman J, Raskin DC (1965) Effects of individual differences in the orienting reflex on conditioning and complex processes. J Exp Res Pers 1:1–16

Manna G, Casiglia A, Faraci P (2010) Substances use and perception among adolescents in Italy: Findings from an exploratory study. Bollettino di Psicologia Applicata 261–262:29–36

Manna G, Faraci P, Como MR (2013) Factorial Structure and Psychometric Properties of the Sensation Seeking Scale – Form V (SSS-V) in a Sample of Italian Adolescents. Eur J Psychol 9(2):276–288

Manouvrier L (1902) Étude sur les rapports anthropometriques en géneral et surles principales proportiones du corps. Mém Soc Anthrop Paris, ser 3:3

Margraf J, Schneider S (2009) Lehrbuch der Verhaltenstherapie, 2 Bde. 3. Aufl. Springer, Heidelberg

Margraf J, Schneider S (2009) Lehrbuch der Verhaltenstherapie, Bd 1: Grundlagen, Diagnostik, Verfahren, Rahmenbedingungen. 3. Aufl. Springer, Heidelberg

Markert F (1972) Zur prämorbiden Persönlichkeitsstruktur endogener Depressiver: Ergebnisse vergleichender Testuntersuchungen durch Selbstbeurteilung nach Psychoseremission. Med. Diss., Frankfurt/Main

Marston LR (1925) The emotions of young children. Iowa Studies in Child Welfare 3

Martin CA, Kelly T, Rayens M, Brogli B, Brenzel A, Smith WJ, Omar HA (2002) Sensation seeking, puberty and nicotine, alcohol and marijuana use in adolescence. Journal of the American Academy of Child and Adolescent Psychiatry 41:1495–1502

Martiny M (1948) Essai de Biotypologie Humaine. Peyronnet, Paris

Maslach C (1976) Burned-out. Hum Behav 5:16–22

Maslach C, Jackson SE, Leiter MP (1996) The Maslach Burnout Inventory: Manual. 3. Aufl. Consulting Psychologists Press, Palo Alto CA

Mason ST (1984) Catecholamines and behaviour. Cambridge University Press, Cambridge, England

Mathes P (1924) Die Konstitutionstypen des Weibes. In: Halban J, Seit L (Hrsg) Biologie und Pathologie des Weibes. Bd III. Urban & Schwarzenberg, Berlin, Wien

Matsumoto H (1966) Psychologische und biologische Eigenschaften der Immobilitymie von Shimoda. Yonagoishi, 17:21 (japanisch)

Matthews G, Amelang M (1999) Extraversion, arousal theory and performance: A study of individual differences in the EEG. Pers Individ Dif 14:247–363

Matthews G, Gilliland K (1999) The personality theories of H. J. Eysenck and J. A. Gray: a comparative review. Pers Individ Dif 26(4):583–626

Mattussek PA, Feil WB (1980) Persönlichkeitsstruktur und Psychotherapie depressiver Patienten. Nervenarzt 51:542–552

Mattussek PA, Wolfgang PD (1983) Personality attributes of depressive patients: Results of group comparisons. Arch Gen Psychiatry 40:783–790

Matz BW (2000) Die Konstitutionstypologie von Ernst Kretschmer. Ein Beitrag zur Geschichte von Psychiatrie und Psychologie des Zwanzigsten Jahrhunderts. Dissertation der Freien Universität Berlin, Fachbereich Humanmedizin. ▶ http://www.diss.fu-berlin.de/2002/205/index.html

Mauz F (1930) Die Prognostik der endogenen Psychosen. Thieme, Leipzig

Mayer-Gross W, Slater E, Roth M (Hrsg) (1969) Clinical psychiatry. 3. Aufl. Bailliere, Tindall & Cassell, London

Maziade M, Cote R, Boudreault M, Thivierge J, Caperaa P (1984) The New York Longitudinal Studies Model of temperament: Gender differences and demographic correlates in a Frenchspeaking population. J Am Acad Child Psychiat 23:582–587

Maziade M, Boutin P, Cote R, Thivierge J (1986) Empirical characteristics of the NYLS temperament in middle childhood: Congruities and incongruities with other studies. Child Psychiat Human Dev 17:38–52

Maziade M, Caron C, Cote R, Merette C et al (1990) Psychiatric status of adolescents who had extreme temperaments at age 7. Am J Psychiatry 147:1531–1536

McAdams DP (1992) The five-factor model in personality: A critical appraisal. J Pers 60:329–361

McAdams DP (1994) Can personality change? Levels of stability and growths in personality across the life-span. In: Heatherton T, Weinberger J (Hrsg) Can personality change? American Psychological Association, Washington DC, S 299–313

McAdams DP, Pals JL (2006) A new Big Five: Fundamental principles for an integrative science of personality. Am Psychol 61:204–217

McCleary RA (1966) Response-modulating functions of the limbic system: Initiation and supression. In: Stellar E, Sprague JM (Hrsg) Progress in physiological psychology (Bd 1). Academic Press, New York, S 209–272

McCloy CHA (1936) A factor analysis of personality-traitsto underline character education. J Edu Psychol 27:465–472

McCrae RR, Costa PT (1983) Joint factors in self-reports and ratings: neuroticism, extraversion, and openess to experience. Pers Individ Dif 4:245–255

McCrae RR, Costa PT Jr (1987) Validation of the five-factor model of personality across instruments and observers. J Pers Soc Psychol 54:853–863

McCrae RR, Costa PT (1989) Reinterpreting the Myers-Briggs Type Indicator from the perspective of the five-factor model of personality. J Pers 57:17–40

McCrae RR, Costa PT Jr (1996) Toward a new generation of personality theories: Theoretical contexts for the five-factor model. In: Wiggins JS (Hrsg) The five-factor model of personality: Theoretical perspactives. Guilford, New York, S 51–87

McCrae RR, Costa PT Jr (1999) A five-factor theory of personality. In Pervin LA, John OP (Hrsg) Handbook of personality: Theory and research, Guilford, New York, S 139–153

McCrae RR, Yik MSM, Trapnell PD, Bond MH, Paulhus DL (1998) Interpreting personality profiles across cultures: Bilingual, acculturation, and peer rating studies of Chinese undergraduates. J Pers Soc Psychol 74:1041–1055

McCrae RR, Costa PT, Ostendorf F, Angleitner A, Hřebíčková M, Avia MD, Sanz J, Sanchez-Bernardos ML, Kusdil ME, Woodfield R, Saunders PR, Smith PB (2000) Nature over nurture: Temperament, personality, and life span development. J Pers Soc Psychol 78:173–186

McDougall W (1921) Is America safe for democracy? Scribners, New York

McDougall W (1923) Outline of psychology. Scribners, New York

McFarlane AC (1986) Posttraumatic morbidity of a disaster: A study of cases presenting for psychiatric treatment. J Nerv Ment Dis 174:4–14

McFarlane AC (1989) The aetiology of post-traumatic morbidity: Predisposing, precipitating, and perpetuating factors. Br J Psychiatry 154:221–228

McNaughton N, Corr PJ (2004) A two-dimensional neuropsychology of defense: fear/anxiety and defensive distance. Neurosci Biobehav Rev 28:285–305

Mehrabian A (1968) Inference of attitudes from the posture, orientation, and distance of a communicator. J Consult Clin Psychol 32:296–308

Mehrabian A (1969) Measures of achieving tendency. Educ Psychol Meas 29:445–451

Mehrabian A (1972) Nonverbal communication. Aldine-Atherton, Chicago

Mehrabian A (1976 a) Manual for the Questionnaire Measure of Stimulus Screening and Arousability. Unpublished manuscript, University of Califomia, Los Angeles

Mehrabian A (1976 b) Public places and private spaces: The psychology of work, play, and living environments. Basic Books, New York

Mehrabian A (1977 a) Individual differences in stimulus screening and arousability. J Pers 45:237–250
Mehrabian A (1977 b) A questionnaire measure of individual differences in stimulus screening and associated differences in arousability. Environnmental Psychology and Nonverbal Behavior 1:89–103
Mehrabian A (1978 a) Characteristic individual reactions to preferred and unpreferred environments. J Pers 46:717–731
Mehrabian A (1978 b) Measures of individual differences in temperament. Educ Psychol Meas 38:1105–1117
Mehrabian A (1980) Basic dimensions for a general psychological theory: Implications for personality, social. Environmental, and developmental studies. Oelgeschlager, Gunn & Hain, Cambridge MA
Mehrabian A (1987) Eating characteristics and temperament: General measures and interrelationships. Springer, New York
Mehrabian A (1991) Outline of a general emotion-based theory of temperament. In: Strelau J, Angleitner A (Hrsg) Explorations in temperament: International perspectives on theory and measurement. Plenum press, New York, S 75–86
Mehrabian A (1995) Framework for a comprehensive description and measurement of emotional states. Genet Soc Gen Psychol Monogr 121:339–361
Mehrabian A (1995–1996) Distinguishing depression and trait anxiety in terms of basic dimensions of temperament, Imagination, Cognition and Personality 15:133–143
Mehrabian A, Russell, JA (1974 a) An approach to environmental psychology. MIT Press, Cambridge MA
Mehrabian A, Russell JA (1974 b) The basic emotional impact of environments. Perceptual and Motor Skills 38:283–301
Mehrabian A, Falender CA (1978) A questionnaire measure of individual differences in child stimulus screening. Educ Psychol Meas 38:1119–1127
Mehrabian A, Riccioni M (1986) Measures of eating-related characteristics for the general population: Relationships with temperament. J Pers Ass 50:610–629
Mehrabian A, Nahum IV, Duke V (1985–1986) Individual difference correlates and measures of predisposition to obesity and to anorexia. Imagin Cog Pers 5:339–355
Meier CA (1986) Persönlichkeit. Der Individuationsprozess im Lichte der Typologie C. G. Jungs. 2. Aufl. Walter, Olten u. Freiburg/Breisgau
Meili R, Meili-Dworetzki G (1972) Grundlagen individueller Persönlichkeitsunterschiede. Huber, Bern
Mendlowicz MV, Jean-Louis G, Kelsoe JR, Akiskal HS (2005) A comparison of recovered bipolar patients, healthy relatives of bipolar probands, and normal controls using the short TEMPS-A. J Affect Disord 85(1–2):147–51
Merlin VS (1973) Outline of the theory of temperament (2. Aufl.) Perm, Russia: Permskoye Knizhnoye Izdatelstvo (Russian)
Merlin VS (1986) Outline of integral research on individuality. Pedagogika, Moscow, Russia (Russian)
Mervielde I, De Pauw SSW (2012) Models of Child Temperament. In: Zentner M, Shiner RL (Hrsg) Handbook of Temperament. Guilford Press, New York, S 21–40
Metcalfe M (1968) The personality of depressive patients: 1. Assessment of change. 2. Assessment of the premorbid personality. In: Coppen A, Walk A (Hrsg) Recent developments in affective disorders, S 97–104. Spec Publ No 2 of the RMPA
Meyer A (1919/1948) The life-chart. In: Contributions to medical and biological research, dedicated to Sir William Osler 1919;b2:1–128. Reprint in: Lief A (ed) The Commonsense Psychiatry of Dr. Adolf Meyer. Mc Graw-Hill, New York, S 418–422
Meyer G (2005) Konzepte der Angst in der Psychoanalyse, B and 1: 1895–1950. Brandes u. Apsel, Frankfurt/M
Meyer G (2007) Konzepte der Angst in der Psychoanalyse, B and 2: 1950–2000 1. Halbband. Brandes u. Apsel, Frankfurt/M
Meyer G (2009) Konzepte der Angst in der Psychoanalyse, B and 2: 1950–2000 2. Halbband. Brandes u. Apsel, Frankfurt/M
Meyer TD, Hautzinger M (2003) Psychoedukation und Psychotherapie bei bipolaren affektiven Störungen. In: DGBS (Hrsg) Weißbuch bipolare Störungen in Deutschland. Conference Point, Hamburg, S 251–306
Miguchi M, Miyake Y, Yoshimatsu K, Ozaki A, Ito R (1990) Formation of a new scale for crossgenerational study in social psychiatry; Reliability and validity of »Depression-Related Personality Trait Scale (DRP)«. Jpn J Soc Psychiatry 13:51–60
Miettunen J, Lauronen E, Kantojärvi L, Veijola J, Joukamaa M (2008) Inter-correlations between Cloninger's temperament dimensions – a meta-analysis. Psychiatry Res 160(1):106–14
Mills WW (1917) The relation of bodily habitus to visceral form, position, tonus and motility. Amer J Roentgenol 4:155
Moffit TE, Arseneault L, Belsky D, Dickson N, Hancox RJ, Harrington H, et al. (2011) A gradient of childhood self-control predicts health, wealth, and public safety. Proc Natl Acad Sci USA 108:2693–2698
Moosbrugger H, Fishbach A, Schermellen-Engel K (1999) On the the construct validity oft the EPP-D. Arbeiten aus dem Institut für Psychologie der Johann Wolfgang Goehte-Universität Frankfurt am Main, Heft 4
Moruzzi G, Magoun HW (1949) Brain stern reticular formation and activation of the EEG. EEG Clin Neurophysiol 1:455–473
Mowrer OH (1960) Learning theory and behavior. Wiley, New York
Möller HJ (2006) Therapie psychiatrischer Erkrankungen. Thieme, Stuttgart
Möller HJ, Laux G, Kapfhammer H-P (Hrsg) (2011) Psychiatrie, Psychosomatik, Psychotherapie, 2 Bde. 4. Aufl. Springer, Berlin, Heidelberg
Mukasa H (1941) Über den prämorbiden Charakter der manisch-depressiven Psychosen. Psychiat Neurol Jap 45:300 (japanisch mit deutscher Zusammenfassung)

Mundt C, Backenstrass M, Kronmüller KT, Fiedler P, Kraus A, Stangelini G (1997) Personality and endogenous/major depression: An empirical approach to Typus melancholicus: 2. Validation of Typus melancholicus core-properties by personality inventory scales. Psychopathology 30(3):130–139
Murphy G (1947) Personality. Harper, NewYork
Myers JL, Weissman MM (1980) Use of a self-report symptom scale to detect depression in a community sample. Am J psychiatry 137:1081–1084
Myers IB, McCaulley MH (1985) Manual: A guide to the development and use of the Myers-Type Indicator. Consulting Psychologists Press, Palo Alto CA
Myrtek M (1998) Metaanalyse zur Psychophysiologichen Persönlichkeitsforschung. In: Rösler F (Hrsg) Ergebnisse und Anwendungen der Psychophysiologie. Enzyklopädie der Psychologie (Bd C/1/5). Hogrefe, Göttingen, S 285–344
Naka S (1932) Involutionsmelancholie. Psychiat Neurol Jap 34:655 (japanisch)
Naka S et al (1935) Involutionsmelancholie. Fukuokaishi 28:859 (japanisch)
Nakanishi T, Isobe F, Ogawa Y (1993) Chronic depression of monopolar, endogenous type: with special reference to the premorbid personality, »Typus melancholicus«. Jpn J Psychiatry Neurol 47(3):495–504
Narimatsu K (1932) Über den prämorbiden Charakter der traumatischen Neurose. Nihonletsudoiryokaishi 18:9 (japanisch)
Naschert G, Stiening G (Hrsg) (2007) Aufklärung, Bd 19: Ernst Platner. Konstellationen der Aufklärung zwischen Philosophie, Medizin und Anthropologie. Meiner, Hamburg
Nebylitsyn VD (1968) Problems of differential psychophysiology (Bd 6). Prosveshcheniye, Moscow (Russian)
Nebylitsyn VD (1972) Fundamental properties of the human nervous system. Plenum press, New York
Nebylitsyn VD (1974) Problems of differential psychophysiology (Bd 8). Nauka Moscow, Russia (Russian)
Nebylitsyn VD (1976) Psychophysiological studies on individual differences. Nauka Moscow, Russia (Russian)
Nebylitsyn VD, Gray JA (1972) Biological bases of individual behavior. Academic Press, New York.
Nemiah JC, Sifneos PE (1970) Affect and fantasy in patients with psychosomatic disorders. In: Hill OW (Hrsg) Modern Trends in Psychosomatic Medicine. Butterworths, London, S 26–34.
Netter P (1991) Biochemical variables in the study of temperament: Purposes, approaches, and selected findings. In: Stelau J, Angleitner A (Hrsg) Explorations in temperament: International perspectives on theory and measurement. Plenum press, New York, S 147–161
Neymann CA, Kohlstedt KD (1939) A new diagnostic test for introversion-extraversion. J Abnorm Psychol 23:482–487
Nicoll M (1921) Dream psychology. Macmillan, London
Nietzsche F (1899) Die Geburt der Tragödie. Ges. Werke (Bd I). CG Naumann, Leipzig
Nikiforovsky PM (1952) The pharmacology of conditioned reflexes as a method for their study. SSSR Academy of Medical Sciences, Moscow, Russia (Russian)
Nixon SJ, Parsons IA (1989) Cloninger's tridimensional theory of personality: construct validity In a sample of college students. Pers Individ Dif 10:1261–1267
Norman WT (1963) Toward an adequate taxonomy of personality attributes: Replicated factor structure in peer nomination personality ratings. J Abnorm Soc Psychol 66:574–583
Norman WT (1967) 2800 personality trait descriptors: Normative operating characteristics for a university population (Tech. Rep.). Department of Psychological Sciences, University of Michigan, Ann Arbor MI
Nutt DJ, Stein DJ (2006) CNS. Spectr 11(10 Supp.12):13–20
Nyborg H (Hrsg) (1997) The scientific study of human nature – Tribute to Hans J. Eysenck at eighty. Pergamon, Oxford
Oerter R, Montada L (2008) Entwicklungspsychologie. 6. Aufl. Beltz/PVU, Weinheim
Ogawa T, Suzuki K (1987) Premorbid personality of endogenous depression. In: Kasahara Y (Hrsg) Psychopathology of manic-depressive illness (Bd 5). Kobundo, Tokyo (Japanese)
Ohmaru I (1927) Über Pathologie des M.D.I. Fukuokaishi 20:1657 (japanisch)
Ohmaru I (1931) Zusammenhänge zwischen Bluttypen, Körperbau und Charakter. Fukuokaishi 24:1044 (japanisch)
Oldham JM, Skodol AE, Kellman RD, Hyler SE, Doidge N, Rosnick L, Gallaher PE (1995) Comorbidity of axis I and axis II disorders. Am J psychiatry 152:5711–5718
Oleszkiewicz Z (1982) Demand for stimulation and vocational preferences. Polish Psychol Bull 13:185–195
Olds J, Olds M (1965) Drives, rewards and the brain. In: Barron F, Dement WC, Edwards W, Lindmann H, Phillips LD, Olds J, Olds M (Hrsg) New directions in psychology. Holt, Rinehart and Winston, New York, S 329–410
Olds T, Daniell N, Petkov J, David Stewart A (2013) Somatotyping using 3D anthropometry: a cluster analysis. J Sports Sci 31(9):936–44
Oniszczenko W, Radomska A (2002) Kwestionariusz Temperamentu dla Dzieci (KTD) oparty na Regulacyjnej Teorii Temperamentu – wersja eksperymentalna [Temperament Inventory for Children (TIC) based on a Regulative Theory of Temperament: Experimental version]. Psychologica-Etologia-Genetyka 5:85–98
Ostendorf F (1990) Sprache und Persönlichkeitsstruktur: Zur Validität des Fünf-Faktoren-Modells der Persönlichkeit. Roderer, Regensburg
Ostendorf F, Angleitner A (1994) A comparison of different instruments proposed to measure the Big Five. Eur Rev Appl Psychol 44:45–53
Ostendorf F, Angleitner A (2004) NEO-Persönlichkeitsinventar nach Costa und Mc Crae, revidierte Form (NEO-PI-R). Hogrefe, Göttingen
Ozer EJ, Best SR, Lipsey TL et al (2003). Predictors of posttraumatic stress disorder and symptoms in adults: A meta-analysis. Psychol Bul 129:52–73

Paisey TGH, Mangan GL (1980) The relationship of extraversion, neuroticism and sensation-seeking to questionnaire-derived measures of nervous system properties. Pavlov J Bio Sci 15:123–130

Parnell RW (1954) Somatotyping by physical anthropometry. Am J Phys Anthropol 12:209–240

Parnell RW (1957 a) Physique and mental breakdown in youth adults. Brit Med J 1:1485–1490

Parnell RW (1957 b) The Rees-Eysenck Body Index of Individual Somatotypes. Br J Psychiatry 103:209–213

Parnell RW (1958) Behaviour and physique. Arnold, London

Paterson RW (1930) Physique and intellect (reprint). Greenwood, Westport/CT

Paulus MP, Rogalsky C et al. (2003) Increased activation in the right insula during risk-laking decision making is related to harm avoidance and neuroticism. NeuroImage 19:1439–1448

Pawlow IP (1897/1953–54) Vorlesungen über die Arbeit der Hauptverdauungsdrüsen (1897) [russ. St. Petersburg, 1917. Petrograd, 1923; engl. The Work of the digestive glands. Griffin, London 1902]. Pickenhain L (Hrsg) Sämtliche Werke II/2, Akademie-Verlag, Berlin(Ost), S 249–382

Pawlow IP (1903) Experimentelle Psychologie und Psychopathologie bei Tieren. Vortrag gehalten auf der allgemeinen Versammlung des Internetionalen Medizinischen Kongresses in Madrid im April 1903. Publiziert in: Izvestii voennomdiciniskoj akamdemii 7 (1903): 109–121. Nachgedruckt in SW III: 9–21; AW: 344–355; GW: 31–44

Pawlow IP (1906) The scientific investigation of the psychical faculties or processes in the higher animals. Lancet, S 911–915

Pawlow IP (1923) New Researches on conditioned Reflexes. Science LVIII(1506): 359–361. In: Pickenhain L (Hrsg) (1953–1954) Pawlow IP. Sämtliche Werke (Bd III/2). Akademie-Verlag, Berlin (Ost), S 634–637

Pawlow IP (1927) Conditioned Reflexes: An Investigation of the Psychological Activity of the Cerebral Cortex. Übersetzt und hrsg von GV Anrep. London

Pawlow IP (1933) Versuch einer physiologischen Interpretation der Symptomatologie bei der Hysterie. In: Pickenhain L (Hrsg) (1953–1954) Pawlow IP. Sämtliche Werke (Bd III/1). Akademie-Verlag, Berlin (Ost), S 437–454

Pawlow IP (1935 a) Die gemeinsamen Typen der höheren Nerventätigkeit der Tiere und des Menschen. In: Pickenhain L (Hrsg) (1953–1954) Pawlow IP. Sämtliche Werke (Bd III/2). Akademie-Verlag, Berlin (Ost), S 492–511

Pawlow IP (1935 b) Experimentelle Pathologie der höheren Nerventätigkeit. In: Pickenhain L (Hrsg) (1953–1954) Pawlow IP. Sämtliche Werke (Bd III/2). Akademie-Verlag, Berlin (Ost), S 512–527

Pawlow IP (1936) Antwort eines Physiologen an die Psychologen. In: Pickenhain L (Hrsg) (1953–1954) Pawlow IP. Sämtliche Werke (Bd III/2). Akademie-Verlag, Berlin (Ost), S 404–430

Pawlow IP (1927/1928) Die physiologische Lehre von den Typen des Nervensystems, den Temperamenten. In: Pickenhain L (Hrsg) (1953–1954) Pawlow IP. Sämtliche Werke (Bd III/2). Akademie-Verlag, Berlin (Ost), S 345–353

Pawlow IP (1927–1953) Die physiologische Lehre von den Typen des Nervensystems, den Temperamenten. Sämtliche Werke (Bd III/2). Akademie-Verlag, Berlin (Ost), S. 337–345

Pawlow IP (1951–1952) Complete works. 2. Aufl.) Moscow, Russia: SSSR Academy of Sciences (Russian)

Pawlow IP (1953–1954) Sämtliche Werke (Bd I-VI) [russische Ausgabe: Moskau, Leningrad, 1951 (1. Aufl. 1936/49)]. Hrsg von L Pickenhain. Akademie-Verlag, Berlin (Ost)

Pawlow IP (1954) General types of higher nervous activity of human beings and animals (Bd 1). Moscow

Pawlowsche Mittwochskolloquien (1955) Protokolle und Stenogramme physiologischer Kolloquien (Bd 2). Akademie der Wissenschaften der UDSSR (Hrsg) Akademie-Verlag, Berlin (Ost)

Payne RW (1955) Experimentelle Untersuchungen zum Spaltungsbegriff von Kretschmer. Z experim angew Psychol Bd 3:65–97

Peirson AR, Heuchert JW, Thomala L, Berk M, Plein H, Cloninger CR (1999) Relationship between serotonin and the Temperament and Character Inventory. Psychiatry Res 89 (1):29–37

Pende N (1922) Das Gesetz der morphogenetischen Korrelation von Viola und die Grundlagen der Pathologie des Wachstums und der Konstitution. Z Konst-Lehre 8:378

Pérez-Edgar K, Fox NA (2005) Temperament and anxiety disorders. Child Adolesc Psychiatric Clin N Am 14:681–706

Perlman B, Hartman EA (1982) Burnout: Summary and future research. Hum Relations 35:283–305

Perris H, Strandman E (1979) Psychogenic needs in depression. Arch Psychiatr Nervenkr 227:97–107

Peterson J, Liivamagi J, Koskel S (2006) Associations between temperament types and body build in 17–22 year-old Estonian female students. Papers on Anthropology 25:142–149

Perugi G, Toni C, Benedeni A et al (1998) Delineating a putative phobic-anxious temperament in 126 panic-agoraphobic patients: toward a rapprochment of European and US views. J Affect Disord 47:11–23

Perugi G, Akiskal HS, Ramacciotti S, Nassini S, Toni C, Milanfranchi A, Musetti L (1999) Depressive comorbidity of panic. social phobie. and obsessive- compulsive disorders reexamined: is there a bipolar II connection? J Psychiatr Res 33:53–61

Perugi G, Micheli C, Akiskal HS, Madaro D, Socci C, Quilici C, Museni I (2000) Polarity of first episode, clinical characteristics, and course of manic depressive illness: a systematic retrospective investigation of 320 Bipolar I patients. Compr Psychiatry 41:13–18

Pfuhl W (1924) Die Beziehungen zwischen Rassen- und Konstitutionsforschung. Z Konst-Lehre 9:172

Pickenhain L (1959) Grundriss der Physiologie der höheren Nerventätigkeit. Verlag Volk und Gesundheit, Berlin (Ost)

Pickering, AD, Corr PJ, Gray JA (1999) Interactions and reinforcement sensitivity theory: A theoretical analysis of Rusting and Larsen (1997). Pers Individ Dif 26:357–365
Pickering AD, Corr PJ, Powell JH, Kumari V, Thornton JC, Gray JA (1997) Individual differences in reactions to reinforcing stimuli are neither black nor white: to what extent are they Gray? In: Nyborg, H (Hrsg) The Scientific Study of Personality: Tribute to Hans J. Eysenck at 80. Elsevier, London, S 36–67
Placidi GF, Maremmani I, Signoretta S, Liguori A, Akiskal HS (1998) A prospective study of stability and change over 2 years of of affective temperaments in 14–18 year-old Italian high school students. J Affect Disord 51:199–208
Platner E (1772) Anthropologie für Aerzte und Weltweise. Erster Theil [mehr nicht ersch.]. Crusius, Leipzig
Platner E (1776) Philosophische Aphorismen. Nebst einigen Anleitungen zur philosophischen Geschichte (Bd 1). Schwickert, Leipzig
Platner E (1800) Philosophische Aphorismen. Nebst einigen Anleitungen zur philosophischen Geschichte (Bd 2). Schwickert, Leipzig
Platner E (1790) Neue Anthropologie für Aerzte und Weltweise. Mit besonderer Rücksicht auf Physiologie, Pathologie, Moralphilosophie und Aesthetik (1 Bd). Crusius, Leipzig
Platon (1940) Timaios. In: Susemihl F (Hrsg) Sämtliche Werke. L. Schneider, Berlin
Plomin R (1974) Temperament theory of personality development: parent-child interactions. Ph. D. Dissertation, University of Texas (unpublished)
Plomin R, Rowe DC (1977) A twin study of temperament in young children. J Psychol 97:107–113
Plutchik R (1980) Emotion: A psychoevolutionary synthesis. Harper and Row, New York
Plutchik R (1993) Emotions an their vissitudes: Emotions and psychopathology. In: Lewis M, Haviland JM (Hrsg) Handbook of emotions. Guilford Press, New York, S 53–66
Pompili M, Girardi P, Tatarelli R, Iliceto P, De Pisa E, Tondo L, Akiskal KK, Akiskal HS (2008) TEMPS-A (Rome): Psychometric validation of affective temperaments in clinically well subjects in mid- and south Italy. J Affect Disord 107(1–3):63–75
Popper K (2005) Logik der Forschung 1934. 11. Aufl. Mohr, Siebeck
Popov YA (2006) Anxiety in psycho-pedagogical portrait of a college student. Professional Education 8:24–25
Posch A (1930) Die »Concordantia catholica« des Nikolaus von Kues. Görres-Gesellschaft, Heft 54, Schöningh, Paderborn
Pössl J, von Zerssen D (1990 a) A case history analysis of the »manic type« and the »melancholic type« of premorbid personality in affectively ill patients. Eur Arch Psychiatry Neurol Sci 239:347–355
Pössl J, von Zerssen D (1990 b) Die prämorbide Entwicklung von Patienten mit verschiedenen Psychoseformen. Nervenarzt 61:541–549
Poustka L, Murray GK, Jääskeläinen E, Veijola J, Jones P, Isohanni M, Miettunen J (2010) The influence of temperament on symptoms and functional outcome in people with psychosis in the Northern Finland 1966 Birth Cohort. Eur. Psychiatry 25(1):26–32
Priwitzer M (2004) Ernst Kretschmer und das Wahnproblem. Dissertation der Medizinischen Fakultät der Eberhard-Karls-Universität zu Tübingen. ► http://nbn-resolving.de/urn:nbn:de:bsz:21–opus-14795
Pujol J, Lopez A, Deus J, Cardoner N, Vallejo J, Capdevila A, Paus T (2002) Anatomical variability of the anterior cingulate gyrus and basic dimensions of human personality. NeuroImage 15:847–855
Puttonen S, Ravaja N, Keltikangas-Järvinen L (2005) Cloninger's temperament dimensions and affective responses to different challenges. Compr Psychiatry 46(2):128–34
Queyrat P (1896) Les Charactères et l'Education Morale. Alcan, Paris
Raschka Ch (1995) Körperbau-Konstitutionstypen in der naturwissenschaftlichen Anthropologie. Ärztezeitschrift für Naturheilverfahren 36(10):759–782
Raschka Ch (2006) Sportanthropologie. Leitfaden der modernen, vergeichenden Sportanthropologie, Sportanthropometrie und trainingsrelevanten Konstitutionsbiologie. Strauß, Köln
Rautmann H (1928) Probleme der klinischen Variationsforschung. Z Konst Lehre 13:417
Rawlins N (2004) Jeffrey Gray – Experimental psychologist and accomplished linguist. Guardian (May 13th)
Rees L (1950) Body build, personality and neurosis in women. J Ment Sci 96:426–434
Rees L (1960) Constitutional factors in mental abnormality. In: Eysenck HJ (Hrsg) Handbook of abnormal psychology. Pitman, London
Rees L, Eysenck HJ (1945) A factorial study of some morphological and psychological aspects of human constitution. J Ment Sci 91:8
Reil J (1803) Rhapsodieen über die Anwendung der psychischen Curmethode auf Geisteszerrüttungen. Curt, Halle
Reiss E (1910) Konstitutionelle Verstimmung und manisch-depressives Irresein. Z ges Neurol Psychiat Origin 11:347
Reyburn MS Taylor JG (1939) Some aspects of personality Br J Psychol 30:151–165
Ribot T (1892) La psychologie des sentiments. Alcan, Paris
Richards M (1986) Relationship between the Eysenck Personality Questionaire, Strelau Temperamet Inventory and Freiburger Beschwerdeliste Gesamtform. Pers Individ Dif 7:587–589
Richmond JB, Lustman LQ (1955) Individual differences in the neonate. Psychosom Med 17:269–280
Richter J, Eisemann M, Richter G, Cloninger CR (1999) Das Temperament- und Charakter-Inventar (TCI): Ein Leitfaden über seine Entwicklung und Anwendung (German Edition of the original TCI Manual). Swets & Zeitlinger, Frankfurt/M

Richter J, Eisemann M, Richter G (2000) Zur deutschsprachigen Version des Temperament- und Charakterinventars. Z klin Psychol Psychother 29(2):117–126
Ridgeway D, Russel J (1980) Reliability and validity oft he Sensation-Seeking Scale: psychometric problems in Form V. J sonsult clin Psychol 48:662–664
Rogers CR (1942) Counseling and psychotherapy. Houghton Mifflin Co., Boston
Rogers CR (1951) Client-centered-Therapy. Boston, Houghton Mifflin
Rogers CR, Kirschenbaum H, Henderson VL (Hrsg) (1989) The earl Rogers Reader. Houghton Mifflin Co, Boston, Mass
Rohracher H (1965) Charakterkunde. 11. Aufl. Urban & Schwarzenberg, Wien
Rokitansky C von (1844) Handbuch der pathologischen Anatomie (Bd II). Braumüller & Seidel, Wien
Rorschach H (1921) Psychodiagnostik. E. Bircher, Bern
Rosenthal TL, Akiskal HS, Scott-Strauss A, Rosenthal RH, David M (1981) Familial and developmental factors in characterlogical depressions. J Affect Disord, 3:183–192
Ross WD, Carr RV, Carter JEL (1999) Anthropometry Illustrated (CD-Rom). Turnpike Electronic Publications, Surrey
Rostan L (1826) Traité élementaire de diagnostic, de pronostic et d'indications thérapeutiques ou cours de médecin clinique. Paris
Roth G (2007) Persönlichkeit. Entscheidung und Verhalten. Klett-Cotta, Stuttgart
Roth M, Schumacher J, Brähler E (2005) Sensation seeking in the community: Sex, age and sociodemographic comparisons on a representative German population sample. Pers Individ Dif 39:1261–1271
Rothbart MK (1981) Measurement of temperament in infancy. Child Development 52:569–578
Rothbart MK (1986) Longitudinal observation of infant temperament. Dev Psychol 22:356–365
Rothbart MK (1989 a) Temperament in childhood: A framework. In: Kohnstamm GA, Bates JE, Rothbart MK (Hrsg) Temperament in childhood. Wiley, Chichester, England, S 59–73
Rothbart MK (1989 b) Biological processes in temperament. In: Kohnstamm GA, Bates JE, Rothbart MK (Hrsg) Temperament in childhood. Wiley, Chichester, England, S 77–110
Rothbart MK (1989 c) Temperament and development. In: Kohnstamm GA, Bates JE, Rothbart MK (Hrsg) Temperament in childhood. Wiley, Chichester, England, S 187–247
Rothbart MK (1991) Temperament: A developmental framework. In: Strelau J, Angleitner A (Hrsg) Explorations in temperament: International perspectives on theory and measurement. Plenum press, New York, S 61–74
Rothbart MK (2011) Becoming who we are. Temperament and personality in development. Guilford Press, New York, London
Rothbart MK, Ahadi SA (1994) Temperament and the development of personality. J Abnorm Psychol 103:55–66
Rothbart MK, Derryberry D (1981) Development of individual differences in temperament. In: Lamb ME, Brown AL (Hrsg) Advances in developmental psychology (Bd I). Erlbaum, Hillsdale NJ, S 37–86
Rothbart MK, Goldsmith HH (1985) Three approaches to the study of infant temperament. Dev Rev 5:237–260
Rothbart MK, Ahadi SA, Hershey KL, Fisher P (1995) Temperament in children 4–7 years as assessed in the Children's Behavior Questionnaire. Unpublished manuscript, University of Oregon, Eugene
Rotter JB (1966) Generalized expectancies for internal versus external locus of control of reinforcement. Psychol Monogr Gen Appl 80 (Whole No. 609)
Rowland G, Franken R (1986) The four dimensions of sensation seeking: a confirmatory factor analysis. Person Individ Dif 7:237–240
Rozhdestvenskaya VI (1980) Individual differences in work efficiency. Pedagogika, Moscow, Russia (Russian)
Rubinstein SL (1946) Fundamentals of psychology. 2. Aufl. Institute of Philosophy of SSSR Academy of Sciences, Moscow, Russia (Russian)
Rubinstein SL (1958) Grundlagen der allgemeinen Psychologie. Volk und Wissen, Volkseigener Verlag, Berlin
Rubinstein SL (1973) Sein und Bewußtsein. Die Stellung des Psychischen im allgemeinen Zusammenhang der Erscheinungen in der materiellen Welt. Akademie Verlag, Berlin
Ruch W, Angleitner A, Strelau J (1991) The Strelau Temperament Inventory-Revised (STI-R): Validity studies. Eur J Pers 5:287–308
Ruch W (1992) Pavlov's types of nervous system, Eysenck's typology and the Hippocrates-Galen temperaments: An empirical examination of the asserted correspondence of three temperament typologies. Pers Individ Dif 13(12):1259–1271
Rusalov VM (1979) Biological bases of individual-psychological differences. Nauka, Moscow, Russia (Russian)
Rusalov VM (1985) On the nature of temperament and its place in the structure of human individual differences. Voprosy Psikhologii 1:19–32 (Russian)
Rusalov VM (1986) Theoretical problems regarding the construction of a special theory of human individuality. Psikhologicheskii Zhurnal 7:23–35 (Russian)
Rusalov VM (1989) Object-related and communicative aspects of human temperament: A new questionnaire of the structure of temperament. Pers Individ Dif 10:817–827
Rusalov VM (1997) Questionnaire of formal-dynamical properties of individual. Manual. Russian Academy of sciences IPAN, Moscow
Rusalov VM (2004) Formal-dynamical properties of individual (Temperament). Short theory and methods of measurement for various age groups. Russian Academy of sciences IPAN, Moscow
Rusalov VM, Trofimova IN (2007) Structure of Temperament and its measurement. Psychological Services Press, Toronto
Rushton JP, Irwing P (2009) A general factor of personality in 16 sets of the big five, The Guilford-Zimmerman Temrp-

ament Survey, the California Psychologcal Inventroy, and the Temperament and Character Inventory. Pers Individ Dif 47:558–564

Russell JA, Mehrabian A (1977) Evidence for a three-factor theory of emotions. J Res Pers 11:273–294

Rümke HC (1965) Ernst Kretschmer und die Psychiatrie gestern, heute und morgen. Z Psychotherapie med Psychol 15:53–60

Sadock BJ, Sadock V, Ruiz P (2009) Kaplan and Sadock's comprehensive textbook of psychiatry. Lippincott Williams & Williams, London

Sahai M (1931) Circular mentality and the pyknic body build. Ph.D. thesis. Univ. London Lib., London

Sakado K, Sato T, Sato S (1992) The age-distribution of Typus melancholicus score in a population without a history of depression. Seishin Igaku (Clin Psychiatry) 34:1169–1175 (Japanese)

Sakai Y, Akiyama T, Kawamura Y, Matsumoto S, Tominaga M, Kurabayashi L, Miyake Y, Akiskal KK, Akiskal HS (2009) Temperament and melancholic type: path analysis of a prospective study of depressive mood change in a nonclinical population. Psychopathology 42(4):249–56

Salvadori E, Lazzeroni, V, Primi C (2007) A contribution to the study of the dimensionality of the Sensation Seeking Scale Form V. Bollettino di Psicologia Applicata 252:49–57

Sanford RN, Adkins MN, Miller RB, Cobb E (1943) Physique, personality and scholarship. Mon Soc Res Child Dev 7(34)

Sarai K (1962) Ein Fragebogen für die Immobilityhmie und dessen Anwendung auf Geistesstörungen. Yonagoishi 13:255 (japanisch)

Saß H (1987) Psychopathie – Soziopathie – Dissozialität. Zur Differentialtypologie der Persönlichkeitsstörungen. Springer, Berlin, Heidelberg, New-York

Saß H (2000) Persönlichkeitsstörungen. In: Hellmchen H, Henn F, Lauter H, Sartorius N (Hrsg) Psychiatrie der Gegenwart (Bd 6). 4. Aufl. Springer, Heidelberg, S 275–330

Saß H (2006) Biographie, Persönlichkeit und Verantwortung. In: Schneider F (Hrsg) Entwicklungen der Psychiatrie. Symposium anlässlich des 60. Geburtstages von Henning Saß. Springer, Heidelberg, S 395–404

Sato T, Tanaka T (1991 a) Typus melancholicus and DSM-III-R/ personality disorders in patients with major depressive disorder. Part I. The relationship of personality disorders to Typus melancholicus and to clinical features of depression. Seishin Igaku (Clin Psychiatry) 33:925–934 (Japanese)

Sato T, Tanaka T (1991 b) Typus melancholicus and DSM-III-R/ personality disorders in patients with major depression. Part II. The relationship of Typus melancholicus, personality disorders, and other clinical characteristics to 4-month outcome of major depression. Seishin Igaku (Clin Psychiatry) 33:1059–1067 (Japanese)

Sato T, Nishioka K (1996) Recent studies on premorbid personality of patients with unipolar depression: What is needed for studies on the melancholic type of personality? Rinsho Seishin Byouri (Clin Psychopathol) 17:49–62 (Japanese)

Sato T Sakado K, Kobayashi S (1992 a) The measurement of typus melancholicus using questionnaires: reliability and validity of Zerssen's F-list. Seishin Igaku (Clin Psychiatry) 34:139–146 (Japanese)

Sato T, Sakado K, Sato S (1992 b) Differences between two questionnaires for assessment of typus melancholicus, Zerssen's F-List and Kasahara's Scale: The validity and relationship to DSM-111-R personality disorders. Jpn J Psychiatr Neurol 46:603–608

Sato T, Sakado K, Sato S (1993) Typus melancholicus measured by a questionnaire in unipolar depressive patients: age- and sex-distribution, and relationship to clinical characteristics of depression. Jpn J Psychiatr Neurol 47:1–11

Sato T, Sakado K, Uehara T, Sato S (1994) Age distribution of the melancholie type of personality (typus melancholicus) in outpatients with major depression: A comparison with a population without a history of depression. Psychopathology 27:43–47

Sato K, Sakado K, Nishioka K, Kasahara Y, Uehara T, Sato S (1995) Relationship between the melancholic type of personality (Typus melancholicus) and DSM-III-R personality disorders in patients with major depression. Psychiatry Clin Neurosci 49:13–18

Sauer H, Richter P, Czernik A, Ludwig-Mayerhofer W, Schöchlin C, Greil W, von Zerssen D (1997) Personality differences between patients with major depression and bipolar disorder – the impact of minor symptoms on self-ratings of personality. J Affect Dis 42:169–177

Scheidt W (1921) Anthropometrie und Medizin. Münch Med Wochenschr 68:1653–1654

Scherer KR, Ekman P (Hrsg) (1982) Handbook of methods in nonverbal behavior research. Cambridge University Press, Cambridge, England

Schick C (1952 a) Zur Methodik der biologischen Typenforschung. Psychol Rundsch 3:39–41

Schick C (1952 b) Prinzipien der Typenforschung. Psychol Rundsch 3:133–139

Schick C (1954) Die axiomatischen Systeme von Kretschmer und Eysenck. Z experim angew Psychol Bd 2:552–574

Schiller F (1795/1826 a) Über die ästhetische Erziehung des Menschen. Cottasche Ausgabe, Bd 18

Schiller F (1795/1826 b) Über naive und sentimentalische Dichtung. Cottasche Ausgabe, Bd 18, S 205ff

Schlegel WS (1957) Körper und Seele. Eine Konstitutionslehre. Enke, Stuttgart

Schlögl U (1997) Goethe, Lavater und die »Physiognomischen Fragmente«. In: Ausstellungskatalog zur Eröffnung der Casa di Goethe in Rom. »… endlich in dieser Hauptstadt der Welt angelangt!«, 2 Bde. Hrsg von AsKI e.V., Bonn. S 20–24

Schneider K (1922) Buchkritik zu Kretschmer, Körperbau und Charakter. Monatsschrift für Kriminalpsychologie und Strafrechtsreform 12:370–375

Schneider U (1977) Widerstand und Verfolgung an der Marburger Universität 1933–1945. In: Kramer D, Vanja Ch (Hrsg) Universität und demokratische Bewegung. Verlag Arbeiterbewegung und Gesellschaftswissen, Marburg, S 219–256
Schnurr PP, Vielhauer MJ (2000) Peronality as a risk facor for PTSD. In: Yehuda R (Hrsg) Risk factors for posttraumatic stress disorder. Hemisphere, Washington DC, S 51–73
Schreider E (1937) Les types humains. Hermann, Paris
Schroeder ML, Wonnworth JA, Livesley WJ (1992) Dimensions of personality disorder and their relationships to the Big Five dimensions of personality. Psychol Assess 4:47–53
Schultz JH (1964) Lebensbilderbuch eines Nervenarztes. Jahrzehnte in Dankbarkeit. Thieme, Stuttgart
Schuster PK (1991) Melencolia I. Dürers Denkbild. Gebr. Mann Verlag, Berlin
Schuster PK (2006) Melancolia I. Dürer und seine Nachfolger. In: Clair J (Hrsg.) Melancholie. Genie und Wahnsinn in der Kunst. Ausstellungskatalog Berlin. Hatje Cantz, Berlin, S 90–103
Schwartz CE, Kunwar PS, Greve DN, Kagan J, Snidman NC, Bloch RB (2013) A phenotype of early infancy predicts reactivity oft he amygdala in male adults. Molecular Psychiatr 17(10):1042–1050
Schwidetzki I (1970) Das Menschenbild der Biologie – Ergebnisse und Probleme der naturwissenschaftlichen Anthropologie. 2 Aufl. Gustav Fischer, Stuttgart
Scott JP, Fuller JL (1965) Genetics and the social behavior of the dog. Chicago University Press, Chicago
Selye H (1936) A syndrome produced by diverse nocuous agents. Nature 38:32
Selye H (1956) The stress of Life. McGraw-Hill, New York
Selye H (1975) Stress without distress. Newe American Library, New York
Seltzer CC (1964) A comparative study of the morphological characterisitcs of delinquents and non-delinquents. In: Glueck S, Glueck E (Hrsg) Unravelin juvenile delinquency. Harvard Univ. Press, Cambridge, Mass, S 307–350
Senf W, Broda M (2007) Praxis der Psychotherapie. Ein integratives Lehrbuch. 4. Aufl. Thieme, Stuttgart
Sheldon WH (1936) Psychology and the Promethean will. A constructive study of the acute common problem of education, medicine and religion. Harper, New York
Sheldon WH with the collaboration of Hartl EM, McDermott E (1949) Varieties of delinquent youth. Harper, New York
Sheldon WH (1954) Atlas of men: a guide for somatotyping the adult male at all ages. Harper, New York
Sheldon WH (1958) Penny Whimsy: A revision of early American cents 1793–1814. Harper & Row, New York
Sheldon WH, Stevens SS (1942) The varieties of temperament: A psychology of constitutional differences. Harper & Brothers, New York
Sheldon WH, Stevens SS, Tucker MB (1940) The varieties of human physique. Harper & Brothers, New York
Sheldon WH, Lewis N, Tenney A (1969) Psychotic patterns and physical constitution: A thirty year follow-up of 3800 psychiatric patients in New York State. In: Sina Sankar DV (Hrsg) Schizophrernia: Current Concepts and Research. P.J.D. Publications, New York, S 838–912
Shimoda M (1932) On the treatment of involutional depression in my Department. Taiwan Igaku Zasshi (Formosa Med J) 31:113–115 (Japanese)
Shimoda M (1941) Über den prämorbiden Charakter des M.D.I. Psychiat Neurol Jap 45:101 (japanisch)
Shimoda M (1950) Über das M.D.I. Yonagoishi 2:1 (japanisch)
Shiner RL, Buss KA, McClowry SG, Putnam SP, Suadino KJ, Zentner M (2012) What is temperament now? Assessing progress in temperament research on the twenty-fifth anniverary of Goldsmith et al. (1987). Child Development Perspectives 0(0):1–9
Sigaud C (1914) La forme humaine. Maloine, Paris
Sills FD (1950) A factor analysis of somatotypes and their relationship to achievements in motor skills. Res Quart 21:424–437
Sioli F, Meyer A (1923) Bemerkungen zu Kretschmers Buch: »Körperbau und Charakter«. Z ges Neurol Psychiatr 80:439–453
Skinner BF (1938) The behavior of organisms. Appleton Century-Crofts, New York
Skinner BF (1953/1973) Science and human behaviour (1953). Macmillan, New York [dt. Wissenschaft und menschliches Verhalten. Kindler, München, 1973]
Smedslund G (1995) Personality and vulnerability to cancer and heart disease: Relations to demographic and lifestyle variables. Pers Individ Dif 19(5):691–697
Smillie LD (2008) What is reinforcement sensivity?: Neuroscience paradigms for approach-avoidance process theories of personality. Eur J Pers 22:359–384
Smithsonian Institute (1950) Sheldon WH and Ernst Kretschmer correspondence (May 26, 1950) in the Archives of the Smithsonian Institute
Snider JG, Osgolod CE (Hrsg) (1969) Semantic differential technique. Aldine, Chicago
Spence JT, Spence KW (1966) The moviational components of manifest anxiety: Drive and drive stimuli. In: Spielberger CD (Hrsg) Anxiety and behavior. Academic Press, London, S 291–326
Spielberger CD, Gorsuch RL, Lushene RE (1970) Manual for the state-trait anxiety inventory. Consulting Psychologists Press, Palo Alto CA
Spittlehouse JK, Pearson JF, Luty SE, Mulder RT, Carter JD, McKenzie JM, Joyce PR (2010) Measures of temperament and character are differentially impacted on by depression severity. J Affect Disord 126(1–2):140–6
Stahl GE (1698) Dissertatio medica, qua Temperamenta physiologico-physiognomico-pathologico-mechanicé enuclantur
Stahl GE (1723) Neu-Verbesserte Lehre von den Temperamenten. Welche bey dieser neuen Auflage mit dem zweyten Theil, der von Veränderung der Temperamenten handelt, vermehret worden. B. Caspar J. Ensseln, Leipzig
Stallings Mc, Hewitt JK et al (1996) Genetic and environmental structure of the Tridimensional Personality

Questionnaire: Three or tour temperament dimensions? J Pers Soc Psychol 70:127–140
Stanghellini G, Bertelli M (2000) I criteri per il Typus Melancholicus. Validazione italiana, Rivista Sperimentale di Freniatria, vol CXXIV, S 122–131
Stanghellini G, Bertelli M (2005) Assessing the social behaviour of unipolar depressives: the criteria for typus melancholicus. Psychopathology 39:179–186
Stanghellini G, Bertelli M, Raballo A (2006) Typus melancholicus: personality structure and the characteristics of major unipolar depressive episode. J Affect Disord 93:159–167
Starobinski J (1960) Geschichte der Melancholiebehandlung. Von den Anfängen bis 1900. Geigy, Basel
Steinberg H (Hrsg) (2002) Der Briefwechsel zwischen Wilhelm Wund und Emil Kraepelin. Zeugnis einer jahrzehntelangen Freundschaft. Hans Huber Verlag, Bern
Steinberg L (2008) A social neuroscience perspective on adolescent risk-taking. Dev Rev 28:78–106
Steinberg L, Albert D, Cauffman E, Banich M, Graham S, Woolard J (2008) Age difference in sensation seeking and impulsivity as indexed by behaviour and self-report: Evidence for a dual systems model. Dev Psychol 44(6):1764–1778
Steinmeyer M, Pukrop R, Herpertz S, Saß H (1996) Facettentheoretische Konstruktvalidierung des NEO-Fünf-Faktoren-Inventars und des Sechs-Faktoren-Tests (SFT). In: Möller HJ, Engel RR, Hoff P (Hrsg) Befunderhebung in der Psychiatrie. Lebensqualität, Negativsymptomatik und aktuelle Entwicklungen. Springer, Wien, S 31–38
Stellmack R, Kruidenier B, Anthony S (1985) A factor analysis oft he Eysenck Personality Questionaire and the Strelau Temperament Inventory. Pers Individ Dif 6:657–659
Steppes E (1957) Die Psychopathologie Stahls. Inaugural-Dissertation, LMU, München
Sterkowicz-Przybycień KL, Sterkowicz S, Zarów RT (2011) Somatotype, body composition and proportionality in polish top greco-roman wrestlers. J Hum Kinet 28:141–54
Stern R (1912) Über körperliche Zeichen der Disposition zur Tabes. F. Deuticke, Leipzig, Wien
Stern W (1911) Die Differentielle Psychologie in ihren methodischen Grundlagen (Nachdruck der 2. Aufl. Pawlik K (Hrsg), Huber, Göttingen, 1994) Barth, Leipzig
Stewart A, Crockett P, Neville A, Bensond P (2014) Somatotype: a more sophisticated approach to body image work with eating disorder sufferers. Advances in Eating Disorders: Theory, Research and Practice. ► http://dx.doi.org/10.1080/21662630.2013.874665
Stiller B (1907) Die asthemsche Konstitutionskrankheit. Enke, Stuttgart
Stockard CR (1923) Human types and growth reactions. Amer J Anat 31:261
Stoffers JM, Völlm BA, Rücker G, Timmer A, Huband N, Lieb K (2012) Psychological therapies for people with borderline personality disorder. Cochrane Database Syst Rev 15;8: CD005652.
Strandman E (1978) »Psychogenic needs« in patients with affective disorders. Acta Psychiatr Scand 58:16–29
Strauß B, Hohagen F, Caspar F (Hrsg) (2007) Lehrbuch Psychotherapie (Bd 1 u. 2). Hogrefe, Göttingen
Strelau J (1960) Przewaga ruchliwoźci analizatora wzrokowego nad słuchowym u człwieka [The prevalence of mobility of the visual analyzer over the auditory one in man). Studia Psychologiczne 3:181–198
Strelau J (1965) Problemy i metody badań typow układu nerwowego człowieka [Problems and methods ofresearch into types ofnervous system in man]. Ossolineum, Wrocław, Poland
Strelau J (1969) Temperament i typ układu nerwowego [Temperament and type of nervous system]. Państwowe Wydawnictwo Naukowe. Wrocław, Poland
Strelau J (1970) Nervous system type and extraversion-introversion: a comparsion of Eysenck's theory with Pavlov's typology. Pol Psychol Bull 1:17–24
Strelau J (1971) Results of an unpublished study reported in temperament, personality, activity. Academic Press, New York, S 153–164
Strelau J (1972 a) A diagnosis of temperament by nonexperimental techniques. Polish Psychol Bull 3:97–105
Strelau J (1972 b) The general and partial nervous system types – Data and theory. In: Nebylitsyn VD, Gray JA (Hrsg) Biological bases of individual behavior. Academic Press, London, S 62–73
Strelau J (1974) Temperament as an expression of energy level and temporal features of behavior. Polish Psychol Bull 5:119–127
Strelau J (1983) Temperament, personality, activity. Academic Press, London
Strelau J (1985) Temperamental bases of behavior: Warsaw studies on individual differences. Swets & Zeitlinger, Lisse, The Netherlands
Strelau J (1986) Zur biologischen Determination von Persönlichkeitsdimensionen. In: Sarris V (Hrsg) Die Zukunft der experimentellen Psychologie. Beltz, Weinheim
Strelau J (1988) Temperamental dimensions as co-determinants of resistance to stress. In: Janisse MP (Hrsg) Individual differences, stress and health psychology. Springer, New York, S 146–169
Strelau J (1989 a) Individual differences in tolerance to stress: The role of reactivity. In: Spielberger CD, Sarason IG, Strelau J (Hrsg) Stress and anxiety (Bd 12). Hemisphere, New York, S 155–166
Strelau J (1989 b) The regulative theory of temperament as a result of East-West influences. In: Kohnstamm GA, Bates JE, Rothbart MK (Hrsg) Temperament in childhood. Wiley, Chichester, England, S 35–48
Strelau J (1989 c) Temperament risk factors in children and adolescents as studied in Eastern Europe. In: Carey WB, McDevitt SC (Hrsg) Clinical and educational applications of temperament research. Swets & Zeitlinger, Lisse, The Netherlands:, S 65–77
Strelau J (1993) The location of the regulative theory of temperament (RTT) among other temperament theories. In: Hettema J, Oeary IJ (Hrsg), Foundations of personality. Kluver Academic Publishers, Dordrecht, The Netherlands, S 113–132

Strelau J (1995 a) The regulative theory of temperament: Current status. Pers Individ Dif 20:131–142
Strelau J (1995 b) Temperament risk factor: The contribution of temperament to the consequences of the state of stress. In: Hobfoll SE, de Vries MW (Hrsg) Extreme stress and communities: Impact and intervention. Kluwer Academic Publishers, Oordrecht, The Netherlands, S 63–81
Strelau J (1995 c) Temperament and stress: Temperament as a moderator of stressors, emotional states, and costs. In: Spielberger CD, Sarason IG (Hrsg) Stress and emotion: Anxiety, anger, and curiosity (Bd 15). Hemisphere, Washington DC, S 207–229
Strelau J (1996) Temperament as a moderator of coping with stress. In: Battmann W, Dutke S (Hrsg) Provesses of the molar regulation of behavior. Pabst Science Publishers, Lengerich, S 205–217
Strelau J (1998) Temperament – A psychological perspective. Plenum press, New York
Strelau J (2001 a) Psychologia temperamentu [Psychology of temperament]. 2. Aufl. Wydawnictwo Naukowe PWN, Warsaw
Strelau J (2008) Temperament as a regulator of behaviour: After fifty years of research. Eliot Werner Publications, INC, New York
Strelau J, Eisenck HJ (Hrsg) (1987) Personality dimensions and arousal. Plenum press, New York
Strelau J, Angleitner A (1991) Explorations in Temperament: International Perspectives on Theory and Measurement. Springer Science+Business Media, New York (Originally published by Plenum Publishing Corporation in 1991)
Strelau J, Angleitner A (1994) Cross-cultural studies on temperament: Theoretical considerations and empirical studies based on the Pavlovian Temperament Survey. Pers Individ Dif 16:331–342 (unpublizierte Version: Universität Warschau u. Bielefeld 1992)
Strelau J, Eliasz A (1994) Temperament risk factors for Type A behavior patterns in adolescents. In: Carey WB, McOevitt SC (Hrsg) Prevention and early intervention: Individual differences as risk factors for the mental health of children. Brunner/Mazel, New York, S 42–49
Strelau J, Klonowicz T (Hrsg) (2006) People under extreme stress. Nova Science Publishers, Hauppauge NY
Strelau J, Plomin R (1992) A tale of two theories of temperament. In: Caprara GV, Van Heck GL (Hrsg) Modern personality psychology: Critical reviews and new directions. Harvester Wheatsheaf, Hertfordshire, England, S 327–351
Strelau J, Terelak J (1974) The alpha index in relation to temperamental trits. Studia psycho 16:40–49
Strelau J, Zawadzki B (1993) The Formal Characteristics of Behaviour-Temperament Inventory (FCB-TI): Theoretical assumptions and scale construction. Eur J Pers 7:313–336
Strelau J, Zawadzki B (1995) The Formal Characteristics of Behaviour-Temperament Inventory (FCB-TI): Vality studies. Eur J Personality 9:1–23
Strelau J, Zawadzki B (1997) Temperament and personality: Eysenck's three superfactors as related to temperamental dimensions. In: Nyborg H (Hrsg) The scientific study of human nature: Tribute to Hans J. Eysenck at eighty. Pergamon Press, Oxford, S 68–91
Strelau J, Zawadzki B (2004) Trauma and temperament as predictors of posttraumatic stress disorder and its dimensions 3, 15 months, and two years after experiencing flood. Polish Psychol Bul 35:5–13
Strelau J, Zawadzki B (2005 a) The functional significance of temperament empirically tested: Data based on hypotheses derived from the regulative theory of temperament. In: Eliasz A, Hampson S, de Raad B (Hrsg) Advances in personality psychology (Bd 2). Psychology Press, Hove UK, S 19–46
Strelau J, Zawadzki B (2005 b) Trauma and temperament as predictors of intensity of posttraumatic stress disorder symptoms after disaster. Eur Psychol 10:124–135
Strelau J, Zawadzki B (2006) Individual differences as moderators of posttraumatic stress symptoms experienced after flood: The role of temperament and coping styles. In: Strelau J, Klonowicz T (Hrsg) People under extreme stress. Nova Science Publishers, Hauppauge NY, S 67–82
Strelau J, Zawadski B (2012) Activity as a Temperament Trait. In: Zentner M, Shiner RL (Hrsg) Handbook of temperament. Guilford Press, New York, London, S 83–104
Strelau J, Angleitner A, Bantelmann J, Ruch W (1990 a) The Strelau Temperament Inventory-Revised (STI-R): Theoretical considerations and scale development. Eur J Pers 4:209–235
Strelau J, Angleitner A, Ruch W (1990 b) Strelau Temperament Inventory (STI): General review and studies based on German samples. In: Butcher JN, Spielberger CD (Hrsg) Advances in personality assessment (Bd 8). Erlbaum, Hillsdale NJ, S 187–241
Strelau J, Oniszczenko W, Zawadzki B, Bodunov M, Angleitner A (1995) Genetic determination and the structure of temperament and personality in adults: Cross-cultural study based on German and Polish sampies: Report-from the Polish part of the German-Polish project. Workshop on Genetic Studies on Temperament and Personality. Pultusk, Poland
Strelau J, Angleitner A, Newberry BH (1999) Pavlovian Temperament Survey (PTS): An international handbook. Hogrefe & Huber, Göttingen
Strelau J, Zawadzki B, Oniszczenko W, Angleitner A, Riemann R (2002) Genetic and Environmental determinants of emotions: Data based on cross-country twin studies on Temperament. Pol Psychol Bul 33:5–13
Strelau J, Kaczmarek M, Zawadzki B (2006) Temperament as predictor of maladaptive behavior under extreme stress: The Polish studies of natural disaster. In: Jing Q, Rosenzweig MR, d'Ydewalle G, Zhang H, Chen H-C, Thang K (Hrsg) Progress in psychological sciences around the world, Bd 2: Social and applied issues. Psychology Press, Hove, UK, S 139–158
Streminger G (2011) David Hume. Der Philosoph und sein Zeitalter. Beck, München
Strobel A, Beauducel A, Debener S, Brocke B (2001) Eine deutschsprachige Version des BIS/BAS-Fragebogens von Carver und White. Z Diff Diagn Psychol 22:216–227

Strömgren E (1937) Über anthropometrische Indices zur Unterscheidung von Körperbautypen. Z ges Neuro Psychiat 159:75–81
Strömgren E (1942) Über die Möglichkeit einer exakten Differenzierung von Konstitutionstypen Nord Med 157–162 dtsch. Zusammenfassung 162 [Dän.] –473
Sugiura M, Kawashima R et al. (2000) Correlation between human personality and neural activity in cerebral cortex. NeuroImage 11:541–546
Svrakic DM, Draganic S, Hill K, Bayon C, Przybeck TR, Cloninger CR (2002) Temperament, character, and personality disorders: etiologic, diagnostic, treatment issues. Acta Psychiatr Scand 106(3):189–195
Tacket JL, Martel MM, Kushner SC (2012) Temperament, Externalizing Disorders, and Attention-Deficit/Hyperactivity Disorder. In: Zentner M, Shiner RL (Hrsg) Handbook of temperament. Guilford Press, New York, S 562–580
Talbot NL, Duberstein PR, King DA, Cox C, Giles DE (2000) Personality traits of women with a history of childhood sexual abuse. Compr Psychiatry 41:130–136
Tandler J (1913) Konstitution und Rassenhygiene. Z angew Anat Konst Lehre 1:11
Tandler J, Gross S (1913) Die biologischen Grundlagen der sekundären Geschlechtscharaktere. Springer, Berlin
Tanner JM (1947) The Morphological Level of Personality. Proc R Soc Med 40(6):301–308
Tanner JM (1956) Physique, character and disease: A contemporary appraisal. Lancet 2:635–637
Tanner JM (1962) Wachstum und Reifung des Menschen. [Orig: Growth at adolescence. Blackwell, Oxford 1955]. Thieme, Stuttgart
Tanner JM (1977) Human growth and constitution. In: Harrison GA, Weiner JS, Tanner JM, Barnicot NA (Hrsg) Human biology. Oxford Univ. Press, Oxford, S 299–385
Tanner JM, BURT WA (1954) Physique in the infrahuman mammalia. A factor analysis of body measurements in dairy cows. J Genet 52:37–51
Tansley AG (1920) The new psychology and its relation to life. Dodd, Mead., New York
Tausch R (1974) Gesprächspsychotherapie. 6. Aufl. Hogrefe, Göttingen
Tellenbach H (1961) Melancholie – Zur Problemgeschichte, Typologie, Pathogenese und Klinik. 1. Aufl. Springer, Berlin, Göttingen, Heidelberg
Tellenbach R (1975) Typologische Untersuchungen zur prämorbiden Persönlichkeit von Psychotikern unter besonderer Berücksichtigung Manisch-Depressiver. Confin Psychiatr 18:1–15
Teplov BM (1956) Typological features of higher nervous activity in man (Bd 1). Moscow: RSFSR Academy of Pedagogical Sciences (Russian)
Teplov BM (Hrsg) (1963 a) Typological features of higher nervous activity in man (Bd 3). Moscow, Russia: RSFSR Academy of Pedagogical Sciences (Russian)
Teplov BM (1963 b) New data for the study of nervours system prooerties in man. In: Teplov BM (Hrsg) Typological featrures of higher nervous activity in man (Bd 3). Moscow, Russia: RSFSR Academy of Pedagogical Sciences, S 3–46
Teplov BM (1964) Problems in the study of general types of higher nervous activity in man and animals. In: Gray JA (Hrsg) Pavlov's typology: Recent theoretical and experimental developments from the Laborotory of B. M. Teplov. Pergamon, Oxford, England, S 3–153
Teplov BM (1967) Typological features of higher nervous activity in man (Bd 5). Prosveshcheniye, Moscow, Russia (Russian)
Terry WS (1997) Eysenck, Hans Jurgen. In: Sheehy N, Chapman AJ, Conroy WA (Hrsg) Biographical dictionary of psychology, S. 176–179
Theunissen M (1996) Vorentwürfe von Moderne. Antike Melancholie und die Acsdia des Mittelalters. Walter de Gruyter, Berlin, New York
Thomae H (1968/1996) Das Individuum und seine Welt. Eine Persönlichkeitstheorie. 1. Aufl./3. Aufl. Hogrefe, Göttingen
Thomae H, Kächle H (2006) Psychoanalytische Therapie. 3. Aufl. Springer, Heidelberg
Thomas K (1951) Gruppenarbeit und Konstitutionstypus. Z Konstitutionslehre 30:133–165
Thomas A, Chess S (1957) An approach to the study of sources of individual differences in child behavior. J Clin Exp Psychopathol and Q Rev Psychiatry Neurol 18:347–357
Thomas A, Chess S (1977 a) Temperament and development. Brunner/Mazel, New York
Thomas A, Chess S (1977 b) Temperament and the concept of goodness of fit. In: Strelau J, Angleitner A (Hrsg) Explorations in temperament. Plenum press, New York, S 15–28
Thomas A, Chess S (1984) Genesis and evolution of behavioral disorders: From infancy to early adult life. Am J Psychiatry 141:1–9
Thomas A, Chess S (1986) The New York Longitudinal Study: From infancy to early adult life. In: Plomin R, Dunn J (Eds) The study of temperament: Changes, continuities and challenges. Erlbaum, Hillsdale NJ, S 39–52
Thomas A, Chess S, Birch HG. Hertzig ME, Korn S (1963) Behavioral individuality in early childhood. New York University Press, New York
Thomas A, Chess S, Birch HG (1968) Temperoment and behavior disorders in children. New York University Press, New York
Thomas A, Mittelman M, Chess S, Korn SJ, Cohen J (1982) A temperament questionnaire for early adult. Educational and Psychological Measurement 42:593–600
Thome J (1995) Psychotherapeutische Aspekte in der Philosophie Platons – Altertumswissenschaftliche Texte und Studien (Bd 29). Olms-Weidmann, Hildesheim, Zürich, New York
Thurstone LL (1934) The vectors of mind. Psychol Rev 41(1):1–32
Thurstone LL (1946 a) Factor Analysis and Body Type. Psychometrika 11:15–12
Thurstone LL (1946 b) Analysis of Body Measurements. Psychomet Lab Univ Chicago No 29, Chicago
Tomaszewski T (1963) Wstęp do psychologii [Introduction to psychology). Państwowe Wydawnictwo Naukowe, Warsaw, Poland

Tomaszewski T (1978) Tätigkeit und Bewusstsein: Beiträge zur Einführung in die polnische Tätigkeitspsychologie [Action and consciousness: Contribution to the introduction to Polish theory of action]. Beltz, Weinheim, Germany
Tomkins S (1982) Affect theory. In: Ekman P (Hrsg) Emotion in the human face. Cambridge University Press, New York, S 112–141
Torrubia R, Tobena A (1984) A scale for the assessment of susceptibility to punishment as a measure of anxiety: Preliminary results. Per Individ Dif 5:371–375
Torrubia R, Ávila C, Molto J, Caserás X (2001) The Sensitivity to Punishment and Sensitivity to Reward Questionnaire (SPSRQ) as a measure of Gray's anxiety and impulsivity dimensions. Pers Individ Dif 15:837–862
Trofimova I (2009) Exploration of the benefits of an activity-specific test of temperament. Psychol Rep 105:643–658
Trofimova I (2010) Exploration of the Acivity-Specific Model of Temperament in Four Languages. Int J Psychol Therapy 10(1):77–94
Trofimova IN, Sulis W (2010) The lability of behavior as a marker of comorbid depression and anxiety. Advances in Bioscience and Biotechnology 1:190–199
Travis RC (1925) The measurement of fundamental character traits by a new diagnostic test. J Abnorm Psychol 19:400–420
Trzcińska M (1996) Wplyw temperamentu I stresu na stan zdrowia. Adaptacja Inwentarza Zdrowia GHQ (General Health Questionary – D. Goldberga). [The influence of temperament and stress on health status: Adaptation of D. Goldberg's General Health Questionaire]. Unpublished master's thesis. Warsaw University, Warsaw
Tupes EC, Christal RC (1958) Stability of personality trait rating factors obtained under diverse conditions (Research Report). US Air Force, Lackland Air Force Base, Texas
Tupes EC, Christal RC (1961) Recurrent personality factors based on trait ratings (Tech. Rep. No. ASD-TR-61-97). US Air Force, Lackland Air Force Base, Texas
Tupes EC, Christal RC (1992) Recurrent personality factors based on trait ratings. J Pers 60:225–252
Tyler LE (1965) The psychology of human differences. 3. Aufl. Appleton-CenturyCrofts, New York
Ueki H, Holzapfel C, Washino K, Inoue M, Ogawa N, Takai A (2001) Reliability and validity of Kasahara's scale of melancholic type of personality (Typus melancholicus) in a German sample population. Psychiatry Clin. Neurosci. 55(1):31–35
Ueki H, Holzapfel C, Sakado K, Washino K, Inoue M, Ogawa N, Ietsugu T, Takai A (2006) Prevalence of typus melancholicus in healthy germans. Psychopathology 39(3):113–119
Upmann CF (1847) Hippokrates sämtliche Werke (Bd 3). Verlag von Alber Nauck & Comp, Berlin
Van Campen E, Van Den Eede F, Moorkens G, Schotte C, Schacht R, Sabbe BG, Cosyns P, Claes SJ (2009) Use of the Temperament and Character Inventory (TCI) for assessment of personality in chronic fatigue syndrome. Psychosomatics 50(2):147–54
Van der Werff JJ (1985) Heymans' temperamental dimensions in personality research. J Res Pers 19:279–287
Van der Werff JJ, Verster J (1987) Heymans' temperamental dimensions recomputed. Pers Individ Dif 8:271–276
Vasyura SA (2008) Psychology of male and female communicative activity. Span J Psychol 11:289–300
Vernon PE (1938) The assessment of psychological qualities by verbal methods. H.M.S.O., London
Vering AM (1815) Gedanken über die Nothwendigkeit öffentlicher Heilungsinstitute für Wahnsinnige. Hermann 26:105–207 u. 27:212–214
Vering AM (1817) Psychische Heilkunde (Bd 1). J. A. Barth, Leipzig
Vering AM (1818) Psychische Heilkunde (Bd 2, Teil 1). J. A. Barth, Leipzig
Vering AM (1821) Psychische Heilkunde (Bd 2, Teil 2). J. A. Barth, Leipzig
Victor D, Sakado K, Mundt C, Kronmüller K-T (2006) Psychometrische Evaluation der deutschen Version des Temperamentsfragebogens TEMPS-A. Psychother Psychosom Med Psychol 56(2):70–77
Viola G (1909) Il metodo antropometrico 'di deformazione' per la classificazione clinica dei tipi morfologici. Prosperini, Padua
Viola G (1933) La Costituzione Individuale. Cappeli, Boglna 2:15–22
Virenius AS (1904) Studenten Eigenschaften: Körperbau, Temperament und Charakter in der Schulzeit [russisch: Характеристика учащегося: Телосложение, темперамент и характер в пору школ]. BM Wolf
Vogl G (1976) Studienfach und psychischen Störungen bei Studenten. Med. Diss. München
von Bingen H (1903) causae et curae. Hrsg. von P Kaiser. Teubner, Leipzig
von Conches W (1844–1855) Philosophia. Hrsg. von PJ Migne. Pathologia latina (P.L.)
von Haller A (1752) De partibus corporis humani sensilibus et irritabilibus. J. H. Schmidt, Göttingen
von Knorring L (1984) The biochemical basis of sensation seeking behavior. Behav Brain Sci 7:443–445
von Kues N (1514) Opera. Paris
von Reichlin-Meldegg KA (1837) Psychologie des Menschen mit Einschluß der Somatologie und der Lehre von den Geisteskrankheiten. Karl Groos, Heidelberg
von Rohden F (1927) Konstitutionelle Körperbauuntersuchungen an Gesunden und Kranken. Arch Psychiat Nervenkr 79:786–815
von Uexküll J (1956) Bedeutungslehre (1. Aufl. 1921). Rohwolts Deutsche Enzyklopädie, Hamburg
von Zerssen D (1965) Eine biometrische Überprüfung der Theorien von Sheldon über Zusammenhänge zwischen Körperbau und Temperament. Z exp angewandte Psychologie 12:521–548
von Zerssen D (1966 a) Körperbau, Psychose und Persönlichkeit. Nervenarzt 37:52–59

von Zerssen D (1966 b) Körperbau, Persönlichkeit und seelisches Kranksein. Beiträge zur Analyse psychophysiologischer Habitusbeziehungen. Unveröffentlichte Habilitatiosschrift, Universität München
von Zerssen D (1969 a) Methoden und Ergebnisse der biometrischen Konstitutionsforschung. In: Keiter F (Hrsg) Verhaltensforschung im Rahmen der Wissenschaften vom Menschen. Musterschmidt, Göttingen, S 44–55 u. 233–235
von Zerssen D (1969 b) Objektivierende Untersuchungen zur prämorbiden Persönlichkeit endogen Depressiver; In: Hippius H, Selbach H (Hrsg) Das Depressive Syndrom. Urban & Schwarzenberg, München, S 183–205
von Zerssen D unter Mitarbeit von Koeller D-M, Rey E-R (1969 c) Objektivierende Untersuchungen zur prämorbiden Persönlichkeit enogener Depressiver. In: Hippius H, Selbach H (Hrsg) Das depressive Syndrom. Urban & Schwarzenberg, München, S 183–205
von Zerssen D (1973 a) Methoden der Konstitutions- und Typenforschung. In: Thiel M (Hrsg) Enzyklopädie der geisteswissenschaftlichen Arbeitsmethoden. 9. Lfg: Methoden der Anthropologie. Oldenbourg, München, Wien, S 35–143
von Zerssen D (1973 b) Konstitution. Konstitutionstypen. Vitalität. In: Müller C (Hrsg) Lexikon der Psychiatrie. Springer, Berlin, S 307–310; 310–313; 540–542; 560–562.
von Zerssen D (1976 a) Physique and personality. In: Kaplan AR (Hrsg) Human Behavior Genetics. Thomas, Springfield TL, S 230–278
von Zerssen D (1976 b) Der »Typus melancholicus« in psychometrischer Sicht. Z Klin Psychol Psychother 24:200–220 u. 305–316
von Zerssen D (1977 a) Premorbid personality and affective psychoses. In: Burrows GD (Hrsg) Handbook of studies on depression. Excerpta Medica, Amsterdam, S 79–103
von Zerssen D (1977 b) Konstitutionspsychologische Forschung. In: Strube G (Hrsg) Die Psychologie des 20. Jahrhunderts (Bd 5), S 545–616
von Zerssen D (1980) Konstitution. In: Kisker KP, Meyer JE, Müller C, Strömgren E (Hrsg) Psychiatrie der Gegenwart Forschung und Praxis, Teil 2: Grundlagen und Methoden der Psychiatrie. Springer, Berlin, Heidelberg, S 619–705
Zerssen D (1982) Personality and affective disorders. In: Paykel ES (Hrsg) Handbook of affective disorders. Churchill and Livingstone, Edinburgh, S 212–228
von Zerssen D (1985) Psychiatric syndromes from a clinical and a biostatistical point of view. Psychopathology 18:88–97
von Zerssen D (1994) Persönlichkeitszüge als Vulnerabilitätsindikatoren – Probleme ihrer Erfassung. Fortschr Neurol Psychiatr 62:1–13
von Zerssen D (2000) Variants of premorbid personality and personality disorder: a taxonomie model of their relationships. Eur Arch Psychiatry Clin Neurosci 250:234–248
von Zerssen D (2002) Development of an integrated model of personality, personality disorders and severe axis I disorders, with special reference to major affective disorders. J Affect Disord 68:143–158
von Zerssen D, Pössl J (1990) The premorbid personality of patients with different sub types of an affective illness. Statistical analysis of blind assignment of case history data to clinical diagnoses. J Affect Disord 18:39–50
von Zerssen D, Koeller D-M, Rey E-R (1970) Die prämorbide Persönlichkeit von endogen Depressiven: eine Kreuzvalidierung früherer Untersuchungsergebnisse. Confin Psychiatry 13:156–179
von Zerssen D, Pfister H, Koeller DM (1988) The Munich Personality Test (MPT) – A short questionnaire for self-rating and relatives' rating of personality traits: Formal properties and clinical potential. Eur Arch Psychiatry Neurosci 238:73–93
von Zerssen D v., Pössl J, Gruben S, Tauscher R, Barthelmes H (1994) An operationalized procedure for the recognition of premorbid personality types in biographical case Dates on psychiatric patients. Eur Arch Psychiatry Clin Neurosci 243:256–272
von Zerssen D, Pössl J, Hecht H, Black C, Garczynski E, Barthelmes H (1998 a) The Biographical Personality Interview (BPI) – a new approach to the assessment of premorbid personality in psychiatric research. Part I: development of the instrument. J Psychiatr Res 32:19–25
von Zerssen D, Barthelmes H, Pössl J, Black C, Garczynski E, Wesel E, Hecht H (1998 b) The Biographical Personality Interview (BPI) – a new approach to the assessment of premorbid personality in psychiatric research. Part II: psychometric properties. J Psychiatr Res 32:25–35
Wampold BE (2001) The great psychotherapy debate: Model, methods, and findings. Erlbaum, Hillsdale NJ
Wanke SU (2003) Impulsivität und dopaminerge resp. serotonerge Reagibilität – Ein Vergleich der Impulsivitätskonzepte von Cloninger und Zuckerman. Inaugural – Dissertation zur Erlangung des Grades eines Doktors der Medizin ds Fachbereichs Humanmedizin der Justus-Liebig-Universität Gießen
Watson JB (1913) Psychology as the Bahaviorist Views it. Psychol Rev 20:158–177
Watson D (2000) Mood and temperament. Guilford, New York, London
Watts A (1961) Psychotherapy East and West. Vintage Books, New York NY
Weber M (1993) Ernst Rüdin, eine kritische Biographie. Springer, Berlin u. a.
Weidenreich F (1924) Rasse und Körperbau. Springer, Berlin, 1927
Wells FL (1917) Mental adjustments. Appleton, New York
Werner A, Butollo WHL (2004) Skinner und das operante Konditionieren. In: Zeier H (Hrsg) Kindlers »Psychologie des 20. Jahrhunderts«. Lernen und Verhalten. 2 Bde, Bd 1: Lerntheorien. Beltz, Weinheim
Westphal K (1931) Körperbau und Charakter der Epileptiker. Nervenarzt 4:96–99
White LK, Lamm C, Helfinstein SM, Fox NA (2012) Neurobiology and Neurochemistry of Temperament in Children. In:

Zentner M, Shiner RL (Hrsg) Handbook of temperament. Guilford Press, New York, London, S 368–402
White WA (1916) Mechanisms of character formation. Macmillan, New York
Whiteman MC, Deary IJ, Fowkes FGR (2000) Personality and health: cardiovascular disease. In: Hampson WSE (Hrsg) Advances in personality psychology (Bd 1). Psychology Press, Hove UK, S 157–198
WHO (1976) International Classification of Desease (ICD-9). WHO, Genf
WHO (1992) International Classification of Desease (ICD-10). WHO, Genf
Wicki W, Angst J (1991) The Zürich Study. X. Hypomania in a 28– to 30-year-old cohort. Eur Arch Psychiatry Clin Neurosci 240:339–348
Wilber K (1985) No Boundary: Eastern and Western Approaches of Personal Growth. Shambhala Publishing Inc, Boston, Mass
Williams RV (1956) Biochemical individuality. Wiley, NewYork
Wilson GD, Barrett PT, Gray JA (1989) Human reactions to reward and punishment: A questionnaire examination of Gray's personality theory. Br J Psychol 80:509–515
Windelband W (1921) Geschichte und Naturwissenschaft. In: Windelband W (Hrsg) Präludien – Aufsätze und Reden zur Philosophie und ihrer Geschichte (Bd 2). 8. Aufl. J. C. B. Mohr, Tübingen, S 136–160
Windle M (1989) Predicting temperament-mental health relationships: A covariance structure latent variable analysis. J Res Pers 23:118–144
Windle M, Lerner RM (1986) Reassessing the dimensions of temperamental individuality across the life span: The Revised Dimensions of temperament Survey (DOTS-R). J adolesc Res 1:213–230
Wittman PM, Sheldon W (1948) A proposed classification list of psychotic behavior reactions. Amer J Psychiat 105:124–126
Wittman P, Sheldon WH, Katz CJ (1948) A study of the relationship between constitutional variations and fundamental psychotic behavior reactions. J Nerv Ment Dis 108,470–476
Woggon B (1979) Untersuchung zur Validität der übergeordneten AMP-Skalen durch Vergleiche mit der Hamilton-Depressions Skala, BPRS und IMPS. Int Pharmacopsychiatry 14:338–349
Wolpe J (1958) Psychotherapy by Recipocal Inhibition. Stanford University Press, Stanford, CA
Wright JC, Mischel W (1978) A conditional approach to dispositional constructs: The local predictability of social behavior. J Pers Soc Psychol 53:1159–1177
Wundt W (1874) Grundzüge der physiologischen Psychologie. 1. Aufl. Engelmann, Leipzig
Wundt W (1893) Grundzüge der physiologischen Psychologie (Bd 2). 4. Aufl. Engelmann, Leipzig
Wundt W (1903) Grundzüge der Physiologischen Psychologie (Bd 3). 5. Aufl. Engelmann, Leipzig
Wundt W (1908–1911) Grundzüge der physiologischen Psychologie (Bd 2). 6. Aufl. Engelmann, Leipzig
Yoshimatsu K, Miguchi M, Miyake Y, Ozaki A, Minigawa K, Takeuchi T, Ito R (1989) On the cross-generational differences of personality traits: Applying 'Depression-Related Personality Trait Scale (DRP)'. Jpn J Soc Psychiatry 12:90–97
Youn T, Kyoon Lyoo I, Kim J-J, Park H-J, Ha K-S, Lee DS, Yost K (2002) Relationsship between personality trait and regional cerebral glucose metabolism assessed with positron emission tomography. Biol Psychol 60(2–3):109–120
Young JE (1990) Cognitive therapy for personality disorders: A schema-focused approach. Professional Resources Press, Sarasota FL
Young JE (1999) Cognitive therapy for personality disorders: A schema-focused approach (rev. Aufl.) Professional Resources Press, Sarasota FL
Young JE, Klosko JS, Weishaar ME (2008) Schematherapie. 2. Aufl. Junfermann, Paderborn
Zawadzki B (2001) Temperamentalny czynnik ryzyka chorób somatycznych: raka płuca i zawału serca. W: Matczak A, Ciarkowska W (red.). Różnice indywidualne: wybrane badania inspirowane Regulacyjną Teorią Temperamentu Profesora Jana Strelaua. Wydawnictwo Uniwersytetu Warszawskiego, Warszawa, S 27–52
Zawadzki B, Strelau J (1997) Formalna Charakterystyka Zachownia – Kwestionariusz Temperamentu (FCZ-KT). Podrecznik [Formal Characteristics of Behavior – Temperament Inventory (FCB-TI): Manual] Pracownia Testów Psychologicznych PTP, Warsaw
Zawadzki B, van de Vijver FJR, Angleitner A, de Pascalis V, Newberry B, Clark W et al (2001) The comparison of two basic approaches of cross-cultural assessment of Strelau's temperament dimensions in eight countries. Pol Psychol Bul 32:133–141
Zawadzki B, Bieniek A, Strelau J, Oniszczenko W, Sobolewski A (2002) Kwestionariusz PTSD – wersja kliniczna (PTSD-K): konstrukcja narzędzia do diagnozy zespołu stresu pourazowego. [PTSD Inventory-Clinical version (PTSD-C): The development of a questionnaire aimed at assessing post-traumatic stress disorder]. Przegląd Psychologiczny 45:289–315
Zawadzki B, Strelau J, Oniszczenko W, Sobolewski A, Bieniek A (2004) Diagnoza zespołu stresu pourazowego: charakterystyka psychometryczna wersji czynnikowej i wersji klinicznej kwestionariusza PTSD [The diagnosis of PTSD: Psychometric characteristics of the factorial and clinical version of the PTSD inventory]. W: Strelau J (red.), Osobowość a ekstremalny stres. Gdańskie Wydawnictwo Psychologiczne, Gdańsk, S 220–237
Zarate Jr CA, Tohen M (1999) Bipolar disorder and comorbid axis II disorders. In: Tohen M (Hrsg) Comorbidity in Affective Disorders. Dekker, New York, S 241–247
Zentner M, Bates JE (2008) Child temperament: An integrative review of concepts, research programs, and measures. Eur J Dev Sci 2:7–37
Zentner M, Shiner RL (2012 a) Handbook of Temperament. Guilford Press, New York

Zentner M, Shiner RL (2012 b) Fifty Years of Progress in Temperament Research. A Synthesis of Major Themes, Findings, and Challenges and a Look Forward. In: Zentner M, Shiner RL (Hrsg) Handbook of temperament. Guilford Press, New York, S 673–700
Zeier H (Hrsg) (1984) Kindlers »Psychologie des 20. Jahrhunderts«. Lernen und Verhalten. 2 Bde, Bd 1: Lerntheorien. Beltz, Weinheim
Zin'ko EV (2006) Characteristics of self-image and of level of aspiration and its parameters. Psychol J 3:18–30
Zuk CH (1958) The plasticity of the physique from early adolescence througt adulthood. J genet Psychol 92:205–214
Zuckerman M (1964) Perceptual isolation as a stress situation: A review. Arch Gen Psychiatry 11:225–276
Zuckerman M (1969) Theoretical formulations. In: Zubek JP (Hrsg) Sensory deprivation: Fifteen years of research. Appleton-Century-Crofts, New York, S 407–432
Zuckerman M (1971) Dimensions of sensation seeking. J Consult Clin Psychol 36:45–52
Zuckerman M (1974) The sensation seeking motive. In: Mahler BA (Hrsg) Progress in experimental personality research (Bd 7). Academic Press, New York, S 80–148
Zuckerman M (1979) Sensation seeking: Beyond the optimal level of arousal. Erlbaum, Hillsdale NJ
Zuckerman M (1983 a) Biological bases of sensation seeking, impulsivity and anxiety. Erlbaum, Hillsdale NJ
Zuckerman M (1983 b) A biological theory of sensation seeking. In: Zuckerman M (Hrsg) Biological bases of sensation seeking, impulsivity, and anxiety. Erlbaum, Hillsdale NJ, S 37–76
Zuckerman M (1984 a) Experience and desire: A new format for sensation seeking scales. J Behav Assess 6:101–114
Zuckerman M (1984 b) The neurobiology of some dimensions of personality. Int Rev. Neurobiol 25:391–436
Zuckerman M (1984 c) Sensation seeking: A comparative approach to a human trait. Behav Brain Sci 7:413–471
Zuckerman M (1991) Psychobiology of personality. Cambridge University Press, New York
Zuckerman M (1992) What is a basic factor and which factors are basic? Turtles all the way down. Pers Individ Dif 13:675–681
Zuckerman M (1994) Behavioral expressions and biosocial bases of sensation seeking. Cambridge University Press, New York
Zuckerman M (2002) Zuckerman-Kuhlman Personality Questionnaire (ZKPQ): An alternative five-factorial model. In: De Raad B, Perugini M (Hrsg) Big Five assessment. Hogrefe u. Huber, Göttingen, S 377–396
Zuckerman M (2007) The sensation seeking scale V (SSS - V): Still reliable and valid. Pers Individ Dif 43(5):1303–1305
Zuckerman M (2008) Zuckerman-Kuhlman Peronality Questionnaire: An operational definition of the alternative five factorial model of personality. In: Boyle GJ, Matthews G, Saklofske DH (Hrsg) Personality theory and assessment (Bd 2). Sage, Los Angeles, S 219–238
Zuckerman M (2012) Models of Adult Temperament. In: Zentner M, Shiner RL (Hrsg) Handbook of Temperament. Guilford Press, New York, London, S 41–68
Zuckerman M, Kolin EA, Price L, Zoob I (1964) Development of a Sensation Seeking Scale. J Consult Psychol 28:477–482
Zuckerman M, Eysenck SBG, Eysenck HJ (1978) Sensation seeking in England and America: Cross-cultural, age and sex comparisons. J Consult Clin Psychol 46:139–149
Zuckerman M, Kuhlman DM, Camac C (1988) What lies beyond E and N? Factor analysis of scales believed to measure basic dimensions of personality. J Pers Soc Psychol 54:96–107
Zuckerman M, Kuhlman DM, Thornquist M, Kiers H (1991) Five (or three) robust questionnaire scale factors of personality without culture. Pers Individ Dif 12:929–941
Zuckerman M, Kuhlman DM, Joireman J, Teta P, Kraft M (1993) A comparison of three structural models for personality: The Big Three, the Big Five, and the Alternative Five. J Pers Soc Psychol 65:757–768
Zuckerman M, Joireman J, Kraft M, Kuhlman DM (1999) Where do motivational and motivational traits fit within three factor models of personality? Pers Individ Dif 26:487–504

Stichwortverzeichnis

U

V

W

Z

9783642395048